U0295517

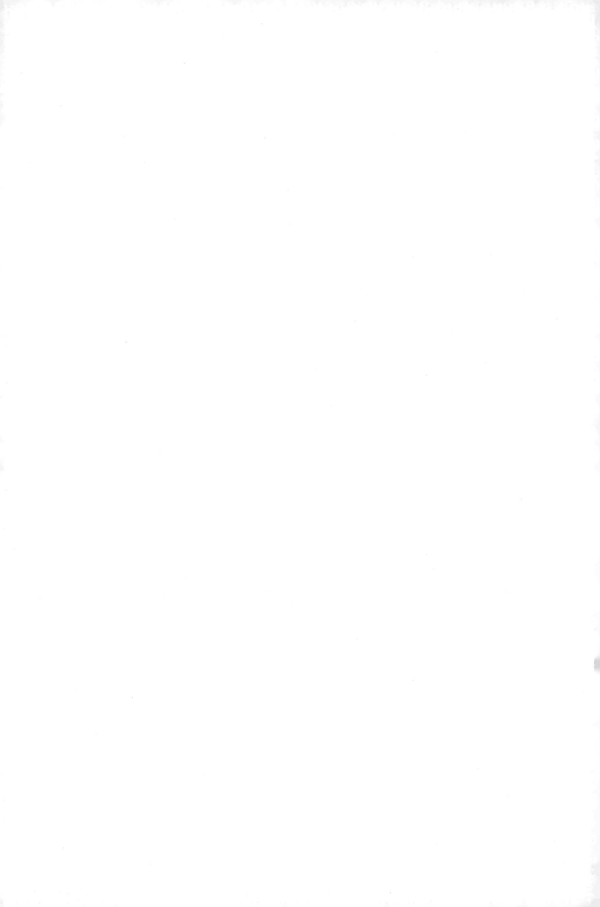

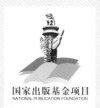

国家出版基金项目
NATIONAL PUBLICATION FOUNDATION

"十三五"国家重点图书出版规划项目

转化医学出版工程

陈 竺 沈晓明 总 主 编
陈赛娟 戴尅戎 执行总主编

肿瘤系列

Colorectal Carcinoma: Basic and Clinical Translation

大肠癌：基础与临床的转化

蔡三军 赵 任 等 编著

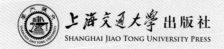

上海交通大学出版社
SHANGHAI JIAO TONG UNIVERSITY PRESS

内容提要

本书是"转化医学出版工程·肿瘤系列"之一，以作者团队的原创性成果为主线，从转化医学的角度全面系统地回顾大肠癌治疗的既往历史，介绍大肠癌研究的现状和进展，展望大肠癌治疗的前景。内容涉及大肠癌致病的相关细胞信号通路、蛋白质组学和肿瘤免疫等基础研究，大肠癌诊断、治疗和手术方式的演变和未来，大肠癌的流行病学变化趋势、风险因素及筛查策略，大数据时代生物样本库的建立，科学临床试验的重要性及新治疗方法的研发。为大肠癌的治疗从循证医学走向精准医学提供了现有的较为全面的途径和思路，也提出了问题和挑战。本书可供临床医师、医学基础研究人员、医学生以及从事转化医学研究的人员等参考阅读。

图书在版编目（CIP）数据

大肠癌：基础与临床的转化 / 蔡三军等编著. —
上海：上海交通大学出版社，2020
转化医学出版工程
ISBN 978-7-313-21640-3

Ⅰ.①大…　Ⅱ.①蔡…　Ⅲ.①大肠癌—诊疗　Ⅳ.
①R735.3

中国版本图书馆CIP数据核字（2020）第002266号

大肠癌：基础与临床的转化
DACHANG'AI：JICHU YU LINCHUANG DE ZHUANHUA

编　　著：蔡三军　赵　任　等
出版发行：上海交通大学出版社　　　　　　　地　　址：上海市番禺路951号
邮政编码：200030　　　　　　　　　　　　　电　　话：021-64071208
印　　制：上海锦佳印刷有限公司　　　　　　经　　销：全国新华书店
开　　本：710mm×1000mm　1/16　　　　　印　　张：29.5
字　　数：528千字
版　　次：2020年6月第1版　　　　　　　　印　　次：2020年6月第1次印刷
书　　号：ISBN 978-7-313-21640-3
定　　价：228.00元

作者介绍

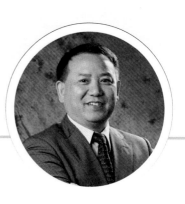

蔡三军 主任医师,教授,博士研究生导师,现任复旦大学肿瘤医院大肠癌多学科协作组首席专家、复旦大学大肠癌诊治中心主任、中国抗癌协会大肠癌专业委员会主任委员、中国临床肿瘤协作中心(CSCO)常委、继续教育委员会主任、中国CSCO肿瘤营养协会主任委员、中国疾病预防控制中心中国胃肠肿瘤管理项目副组长、中国医师协会外科分会结直肠外科医生委员会常委、《NCCN肿瘤学临床实践指南》专家委员会委员《NCCN肿瘤学临床实践指南:NCCN指南·结直肠筛查》(中国版)外科执笔人、上海市抗癌协会大肠癌专业委员会主任委员。主要从事结直肠癌等基础实验研究和临床治疗研究,致力于推广结直肠肿瘤治疗的规范化和微创化。

主编《结直肠肛门肿瘤》和《循证结直肠肛管肿瘤学》,参编结直肠癌相关内容专著10余部,发表医学论文百余篇,2012年以第一完成人获得上海市科学技术进步奖二等奖和教育部科学技术进步奖二等奖。先后参与承担包括国家"863"项目、国家自然科学基金、复旦"211"工程大肠癌项目等十余项国家级和省部级科研课题,对大肠癌诊治方面的各种治疗方式,包括综合治疗、个体化治疗有较深的理解,形成了国内最好的大肠癌多学科综合治疗队伍,积极推动了国内大肠癌的规范性多学科综合治疗的发展。

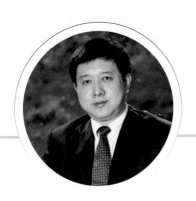

作者介绍

赵　任　主任医师，教授，博士研究生导师，现任上海交通大学医学院附属瑞金医院北院常务副院长、普外科主任。兼任中国医师协会外科学分会结直肠专业委员会常委，中国医师协会肛门直肠疾病分会常委，中国抗癌协会大肠癌专业委员会委员，中国医师协会结直肠肿瘤专业委员会委员，中国医师协会结直肠肿瘤专业委员会加速康复外科专业委员会副主任委员，上海市医学会普外科专业委员会委员、肛肠学组副组长，上海市抗癌协会大肠癌专业委员会副组长，上海医院协会理事等多个学术团体职务。担任国家自然科学基金和上海市科委基金评审专家。担任《中华胃肠外科杂志》《外科理论与实践》和《中华结直肠疾病电子杂志》等编委，《癌症快讯》(*Cancer Letters*)《肿瘤靶向》(*Oncotarget*) 和《消化病杂志》(*Journal of Digestive Disease*) 等审稿专家。法国巴黎 Paul-blouse 医疗中心、美国加州大学旧金山医院、美国北卡罗来纳大学医学院、英国伦敦皇家医院访问学者。

从事大肠癌临床与基础研究工作近 30 年，年平均主刀大肠癌手术 500 余例，专注大肠癌微创诊疗，特别是单孔腹腔镜技术、达芬奇手术机器人手术在结直肠外科的应用，已开展的达芬奇机器人大肠癌根治术处于国内先进水平。荣获国家科学技术进步奖三等奖 1 项，上海市科学技术进步奖二等奖 1 项，上海市医学科学技术进步奖三等奖 1 项；主持国家自然科学基金面上项目 2 项，省部级课题 4 项；近 5 年发表 SCI 收录论文 20 余篇。

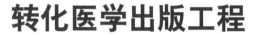 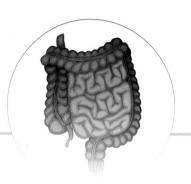

转化医学出版工程

曾益新　国家卫生健康委员会,中国科学院院士
赵春华　中国医学科学院/北京协和医学院,教授
赵玉沛　中国医学科学院/北京协和医学院,中国科学院院士
钟南山　广州医科大学附属第一医院,中国工程院院士

学术秘书

王一煌　上海交通大学系统生物医学研究院,教授

本书编委会

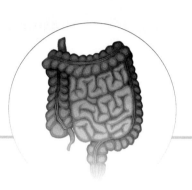

主　编

蔡三军　复旦大学附属肿瘤医院

赵　任　上海交通大学医学院附属瑞金医院

编委会名单（按姓氏汉语拼音排序）

蔡三军　复旦大学附属肿瘤医院

曹广文　中国人民解放军海军军医大学

邓艳红　中山大学附属第六医院

顾　晋　北京大学肿瘤医院

何永刚　上海交通大学医学院附属瑞金医院

贺　佳　中国人民解放军海军军医大学

兰　平　中山大学附属第六医院

林冬梅　中国医学科学院肿瘤医院

刘　坤　上海交通大学医学院附属瑞金医院

马延磊　复旦大学附属肿瘤医院

潘志忠　中山大学附属肿瘤医院

孙应实　北京大学肿瘤医院

涂水平　上海交通大学医学院附属仁济医院

温启邦　台湾卫生研究院

谢　华　中国科学院上海药物研究所

徐　烨　复旦大学附属肿瘤医院

于颖彦　上海交通大学医学院附属瑞金医院

张　俊　上海交通大学医学院附属瑞金医院

张苏展　浙江大学医学院

张　弢　上海交通大学医学院附属瑞金医院

章　真　复旦大学附属肿瘤医院

赵　任　上海交通大学医学院附属瑞金医院

郑　树　浙江大学肿瘤研究所

总　序

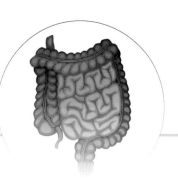

　　多年来，生物医学研究者与患者间存在着隔阂，而这些患者可能从生物医学研究成果中受益。一方面，无数罹患癌症等疾病的患者急切盼望拯救生命的治疗方案；另一方面，许多重要的基础科学发现缺乏实际应用者。近期涌现的转化医学旨在连接基础研究与临床治疗结果，优化患者治疗，提升疾病预防措施。

　　转化医学将重要的实验室发现转变为临床应用，通过实验室研究阐释临床疑问，旨在惠及疾病预测、预防、诊断和治疗。转化医学的终极目标是开发更为有效的预防和治疗方案，促进临床预后和健康水平。因此，无论对患者还是大众，转化医学是以人为本的医学实践。

　　在过去三十年中，中国居民的生活条件、饮食和营养、卫生保健系统得到了巨大发展。然而，随着经济增长和社会快速发展，卫生保健系统面临多种问题。中国具有复杂的疾病谱：一方面，发展中国家常见的感染性疾病仍是中国沉重的负担；另一方面，发达国家常见的慢性病也成为中国致死致残的主要原因。中国的卫生保健系统面临巨大挑战，须举全国之力应对挑战。中国正深化改革，促进居民福祉。转化医学的发展将促进疾病控制，有助于解决健康问题。

　　转化医学是多学科项目，综合了医学科学、基础科学和社会科学研究，以促进患者治疗和预防保健措施，其拓展了卫生保健服务领域。因此，全球各方紧密合作对于转化医学的发展至关重要。

　　为了加强国际合作，为基础、转化和临床研究工作者提供交流与相互扶持的平台，我们发起编纂"转化医学出版工程"系列图书。该系列图书以原创和观察性调查为特色，广泛涉及实验室、临床、公共卫生研究，提供医学各亚专业最新、实用的研究信息，开阔读者从实验室到临床和从临床到实验室的视野。

　　"转化医学出版工程"系列图书与"转化医学国家重大科技基础设施(上海)"紧密合作，为医师和转化医学研究者等对快速发展的转化医学领域感兴趣的受众提供最新的信息来源。作为主编，我热忱欢迎相关领域的学者报道最新的从实验室到临床的研究成果，期待该系列图书能够促进全球知识传播，增进人类健康。

2015年5月25日

前　言

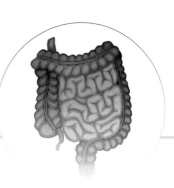

　　大肠癌是严重危害人类健康的疾病，随着经济水平提高和生活方式改变，我国大肠癌的发病率持续上升，以上海市为例，20世纪70年代大肠癌粗发病率为15/10万，至2015年已达到65/10万。预防大肠癌发生及提高大肠癌诊断和治疗水平，是广大医务工作者面临的重要任务。

　　现代医学以生物—心理—社会为模式，主要以流行病学和形态病理学为基础，以疾病为研究对象，从而发展建立的预防诊治标准，强调的是其科学性、规范性和强制性。回顾临床大肠癌治疗的历史，传统肿瘤治疗的三大手段——手术、放射治疗（放疗）和化学治疗（化疗）各有千秋，在各自的学科体系中发挥着无可替代的肿瘤治疗作用。然而，根据以往的书本知识和既有经验的治疗，只有近45%的大肠癌患者可以得到较长期的生存，治疗效果难以大幅提高，很难令人十分满意。20世纪末期，以临床研究数据和统计分析为基础的循证医学概念的提出以及大数据计算的广泛应用，对于肿瘤的治疗也已从临床研究、循证医学走向精准医疗的时代。分子生物学研究的进展、二代测序等技术的开发，促进了人们对肿瘤发生、发展本质上的了解，使得肿瘤治疗得到更多现有科学的理论支持，为患者的诊治决策提供了可靠的依据，让治疗过程更加透明化。

　　当然循证医学也存在弊端，即使是大规模随机对照试验数据得出的证据，也很难适用于真实世界的每个个体。同时，现代医学迅猛发展，大肠癌治疗手段层出不穷，手术、放疗、化疗、分子靶向治疗、免疫治疗等，都给大肠癌的治疗提供了希望，但也带来新的问题，未来通过对大肠癌的精准诊断、分期，为患者提供个体化和精准化的预防、诊断、治疗、随访措施，将是大肠癌预防和诊治的发展趋势。

　　本书作者既有经验丰富的肠道肿瘤临床专家，又有活跃在第一线的应用科学工作者。作为最了解患者需求和疾病发展演变规律的群体，作者将基础研究成果如基因组学、蛋白质组学、新药研制成果等有效地转化为临床诊断和治疗的新技术、新产品，并将临床遇到的问题转化为基础研究方向。同时，还有力推进了大肠癌的社区筛查，并在上海、广州、浙江等地进行了大规模试点，最终形成专家共识，为政府的决策提供了重要依据。

因此，本书既不同于医学专业基础研究书籍，也并非单纯的前沿理论进展报告，而是立足于两者的交接点，反思传统研究中存在的问题，为科研成果转化提供了思路上的参考和方法学的借鉴。

蔡三军 赵 任

2019 年 10 月 20 日

目 录

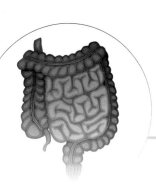

第三篇 大肠癌预防：成功经验及更多期待

第四篇　大肠癌转化研究的方法

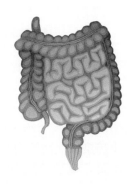

绪　论

攻克大肠癌：
从循证医学到精准医学

蔡三军

　　大肠癌是西方发达国家最常见的恶性肿瘤之一。近年来，随着社会和经济的快速发展，我国大肠癌的发病率居恶性肿瘤发病谱的第三位，病死率居第五位。因此，基于循证医学的各种大肠癌诊疗指南纷纷推出，不仅为各级临床医师解决临床难题提供了强有力的支持，极大地改变了临床医师的思维方式和实践模式；更重要的是基于循证医学的规范化诊疗减少了治疗的差异性，在一定程度上提高了大肠癌的整体疗效。但是随着临床工作的深入开展，研究者发现循证医学也存在一些弊端，即使是大规模随机对照试验数据得出的证据，也很难实现针对个体化的治疗。

　　基因组测序技术的快速进步与生物信息、大数据科学的交叉应用，使得在循证医学基础之上，整合大肠癌在基因组、蛋白质组和代谢组的分子生物学数据，寻找不同类型大肠癌特有的生物标志物，实现对大肠癌进行重新分类，精准定位大肠癌的驱动基因和治疗靶点已经逐渐成为可能。基于此，大肠癌的精准医疗时代已经到来。

［通信作者］　蔡三军，Email: caisanjun@gmail.com

随着人类文明及科学技术的不断进步与发展,威胁人类生命安全的疾病由传染性疾病转为心、脑血管疾病及肿瘤性疾病,尤其是恶性肿瘤,已经成为人类最主要的致死原因。恶性肿瘤几乎可以发生在全身各个系统和器官,包括呼吸、消化、生殖、神经系统及骨骼软组织等。大肠癌又称结直肠癌(colorectal cancer),是常见的恶性肿瘤。2012年,全球估计有136万新发大肠癌病例(其中男性74.6万例,女性61.4万例,分别占男、女性所有恶性肿瘤的10.0%和9.2%)。全球不同地区大肠癌的发病率相差最高达10倍左右,几乎55%的大肠癌发生在发达国家。从五大洲的分布来看,大肠癌发病率较高的地区是欧洲、北美洲和大洋洲,而发病率较低的地区主要位于亚洲、非洲和南美洲。大肠癌是西方发达国家最常见的恶性肿瘤之一,以美国为例,大肠癌患者的病死率和发病率均居恶性肿瘤发病和死亡谱的第三位(前两位在男性人群中分别是前列腺癌和肺癌,女性人群中分别是乳腺癌和肺癌)。

近年来,随着我国社会和经济的快速发展,以及居民生活方式、饮食结构、期望寿命和医疗条件的改善,疾病谱和肿瘤谱也随之有了很大的改变。中国恶性肿瘤发病和死亡的流行病学特点逐渐向发达国家靠拢,如常见的恶性肿瘤包括肺癌、乳腺癌、大肠癌。中国大肠癌的发病率居恶性肿瘤发病谱的第三位(前二位是肺癌和胃癌),病死率居第五位(居肺癌、肝癌、胃癌和食管癌之后)。20世纪80年代我国大肠癌发病率仅13.48/10万,而2012年大肠癌的粗发病率上升至37.6/10万,增长近3倍。上海市有较完整的肿瘤流行病学资料,1962年大肠癌粗发病率8.7/10万,位居第七位;2002年,大肠癌粗发病率仅次于肺癌,位居第二位;2013年大肠癌的粗发病率高达65/10万,高居恶性肿瘤发病率第二位。近30年来,国内大肠癌的发病率以3%左右的速度上升,部分发达城市以4%左右的速度上升。随着我国经济发展带来的肿瘤谱变化,大肠癌的发病率还将继续上升。近几十年来,大肠癌的发病率上升明显并且有继续上升的趋势。大肠癌患者的病死率持续高位,是危害我国居民健康的主要恶性肿瘤之一,必须重视。

大肠癌是否可以预防?答案是肯定的。大肠癌是一种"现代病",与现代生活方式和饮食类型有关,故一级预防非常重要。大量研究揭示大肠癌的发病与能量摄入过多、肥胖、过多饱和脂肪酸摄入、体力活动减少、膳食纤维和微营养素(维生素A、维生素E、维生素C,微量元素硒和钙)摄入不足有关。此外,在二级预防方面,大量的流行病学、动物实验以及临床和病理研究证实绝大多数大肠癌是由腺瘤癌变而来,特别是较大且病理分类为绒毛状和有重度不典型增生的腺瘤癌变的可能性更大。大肠癌的自然史较长，从癌前病变发展到浸润性肿瘤要经过多次基因的缺失、突变等分子生物学事件，一般需10～15年，这就给大规模人群或高危人群的普查和筛查、发现癌前病变和早期病变提供了机会，从而使降低大肠癌的发病率和病死率成为可能。

美国的研究显示：近30年来，美国的大肠癌发病率从最高的68.5/10万降至39.1/10万；病死率从28.4/10万降至17.1/10万；生存率从50%提高至66%。归因分析显示：一级预防起到35%的作用；二级预防起到53%的作用；而最佳治疗仅起到12%的作用。此项研究给了大肠肿瘤研究人员极大的启示：大肠癌是可防的，通过一级预防和二级预防可以明显减少发病，增加早期发现以及使分期前移，改善患者生存率。

目前，中国大肠癌的防治面临三大挑战：发病率持续上升，病死率持续高位，生存率与欧美比较差距较大。因此，还需要积极开展三级预防，从而像美国一样，发病率和病死率持续明显下降，不断改善生存率。近年，国内许多医学中心、临床学者也积极开展大肠癌的预防研究：在一级预防方面，积极宣传改变生活方式，减少精细食品，增加粗粮、蔬菜、水果；减少烟熏、油炸食品；加强运动，减少肥胖；增加钙、硒、阿司匹林的摄入；积极治疗癌前病变。在二级预防方面，积极早期发现、早期诊断、早期治疗。同时，在合适的地区开展筛查、普查。目前，上海、天津、广州、香港等城市均开始了大肠癌的筛查，这将显著减少大肠癌的发病，改善大肠癌患者的生存。对于卫生经济学、卫生工作负担以及患者感受都是非常有价值的惠民工程。

大肠癌的治疗经历了近200多年的发展，在这漫长的发展过程中，最主要的是外科诊断、治疗的发展。直到1990年，外科治疗一直是大肠癌的唯一治疗手段，价值明显、独领风骚。整个学科在手术切除率、治愈性切除规范、根治性切除率、肿瘤扩大切除的标准、控制手术并发症发生率、降低手术死亡率方面都有了很大的进步。这一时期还主要是处于探索性诊疗和经验性诊疗时期，外科医师逐步认识了肿瘤性质、肿瘤分期、肿瘤播散方式、手术价值、手术范围、手术并发症处理等。事实上，即使是20世纪90年代后期，大肠外科领域仍然在不断发展，主要表现如下。① 新术式：包括结肠根治术式、各种低位直肠保肛术、局部切除术；② 新概念：包括全直肠系膜切除术（total mesorectal resection, TME）、全结肠系膜切除术（complete mesocolic excision, CME）、环切缘；③ 新技术：包括电刀、超声刀、"Ligsure"血管闭合系统、能量平台、吻合器；④ 新方法：包括腹腔镜手术、内镜治疗、内镜下微创外科手术（transanal endoscopic microsurgery, TEM）、达芬奇手术、双镜（腹腔镜和内镜）手术；⑤ 新认识：包括下切缘、肝、肺转移切除，无瘤操作；⑥ 新理念：包括快速康复、经自然腔道取标本手术（natural orifice specimen extraction surgery，NOSES）手术；⑦ 新模式：包括新辅助治疗、辅助治疗、转化性治疗在围手术期的应用。

我们可以看到，对于大肠癌患者而言，外科治疗仍然是获得良好生存的最主要手段。但在临床实践中仍需要注意以下几点：① 治疗计划：设计正确与否是第一重要的；② 治疗目标：遵循"治愈性治疗治愈第一，姑息性治疗安全第一"的原则；③ 治疗方法：在技术可行性与治疗价值合理性之间，合理性更为重要；④ 治疗手段：选择熟悉的、合适的而不是时髦的手段；⑤ 治疗技术：符合治疗目的，越简单越好，价格越便宜越好；⑥ 评价新技术：需要看到改善了什么，例如生存率、安全、美容和价格等。

外科的发展已达到了很高的水平，进一步提高生存率的余地已经不大，我们需要放宽视野。事实上除了外科的发展，大肠癌诊治相关的很多方面也取得了巨大的进步与成绩，主要表现如下。① 化疗的发展：辅助化疗的使用改善了 Ⅱ / Ⅲ 期大肠癌患者 5% ～ 8% 的生存率；新辅助化疗的应用有助于缩小肿瘤、增加手术切除率和满意度、减少治疗播散，并且了解化疗反应指导进一步治疗，改善生存；转化性化疗使不能切除的肿瘤转化为可切除，使不能治愈变成可治愈，特别在肝转移方面；姑息化疗使晚期肿瘤的生存时间从最佳支持的 6 个月延长到 24 个月以上。② 放疗的发展：辅助放化疗降低了大肠癌术后的局部复发率，改善了患者的生存；新辅助放化疗进一步降低了局部复发率，提高了生存率，并且增加了保肛率；更具有重要意义的是为直肠癌患者，尤其是原本需要行肛门改道的患者提供了非手术治疗的可能性，从而有机会保留肛门功能。③ 病理学的发展：诊断分期的修订更准确地指导治疗及判断预后；病理诊断报告更加详细，包括环周切缘、检测出 12 个以上淋巴结、脉管神经侵犯、黏膜下浸润深度，这些都能够帮助临床医师更好地选择治疗方案及治疗设计；放化疗后病理变化分级标准帮助指导后续治疗；分子诊断发展确定基因型、表型与分型，帮助进行预后预测并指导诊断、治疗。④ 医学影像学的发展：影像诊断设备的发展使得扫描更快速、影像更清晰；使结直肠术前分期更准确；有助于治疗计划的设计、治疗效果的临床判断及早期治疗反应的判别。⑤ 内镜学科的发展：内镜学科是大肠肿瘤诊治非常重要的部分，在大肠癌的筛查、普查、诊断和治疗中都有重要作用。内镜设备的发展如电子内镜使图像更清晰；内镜下染色技术可以清晰地显示微小特殊病变。近年来，内镜下治疗，包括氩离子束凝固术、圈套、内镜下黏膜切除术（endoscopic mucosal resection，EMR）、内镜下黏膜剥离术（endoscopic submucosal dissection，ESD）等治疗手段的发展已成为大肠腺瘤和早期大肠癌的重要治疗方法。腹腔镜和内镜双镜技术结合切除肿瘤将成为微创的发展方向之一。

随着上述各科室介入大肠癌的诊治，分散学科不同的关注点造成了诊疗的混乱。为了整合多学科的优势，给出最优化的诊疗方案，20世纪末英国最先提出了多学科综合治疗的概念，多学科诊疗团队（multiple disciplinary team，MDT）模式应运而生。MDT模式的发展也是多阶段的，从意识上认识多学科的重要性，到建立多学科组织形式，再到规范程序运作的多学科，目前已经基本成熟。MDT模式不仅仅是关心诊断、治疗，而且更关心大肠癌的全过程：① 探索并实施预防方法；② 决定诊断技术和方法；③ 决定治疗计划；④ 标准化执行治疗计划；⑤ 决定随访计划；⑥ 给予社会的心理关怀。近年来，国内大肠癌治疗领域的MDT模式开展良好，但也有不平衡（地区间差异明显）。国家卫生健康委员会积极倡导、组织和督促疾病诊疗领域的MDT模式，尤其是在肿瘤领域更是投入了大量的人力和物力，不遗余力地进行宣讲。

回顾临床大肠癌治疗的历史，我们不难发现传统肿瘤治疗三大手段——手术、放疗和化疗在大肠癌的治疗中各有千秋，在各自的学科体系中发挥着无可替代的肿瘤治疗作用。而临床医师的临床实践大多以经验和推论为基础，书本知识、上级和同行医师的经验教训以及个人临床医疗实践经验是医疗决策最重要的信息来源。但是这种经验医学的临床实践模式可能使一些从理论上推断有效，而实际无效甚至有害的治疗方法得以应用，临床失误率高达15%，只有近45%的大肠癌患者可以得到较长期的生存，治疗结果很难令人满意。人们逐步意识到以个体经验为基础的治疗方法改进已无法进一步提高肿瘤的治疗效果。20世纪末期，以临床研究数据和统计分析为基础的循证医学概念提出。循证医学强调采用大样本随机对照试验的临床结果，针对某一临床问题，以统一的标准对各种报告进行客观评价和分析，从而获得比经验医学更可靠、简单、明确且重要的结论，为患者的诊治决策提供了可靠的依据。同时，循证医学的迅速发展产生了规范性诊疗，规范性治疗是根据诊疗规范进行临床诊治。规范是临床经验和循证医学研究基础上的共识，是当时诊疗的最佳选择，按照规范诊疗是最简单、有效能达到较高治疗水平的途径。因此，国家卫生健康委员会以及相关协会都制定了肿瘤治疗规范，促进了国内大肠癌诊疗水平的迅速提高。基于循证医学的各种大肠癌诊疗指南纷纷推出。例如，国家卫生健康委员会发布的《中国结直肠癌诊疗规范》等，不仅为各级临床医师解决临床难题提供了强有力的支持，极大地改变了临床医师的思维方式和实践模式，更重要的是基于循证医学的规范化诊疗减少了治疗的差异性，在一定程度上提高了大肠癌的整体疗效，提高了医疗资源的有效利用。当然这些指南也有不足之处，需要更多研究逐步加以完善从而指导临床诊治。

但是随着临床工作的深入开展，我们发现循证医学也存在一些弊端。一方面，临床研究有严格的入组条件、针对特定的人群，往往脱离真实世界，研究的结论不能适用于所有患者；另一方面，大肠癌是在DNA复制水平、蛋白质转录和剪切水平都具有高度异质性的复杂性疾病，相同分期的患者可以由于环境暴露情况、个体症状和体征、基因型、基因表型、体内微生物、机体免疫状态等特征的不同，而出现截然相反的转归。因此，即使是大规模随机对照试验得出的证据，也很难实现个体化的治疗。同时，现代医学迅猛发展，大肠癌治疗手段层出不穷，手术、放疗、化疗、分子靶向治疗、免疫治疗等，每一种治疗手段各有利弊，各有适应人群，仅靠单一的治疗方法并不能达到期望的疗效。在肿瘤诊疗过程中，人们认识到每个个体的肿瘤临床表现、治疗反应、预后都具有其独特性，这是由于个体的基因组学异质性和肿瘤基因组学异质性决定的，所以如果能够将个体化的诊疗具体到患者更加合适。但是目前我们的认识还远远不足，尚处在分层治疗阶段，仍需要不懈的努力。

基因组测序技术的快速进步以及生物信息和大数据科学的交叉应用，使得在循证医学基础上，整合大肠癌在基因组、蛋白质组、代谢组的分子生物学数据，寻找不同类型大肠癌特有的生物标志物，实现对大肠癌进行重新分类，精准定位大肠癌的驱动基因和治疗靶点已经逐渐成为可能。基于此，美国前总统奥巴马于2015年提出了"精准医学计划"，精准医疗时代已经到来。近些年，国内外积极展开肿瘤的精准探索，包括在早期诊断、预后预测和靶点预测指导下的靶向药物和免疫治疗。我们看到：3%～5%的晚期大肠癌错配修复（mismatch repair，MMR）基因缺陷患者可从免疫治疗中获益；大约5%的晚期大肠癌Her2阳性患者从应用曲妥珠单抗＋拉帕替尼（lapatinib）中获得36%的有效率。我们还看到：更多肿瘤标志物的探索、液体活检在肿瘤预防和预后预测中的研究、更多的肿瘤异质性的认识、更多的表型及分型的认识，这些发现无疑推动了大肠癌诊疗的进步。为患者提供个体化、精准化的预防、诊断、治疗及随访措施，将是大肠癌预防和诊治的发展趋势。

第一篇
大肠癌转化医学研究的基础

第一章

大肠癌基础研究前沿

郑　树　黄彦钦　邵营宽

　　肿瘤的转化医学研究是以患者为中心、以临床问题为导向进行基础研究,以成果应用为目的、以精准医学为目标来解决肿瘤预防与诊治的多层次、多学科交叉融合的系统工程。目前,人类在认识自身及与自身相关的疾病防治领域已进入分子水平。各分子组学研究的进程推动医学进入更精确的境界。大肠癌的预防和诊治、干预和阻断均逐步跨入精准医学阶段。

[通信作者]　郑树,Email: zhengshu@zju.edu.cn

第一节　大肠癌防治现状

根据2014年世界卫生组织（World Health Organization，WHO）报告，全球肿瘤病例在2012年新增1 410万例，死亡820万例，其中大肠癌居发病率增长最快肿瘤的第三位。我国大肠癌的发病率虽位居世界中等水平以下，为每年14.2/10万人，但大肠癌患者的病死率在城市居恶性肿瘤的第四位，在农村居第五位。近年来，我国大城市大肠癌发病率明显升高，在我国台湾、香港地区和上海已居恶性肿瘤的第一或第二位。2015年，我国新增大肠癌病例数37.67万，占全世界的18.6%，为世界发病例数第一位；大肠癌死亡人数19.1万，占全世界的20.1%。因此，大肠癌是我国当前防治的重点之一。

2001—2010年，由于筛查及规范化治疗，美国的大肠癌发病率年下降3%，尤其是年龄在65岁以上人群下降更明显，病死率年下降近3%。有研究表明，1975—2000年美国大肠癌患者病死率下降26%，其中34.6%是因为危险因子暴露度降低，53.8%是因为大肠癌筛查，11.5%是因为治疗手段改进。按照该趋势，预计2020年全美大肠癌患者病死率可较1975年下降50%。大肠癌之所以取得显著的防治效果，与其有较长的癌前病变阶段有关；而筛查不仅有助于发现早期无症状阶段的癌，更重要的是可发现癌前病变，早期癌治愈率高，5年生存率可达90%以上。而癌前病变的治疗可明显降低大肠癌的发生率。

第二节　大肠癌筛查

一、大规模人群直肠癌普查研究

我国浙江省海宁市（原海宁县）在1977—1980年实施了大规模人群直肠癌普查。海宁市24.44万人经直肠镜筛查出4 076例直肠息肉（包括腺瘤），对4 076例息肉首次摘除后持续随访20年，每隔3～5年（分别为2、4、6、11、16、20年）对息肉患者行一次肠镜检查，通过复查，找到腺瘤复发高危因素，分别为息肉直径≥1 cm或绒毛状结构≥25%或伴上皮中重度异型增生，即进展期腺瘤，其复发风险较一般息肉分别增高4、8和14倍；如息肉直径≥1 cm，且伴上皮中重度异型增生的腺瘤，其风险增至37倍。海宁市直肠癌普查最终观察到人群20年直肠癌累积发病率与病死率较期望值下降31.42%和17.56%（**见图1-2-1和图1-2-2**）。

1989—1990年，浙江省嘉善县农村社区开展了另一项大肠癌筛查研究。研究将嘉善县全县人口以1:1比例分为筛查区和对照区，筛查技术采用以危险因素隶属度（*AD*值）为基础的数量化高危因素问卷、反向血凝法粪便隐血试验

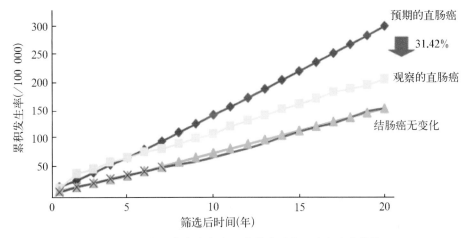

图1-2-1　浙江省海宁市直肠癌普查后直肠癌发病率趋势

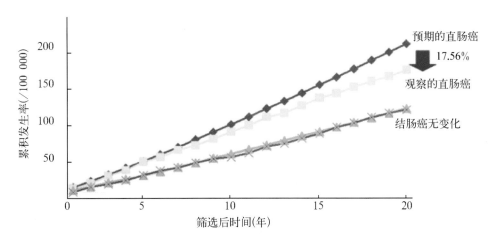

图1-2-2　浙江省海宁市直肠癌普查后直肠癌病死率趋势

（fecal occult blood test，FOBT）和60 cm结肠镜相结合的序贯大肠癌筛查技术方案。经过对筛查区和对照区人群8年的随访，筛查区直肠癌和结肠癌累积病死率较对照区人群分别下降31.7%和7.7%，证明在我国进行大肠癌筛查可使发病率及病死率下降（见**图1-2-3**）。

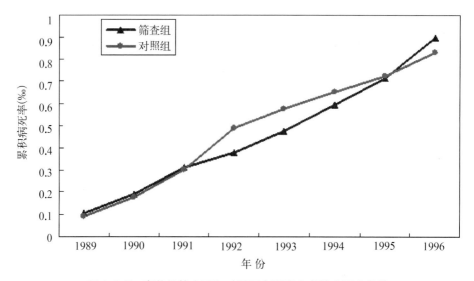

图1-2-3　嘉善县筛查区和对照区大肠癌患者的病死率趋势

　　在此基础上，经多项流行病学研究，建立了"数量化高危因素序贯筛查方案"，初筛出高危人群进入肠镜复筛。该方案适合于我国人口众多而医疗资源相对不足的国情，将40～75岁人群浓集为15%～18%的高危人群进行肠镜筛查。该技术方案在卫生部"大肠癌早诊早治项目"中得到应用。该方案筛查大肠癌的敏感度为64.29%，特异度为99.91%，大肠癌阳性预测值（positive predictive value，PPV）为1.32%。筛查进展期腺瘤PPV为4.49%，大肠癌和进展期腺瘤PPV为5.81%。实践证明该方案适我国人口众多、发病不平衡的国情，但方案仍有以下需改进的问题。

二、肠镜筛查中存在的问题

1. 肠镜筛查顺应性亟须提高

　　在上海、杭州及哈尔滨等大城市肠镜初筛顺应率为45.6%，肠镜筛查总顺应率仅为34.8%。初筛率不高，遗漏半数以上的高危人群；肠镜受检率低，遗漏约

2/3大肠癌的阳性检出。2016年,美国预防服务工作组(US preventive services task force,USPSTF)历时8年更新的《大肠癌人群筛查推荐意见》,以"提高筛查率"作为筛查的关键目标,这与我们在项目中遇到的问题一致。

我国人口众多,提高筛查率仍宜以对初筛高危人群实施肠镜序贯筛查方案较为合适。当前是信息时代,应用智能手机功能,优化问卷及FOBT自检,将初筛过程家庭化、便捷化。初筛出高危人群,进而行肠镜筛诊是提高筛查率的可行途径。高危因素问卷将原有"数量化高危因素序贯筛查问卷"与新近提出的亚太结直肠风险评分系统(Asia-Pacific Colorectal Screening Score,APCS)(**见表1-2-1**)结合,优化简捷的问卷、自问及自我评分。改进FOBT检测样本收集和检测的流程,探索FOBT家庭自我检测的方法,最终实现自我评估,符合高危人群即进行肠镜检查,从而提高初筛顺应性。

表1-2-1　亚太地区结直肠评分系统(APCS)

风 险 因 素	评 分 标 准	分 数
年 龄	50～60岁	2
性 别	男 性	1
家族史	一级亲属	2
吸 烟	吸烟或既往吸烟	1

注:0～3分为低危,≥4分为高危

2. 肠镜筛查阳性率应进一步提升

目前,人群筛查结肠镜对所有肠道病变的检出率为19.3%～27.3%,即高危人群假阳性率为70%～80%。肠镜检查特异度低,造成了资源浪费,应提高高危人群的肠镜检出特异度,降低假阳性率。现行筛查技术手段的敏感度和特异度也不足,应采用对血清和粪便分子敏感度高、特异度强的标志物,对高危人群增设分子筛查;肿瘤相关标志物阳性者进行肠镜筛诊,以提高阳性检出率,减少阴性受检者。分子标志物可用于筛查,以血及粪便为宜,粪便免疫化学试验(fecal immunochemical testing,FIT)与FOBT的样本可同步收集,通过测定特定基因突变、甲基化以及与大肠癌相关的miRNA变化,获得是否存在肠道肿瘤的信息。

2015年,美国研制的Cologuard试剂盒纳入医疗保险及医疗救助中心。该试剂盒通过检测粪便,提取人DNA中BMP3、NDRG4启动子甲基化、*KRAS*基因突变,结合血红蛋白测定,用计分公式预测结果,对高危者行结肠镜检查。该方法对大肠癌的敏感度高达92%,对腺瘤的敏感度为42%。在国内,常卫青等亦有应用类似产品的报道,但均有待大样本多中心验证。

我国香港中文大学沈祖尧团队发现血液和粪便miR-92可作为新的大肠癌无创筛查标志物(见图1-2-4)。粪便miR-135b可用于无创诊断大肠癌及大肠进展期腺瘤(见图1-2-5)。粪便Fuso梭形菌可作为大肠癌标志物,其联合FIT检测大肠癌的诊断特异度和敏感度高达93.0%和92.3%,而针对进展期腺瘤的特异度和敏感度高达89.0%和38.6%,显著高于目前市售的新分子检测标志物。

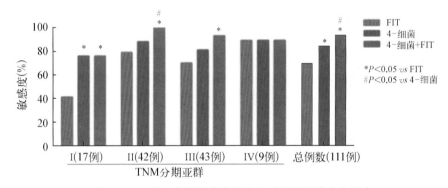

图1-2-4　粪便菌群结合粪便隐血试验用于筛查大肠癌

注: FIT表示粪便免疫化学试验

除上述分子标志物外,血液中检测游离DNA *SEPT*9基因甲基化、粪便PKM2蛋白定量检测等技术均有应用于大肠癌早诊筛查。这些创新的发现虽已有临床样本验证,但作为应用于高危人群筛查仍需得到大样本多中心的验证。

3. 结肠镜技术有必要进一步提升

嘉善县干窑镇在2007年开展大肠癌筛查,2009年随访发现乙状结肠癌及直肠癌各1例,两者在2007年的筛查中均为结肠镜检查阴性,即为2例筛查间期癌(interval cancer)。间期癌可能是由于第一次肠镜假阴性,也可能是增长极快的肿瘤。间期癌发生率为每年5.4/10 000,而国外每年2/10 000。结肠镜技术水平仍有提高的空间。

数量化高危因素大肠癌筛查方案具有较高的灵敏度,但近些年来人们生活环境已有较大改变,亟须重新评估相应的高危因素,继而研究建立更切合现代环境与生活因素的大肠癌高危因素,进一步优化筛查方案。

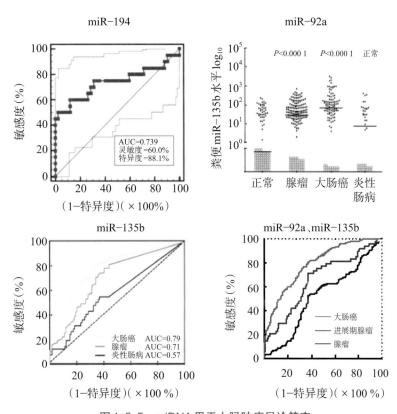

图 1-2-5　miRNA 用于大肠肿瘤早诊筛查

第三节　大肠癌与肝转移的关系

一、概况

　　恶性肿瘤治疗失败 90% 是由于肿瘤的转移浸润与复发。从恶性肿瘤发生、发展机制中寻找转移复发的关键分子事件,寻找相应靶点是预测和干预阻断急需的对策。大肠癌肝转移是大肠癌的常见特征,约 15% 的患者在获得诊断时即存在肝转移,约 2 年后肝转移可达 50%,约 80% 的尸检者被发现有肝转移;而位置邻近肝脏的胃癌,其肝转移率却大大低于大肠癌;胃癌术中(同时性)肝转移检出率为 2.0% ～ 9.9%,术后(异时性)检出率为 13.5% ～ 30.0%。大肠癌转移是大肠癌治疗失败的主要原因。从治疗着眼,肝转移已是多学科共同携手关注的重要内容。不可切除的肝转移经MDT模式，将不可切除转化为可切除，患者的5年生存率提升至30%～50%，10年生存率达15%。大肠癌IV期肝转移者与III期患者的总体治疗结果近似。近年来，经临床多学科研究，大肠癌的5年生存率从不到10%已提升至40%，但至今仍未能减少转移的发生，亦未见有利用该特异机制来干预、阻断其发生和发展，此为大肠癌基础研究的重要领域。

二、大肠癌分子生物学研究基础

近10年来，随着分子生物技术及系统生物学的迅速发展，对大肠癌细胞遗传学特征的认识逐渐深入。研究发现：约70%的大肠癌有染色体不稳定（chromosomal instability，CIN）、DNA启动子区CpG岛甲基化表型（CpG island methylator phenotype，CIMP）、微卫星不稳定（microsatellite instability，MSI）及编码区的突变。2007年，Wood等报道大肠癌及乳腺癌的基因组全景分析，认为每一种肿瘤约有60个突变基因，约有280个基因涉及15个信号通路发生改变；约9%的基因有突变，少数基因是驱动者（drive gene）等。2013年，美国癌症基因图谱（the Cancer Genomic Atlas，TCGA）工作组对大肠癌遗传和基因组学的特征进行了综合分析，对276例样本进行了外显子测序及DNA拷贝数、启动子区甲基化、mRNA和miRNA表达的多层次研究，并对96例进行了基因组测序，以突变率的多少将大肠癌按分子特征分为高突变率组及非高突变率组，发现16%为高突变，1/4为体细胞错配修复（MMR）基因及聚合酶基因*POLE*突变。这些研究以及多年研究积累，在基因及基因组学研究中的结果获得了大量信息及新的发现，较全面地描述与介绍了大肠癌的基因表型（genotype）并对应解剖部位特征，为个体化治疗提供了新线索。但另一方面，基因的具体功能、基因间相互的调控机制，信号转导网络等信息仍未完全阐明，是另一有待研究完善的空间，如从功能和机制方面对大肠癌转移复发、凋亡耐药等相应分子事件的揭示，为精准诊断提供相应靶点，是需要进行突破性深入研究的领域。

三、经典的肿瘤转移学说与大肠癌肝转移机制

1."种子与土壤"学说

肿瘤转移年复发是一个极其复杂的问题，早在1889年Paget提出了"种子与土壤"学说，从现代医学对这一学说的再认识，将有助于对转移复发机制的探

索。"种子"为肿瘤细胞及干细胞性的肿瘤细胞;"土壤"为肿瘤微环境(tumor microenvironment),包括肿瘤细胞、炎症与免疫细胞、内皮细胞、成纤维细胞、各类细胞外基质等的相关因子,各种分子交互形成肿瘤独特的微环境(土壤)。"种子"与"土壤"作用的机制核心为上皮间质转化(epithelial mesenchyal transitions,EMT)和间质上皮转化(mesenchyal epithelial transitions,MET),细胞经分化/去分化、黏附/去黏附、抗损伤及抗凋亡,以及促增生等过程;历经遗传及表观遗传、细胞突变、各层面的异常调控及蛋白质修饰等,促使肿瘤发生和发展。

大肠癌常易转移到肝脏。临床上,在可切除大肠癌病例的术中发现15% ~ 20%已发现肝转移,说明这类患者术前已存在无症状的临床前转移或无症状的转移。同时,大肠癌根治术后50%的患者2年内可出现肝转移,也提示这类患者在根治手术前就已发生了隐匿性或临床前向肝脏扩散或转移。另一方面,结肠癌肝转移发生率明显高于胃癌肝转移发生率,并且在临床上可以看到,局部癌灶是T3或T4期即原发肿瘤已浸润全肠壁,甚至侵及肠管外的大肿瘤并无肝转移;而T1、T2期肿瘤仅限于黏膜下或肌层内却出现肝转移,也就说明这两类大肠癌"种子"具有不同的转移分子特征,原发灶"种子"决定了转移的有无,从原发灶间寻找转移分子表型应该可以探索肝转移机制。另一个问题是为什么容易转移到肝脏,如能剖析这些分子机制,从机制中寻找相关生物标志物,可能为肝转移预警预测、干预阻断提供新的分子标志物或靶点。

2009年,郑树研究团队对比了有肝转移及无肝转移两组患者的原发灶,以及其中有1例包括转移灶的基因表达谱,结果发现恶性肿瘤原发灶与转移灶存在类似的基因表型,原发灶决定转移灶。同时,有肝转移及无肝转移两组中有表达差异明显的一些基因,其中在有转移组中SPP1[骨桥蛋白(osteopontin,OPN)]基因高表达,SPARCL1基因低表达,显示了两组原发肿瘤"种子"的分子差异。发现SPARCL1基因在有肝转移的原发灶明显低表达,而SPP1基因则明显高表达(见图1-3-1和图1-3-2)。

进一步的研究证实,大肠癌中OPN高表达者,上皮钙黏着蛋白(E-cadherin)低表达,肿瘤细胞间连接通信(gap junctional intercellular communication,GJIC)下降,肿瘤细胞间(同质黏附)黏附松散,异质黏附增强,黏附于血管内皮或基质从而促转移。此外,还证实了肝内微环境中存在的整联蛋白(integrin)及CD44均为OPN的受体,OPN高表达,细胞表面CD44增多,促使与肝内CD44受体结合;同时大肠癌细胞产生的外泌体(exosome),可成为先于癌细胞存在的前转移龛(niche)。研究提示,OPN高表达为大肠癌肝转移提供了特定的条件,有可能是干预阻断大肠癌转移的靶点,为控制肝转移的转化研究方向。

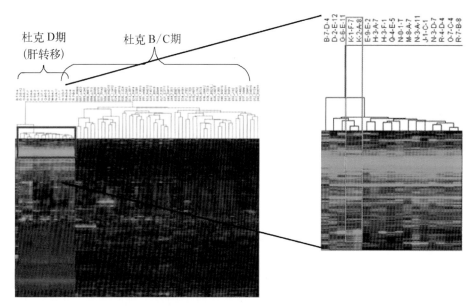

图 1-3-1 大肠癌分期基因表达谱，D 期肝转移组表达谱与 B、C 期明显不同

注：左图中，杜克 B 期（*n*=26）、杜克 C 期（*n*=26）、杜克 D 期（*n*=15）、肝转移（*n*=2）；右图中，样本 K-1-f-A 与 K-2-A-8 为同一患者的原发灶与肝转移灶，两者基因表达基本一致

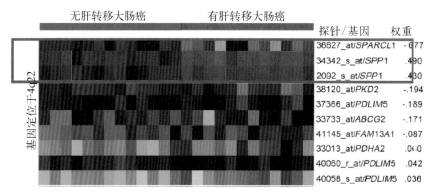

图 1-3-2 有肝转移与无肝转移的两组大肠癌原发灶基因表达谱比较

注：*SPARCL*1 在有肝转移者显著低表达（绿色），*SPP*1 显著高表达（红色）

  *SPARCL*1 是大肠癌原发肝转移负相关的基因。研究证实，原发灶低表达者多有肝转移；原发灶高表达者分化较好，肝转移少。实验研究发现，该基因及其表达蛋白均可促使间质向上皮转化（EMT-MET），有促分化趋势。进而，通过多中心临床试验证实，*SPARCL*1 高表达组总生存期（overall survival, OS）和无进展生存期（progression free survival, PFS）均优于低表达组。该基因低表达易发生

肝转移且预后差。

2.肿瘤微环境"土壤"的研究

2006年，汤钊猷等在肝癌研究中发现肝癌及癌旁差异表达基因，显示癌周肝组织炎症及免疫反应失衡促进肝癌转移，伴转移的肝癌癌周肝组织中，促炎Th1因子明显下调、抗炎Th2因子明显上调，抗炎环境状态促进肝癌转移。2010年在《癌症研究》（*Cancer Research*）报道了基于153个差异基因建立肝癌转移预测模型，进一步优化为"五因子生存模型"，包括SPP1、IL-6、HLA、DRA、FKBP10和CSF1等，具有较好的临床意义。2010年，又发表了癌周肝组织IL-2/IL-15预测转移复发。这些研究均提示微环境对生物特性影响肿瘤转移的作用。

郑树研究团队对大肠癌原发灶T1、T2期有肝转移与T3、T4期无肝转移的原发灶表达谱进一步分析，发现两组Heatmap热图可见明显差异（**见图1-3-3**），分析其中与微环境（炎症、免疫及基质等）相关的表达差异的基因有*TNFRSF*17、*IGHA*1、*CCL*28、*CXCL*12和*BMP*2等。

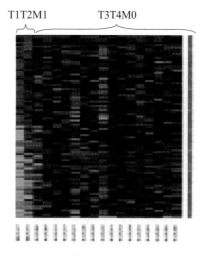

图1-3-3　有肝转移T1、T2期和无肝转移T3、T4期肠癌原发灶的表达谱分析

3.肿瘤转移流体动力学学说

1892年，Ewing的"转移流体动力学（flow dynamics）"学说，提出了远处转移流体动力的驱动靶向性问题。

近年来，随着分子生物学的进展，更多科学家关注对细胞外泌体研究，促成了对转移探讨的新领域。外泌体是由不同细胞的内囊泡聚集向细胞外排而形成的，直径30～100 nm。外泌体涉及细胞间通信，包涵了该细胞的部分生物特征，也包含相应的mRNA、DNA、miRNA及其他非编码RNA。这些均功能性地转导到接受的细胞（functionally transferred to recipient cell）。外泌体排出细胞外可出现在体液，如血液、尿液或胸腔积液、腹腔积液等，随血流或体液在体内移动或转移，或停留于组织或器官，在某些转移部位或器官形成转移前壁龛（pre-metastatic niche），成为转移趋向性的基础。循环肿瘤细胞为"种子"，前转移壁龛为相应的"土壤"部分。这些外泌体具有凝结、促血管壁裂开、促炎症反应及免疫反应、分泌细胞外基质等作用，组成前转移龛的部分内容（**见图1-3-4**）。

四、肿瘤来源外泌体的形成

外泌体是细胞分泌的一种微小膜泡，具有脂质双层膜结构，直径为
30 ~ 150 nm，来源于细胞内体，经细胞内部复杂地分选后向外排出。1983年，
外泌体在与血小板相关的研究中被发现，但人们一直认为它只是细胞抛弃内
容物的一种方式。最近几年，人们发现这种微小膜泡中含有细胞特异的蛋白、
脂质和核酸，能作为信号分子传递给其他细胞。相比正常细胞，肿瘤细胞可释
放更大量的外泌体。外泌体在携带有肿瘤的分子特征的同时，其外膜存在母
细胞特征的蛋白分子标志物，如CD63、CD81、LAMP1、TSG101等。通过分子
生物技术捕获和分选肿瘤来源外泌体，这些游走在体液（血、尿、胸腔积液、腹
腔积液等）中的囊泡即可作为新的生物标志物，用于筛查、早诊、监测个体化治
疗以及评估预后等。现已有肺癌、神经胶质母细胞瘤、卵巢癌、前列腺癌及大
肠癌等相关报道。

2012年，Lyden等报道了恶性黑色素瘤易转移到肺及骨髓的原因是黑色素
瘤产生的外泌体先趋向到达转移器官，并"驯化"靶器官，导致黑色素瘤的肺、骨
髓转移。从图1-3-4可见外泌体聚集于骨髓与肺脏中，在转移器官中招募并激

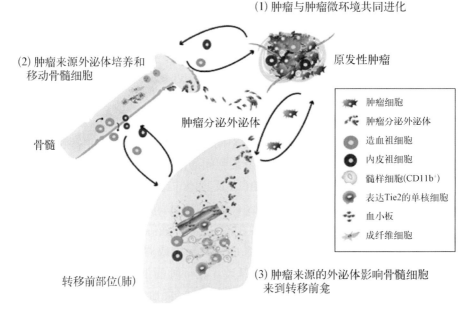

图1-3-4 肿瘤来源外泌体与转移前龛

活肿瘤相关细胞,形成转移前龛。为此,对肿瘤转移的认识与研究,应融合Paget的"种子与土壤"及Ewing的"肿瘤转移流体动力学说"两个假设理论。

五、外泌体与转移前龛的形成

外泌体在体内随血流或体液游走,当移动至靶器官时,依托其特有的分子定植于靶器官微环境中的对应细胞中,如单核吞噬细胞、成纤维细胞和血管内皮细胞等,进而激活细胞产生特定的生物学效应。研究表明,黑色素瘤分泌外泌体通过激活"受体酪氨酸激酶MET"驯化小鼠骨髓祖细胞,促进肿瘤转移。在裸鼠模型中,注射肺部转移性黑色素瘤来源的外泌体后,本不会发生转移的原位肿瘤产生了肺部转移,且注射不同转移能力的黑色素瘤来源外泌体后再注射相同的肿瘤细胞,转移灶数目与外泌体的母系细胞转移能力呈正相关。这说明肿瘤通过外泌体参与了特定器官的转移前龛的构建。Costa-Silva等在胰腺导管腺癌(pancreatic ductal adenocarcinoma, PDAC)的研究中发现,胰腺癌来源的外泌体会被肝脏中的库普弗细胞(Kupffer cell)特异性吸收,促进其分泌转化生长因子-β(transforming growth factor-β, TGF-β),进而激活了肝星状细胞分泌大量纤维连接蛋白。同时,巨噬细胞移动抑制因子(migration inhibition factor, MIF)在这种外泌体中高表达,MIF可招募大量骨髓来源巨噬细胞,它们在这种纤维化的微环境中大量浸润,进一步营造了转移前龛;并且胰腺癌患者血清外泌体中MIF表达越高者,发生肝脏转移的可能性越高。

对于外泌体如何选择靶器官,Hoshino等研究表明外泌体膜上的整联蛋白决定了其在特定器官的定植,如靶向转移到肺部的乳腺癌细胞的外泌体富含两种特定亚型的整联蛋白$\alpha_6\beta_4$和$\alpha_6\beta_1$,注射这种外泌体到小鼠,原本容易转移到骨的乳腺癌细胞系会转移到肺部。而整联蛋白$\alpha_v\beta_5$在肝转移中起关键作用。Zhang等发现脑中星形胶质细胞来源的外泌体中miRNA-19a可抑制转移性肿瘤细胞中抑癌基因PTEN的表达,从而促进脑转移灶的生长。外泌体驯化转移灶的方式也与固有免疫细胞相关,Liu等报道肿瘤来源外泌体中富集的snRNA很可能作为配体激活肺泡上皮Toll样受体3亚型(Toll-like receptor 3 subtype, TLR3),以此诱导趋化因子的分泌和中性粒细胞的招募,促进了肺转移前微环境的构建,有利于肿瘤的肺转移。Zhang等发现,胃癌外泌体可携带表皮生长因子受体(epidermal growth factor receptor, EGFR)定向前往肝脏,并被肝脏基质细胞摄取,通过抑制miR-26a/b来上调肝细胞生长因子(hepatocyte growth factor, HGF)的表达,使其结合转移性癌细胞表面的c-MET受体改变肝脏微环境,为转移的癌细胞在肝脏的定植和增殖创造条件。

郑树研究团队在大肠癌肝转移的研究中发现,大肠癌分泌的外泌体中富集了母细胞中的miRNA-21-5p,且肝脏库普弗细胞可特异捕获此外泌体,释放大量白介素-6(interleukin-6,IL-6),在肿瘤细胞未发生转移前构建了炎性的微转移环境,微环境的改变促进了大肠癌的转移。

肿瘤与炎症的关系正在逐渐明了,即人类的免疫系统并不是单纯地保护机体免受肿瘤攻击,它们时常主动或被动地帮助肿瘤构建适合的生存环境,这其中尤其受到关注的是慢性炎症与肿瘤发生、发展的关系。外泌体作为肿瘤母细胞信息的携带者,可向转移灶环境传递炎症信号。肿瘤来源外泌体促进转移灶的环境向炎性改变的途径,目前已知有以下三条途径。① 直接携带炎症因子至转移灶:例如携带IL-6、肿瘤坏死因子(tumor necrosis factor,TNF)和TGF-β削弱单核细胞分化为树突细胞的比例,提高向骨髓免疫抑制细胞分化的可能,从而减弱转移灶中免疫系统对肿瘤细胞的攻击;又如缺氧环境下前列腺癌来源的外泌体被证实能通过携带的IL-6、TNF等激活基质金属蛋白酶(matrix metalloproteinase,MMP)家族,改变肿瘤微环境中的细胞外基质来增加肿瘤的转移。② 携带特定遗传信息"驯化"转移灶肿瘤相关细胞,刺激其分泌炎症因子。例如,关于肺癌的研究发现,肺癌来源的外泌体中富含miRNA-21和miRNA-29a,这两个miRNA尤其是miRNA-21可直接与Toll样受体结合,直接激活下游炎症性核因子κB(nuclear factor-κB,NF-κB)通路。③ 携带特定信号物质调节细胞活动。例如,胰腺癌来源外泌体携带巨噬细胞MIF招募循环免疫细胞迁移至转移灶来构建炎性环境。以上三条路径均需要肿瘤来源外泌体与受体细胞进行特异性识别与相互作用,目前认为其中的机制与热休克蛋白家族有密切的关系。

第四节　结肠炎相关性大肠癌

1863年,Virshow就提出的"炎症和肿瘤(inflammation & cancer)"学说,炎症与肿瘤发生的关系被逐渐证实。但是至今为止,这两种病理状态之间转化的分子变化仍然未明确。

自1925年Crohn等报道了炎性肠病(inflammatory bowel disease,IBD)相关大肠癌以来,IBD是大肠癌风险因素之一的理论已经得到广泛认同。荟萃分析显示，溃疡性结肠炎（ulcerative colitis，UC）患者中大肠癌的总患病率为3.7%，10、20、30年大肠癌累积患病率分别为2%、8%和18%。克罗恩病（Crohn's disease，CD）患者中，10、20、30年大肠癌累积患病率分别为2.9%、5.6%、8.3%。尽管近期大规模人群研究显示IBD相关的大肠癌风险有所下降，但大肠癌仍约占IBD死因的15%。

根据一种全新的内源性网络理论，人体细胞癌变可能存在一个封闭的、多稳态和可随机转换的内源性控制网络。在此理论基础之上，敖平、张苏展研究团队能够定量、直接地观察可控性炎症、非可控性炎症和炎症恶性转化之间的互相作用以及涉及的信号通路，从而对相关的肿瘤发生和发展进行深入的研究。已构建大肠癌内源性动态分子调控网络，该网络的核心模块包含细胞周期、凋亡、分化、核受体、免疫炎症反应、生长因子、应激反应、细胞黏附功能模块。该内源性网络是一个层次分明的闭合自治网络，具有稳定性、封闭性、自治性等特征。通过布尔洛函数计算得出10个非常稳定的稳态（其中4个为凋亡态），以及14个相对稳定的稳态和稳态之间过渡的鞍点。其中正常态→非可控性炎症肠病鞍点→非可控性炎症相关性肠癌稳态→特定的凋亡态是重点研究的对象。虽然已经能够采用人工神经网络对现有的临床标本在网络水平进行分类识别，并对每一种稳态均有详细的生物学描述，但是如何促使非可控性炎性相关性肠癌稳态向其特定的凋亡态转化尚不清楚。应进一步完善、精简分子调控网络的结构，分析分子机制，验证恶性肿瘤状态转化关键节点基因的作用；验证已知网络的可靠性，提高其实用性；为非可控性炎症相关性肠癌的治疗方向提供建议。

第五节　大肠癌的分期和分子分型

一、大肠癌的临床和病理分期

正确的分期分型有助于临床拟订治疗方案及预测预后，是临床提供对策的依据。目前沿用的大肠癌分期依托于临床及病理表型分期。Ⅰ期：肿瘤局限于肠壁固有肌层；Ⅱ期：肿瘤突破固有肌层，已达到浆膜下（Ⅱa）及浆膜外（Ⅱb、Ⅱc）；Ⅲ期：出现淋巴结转移，根据淋巴结部位及淋巴结转移数分为Ⅲa～Ⅲc；Ⅳ期：远处转移，如转移至肝、肺等器官。该分期多年来对指导治疗及预后预测起了很重要作用，根据此分期建立了国内外的共识，但也有不同的意见。目前是否可进行分子标志物分型,建立能区别Ⅱ期的高危与低危组分子模型,Ⅱ期高危者建议辅助化疗,以助临床取舍。为此,陈丽荣研究组曾收集各研究单位发现并经各实验组验证与大肠癌预后相关的17个肿瘤标志物;再以1 291例大肠癌根治术后且随访3年以上的大肠癌患者的病理组织,对17个标志物以免疫组织化学(免疫组化)方法逐个加以验证。经证实,17个大肠癌相关标志物均有不同程度提示预后作用($P<0.05$)。随即经生物信息学组合分析,1 291例样本验证,发现Lgr5及MAPK两个标志物表达联合TNM分期与年龄预测大肠癌预后的效果优于单以TNM分析的效果(见图1-5-1)。另对125例Ⅱ期大肠癌患者进一步分组分析,其中101例仍健在者作为预后好组,24例已复发或死亡者作为预后差组。结果显示,CD44、上皮钙黏着蛋白及MSH2三个标志物的蛋白表达联合年龄,经Logistic回归建模,可区分Ⅱ期大肠癌患者术后高危与低危。该三个标志物表达水平结合年龄,确定危险评分的阈值为23分。如评分≥23分,则预示预后好,符合率为84%;评分<23分,则预后差,符合率为75%(见图1-5-2)。该结果有可能用于临床,作为无淋巴结转移的Ⅱ期大肠癌患者取舍化疗的参考。该

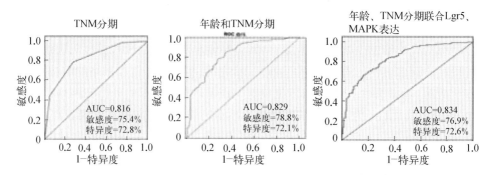

图1-5-1　年龄、TNM分期联合Lgr5、MAPK表达预测大肠癌预后

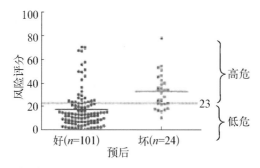

图1-5-2　CD44、上皮钙黏着蛋白及MSH2三个标志物的蛋白表达联合年龄预测Ⅱ期大肠癌患者术后高危与低危

研究虽体现分子分型是有实践意义的,但仍需大样本多中心研究加以验证。

二、大肠癌的分子分型

目前大肠癌分子分型引起临床关注,近年来形成国内外热点,**如表1-5-1所示**。根据大肠癌的基因表达谱,2013和2014年Sadanandam等在美国临床肿瘤学会(American Society of Clinical Oncology,ASCO)大会上重点介绍的分子分型更引人注目。对1 293例大肠癌,应用无监督聚类分析(unsupervised clustering analysis)方法分为具有组织特征的各种类型:肠上皮细胞(enterocyte)、成纤维亲体细胞(transit amplifying,TA)、类干细胞(stem-like)、杯状细胞(goblet-like)及炎症(inflammatory)等,并对应包括30个基因表达的组合或者7个基因表达的组合,其中TA组又分为对西妥昔单抗(cetumixmab)疗效敏感及不敏感两组。经进一步验证,发现类干细胞组预后较差,杯状细胞组、肠上皮细胞组及炎症组

表 1-5-1　应用TCGA数据库的689例及中国的61例基因表达谱进行分析比较

分　　型	肠上皮细胞	杯状细胞	类干细胞	成纤维亲体细胞	炎症	非集落
美国(n=689)	30%	13%	13%	25%	19%	—
中国(n=61)	33%	12%	29%	13%	9%	4%

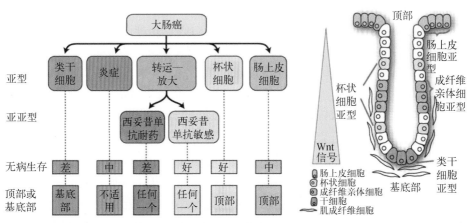

图 1-5-3　根据大肠癌的基因表达谱,应用无监督聚类分析方法将1 293例大肠癌分为具有组织特征的五种类型

注:图片引自 Nat Med, 2013, 19(5): 619-625.

预后较好（见图1-5-3）。该分类对临床预测预后具有一定指导意义。按此分类对照国内外数据库资料，均可据此分类。在TCGA数据库的689例及中国的61例基因表达谱均可做出类似分组（见表1-5-1）。TCGA炎症组占19%，我国为9%。2015年，Guinney等在《自然》（*Nature*）杂志报道了来自全球多个国家的专家组建的大肠癌分型团队，提出六大组分子分型结果。经生物信息学分析处理后，基于染色体不稳定、基因突变、拷贝数变异、甲基化、MSI等组合，归纳为四个类型（见表1-5-2），可提示各类型对药物反应以及对临床的评估。显然该分型具有一定的权威性，然而这四个亚型如何联系临床表型以推动临床实践，仍需进一步前瞻性验证与完善。

表1-5-2　Guinney等报道提出的大肠癌四种分型

分　　型	特　　征	在大肠癌中的占比（%）
CMS1	微卫星不稳定的免疫型	14
CMS2	经典型	37
CMS3	代谢型	13
CMS4	间质型	23

尚有10%的大肠癌无法归类，目前该分类已列入美国《NCCN肿瘤学临床实践指南》（简称《NCCN指南》）中。但分子分型从精准医学出发，尚需进一步通过组学结合临床各种表型，逐步识别其临床意义并进一步完善，必然能用于指导临床，这也是精准医学实现过程的必经过程。

大肠癌发病率在我国上升明显，而治愈率或5年生存率仍徘徊在50%～60%，我国为47%左右，需要进一步提升的空间仍很大。提升的关键在于降低发病率和提高治愈率，即早诊、早治及控制治疗后的复发转移。前者经由大人群筛查，后者需控制转移复发，目前着重在于减少肝转移的发生。此外，近年来非感染性肠炎（慢性溃疡性结直肠炎）发病率上升，因此，控制慢性溃疡性结直肠炎亦是我国防治的当务之急。规范化治疗日益引起重视，正确且相对精准的分期、分型有助于指导临床，拟订治疗方案及预测预后。随着基因测序、生物分析技术以及大数据分析技术的飞速发展，大肠癌转化研究也面临着更多的契机与挑战。

参 考 文 献

［ 1 ］ Bai R, Li D, Zheng S, et al. Clinical significance of Ankyrin repeat domain 12 expression in colorectal cancer［ J］. J Exp Clin Cancer Res, 2013, 32(1): 35.

［ 2 ］ Bald T, Quast T, Tuting T, et al. Ultraviolet-radiation-induced inflammation promotes angiotropism and metastasis in melanoma［ J］. Nature, 2014, 507(7490): 109–113.

［ 3 ］ Budhu A, Forgues M, Ye Q H, et al. Prediction of venous metastases, recurrence, and prognosis in hepatocellular carcinoma based on a unique immune response signature of the liver microenvironment［ J］. Cancer Cell, 2006, 10(2): 99–111.

［ 4 ］ Cazzoli R, Buttitta F, Di Nicola M, et al. microRNAs derived from circulating exosomes as noninvasive biomarkers for screening and diagnosing lung cancer［ J］. J Thorac Oncol, 2013, 8(9): 1156–1162.

［ 5 ］ Costa-Silva B, Aiello N M, Ocean A J, et al. Pancreatic cancer exosomes initiate pre-metastatic niche formation in the liver［ J］. Nat Cell Biol, 2015, 17(6): 816–826.

［ 6 ］ Ewing J. Neoplastic diseases, a treatise on tumor［ M］. London: WB Sanders, 1928: 74–83.

［ 7 ］ Fabbri M, Paone A, Calore F, et al. Micrornas bind to Toll-like receptors to induce prometastatic inflammatory response［ J］. Proc Natl Acad Sci U S A, 2012, 109(31): E2110–E2116.

［ 8 ］ Guinney J, Dienstmann R, Wang X, et al. The consensus molecular subtypes of colorectal cancer［ J］. Nat Med, 2015, 21(11): 1350–1356.

［ 9 ］ György B, Szabó T G, Pásztói M, et al. Membrane vesicles, current state-of-the-art: emerging role of extracellular vesicles［ J］. Cell Mol Life Sci, 2011, 68(16): 2667–2688.

［10］ Hoshino A, Costa-Silva B, Shen T L, et al. Tumour exosome integrins determine organotropic metastasis［ J］. Nature, 2015, 527(7578): 329–335.

［11］ Huang J, Pan C, Zheng S, et al. Osteopontin-enhanced hepatic metastasis of colorectal cancer cells［ J］. PLoS One, 2012, 7(10): e47901.

［12］ Hu H, Zhang H, Zheng S, et al. Secreted protein acidic and rich in cysteines-like 1 suppresses aggressiveness and predicts better survival in colorectal cancers［ J］. Clin Cancer Res, 2012, 18(19): 5438–5448.

［13］ Ji H, Greening D W, Barnes T W, et al. Proteome profiling of exosomes derived from human primary and metastatic colorectal cancer cells reveal differential expression of key metastatic factors and signal transduction components［ J］. Proteomics, 2013, 13(10–11): 1672–1686.

［14］ Khan N F, Mant D, Carpenter L, et al. Long-term health outcomes in a British cohort of breast, colorectal and prostate cancer survivors: a database study［ J］. Br J Cancer, 2011, 105(Suppl 1): S29–S37.

［15］ Lengauer C, Kinzler K W, Vogelstein B. Genetic instability in colorectal cancers［ J］. Nature, 1997, 386(6625): 623–627.

［16］ Liu Y, Gu Y, Han Y, et al. Tumor exosomal rnas promote lung pre-metastatic niche formation by activating alveolar epithelial TLR3 to recruit neutrophils［J］. Cancer Cell, 2016, 30(2): 243-256.

［17］ Mani S A, Guo W, Weinberg R A. et al. The epithelial-mesenchymal transition generates cells with properties of stem cells［J］. Cell, 2008, 133(4): 704-715.

［18］ Nilsson J, Skog J, Nordstrand A, et al Prostate cancer-derived urine exosomes: a novel approach to biomarkers for prostate cancer［J］. Br J Cancer, 2009, 100(10): 1603-1607.

［19］ Noerholm M, Balaj L, Limperg T, et al. RNA expression patterns in serum microvesicles from patients with glioblastoma multiforme and controls［J］. BMC Cancer, 2012, 12: 22.

［20］ Paget S. The distribution of secondary growths in cancer of the breast［J］. Cancer Metastasis Rev, 1989, 8(2): 98-101.

［21］ Peinado H, Alečković M, Lyden D. et al. Melanoma exosomes educate bone marrow progenitor cells toward a pro-metastatic phenotype through MET［J］. Nat Med, 2012, 18(6): 883-891.

［22］ Peinado H, Lavotshkin S, Lyden D. The secreted factors responsible for pre-metastatic niche formation: old sayings and new thoughts［J］. Semin Cancer Biol, 2011, 21(2): 139-146.

［23］ Ragnhammar P, Hafstrom L, Nygren P, et al. A systematic overview of chemotherapy effects in colorectal cancer［J］. Acta Oncol, 2001, 40(2-3): 282-308.

［24］ Ramteke A, Ting H, Deep G, et al. Exosomes secreted under hypoxia enhance invasiveness and stemness of prostate cancer cells by targeting adherens junction molecules［J］. Mol Carcinog, 2015, 54(7): 554-565.

［25］ Roessler S, Jia H L, Budhu A, et al. A unique metastasis gene signature enables prediction of tumor relapse in early-stage hepatocellular carcinoma patients［J］. Cancer Res, 2010, 70(24): 10202-10212.

［26］ Sadanandam A, Lyssiotis C A, Homicsko K, et al. A colorectal cancer classification system that associates cellular phenotype and responses to therapy［J］. Nat Med, 2013, 19(5): 619-625.

［27］ Shi Z, Bai R, Zheng S, et al. Induced pluripotent stem cell-related genes influence biological behavior and 5-fluorouracil sensitivity of colorectal cancer cells［J］. J Zhejiang Univ Sci B, 2012, 13(1): 11-19.

［28］ Spetzler D, Tinder T, Kankipati S, et al. A circulating microvesicle-based biosignature for the detection of colorectal cancer［J］. J Clin Oncol, 2011, 29(suppl 4): abstr373.

［29］ Taylor D D, Gercel-Taylor C. MicroRNA signatures of tumor-derived exosomes as diagnostic biomarkers of ovarian cancer［J］. Gynecol Oncol, 2008, 110(1): 13-21.

［30］ Théry C, Regnault A, Garin J, et al. Molecular characterization of dendritic cell-derived exosomes. Selective accumulation of the heat shock protein hsc73［J］. J Cell Biol, 1999, 147(3): 599-610.

［31］ Tiberio G A, Coniglio A, Marchel A. Metachronous hepatic metastases from gastric carcinoma: a multicentric survey［J］. Eur J Surg Once, 2009, 35(5): 486-491.

［32］ Ueda K, Iwahashi M, Nakamori M. Analysis of the Prognostic factors and evaluation of surgical treatment for synchronous liver metastases from gastric cancer［J］. Langenbecks

Arch Surg, 2009, 394(4): 647−653.

［33］ Valenti R, Huber V, Filipazzi P, et al. Human tumor-released microvesicles promote the differentiation of myeloid cells with transforming growth factor-beta-mediated suppressive activity on T lymphocytes［J］. Cancer Res, 2006, 66(18): 9290−9298.

［34］ Wood L D, Parsons D W, Vogelstein B, et al. The genomic landscapes of human breast and colorectal cancers［J］. Science, 2007, 318(5853): 1108−1113.

［35］ Yu SJ, Yu J K, Ge W T, et al. SPARCL1, Shp2, MSH2, E−cadherin, p53, ADCY−2 and MAPK are prognosis-related in colorectal cancer［J］. World J Gastroenterol, 2011, 17(15): 2028−2036.

［36］ Zhang H, Deng T, Liu R, et al. Exosome-delivered EGFR regulates liver microenvironment to promote gastric cancer liver metastasis［J］. Nat Commun, 2017, 8: 15016.

［37］ Zhou H, Huang H, Shi J, et al. Prognostic value of interleukin 2 and interleukin 15 in peritumoral hepatic tissues for patients with hepatitis B-related hepatocellular carcinoma after curative resection［J］. Gut, 2010, 59(12): 1699−1708.

［38］ Zhu L, Chen H, Zheng S, et al. MicroRNA−9 up-regulation is involved in colorectal cancer metastasis via promoting cell motility［J］. Med Oncol, 2012, 29(2): 1037−1043.

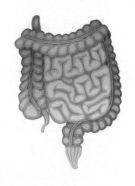

第二章

大肠癌致病相关的细胞信号转导通路与调控

杨　帆　曹广文

　　目前，临床诊断的大肠癌患者多处于中晚期，对这些患者的治疗可谓是束手无策，传统的手术及放化疗也仅是延长其生存期，生活质量及治愈率不尽如人意。如果在大肠癌早期就能够准确地预测，那么对大肠癌的防治就会有一个战略性的突破。因此，我们迫切需要探索大肠癌发生和发展的信号转导机制，从中找出关键的信号基因或蛋白，对其进行精准"打击"，从而达到早期发现致病信号因子并进行干预的目的，以期预防和根治肿瘤。大肠癌的进展过程是一个由多因素作用、多基因调控的极其复杂的生物学现象，其信号转导通路亦是错综复杂，本章对研究较为成熟的几条信号通路作简要概述，包括Wnt、核因子κB（NF-κB）、Notch、磷脂酰磷酸3-激酶（phosphoinositide 3-kinase，PI3K）和转化生长因子-β（TGF-β）信号通路。

［通信作者］　曹广文，Email: caoguangwen@yahoo.com

第一节　Wnt信号通路与大肠癌

Wnt信号通路是人体内维持细胞、干细胞特性的重要信号通路，涉及细胞生长、增殖和分化等生命活动，在机体的生长发育过程中起关键作用，尤其对胚胎与中枢神经系统的发育至关重要。目前已经明确，Wnt信号通路的异常激活将导致肠道病变，是导致大肠癌发生和发展的主要原因，大约90%的大肠癌患者存在该信号通路的异常。Wnt信号通路中的相关分子出现基因或表观遗传学的改变在大肠癌的发生和发展过程中起重要作用。基因的损伤可使Wnt信号通路激活，使非典型细胞增殖导致腺瘤形成，而突变慢慢积累，最终导致腺瘤进展为大肠癌，并引起肿瘤的侵袭、转移。

一、Wnt信号通路的组成以及转导过程

Wnt信号通路包括信号蛋白、跨膜受体卷曲蛋白、松散蛋白、胞质蛋白和核内转录因子等，主要包括以下四条通路：① Wnt/β 联蛋白（β-catenin）经典通路；② Wnt-钙离子通路，主要由Wnt5a和Wntl1激活导致胞内钙离子敏感信号成分激活，使钙离子浓度增加，该通路对抗经典Wnt/β-联蛋白经典通路；③ Wnt/c-Jun氨基末端激酶（JNK）通路；④ 调节纺锤体方向和非对称细胞分裂的细胞途径。其中Wnt/β-联蛋白经典通路是Wnt信号中研究最清楚的一条通路，在整个进化过程中高度保守，本节着重阐述经典信号通路。

WNT蛋白是一种分泌型糖蛋白，共有19个亚型，具有分泌型生长因子的特点，分泌到胞外后可通过自分泌与旁分泌的形式发挥作用。Wnt蛋白的受体是一类七次跨膜蛋白，包括Frizzled蛋白（FZD）和脂蛋白受体相关蛋白5/6（lipoprotein receptor related protein, LRP5/6），与WNT蛋白结合后可形成复合物，引起胞质蛋白Dishevelled（DSH）磷酸化。DSH是机体组织细胞内广泛存在的胞质蛋白，其磷酸化可以抑制由糖原合成酶激酶3β（glycogen synthase kinase 3β, GSK-3β）、家族性腺瘤性结肠息肉（adenomatous polyposis coli, APC）蛋白、轴素（axin）等蛋白组成的β-联蛋白降解复合体对β-联蛋白的降解作用。β-联蛋白是Wnt/β-联蛋白信号通路的中枢成员，是一类转录因子，在正常功能状态下大部分黏附在由细胞膜向胞内深处的钙黏着蛋白

（cadherin）上，小部分为上述蛋白复合物所结合而降解。由此可见，WNT蛋白可以诱导β-联蛋白在胞质内的富集，β-联蛋白在胞质内富集到一定程度之后可以转移至细胞核内，与T细胞转录因子/淋巴样增强因子（T cell factor/lymphoid enhancer factor，TCF/LEF）转录因子家族作用并调控相关靶基因的表达，如细胞周期蛋白D1与C-MYC。

二、Wnt信号通路与大肠癌发生和发展的关系

肿瘤干细胞是一种异常的干细胞，是肿瘤组织中存在的一小部分具有干细胞特性的细胞亚群，具有较强的自我更新能力和增殖能力，与肿瘤的发生、转移、复发、耐药性等密切相关。肿瘤干细胞是肿瘤异质性的主要原因，大肠癌干细胞与大肠癌的形成及转移密切相关。鉴于Wnt信号通路在胚胎发育和干细胞形成中所起到的关键作用，其异常激活与大肠癌的发生和发展密切相关。

*APC*基因是首个被发现与大肠癌发生相关的基因，也是大肠癌患者体细胞突变率最高的基因。其失活突变以及启动子区甲基化可降低由其组成的β-联蛋白降解复合体对β-联蛋白的降解作用，导致β-联蛋白在胞质内的大量蓄积以及Wnt信号通路的异常激活，是大多数大肠癌的起始分子事件，可导致正常大肠黏膜转变为息肉。一项荟萃分析显示，Ⅰ期大肠癌组织与正常大肠黏膜相比，*APC*基因启动子区甲基化率更高，*OR*值高达13.42，说明*APC*基因启动子区甲基化是大肠癌发生早期的关键分子事件，对于大肠癌的早期筛查具有重要意义。Dow等学者在已建立的抑制*APC*基因表达的大肠癌小鼠模型基础上，恢复*APC*基因的表达，发现大肠癌的恶性表型被逆转，此研究为大肠癌的治疗提供了新思路。与*APC*基因一样，β-联蛋白降解复合体中其他蛋白（包括GSK-3β和Axin等）的失活突变同样会导致β-联蛋白在胞质的富集，激活Wnt信号通路，促进大肠癌的发生和发展。

β-联蛋白是Wnt信号通路的核心分子，由*CTNNB1*基因编码，其在胞质的富集是进入细胞核并启动下游基因转录的关键。在正常状态下游离于胞质的β-联蛋白的可被β-联蛋白降解复合体中的GSK3-β磷酸化，进而发生泛素化，并通过蛋白酶体途径降解。因此，在此磷酸化位点发生突变的情况下，胞质内的β-联蛋白将发生异常蓄积。已有研究者在野生型*APC*基因大肠癌患者的肿瘤组织中检测到了CTNNB1功能磷酸化位点的突变，该突变可作为预测大肠癌的分子事件。

LGR5是Wnt信号通路的另一关键分子，在生理情况下仅于肠道隐窝中基底部的少数细胞表达，可分化为多种肠道黏膜细胞。而在大肠癌组织中，该蛋白的表达则可视为大肠癌干细胞的理想标志物，其高表达与大肠癌的发生和发展密切相关。体外实验中敲低LGR5的表达可以抑制大肠癌细胞的增殖与克隆形成能力；进一步的研究显示，敲低LGR5的表达可以抑制β-联蛋白在胞质中的蓄积，进而影响Wnt经典通路靶基因C-myc和细胞周期蛋白D1的表达，并可诱导细胞线粒体介导细胞凋亡的发生，是潜在的大肠癌靶向治疗靶标。

此外，Wnt信号通路可以影响大肠癌组织代谢相关基因的表达。其激活可以上调丙酮酸脱氢酶激酶1（pyruvate dehydrogenase kinase 1，PDK1）的表达，增强癌细胞糖酵解的能力；还可上调单羧酸转运蛋白1（monocarboxylate transporter 1，MCT1）的表达，促进癌细胞排出乳酸。代谢微环境的改变可以促进肿瘤新生血管生成，增加其恶性程度。

第二节　NF-κB信号通路与大肠癌

NF-κB信号通路是人体内重要的炎性信号通路，可被肿瘤坏死因子α（TNF-α）、白介素1（IL-1）、Toll样受体配体（TLRL）等炎症因子激活，调控细胞内多种病理生理过程。

一、NF-κB信号通路的组成以及转导过程

NF-κB信号通路主要成员包括NF-κB、NF-κB抑制因子（inhibitor of NF-κB，IκB）、IκB激酶（inhibitory kappa B kinases，IKK）。其中，NF-κB共包括五种亚型，以同源或异源二聚体形式发挥作用，其核心结构为Rel同源结构域（Rel homology domain，RHD），该结构域是其二聚体形成、核定位以及与DNA结合的关键。IκB是NF-κB的抑制因子，在未受刺激的细胞中，IκB结合于NF-κB的RHD，抑制其核定位功能，使其无法进入细胞核内发挥作用。炎症因子可以激活IKK，使IκB发生磷酸化，并通过蛋白酶体途径将其降解，进而NF-κB二聚体可以进入细胞核发挥作用，作为转录因子调控免疫炎症反应与细胞生长有关基因的表达。

按照上游信号来源的不同，NF-κB信号通路可大致分为两种类型：经典型和非经典型。经典型信号通路需TNF-α、IL-1、TLRL、病毒等激活，对细胞在炎症状态下的固有免疫反应和抗凋亡作用起关键作用；非经典型信号通路需B细胞活化因子（B cell-activating factor，BAF）、CD40配体（CD40L）、淋巴毒素β等激活，主要对次级淋巴器官的发育起作用。由此看来，经典型NF-κB信号通路与大肠癌的发生、发展关系更为密切。

二、NF-κB信号通路与大肠癌发生和发展的关系

许多研究表明，NF-κB信号通路的激活可以通过调控细胞内抗凋亡蛋白、抑制JNK的激活以及抑制反应活性氧的聚集等机制抑制细胞凋亡，在包括大肠癌在内的多种癌症的发生过程中起关键作用。相较于正常人，溃疡性结肠炎、克罗恩病以及非特异性结肠炎患者的大肠癌患病风险较高，该类患者大肠上皮细胞和巨噬细胞中均有NF-κB信号通路激活的现象。慢性炎症环境可以维持NF-κB信号通路的激活，而NF-κB信号通路的激活反过来可以维持慢性炎症环境。其中，IL-6就是一种NF-κB信号通路调控表达的细胞因子，可以有效促进大肠癌癌前病变向癌组织的转化。为了进一步研究NF-κB信号通路在大肠癌发生中的作用，Greten等学者在AOM/DSS这一经典大肠癌发生模型基础上，敲除小鼠大肠黏膜细胞IKKβ的表达，结果显示大肠癌病灶的数量与野生型相比有所减少，而炎症状态并未减轻。

NF-κB信号通路可以直接或间接调控许多与细胞生长有关的基因，如细胞周期蛋白D1与C-MYC。NF-κB可以直接结合细胞周期蛋白D1基因的启动子区，激活该基因的转录。新生血管形成是肿瘤进展的关键一环，有赖于NF-κB信号通路介导的血管内皮生长因子（vascular endothelial growth factor，VEGF）、单核细胞驱化蛋白1、环氧合酶2（cyclooxygenase 2，COX2）以及IL-8的异常高表达。Luo等学者研究发现，小鼠大肠癌转移模型中存在NF-κB信号通路的持续激活，NF-κB介导的慢性炎症反应与大肠癌的生长以及转移直接相关。

NF-κB信号通路在大肠癌发生和发展过程中的关键作用表明，其抑制剂在大肠癌的治疗方面有广泛的应用前景，相关研究层出不穷。IKK/NF-κB激活过程的抑制剂包括姜黄素、人参提取物、白藜芦醇、绿茶提取物等均已被证实有良好的抗炎、抗细胞增殖特性。另有研究证实，蛋白酶体抑制剂可以通过抑制IκB的降解抑制NF-κB的活化，进而起到诱导大肠癌细胞凋亡的作用。

第三节　Notch信号通路与大肠癌

Notch信号通路是一条高度保守、广泛存在于多细胞生物体内的信号通路，该信号通路影响细胞正常形态发生的多个过程，参与多能干细胞的分化、细胞凋亡、细胞增殖及细胞膜形成。大量研究表明，Notch信号通路除在正常的发育过程中发挥重要作用之外，还参与了多种恶性肿瘤的发生和发展。深入研究Notch信号通路可能为大肠癌的靶向治疗提供新的靶标。

一、Notch信号通路的组成以及转导过程

Notch信号通路由Notch配体、Notch受体以及细胞内效应器分子DNA结合蛋白CSL（CBF-1/Su(H)/LAG1）三部分组成。人类Notch配体与受体均为单次跨膜蛋白，其中，配体有Jagged-1（JAG1）、JAG2、Delta-like-1（DLL1）、DLL3以及DLL4五种亚型，而受体包括Notch1、Notch2、Notch3、Notch4四种亚型。CBF-1、Su(H)、LAG1分别为CSL蛋白在哺乳动物、果蝇、线虫的不同名称。Notch受体前体在高尔基体中被切割为两部分，一个分子量180 000含绝大多数胞外部分的片段和一个分子量120 000含跨膜区和胞内部分的片段。两部分通过非共价键连接为异二聚体，表达在胞膜。胞外部分所包含不同数量的表皮生长因子样重复序列，可与配体特异性结合，起到启动信号通路的作用，其中Notch1、Notch2重复数为36，Notch3和Notch4重复数分别为34和29。胞内部分（the intracellular domain of Notch，ICN）是一类转录激活因子，包含RBP相关分子（RBP associated molecule，RAM）结构域、锚蛋白重复序列、翻译启动结构域（translational active domain，TAD）、核定位信号（nuclear localization signal，NLS）以及与Notch受体降解有关的富含脯氨酸、谷氨酸、丝氨酸和苏氨酸（proline，glutamate，serine，threonine rich，PEST）的结构域。虽然四种Notch受体在结构和配体亲和力方面有或多或少的差别，但它们的信号通路大体相同。CBF-1是一种转录抑制因子，识别并结合特定的DNA序列（GTGGGAA），这个序列位于Notch诱导基因的启动子上，在正常状态下起到抑制相关基因转录的作用。

Notch配体与受体均为膜蛋白，结合后会引发两次蛋白水解反应，最终使

ICN游离下来并转移到细胞核内。ICN是Notch受体的活化形式,可以结合CBF-1蛋白,并募集核转录激活蛋白家族MAML,形成三元络合转录激活物,解除CBF-1对转录的抑制作用。Notch信号通路的主要靶基因为*HES*(hairy/enhancer of split)和*HEY*(hairy/enhancer of split related with YRPW motif family members),它们编码的转录因子主要调控涉及细胞凋亡、细胞周期调控以及细胞增殖、分化和代谢等方面关键基因的表达。在靶基因发生转录之后,ICN会立即发生磷酸化和泛素化,通过蛋白酶体途径降解,以终止Notch通路的活化。

Notch信号转导过程的特点是不需要第二信使和蛋白激酶的参与,就可直接接受邻近细胞的信号并传到细胞核,激活相关转录因子的表达。这种转导方式并不能放大信号,但对于细胞分化起始过程的精确调控是十分必要的。

二、Notch信号通路与大肠癌发生和发展的关系

大肠是一个代谢率和更新速率很高的器官,结肠干细胞存在于隐窝基底部,在适合的微环境条件下可以调节细胞的增殖、分化和凋亡,但是在如慢性炎症等各种外来因素的干扰下微环境会发生改变,使Notch信号通路异常激活,导致肿瘤发生。

Notch1高表达与大肠癌的进展、肿瘤分级和转移有关,大肠腺瘤中同样可检测到Notch1的高表达,可能与Notch1的表达可以抑制细胞凋亡有关。Notch1和Notch2虽然同为Notch信号通路的受体,但与大肠癌患者临床预后的关系却截然相反,Notch1高表达与预后不良相关,而Notch2的低表达与预后不良相关。因此,两者在大肠癌发生和发展中的作用可能有很大区别。另外,有人在转移性大肠癌(metastatic colorectal cancer, mCRC)组织中检测到Notch3高表达。大肠癌组织中Notch信号通路的受体和配体均有异常表达的情况,裸鼠成瘤实验中Notch3、JAG1、DLL4的表达异常均与异体移植物的恶性表型相关。

上皮间质转化(EMT)是一个细胞失去极性,获得迁移和侵袭能力的过程,即上皮细胞获得间质表型的过程。对于诸如中胚层和神经管形成的胚胎发育过程至关重要,并与损伤修复、癌症发生、转移等病理过程密切相关。研究显示,Notch信号通路的激活是EMT过程中的关键一环,Notch1可以激活锌指蛋白Slug,进而抑制其下游上皮钙黏着蛋白的细胞间的连接功能,促进EMT的发生。结肠癌细胞系HCT-116中,激活Notch1可以促进其自身的JAG1表达,进而上调Notch家族其他受体蛋白的表达,最终促进CD44、Slug等蛋白表达,促进EMT,增强癌细胞干细胞特征,增强恶性表型。

Notch信号通路对肿瘤干细胞的重要作用也受到了广泛关注,肿瘤干细胞内的Notch信号通路的激活程度比其他癌细胞高10～30倍。肿瘤干细胞有高水平HES1、Notch1、JAG1的表达。研究表明,Notch信号通路的激活可以抑制细胞周期激酶抑制物p27和转录因子ATOH1的表达,进而抑制细胞凋亡,维持肿瘤干细胞的自我更新。在裸鼠成瘤实验中,抑制DLL4的功能可以减少肿瘤组织中肿瘤干细胞的比例。由此可见,Notch信号通路对于肿瘤干细胞的形成和维持至关重要。

鉴于Notch信号通路在大肠癌发生和发展中的关键作用,人们针对Notch信号通路的各个环节研发了靶向治疗药物,试图通过抑制Notch信号通路的激活,达到治疗大肠癌的目的。目前已有靶向治疗药物主要包括:① Notch受体/配体单克隆抗体,直接抑制其功能;② 可溶性Notch配体与Notch受体胞外部分,竞争性结合Notch受体与配体;③ γ分泌酶(Notch信号通路激活过程中的蛋白水解酶,可以使ICN游离)抑制剂;④ 由ICN参与构成的三元络合转录激活物的抑制剂。上述药物大多处于临床试验阶段,治疗效果有待进一步验证。值得一提的是:某些低毒性并存在于日常膳食中的天然小分子化合物因其抑制Notch信号通路的作用也受到了广泛关注,如大豆中的异黄酮、西兰花中的萝卜硫素、蔬菜、水果中普遍存在的槲皮黄酮、生姜中的姜黄素以及葡萄中的白藜芦醇。这些小分子化合物与经典化疗药物联合应用,在治疗大肠癌方面有着良好的应用前景。

第四节　PI3K信号通路与大肠癌

PI3K信号通路广泛存在于细胞中,是参与细胞生长、增殖、分化以及细胞周期调节的重要信号通路。近年来的研究发现,该信号通路在恶性肿瘤的发生、发展、治疗以及转归中发挥着重要作用,在一系列上游或旁路信号分子的影响下,作用于下游的信号分子对细胞的凋亡起着非常重要的调节作用。

一、PI3K信号通路的组成以及转导过程

PI3K是一种胞内磷脂酰肌醇激酶,能够将磷脂酰肌醇或磷酸肌醇的第三位羟基磷酸化,其本身既有丝氨酸/苏氨酸激酶的活性,也有磷脂酰肌醇激酶的

活性，由一个催化亚基p110和调节亚基p85构成。根据p110结构特点和底物分子的不同，PI3K可分为Ⅰ、Ⅱ、Ⅲ三个亚型，Ⅰ型又可分为ⅠA和ⅠB两类，其中ⅠA亚型与癌症发生的关系最为密切，并可被受体型酪氨酸激酶、G蛋白偶联受体、小G蛋白RAS激活。上述受体蛋白接受相应信号激活后（如受体型络氨酸激酶接受生长因子信号），可以募集并激活PI3K。激活的PI3K可以将包膜上的磷脂酰肌醇-4,5-二磷酸（PIP$_2$）转化为磷脂酰肌醇-3,4,5-三磷酸（PIP$_3$），后者可为其他信号分子如磷酸肌醇依赖性蛋白激酶1（phosphoinositide-dependent kinase, PDK1）和Akt提供锚定位点，使其转位至细胞膜。AKT又称蛋白激酶B，也是一种丝氨酸/苏氨酸激酶，分为AKT1、AKT2、AKT3三种亚型。AKT在锚定至细胞膜后可在自身和PDK1的作用下发生多个丝氨酸/苏氨酸位点的磷酸化，得以激活并脱离PIP$_3$，进入胞质或核内，进一步磷酸化下游的信号分子，如糖原合酶激酶3和叉头蛋白O家族转录因子，调控细胞的蛋白合成及细胞生长、增殖和代谢。AKT下游的信号分子中，哺乳动物雷帕霉素靶蛋白（mammalian target of rapamycin, mTOR）是一重要靶分子，包括mTOR1和mTOR2两个亚型，具有调控mRNA翻译过程的重要作用，进一步影响细胞增殖和血管生成。磷酸酶与张力蛋白同源物（phosphatase and tensin homologue, PTEN）是PI3K信号通路的负性调控因子，有脂质磷酸酯酶活性，可将PIP$_3$转化为PIP$_2$，抑制PI3K信号通路的激活。

二、PI3K信号通路与大肠癌发生和发展的关系

PI3K信号通路的异常激活是包括大肠癌在内的恶性肿瘤的共同特点之一，其具体机制包括上游受体型酪氨酸激酶或G蛋白偶联受体的异常激活以及通路中关键成员编码基因的体细胞突变。

*PIK3CA*是p110α（p100三种亚型的一种）的编码基因，是大肠癌组织中PI3K信号通路突变率最高的基因，多发于女性和近端结肠。其在大肠癌中的突变率显著高于癌前病变大肠腺瘤，因此*PIK3CA*突变发生在腺瘤-大肠癌转化的后期，可能与大肠癌的侵袭有关。体外实验显示，*PIK3CA*的大肠癌相关突变均可增加磷脂酰肌醇激酶活性，进而使PI3K信号通路异常激活。相比较而言，*PIK3CB*在大肠癌中无明显体细胞突变，但表达量却大大升高。作为PI3K信号通路的抑制因子，*PTEN*在大肠癌细胞中通常处于异常失活状态。然而散发性大肠癌患者中*PTEN*编码基因的突变却很少，仅有20%～40%的大肠癌患者中有*PTEN*表达降低的情况。*PTEN*基因的低表达可能与染色体10q23缺失或启动

子区甲基化有关。机制研究显示，PTEN可调控大肠癌细胞极性形成、细胞间连接形成以及侵袭转移功能，PTEN高表达可抑制大肠癌异体移植物的生长。Akt在正常结肠黏膜和增生性息肉中的表达量相对较低，在腺瘤性息肉和大肠癌中的免疫组化阳性率均高达57%。因此，Akt的异常高表达可能是大肠癌发生的早期分子事件。研究显示，*Akt1*编码基因的E17K突变可促进Akt1向细胞膜的富集，有效促进PI3K信号通路的激活。

鉴于PI3K信号通路的异常激活在大肠癌发生和发展过程中所起到的关键作用，研究者们针对该通路各个关键靶点设计了一系列抑制剂，试图找到治疗大肠癌的新型靶向治疗药物，主要包括PI3K抑制剂、Akt抑制剂、mTOR抑制剂以及PI3K与mTOR双重抑制剂。其中有些药物已经上市，大部分则处于临床前研究和临床试验中。这些抑制剂目前已经在多种类型肿瘤（如乳腺癌、肺癌、妇科肿瘤、前列腺癌、间皮瘤、肉瘤和淋巴瘤等）治疗研究中证实，可使肿瘤部分缓解，延长疾病稳定期，但是由于耐药现象的出现，效果不是十分理想。针对耐药性的问题，在临床应用药物时需监测相关基因的表达，只有对症联合用药才能更好地发挥药物的抗肿瘤效应。

第五节　TGF-β 信号通路与大肠癌

TGF-β信号通路作用范围广泛，包含各种病理生理过程，如细胞的增殖分化、创伤愈合、胚胎发育、细胞外基质形成、神经系统发育以及肿瘤的发生和发展。虽然作用范围广泛，但其信号转导过程相对简单，简要介绍如下。

一、TGF-β 信号通路的组成以及转导过程

TGF-β信号通路主要成员包括TGF-β超家族蛋白、TGF-β受体以及胞质蛋白Smads。TGF-β超家族包括TGF-β、激活蛋白（activin）、抑制素（inhibin）、骨形态发生蛋白（bone morphogenetic protein，BMP）等，在此重点介绍TGF-β。TGF-β可进一步分为$TGF-\beta_1$、$TGF-\beta_2$、$TGF-\beta_3$三种亚型，是一种同源二聚体分泌蛋白，在正常状态下与休眠相关多肽（latent-associate peptide，LAP）及休眠TGF-β结合蛋白（latent TGF-β binding protein，LTBP）结合形成无活性的休眠复合物，储存在血小板α颗粒中。在微环境发生某些改变时，

如血小板反应素可以改变LTBP的结构,促使TGF-β从复合物中释放,与靶细胞膜表面的TGF-β受体结合启动该信号通路。TGF-β受体共有Ⅰ、Ⅱ、Ⅲ三种亚型,其中Ⅲ型受体不直接参与信号传递。Ⅰ型受体(TβRⅠ)和Ⅱ型受体(TβRⅡ)均属于丝氨酸/苏氨酸激酶受体,两者通过形成异源二聚体发挥作用,其中TβRⅡ的胞外段负责与TGF-β超家族信号结合,并激活自身胞内段的丝氨酸/苏氨酸活性,进而募集TβRⅠ形成异源二聚体,并通过磷酸化作用将其活化,后者将信号传递给胞质蛋白Smads。Smads蛋白中有MH1和MH2两个关键结构域,分别位于氨基端和羧基端。MH1结构域可特异性识别DNA序列CAGAC;而MH2结构域可与转录激活蛋白或辅阻遏物相互作用,是Smad的功能区。依其结构和功能的不同,Smad蛋白可大致分为三大类:受体调控型Smad(receptor-regulated Smad,R-Smad),包括1、2、3、5、8亚型;辅助型Smad(common-mediator Smad,Co-Smad),包括4亚型,与R-Smad相互作用参与信号传递;抑制型Smad(inhibitory Smad,I-Smad),包括6、7亚型,可抑制R-Smad和Co-Smad的激活。总体而言,2、3、4、7亚型介导TGF-β的信号转导,而其他亚型参与BMP和激活蛋白的信号转导。活化的TβRⅠ可磷酸化R-Smad,后者与Co-Smad即Smad4结合,形成异源寡聚体复合物,然后转位进入核内,直接与DNA结合或与其他DNA结合蛋白一起发挥转录因子作用。另一方面,I-Smad可拮抗R-Smad的信号传递,形成控制TGF-β信号通路的负反馈环路。

TGF-β信号通路对机体的作用体现在以下几个方面。① 抑制细胞增殖:TGF-β信号通路的激活可以上调细胞周期素依赖性蛋白激酶的抑制蛋白P15、P21和P27的生成,使细胞周期停止在G_1期,还可以抑制BCL-XL或C-MYC的表达,进而抑制细胞增殖;② 增强细胞对凋亡的敏感度;③ 抑制免疫活性细胞功能;④ 调控*VEGF*基因表达,促进血管生成。

二、TGF-β信号通路与大肠癌发生和发展的关系

TGF-β信号通路在生长发育过程中发挥着重要作用,与包括大肠癌在内的肿瘤的发生和发展关系密切。美国TCGA工作组的二代测序(next-generation sequencing,NGS)结果显示,在发生体细胞超突变的大肠癌患者中,有高达87%的患者TGF-β信号通路受到异常抑制,这个频率仅次于Wnt信号通路异常激活的频率。研究显示TGF-β受体的体细胞突变或表达异常,*Smad*2、*Smad*4的突变以及*Smad*8的启动子甲基化常见于大肠癌患者的肿瘤组织内。

对于恶性肿瘤而言，TGF-β 表现出两种截然相反的作用，在肿瘤发生初期调控细胞周期停止，抑制增殖；在肿瘤晚期则促进肿瘤细胞运动、EMT，促进肿瘤发展和转移。肿瘤微环境是肿瘤发生和发展的稳态环境，其中多种细胞表达 TβR。因此，TGF-β 能够作用于肿瘤微环境使肿瘤发生纤维化、血管生成，诱导免疫抑制。

由于 TGF-β 调控肿瘤的复杂性，一直以来靶向治疗存在争议，处于临床开发的靶向药物也相对较少。

可以看出，针对以上信号通路的转化医学治疗策略已经取得或多或少的研究进展，但是依然存在耐药性、不良反应等诸多问题，其原因可能在于人们所关注的信号通路并非大肠癌所特有，其他组织类型的癌症也有同样的信号通路异常激活的情况。因此，进一步开展新一代测序，有助于精确找出大肠癌所特有的异常改变的信号通路，针对相关特异靶标进行治疗，有望在大肠癌的靶向治疗中取得突破性进展。

------------------------------ 参 考 文 献 ------------------------------

［ 1 ］ Cancer Genome Atlas Network. Comprehensive molecular characterization of human colon and rectal cancer［J］. Nature, 2012, 487(7407): 330–337.

［ 2 ］ Dow L E, O'Rourke K P, Simon J, et al. APC restoration promotes cellular differentiation and reestablishes crypt homeostasis in colorectal cancer［J］. Cell, 2015, 161(7): 1539–1552.

［ 3 ］ Greten F R, Arkan M C, Bollrath J, et al. NF-kappaB is a negative regulator of IL-1beta secretion as revealed by genetic and pharmacological inhibition of IKKbeta［J］. Cell, 2007, 130(5): 918–931.

［ 4 ］ Hsu H C, Liu Y S, Tseng K C, et al. LGR5 regulates survival through mitochondria-mediated apoptosis and by targeting the Wnt/beta-catenin signaling pathway in colorectal cancer cells［J］. Cell Signal, 2014, 26(11): 2333–2342.

［ 5 ］ Kahlert U D, Mooney S M, Natsumeda M, et al. Targeting cancer stem-like cells in glioblastoma and colorectal cancer through metabolic pathways［J］. Int J Cancer, 2017, 140(1): 10–22.

［ 6 ］ Liang T J, Wang H X, Zheng YY, et al. APC hypermethylation for early diagnosis of colorectal cancer: a meta-analysis and literature review［J］. Oncotarget, 2017, 8(28): 46468–46479.

［ 7 ］ Luo J L, Maeda S, Hsu LC, et al. Inhibition of NF-kappaB in cancer cells converts inflammation- induced tumor growth mediated by TNFalpha to TRAIL-mediated tumor regression［J］. Cancer Cell, 2004, 6(3): 297–305.

［ 8 ］ Massague J, Blain S W, Lo R S. TGFbeta signaling in growth control, cancer, and heritable disorders［ J ］. Cell, 2000, 103(2): 295–309.

［ 9 ］ Morin P J, Sparks A B, Korinek V, et al. Activation of beta-catenin-Tcf signaling in colon cancer by mutations in beta-catenin or APC［ J ］. Science, 1997, 275(5307): 1787–1790.

［10］ Vinson KE, George DC, Fender AW, et al. The Notch pathway in colorectal cancer［ J ］. Int J Cancer, 2016, 138(8): 1835–1842.

［11］ Wang S, Liu Z, Wang L, et al. NF-kappaB signaling pathway, inflammation and colorectal cancer［ J ］. Cell Mol Immunol, 2009, 6(5): 327–334.

［12］ Zhang J, Roberts T M, Shivdasani R A. Targeting PI3K signaling as a therapeutic approach for colorectal cancer［ J ］. Gastroenterology, 2011, 141(1): 50–61.

［13］ 程朋, 曾维政, 张涛. TGFβ-Smads信号转导通路与肿瘤研究进展［ J ］. 中国肿瘤, 2008, 17（3）: 202–207.

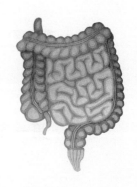

第三章

表观遗传学与大肠癌的转化研究

金洪传　王　娴　张苏展

　　大肠癌的发病机制一般包括不可逆转的一系列基因改变及可逆转的表观遗传学改变。表观遗传学改变主要包括DNA甲基化、组蛋白修饰及非编码RNA等,其在大肠癌的发生、发展、诊断及治疗中起重要作用,如血清SEPT9基因甲基化水平检测已经列入大肠癌筛查流程中等。本章主要概述在大肠癌中发生的表观遗传学变化以及相关潜在的干预靶点和药物,为后基因组时代下的大肠癌临床诊治提供新的线索。

[通信作者]　张苏展,Email: zhangscy@tom.com

第一节　表观遗传学的主要研究内容

大肠癌的发生是一个多因素、多阶段和多步骤的复杂过程。大肠癌患者往往都有一个长期慢性炎症的病史，正常肠黏膜细胞向大肠癌细胞转化的过程中积累了大量分子水平的改变，这些改变既包括经典的遗传学方面的变化，也包括表观遗传学的变化。这些表观遗传学的变化可以引起重要的抑癌基因的失活，也可以引起原癌基因的激活，进而导致蛋白表达变化或者功能异常，最终促进大肠癌细胞的形成和扩增（见图3-1-1）。表观遗传学的变化目前已经受到越来越多的关注。1942年，Waddington在研究基因型和表型之间的关系时，首次提出表观遗传学的概念。表观遗传学是指没有DNA序列改变的可以遗传的基因组修饰过程。1982年，Feinberg和Vogelstein首次在结肠癌中也检测到了表观遗传学的变化。遗传学的重点是基因型的变化，而表观遗传学的研究重点则是基因型向表型转化的过程。这个过程是不稳定的，预示着表观遗传学是可逆的，这也是它与遗传学的重要区别所在，并与大肠癌等恶性肿瘤的慢性发病过程息息相关。表观遗传学造成肿瘤发生的机制有DNA甲基化、组蛋白修饰和非编码RNA等。

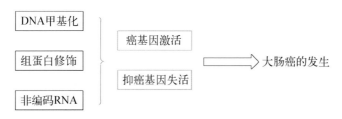

图3-1-1　表观遗传学与大肠癌的关系

一、DNA甲基化

DNA甲基化是目前表观遗传学研究较成熟的一种修饰，它是指DNA甲基转移酶将一个甲基基团共价结合到胞嘧啶上。而参与调控DNA甲基化的转移酶主要是DNMT1（DNA methyltransferases 1）、DNMT3a和DNMT3b。DNMT1的主要作用是维持已经存在的DNA甲基化，而DNMT3a和DNMT3b主要作用是催化新的DNA甲基化的形成。发生甲基化的DNA主要是在胞嘧啶-鸟嘌呤二核苷酸中的胞嘧啶上，这些序列富集后形成CpG岛，CpG岛主要存在于基因的启动子区域。当基因启动子区域的DNA发生甲基化后，甲基结合蛋白（methylbinding proteins，MBPs）就会结合上来，占据正常基因启动子区域，阻止转录因子等蛋白的结合，从而影响该基因的表达。启动子区域的CpG岛发生甲基化一般会引起该基因的失活，而存在于启动子以外的CpG岛发生甲基化一般与该基因的激活有关。目前，大部分的研究主要是针对发生在启动子区域的CpG岛，发生基因失活的基因主要是抑癌基因，它们的失活也是肿瘤发生和发展的重要因素。除了启动子区域的DNA处于高甲基化外，肿瘤细胞内还存在着整个基因组处于低甲基化的状态。整个基因组的低甲基化状态会引起染色质结构发生改变，导致染色质变得比较松散，增加基因组的不稳定性，如微卫星DNA序列更容易发生突变。

二、组蛋白修饰

组蛋白修饰是另一种比较重要的表观遗传学修饰。目前研究比较多的是组蛋白的甲基化、乙酰化、磷酸化和泛素化等。组蛋白（histone）包括了一个球形结构域和NH_2末端，由于NH_2末端带有电荷，因此更加容易发生组蛋白的修饰，故又称为组蛋白的尾巴。组蛋白的修饰可以改变染色质的结构状态，而组蛋白与DNA的相互作用又会影响RNA聚合酶或者其他转录因子对DNA转录起始位点的富集。组蛋白甲基化是一种发生在H3和H4等组蛋白尾巴中精氨酸和赖氨酸残基上的表观遗传学修饰，它受到组蛋白甲基转移酶（histone methyltransferases，HMTs）和组蛋白去甲基化酶的双向调控。组蛋白甲基化后可以招募多种DNA调节因子，从而实现对细胞功能的精细调控。根据赖氨酸残基上甲基化程度的不同，基因的功能状态也有所不同。比如，H3K4的三甲基化会使染色质变得松散，从而利于基因的转录表达，而H3K9、H3K27的三甲基化及H3K9的二甲基化则会使得染色质致密关闭，从而抑制基因的转录。组蛋白乙酰化主要由组蛋白乙酰转移酶（hisone acetyltransferases，HATs）和组蛋白去乙酰化酶（histone deacetylases，HDACs）调控，前者负责将乙酰基加到赖氨酸残基上，后者则负责去除乙酰基。由于乙酰基可以中和正电荷，使染色质变得松散，所以一般组蛋白乙酰化可以促进基因的转录过程，而去乙酰化通过使染色质变得紧密而抑制基因的转录。其中肿瘤细胞中组蛋白去乙酰化酶的异常激活，使得大量抑癌基因的表达发生沉默，临床上已经针对这一点发现了多种HDACs抑制剂，为临床干预肿瘤提供了新的分子基础。另外，组蛋白的磷酸化修饰也会影响染色质的结构。比如，丝裂原活化蛋白激酶可以促进H3的第十位丝氨酸发生磷酸化，引起染色质固缩。一般来说，在特定的基因组区域可能存在多种组蛋白修饰，它们一起调控染色质的结构变化，从而导致基因的激活或者抑制（见图3-1-2）。

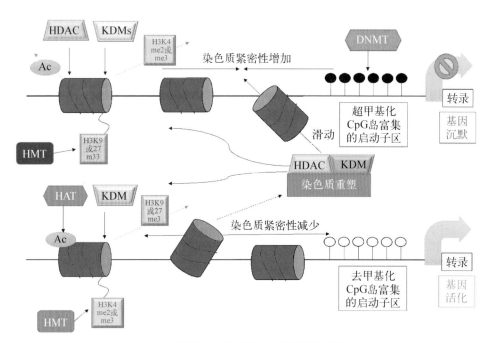

图3-1-2 组蛋白乙酰化修饰及甲基化作用的示意图

注：上图为基因沉默，特点是CpG岛富集的启动子区由DNMT介导发生甲基化，组蛋白在HDACs的作用下去除乙酰化，组蛋白甲基化标记由相应的组蛋白去甲基化酶（KDMs）及HMTs调控，这些事件使得染色质紧密性增加。下图为基因活化，特点是CpG岛富集的启动子区发生去甲基化，组蛋白在HAT作用下发生乙酰化以及存在活化组蛋白的甲基化标记，染色质紧密性下降。H3K9或27 me3与基因沉默有关，而活化的基因富含H3K4me2或me3。染色质重塑可以通过调节核小体结构及招募HDACs和KDMs参与基因活化与沉默。圆柱示意为组蛋白，黑色实心圆部分为甲基化，空心圆部分为去甲基化

三、非编码RNA

在人类基因组中被研究最广泛的RNA就是编码蛋白的mRNA，但这类基因仅占整个基因组序列的1.5%～2.0%。剩余大量的区域除了不转录的结构性DNA序列外，就是所谓的转录但并不翻译成蛋白的非编码RNA相关序列。尽管它们并不编码蛋白，但越来越多的研究提示这些区域在调控个体发育和疾病

发生（包括肿瘤）中也发挥着非常重要的作用。根据它们的功能和生化特性，非编码RNA（non-coding RNA）可以分为长的非编码RNA（LncRNA）、小的调控RNA如miRNA、短干扰RNA（siRNA）和核仁小分子RNA（snoRNA）、circular RNA等。目前研究较多的是miRNA。虽然miRNA很短，只有22核苷酸（nt）左右，但是研究显示它们可以调节超过60%编码蛋白基因的表达。miRNA可以通过与靶向基因的3′非编码区域（3′UTR）相互作用，剪切mRNA或者抑制mRNA向蛋白的翻译过程。通过调控众多的重要蛋白分子，miRNA可以参与多种生物学过程的调控，比如细胞的增殖、分化以及肿瘤的形成，并且可以根据在肿瘤细胞中的表达来区分多种不同的肿瘤。LncRNA是指长度>200 nt的非编码RNA。人类基因组和转录组测序的数据库表明，人类基因组中约近一半属于LncRNA。虽然它们的量很多，但是目前被研究的LncRNA还是属于少数。它们具有多种多样的功能，可以参与表观遗传学调控、基因转录和翻译、细胞周期、凋亡、DNA甲基化、基因组印迹、组蛋白修饰、miRNA相互作用、蛋白相互作用以及染色体的不稳定性等。它们发挥作用的方式大体上可以分为四类：信号型、诱饵型、引导型和脚手架型，前两种类型可以像海绵一样将RNA绑定蛋白（如转录因子）吸附，引导型可以招募修饰染色体的酶类来靶向下游基因，脚手架型可以聚集多个蛋白形成复合体发挥作用。总的来说，LncRNA被看作是通过改变染色体状态和复制形式来调节DNA的表观遗传学修饰。但是，目前LncRNA的相关研究总体上还在初级阶段。

第二节　表观遗传学与大肠癌

大肠癌的发生和发展是由遗传学和表观遗传学等多种因素共同造成的。在Feinberg和Vogelstein等的研究中，他们第一次明确提出在大肠癌的发生过程中，遗传学改变并不是唯一的，也存在表观遗传学的改变。这种解释打破了传统的关于大肠癌发病机制研究的局限性，将其提高到一个新的高度。后来的研究也确实证实，大肠癌中经典抑癌基因APC的失活，除了基因序列的突变以外，APC基因的启动子区域也存在高甲基化状态，这两种方式共同导致了Wnt信号通路的激活。下面将在大肠癌研究中发现的表观遗传学变化进行归纳和整理，以便从中发现有利于大肠癌临床诊断和治疗相关的生物标志物或干预靶点。

一、大肠癌的表观遗传学发病机制

肿瘤细胞的基因组DNA的甲基化图谱表明，大多数的肿瘤类型都存在关键基因的DNA甲基化异常，其中也包括大肠癌。关于DNA甲基化与大肠癌之间的关系首先是在1983年被提出的，该研究表明大肠癌的发生是由基因组DNA的整体低甲基化造成的。而基因组的低甲基化会造成基因组的不稳定以及印迹基因比如胰岛素样生长因子2（insulin-like growth factor 2，*IGF*2）的缺失。基因组的低甲基化也会使染色体更容易受到损伤，引起正常基因结构和功能的破坏，从而再激活已经沉默的反转录转座子，最终导致大肠癌的进展。例如，LINE-1重复序列就是很好的例子，其低甲基化是一种独立的大肠癌预后不良因子，并且可以预测该类患者对氟尿嘧啶的反应性较差。

基因启动子区域的CpG岛的高甲基化，也是引起大肠癌多种抑癌基因失活的重要机制，这些抑癌基因包括*P16*和*MLH*1等。其中比较重要的是MHL1，它是一种错配修复（*MMR*）基因，主要修复在复制过程中出现的短的串联重复序列发生的错误，由于它的启动子区域的高甲基化，就会造成大肠癌中微卫星不稳定（MSI）增加，最终引起大肠癌的发生。根据启动子区域发生甲基化基因比例的高低，有文献将大肠癌分成三种类型：CpG岛甲基亚型1、CpG岛甲基亚型2和CpG岛非甲基亚型。其中CpG岛甲基亚型1预后较好，而CpG岛甲基亚型2预后不良，并且它们与氟尿嘧啶的药物敏感度显著相关。**表3-2-1**列示了与大肠癌相关的易发生甲基化的抑癌基因。

表3-2-1 与大肠癌相关的易发生甲基化的抑癌基因

基　　因	英　文　全　称	信号通路/功能
*WIF*1	Wnt inhibitory factor-1	Wnt信号通路
APC	adenomatous polyposis coli	Wnt信号通路
DKK-1、*DKK*-3	Dickkopf	Wnt信号通路
*SOX*17	SRY-box containing gene 17	Wnt信号通路
MGMT	O^6-methylguanine DNA methyltransferase	DNA修复
*MLH*1	mutL protein homolog 1	错配修复

（续表）

基　　因	英　文　全　称	信号通路/功能
*HIC*1	hypermethylated in cancer-1	转录抑制因子
*p*16	cyclin-dependent kinase inhibitor 2A	细胞周期调控
*GATA*4、*GATA*5	GATA binding protein	转录因子（多种肿瘤抑制功能）
DAPK	death-associated protein kinase	凋亡
*BNIP*3	BCL2/adenovirus E1B 19 000 interacting protein	凋亡
*CDH*1	E-cadherin	细胞间黏附
*CDH*13	H-cadherin、T-cadherin	细胞间黏附
*TSP*1	thrombospondin-1	新生血管抑制
*RASSF*1A	ras association（RalGDS/AF-6）domain family member	RAS 信号通路
*RUNX*3	runt-related transcription factor 3	TGF-β/BMP 信号通路

miRNA 的长度比较短，在人体组织中稳定性较好，其在翻译调控中发挥重要的功能。miR-143 和 miR-145 是大肠癌中研究最多的 miRNA，低表达与大肠癌的发生有关，过表达则会抑制大肠癌的增殖，其中 miR-143 是通过直接抑制 *KRAS* 基因的翻译过程发挥作用的。超过 50% 的大肠癌患者中，miR-342 为低表达，过表达 miR-342 可导致大肠癌细胞发生凋亡，因此 *miR-342* 可能是一种促凋亡基因。大肠癌中 miR-101 低表达与 COX2 高表达有关，高表达 COX2 大肠癌细胞的增殖能力和侵袭能力更强。另外，最经典的抑癌基因 *P*53，可以直接调控 miRNA 的表达，例如 miR-34a；而 miR-34a 又可以通过下调下游的 E2F、SIRT1 或者上调 P21 等蛋白，诱导大肠癌细胞凋亡或者衰老。由于编码 *miRNA* 基因的转录调控方式与编码蛋白基因的调控方式类似，所以部分低表达的 miRNA 启动子区域也存在 DNA 高甲基化状态，从而影响这些 miRNA 的初始转录本的形成。比如，在大肠癌中 miR-137 是低表达的，表观遗传学沉默的原因是基因启动子区域发生了高甲基化，随后 miR-137 的下游基因 *HMGA*1 高表达，影响大肠癌的侵袭和转移能力。

也有一些 miRNA 在肿瘤中是高表达的，这些 miRNA 称为癌性 miRNA。例如，miR-21 在大肠癌中高表达，因此它是作为一个癌基因发挥作用，能够促进大肠癌发生淋巴结转移，患者生存预后较差，对化疗药物的反应性也较差。*miR-31* 在大肠癌中也是高表达的，并且分期越高表达越高，这表明 miRNA 可能在肿瘤不同的发展阶段发挥不同的作用。

近年来，LncRNA 越来越多地在各种肿瘤类型中被发现，其功能同样也成了研究的热点。大肠癌中也相继发现了多种 LncRNA，比如 HOTAIR，在调节表观遗传学和细胞恶性转化方面具有重要功能。它通过形成多个双茎-环结构，绑定到多梳蛋白抑制复合体2（PRC2）上，形成组蛋白修饰复合体，引起 H3K27me3 和 H3K4me2 甲基化形成。CCAT2 在大肠癌中的表达也是明显升高的，而且微卫星稳定（microsatellite stability，MSS）的 CCAT2 表达比 MSI 高。但是与 CCAT1 不同的是，CCAT2 可以直接绑定到 TCF7L2 蛋白上，激活下游基因 *myc* 的表达。CCAT2 还可以通过影响 *myc* 激活的 miRNAs 以及激活 Wnt 信号通路来发挥增加肿瘤细胞侵袭力和转移力的功能。

二、表观遗传学与大肠癌诊断

随着对 DNA 甲基化研究的深入，大肠癌中多种甲基化的基因已有巨大潜力成为重要的生物标志物。比如，波形蛋白（vimentin）DNA 甲基化的水平升高，检测大肠癌的敏感度达到88%，而特异度达到87%；而转录因子 GATA4 的 DNA 甲基化也是一种新型的生物标志物，它的敏感度为51%～71%，特异度为84%～93%。传统的方法很难准确预测一个患者的预后情况，也很难准确判断哪些患者具有高复发的风险，哪些患者能从化疗中获益。由于化疗具有较重的不良反应，并且给患者带来很重的经济负担，因此发现新的能准确预测预后情况以及能够帮助临床判断化疗能否获益的生物标志物，具有重要的临床和社会意义。CHFR 蛋白启动子区域的高甲基化，能够比较准确地预测患者的预后情况，并且是一种独立的能够预测肿瘤是否复发的生物标志物。而在 II 期大肠癌患者中，如果胰岛素样生长因子绑定蛋白3（IGFBP3）和 CD109 分子同时发生 DNA 高甲基化时，往往提示预后不良。当 *MGMT* 基因发生高甲基化时，大肠癌患者对烷化剂的反应性会更好，不良反应也更少。而 *WRN* 基因发生高甲基化时，该类大肠癌患者对伊立替康的反应会更好，并且与大肠癌的黏液性分化有关。

由于血液检测的便捷性，更有潜力成为检测大肠癌的生物标志物。其中血液中 SEPT9 甲基化水平可以很好地监测大肠癌，敏感度达到90%，特异度达到

88%，并且不受患者年龄、性别和肿瘤定位的影响。有研究发现，随着大肠癌分期的增加，*SEPT*9基因甲基化水平增高，SEPTIN9蛋白表达下降；利用DNA去甲基化药物上氮胞苷（5-aza-2-deoxycytidine，5-Aza）处理结肠癌Ⅱ期细胞，发现处理后的*SEPT*9基因及其蛋白表达显著增加。一项对早期大肠癌患者血清和粪便的荟萃分析发现，SEPT9基因存在过度甲基化。美国食品药品监督管理局也于2014年批准了第一个大肠癌针对*SEPT*9基因甲基化的血液检测试剂，通过qPCR检测血液中甲基化的SEPT9 DNA，识别大肠癌患者风险人群。我国2015年出版的《中国早期大肠癌筛查及内镜诊治指南》也将*SEPT*9基因甲基化分析列入早期大肠癌低危人群筛查流程中。

血液中的循环miRNA由于其生物稳定性和取样方便性，也具有较好的临床开发价值，如miR-29a和miR-92a，它们在大肠癌患者血液中检出的敏感度达到83%，特异度达到84.7%。这些miRNA在大肠癌中都可以成为新的生物标志物。LncRNA的相关研究发现，大肠癌患者HOTAIR高表达提示预后不良，肿瘤的病理分化程度差，容易发生肝转移和复发；并且其在血液中也是高表达的，HOTAIR等LncRNA未来也有可能成为一个比较理想的大肠癌预后生物标志物。CRNDE可以转录形成多个转录本，其中的CRNDE-h就是一个很好的诊断性生物标志物，在大肠癌组织中的敏感度能达到95%，特异度也能达到95%。由于它在大肠癌患者血液中的阳性率能达到87%（正常为7%），所以CRNDE-h很有希望成为一个新的大肠癌相关生物标志物。MALAT1是一种与肿瘤恶性程度相关的LncRNA，它可以抑制肿瘤抑制基因发挥作用，并且有可能是通过调节E2F1蛋白实现的，因为E2F1是一个重要的调节细胞周期和抑癌基因的转录因子。*MALAT*1的点突变率在结肠癌中明显升高，能够促进肿瘤细胞增殖和迁移；并且MALAT1高表达提示大肠癌容易发生远处转移，预后不良。PCAT1在大肠癌中也是高表达的，并且与远处转移呈正相关。因此，高表达PCAT1的大肠癌患者整体生存率降低，可以作为一个独立的预后因子。LncRNA还可以通过吸附miRNA来发挥作用，如HULC，除了在肝癌以外，它在大肠癌中也是高表达的，尤其是发生肝转移的大肠癌患者。由于在HULC的多聚A尾包含一个特别保守的miR-372的靶向序列，因此HULC可以绑定miR-372，像海绵一样将其吸附，竞争性抑制miR-372发挥作用，使miR-372的下游分子得以表达。因此，HULC可以作为一个新的生物标志物，预测大肠癌是否发生肝转移。CCAT家族的LncRNA可以影响*myc*基因的转录，包括CCAT1、CCAT1-L和CCAT2。CCAT1受到*C-myc*基因的调控，它在大肠癌组织、转移的淋巴结、血液和远处转移的组织中都是高表达的，因此可以用于大肠癌的筛查、诊断和分期分级。

三、表观遗传学与大肠癌治疗

有研究发现，一些基因异常甲基化可以引起大肠癌细胞对常用的三种化疗药物（氟尿嘧啶、奥沙利铂和伊立替康）的敏感度发生改变。氟尿嘧啶的抗肿瘤活性主要是抑制胸腺嘧啶核苷酸合成酶（thymidylate synthase, TYMS），对氟尿嘧啶产生耐药的主要机制是 TYMS 基因表达的增加。有证据表明，TYMS 启动子的甲基化对 TYMS 基因表达的调节比组蛋白乙酰化或去乙酰化更具有相关性。其他一些参与嘧啶代谢的基因也可能是氟尿嘧啶产生耐药的潜在分子因素，如二氢嘧啶脱氢酶（dihydropyrimidine dehydrogenase, DYPD）基因、胸苷磷酸化酶（thymidine phosphorylase, TYMP）基因和尿苷-磷酸激酶（uridine monophosphate kinase, UMPK）基因。DNA 启动子甲基化也是这些基因异常表达的主要机制。研究发现，SPARC 基因表达水平的下调也可能降低化疗药物的敏感度，其基因持续甲基化存在于大肠癌组织中，但在正常组织中未发现甲基化。UDP 葡萄糖醛酸转移酶 1A1（UDP-glucuronyl transferase, UGT1A1）对伊立替康具有减毒作用，伊立替康的药物基因组学主要基于 UGT1A1 的基因表型。实验发现，DNA 甲基化可以使 UGT1A1 基因表达降低，表明该基因发生表观遗传学修饰可能与伊立替康治疗大肠癌的敏感度有关。由于 DNA 甲基化是一个可逆的过程，抑制 DNMT 也成为治疗肿瘤的一种思路，DNMT 抑制剂的使用可使肿瘤中甲基化的基因被重新激活。有报道 DNMT 通过酪氨酸蛋白激酶、转录活化因子 3 和转录活化因子 5 等信号通路来诱导大肠癌细胞阻滞于细胞周期 G_2 期，从而发生凋亡，抑制肿瘤细胞的生长。利用 5-Aza 处理肠癌 Lovo 细胞，发现可以通过激活 RUNX3 的表达而诱导肿瘤细胞发生凋亡。BNIP3 基因的 CpG 岛甲基化的情况可以用于评估替吉奥联合伊立替康治疗大肠癌的疗效。

在一项 I 期使用 HDAC 抑制剂 MGC0103 治疗实体瘤的临床试验中，28 例患者入组，其中大肠癌患者 8 例，分别给予口服 12.5、20、27、36 和 45 mg/m^2 MGC0103 2 周，休息 1 周。患者对药物耐受性较好，1 例大肠癌患者获得了 12 周的疾病稳定。该试验初步提示单药 HDAC 抑制剂治疗大肠癌具有一定疗效，且耐受性较好。另外一项 HDAC 抑制剂苯丁酸联合氟尿嘧啶治疗转移性大肠癌的 I 期临床试验中，患者给予苯丁酸 410 $mg/(kg \cdot d)$ 持续泵注 120 h，氟尿嘧啶持续泵注 24 h，每周 1 次。9 例入组患者中，有 8 例可以进行评估，超过 75% 的患者获得了大于 12 周的疾病稳定期。虽然未有疾病缓解的患者，但患者的不良反应主要与氟尿嘧啶相关。研究提示 HDAC 抑制剂可以与化疗药物安全联用。另一项HDAC抑制剂伏立诺他（vorinostat）联合FOLFOX治疗进展期大肠癌的Ⅰ期临床试验中，伏立诺他于FOLFOX给药前3 d使用，2次/d，使用1周后休息1周，给药剂量分别为100、200和300 mg。入组9例患者，在6例可评估病例中，无3度以上剂量相关毒性；其中1例腹腔广泛转移患者在伏立诺他100 mg剂量治疗下获得了5个月的疾病稳定，3例伏立诺他200 mg患者获得了2个月的疾病稳定。

　　miRNA也被考虑作为潜在的治疗靶标。大致上通过DNMT抑制剂、寡核苷酸模拟物和miRNA表达载体能够激活一些miRNA抑制肿瘤的潜能。此外，也可以通过反义寡核苷酸沉默致癌的miRNA。恢复miR-212、miR-145和miR-33a在大肠癌细胞系及移植瘤的表达可以抑制细胞生长，在大肠癌细胞系中沉默miR-21可以促进分化和化疗敏感度。

四、结语与展望

　　DNA甲基化、组蛋白修饰和非编码RNA等表观遗传学修饰广泛地参与大肠癌的发生和发展。通过对这些改变的进一步认识，我们将会发现一些有利于诊断、预测预后和药物反应性的新一代肿瘤生物标志物。随着测序等核酸分析技术的进一步发展，更多具有更好的深度和精度、更有潜力的表观遗传学生物标志物将会被发现和应用。如果将这些新的标志物与已经在使用的生物标志物联合使用，将有望进一步提高检测大肠癌的敏感度和特异度。另外，联合表观遗传学药物的治疗方案也有可能成为未来治疗的一种新策略。

------------------------------ 参 考 文 献 ------------------------------

[1] Alaiyan B, Ilyayev N, Stojadinovic A, et al. Differential expression of colon cancer associated transcript1 (CCAT1) along the colonic adenoma-carcinoma sequence[J]. BMC Cancer, 2013, 13(1): 196.

[2] Bannister A J, Kouzarides T. Regulation of chromatin by histone modifications[J]. Cell Res, 2011, 21(3): 381-395.

[3] Berger SL, Kouzarides T, Shiekhattar R, et al. An operational definition of epigenetics[J]. Genes Dev, 2009, 23(7): 781-783.

[4] Crea F, Nobili S, Paolicchi E, et al. Epigenetics and chemoresistance in colorectal cancer: an opportunity for treatment tailoring and novel therapeutic strategies[J]. Drug Resist Updat, 2011, 14(6): 280-296.

[5] Esteller M. Non-coding RNAs in human disease[J]. Nat Rev Genet, 2011, 12(12): 861-

874.

[6] Feinberg A P, Vogelstein B. Hypomethylation distinguishes genes of some human cancers from their normal counterparts［ J ］. Nature, 1983, 301(5895): 89–92.

[7] Ge X, Chen Y, Liao X, et al. Overexpression of long noncoding RNA PCAT-1 is a novel biomarker of poor prognosis in patients with colorectal cancer［ J ］. Med Oncol, 2013, 30(2): 588.

[8] Goel A, Boland C R. Epigenetics of colorectal cancer［ J ］. Gastroenterology, 2012, 143(6): 1442–1460.

[9] Graham L D, Pedersen S K, Brown G S, et al. Colorectal neoplasia differentially expressed (CRNDE), a novel gene with elevated expression in colorectal adenomas and adenocarcinomas［ J ］. Genes Cancer, 2011, 2(8): 829–840.

[10] Guttman M, Rinn J L. Modular regulatory principles of large non-coding RNAs［ J ］. Nature, 2012, 482(7385): 339–346.

[11] Kanwal R, Gupta S. Epigenetic modifications in cancer［ J ］. Clin Genet, 2012, 81(4): 303–311.

[12] Kawakami K, Matsunoki A, Kaneko M, et al. Long interspersed nuclear element-1 hypomethylation is a potential biomarker for the prediction of response to oral fluoropyrimidines in microsatellite stable and CpG island methylator phenotype-negative colorectal cancer［ J ］. Cancer Sci, 2011, 102(1): 166–174.

[13] Kim T, Cui R, Jeon Y J, et al. MYC-repressed long noncoding RNAs antagonize MYC-induced cell proliferation and cell cycle progression［ J ］. Oncotarget, 2015, 6(22): 18780.

[14] Kogo R, Shimamura T, Mimori K, et al. Long noncoding RNA HOTAIR regulates polycomb-dependent chromatin modification and is associated with poor prognosis in colorectal cancers［ J ］. Cancer Res, 2011, 71(20): 6320–6326.

[15] Liang L, Li X, Zhang X, et al. MicroRNA-137, an HMGA1 target, suppresses colorectal cancer cell invasion and metastasis in mice by directly targeting FMNL2［ J ］. Gastroenterology, 2013, 144(3): 624–635.

[16] Ling H, Spizzo R, Atlasi Y, et al. CCAT2, a novel noncoding RNA mapping to 8q24, underlies metastatic progression and chromosomal instability in colon cancer［ J ］. Genome Res, 2013, 23(9): 1446–1461.

[17] Lopez-Serra P, Esteller M. DNA methylation-associated silencing of tumor-suppressor microRNAs in cancer［ J ］. Oncogene, 2012, 31(13): 1609–1622.

[18] Meng X, Wu J, Pan C, et al. Genetic and epigenetic down-regulation of microRNA-212 promotes colorectal tumor metastasis via dysregulation of MnSOD［ J ］. Gastroenterology, 2013, 145(2): 426–436.

[19] Moran V A, Perera R J, Khalil A M. Emerging functional and mechanistic paradigms of mammalian long non-coding RNAs［ J ］. Nucleic Acids Res, 2012, 40(14): 6391–6400.

[20] Nissan A, Stojadinovic A, Mitrani-Rosenbaum S, et al. Colon cancer associated transcript-1: A novel RNA expressed in malignant and pre-malignant human tissues［ J ］. Int J Cancer, 2012, 130(7): 1598–1606.

[21] Rinn J L, Chang H Y. Genome regulation by long noncoding RNAs［ J ］. Annu Rev

Biochem, 2012, 81: 145−166.

［22］Suzuki H, Maruyama R, Yamamoto E, et al. DNA methylation and microRNA dysregulation in cancer［J］. Mol Oncol, 2012, 6(6): 567−578.

［23］Svoboda M, Slyskova J, Schneiderova M, et al. HOTAIR long non-coding RNA is a negative prognostic factor not only in primary tumors, but also in the blood of colorectal cancer patients［J］. Carcinogenesis, 2014, 35(7): 1510−1515.

［24］Tanaka M, Chang P, Li Y, et al. Association of CHFR promoter methylation with disease recurrence in locally advanced colon cancer［J］. Clin Cancer Res, 2011, 17(13): 4531−4540.

［25］Tóth K, Galamb O, Spisák S, et al. The influence of methylated septin 9 gene on RNA and protein level in colorectal cancer［J］. Pathol Oncol Res, 2011, 17(3): 503−509.

［26］Waddington C H. The epigenotype 1942［J］. Int J Epidemiol, 2012, 41(1): 10−13.

［27］Warren J D, Xiong W, Bunker A M, et al. Septin 9 methylated DNA is a sensitive and specific blood test for colorectal cancer［J］. BMC Med, 2011, 9(1): 133.

［28］Xu C, Yang M, Tian J, et al. MALAT−1: a long non-coding RNA and its important 3'end functional motif in colorectal cancer metastasis［J］. Int J Oncol, 2011, 39(1): 169.

［29］Xue M, Lai S C, Xu Z P, et al. Noninvasive DNA methylation biomarkers in colorectal cancer: A systematic review［J］. J Dig Dis, 2015, 16(12): 699−712.

［30］Yang L, Lin C, Liu W, et al. ncRNA-and Pc2 methylation-dependent gene relocation between nuclear structures mediates gene activation programs［J］. Cell, 2011, 147(4): 773−788.

［31］Yi J M, Dhir M, van Neste L, et al. Genomic and epigenomic integration identifies a prognostic signature in colon cancer［J］. Clin Cancer Res, 2011, 17(6): 1535−1545.

［32］Yu M, Ting D T, Stott S L, et al. RNA sequencing of pancreatic circulating tumour cells implicates WNT signalling in metastasis［J］. Nature, 2012, 487(7408): 510−513.

［33］Yu Y, Sarkar F H, Majumdar A P. Down-regulation of miR−21 induces differentiation of chemoresistant colon cancer cells and enhances susceptibility to therapeutic regimens［J］. Transl Oncol, 2013, 6(2): 180−186.

［34］Zheng H T, Shi D B, Wang Y W, et al. High expression of lncRNA MALAT1 suggests a biomarker of poor prognosis in colorectal cancer［J］. Int J Clin Exp Pathol, 2014, 7(6): 3174−3181.

［35］中华医学会消化内镜学分会,中国抗癌协会肿瘤内镜学专业委员会.中国早期大肠癌筛查及内镜诊治指南（2014年,北京）［J］.胃肠病学,2015,20（6）: 345−350.

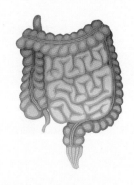

第四章

蛋白质组学与大肠癌的
转化研究

于颖彦

随着2003年人类成功地完成人类基因组计划(human genome project),构建出人类基因组图谱,组学研究进入后基因组时代(post-genomic era)。但是,蛋白质的研究还很不完善,很多知识甚至停滞在既往人们对于一小部分蛋白质的研究认识上。由于蛋白质是各种生命活动的执行分子,人类如果在解析全基因组序列的基础上,进一步阐明由基因编码蛋白质的确切数量与功能,必将对攻克癌症这一顽疾产生不可估量的作用。大肠癌蛋白质组学研究不仅在生物标志物与发病机制研究中发挥作用,在发现新型治疗靶标中同样具有重要作用,其中蛋白质修饰及受体蛋白的磷酸化值得重视。

[通信作者] 于颖彦,Email: yngyan3y@sjtu.edu.cn

第一节　蛋白质组学与大肠癌研究

一、蛋白质组学研究及其分类

蛋白质组学（proteome）是相对于基因组学提出的概念。就细胞而言，细胞的基因组信息是固定不变的，但细胞的蛋白质组成随着时间与空间变化具有可调节性，故蛋白质组学是特定时间、特定环境下一个细胞、组织或者机体的全部蛋白质或者叫蛋白质谱。1994年，澳大利亚学者Wilkins和Williams整合了protein和genome两个词，提出蛋白质组学新概念。蛋白质组学与基因组学相比，可以更加直接地检测与疾病相关的生物分子，对于解析疾病发病机制价值更大。细胞在不同的内部因素或者外部环境刺激下，细胞内的蛋白质种类与数量均可能不同。蛋白质组学研究对于技术要求较高。从事蛋白质组学研究首先需要对蛋白质进行分离与鉴定。目前，蛋白质分离操作中使用最多的是二维电泳技术。通过二维电泳可以将众多蛋白质加以分离，并可以进行直观展示，为后续感兴趣靶点研究提供可能。而在蛋白质的鉴定方面，目前主要有蛋白质测序法和质谱法，质谱法的问世使得蛋白质鉴定的灵敏度得到极大提高。鉴于蛋白质在机体生命活动中的重要性，国内外一些主流研究机构纷纷斥巨资启动蛋白质组学研究计划，比如英国启动的人类蛋白质图谱、德国的蛋白质组研究基地、瑞士的蛋白组数据库、中国的国家蛋白质研究中心等。蛋白组学研究也从单纯的蛋白质分离与鉴定不断扩展研究范围。例如，增加了蛋白质修饰研究、蛋白质功能研究、蛋白质定位研究和糖蛋白研究等。根据研究方向的侧重点不同，蛋白质组学可以分成功能蛋白质组学（functional proteomics）、结构蛋白质组学（structural proteomics）和表达蛋白质组学（expression proteomics）。功能蛋白质组学，主要是通过亲和层析法分离获得特定蛋白质，研究它们在信号转导、蛋白质与药物作用的关系。结构蛋白质组学，研究特定细胞器中的蛋白质结构，确定它们新的细胞定位，了解在细胞内的蛋白质之间相互作用；目的是了解细胞的整体三维结构，建立细胞内信号传到网络图。表达蛋白质组学，或称之为差异表达蛋白质组学，主要是对细胞内所有蛋白质进行定性与定量研究，目的是阐述机体在不同发育阶段或者疾病的不同阶段细胞或者组织中的蛋白质表达谱变化，通过比较发现一些重要的与疾病发生和发展密切相关的蛋白质。在肿瘤研究中,表达蛋白质组学是目前使用较多的研究方法。

二、大肠癌的蛋白质组学研究

大肠癌是最常见的消化道恶性肿瘤之一,也是主要的癌相关致死原因。大肠癌的发生是多基因变异使一系列肿瘤抑制基因的功能丧失所致。但迄今有关大肠癌发生转移的确切机制仍在探索中。大肠癌远处转移是导致远期预后不佳的重要原因。大肠癌依据分子特征分为染色体不稳定(CIN)、DNA错配修复缺陷(deficient mismatch repair, dMMR)和Lynch综合征。其中CIN最为多见,约占大肠癌的85%,表现为染色体的非整倍体(aneuploidy)与染色体重排。DNA dMMR约占大肠癌的15%,特征是基因组不稳定性增加或被称为微卫星不稳定(MSI),其中的3%是Lynch综合征或称为遗传性非息肉病性大肠癌(hereditary nonpolyposis colorectal cancer, HNPCC),而另外12%为散发性,由 *MLH*1 基因高甲基化所致。虽然大肠癌原发灶通过纤维内镜活检得到诊断,但临床上对于早期大肠癌或者发生远处转移的大肠癌诊断尚无很好的确诊方法。癌胚抗原(carcinoembryonic antigen, CEA)是用于大肠癌诊断的血清糖蛋白抗原,在临床上广为应用,但其无论是敏感度与特异度方面均不甚理想。而临床上的其他糖蛋白抗原如CA19-9在大肠癌的敏感度与特异度同样欠佳。因此,寻找可信性高、方便检测的生物标志物是大肠癌研究领域值得关注的课题,具有明显的临床需求。最近,Mathieu等学者分析了常见大肠癌细胞株HCT-116、CCL-233、HT-29、CCL-228、CCL-227、DLD-1、Caco-2/15、HIEC 及 CRL-1459的亚细胞蛋白组学,发现了5 000余种蛋白质分别定位于细胞质、细胞膜、细胞核与细胞骨架等不同部位。以APC蛋白为例,该蛋白穿梭于细胞核与细胞质之间,调控着致癌性转录激活因子 β-联蛋白的核内聚集。一旦*APC*的核输出序列发生突变,则会导致一系列级联反应,激活Wnt信号通路。大肠癌临床蛋白质组学研究首先需要收集高质量的生物样本。目前常用的样本有血清、其他体液(如唾液、尿液等)和组织。肿瘤组织样本研究中可以通过激光显微切割(laser capture microdissection, LCM)对感兴趣的细胞类型进行分析,也可以是肿瘤块内的所有细胞成分分析。既往在大肠癌研究中不乏蛋白质组学研究报道,其中采用二维电泳技术筛选差异蛋白质的研究较多,发现的差异蛋白质有转录因子、细胞骨架蛋白质、分子伴侣蛋白质、代谢酶类、凋亡相关蛋白质以及糖蛋白等。鉴于蛋白质学具有时间性、空间性和动态性差别,不同实验室的研究报告可能存在很大的差异,导致这些差别的原因不能排除样本取材与样本处理。比如,有些研究是基于LCM对某一部分细胞的分析，而另外一些研究是基于对整块组织细胞成分的分析获得。大肠癌蛋白质组学研究不仅仅在生物标志物与发病机制研究中发挥作用，在发现新型治疗靶标中同样具有重要作用，其中蛋白质修饰及受体蛋白的磷酸化值得重视。

第二节　蛋白质组学研究的常用方法

二维电泳（2D电泳）是分析蛋白质种类与数量的主要手段。其机制是依据蛋白质等电点与分子量不同在电场中将蛋白质分开，在聚丙烯酰胺凝胶电泳上出现二维图谱。一般而言，一张二维电泳图谱上可以分辨5 000 ～ 10 000的蛋白质点，但有些不溶性蛋白、极端pH值蛋白或者极微量蛋白较难检测到。质谱（mass spectrometry, MS）是蛋白质鉴定的基本手段。质谱原理是基于带电粒子在磁场中飞行速度依粒子的质量与携带电荷比不同而异，从而实现对粒子的质量与性质鉴定。比如，液相色谱-电喷雾法（electrospay ionization, ESI）中流出液通过雾化并带电，经过后续质谱分析可以鉴定出粒子特征；再比如基质辅助激光解吸离子化法（matrix assisted laser desorption ionization, MALDI）是依靠特殊基质与蛋白质共结晶，在激光作用下产生微爆炸使蛋白质带电从而在磁场中飞行。MALDI法主要适用于蛋白质定性。蛋白质指纹技术是指采用特定的蛋白酶具有固定的蛋白质酶切位点特性，将蛋白质切成固定的一些小肽段，再经质谱分析可以获得该蛋白质相应肽段的质谱图（peptide-mass map）。生命科学领域由于质谱仪的投入开启了大规模自动化蛋白质研究之门。酵母双杂交方法以及由其衍生的酵母单杂交或者三杂交系统则属于功能蛋白质组学或者蛋白质相互作用研究领域。免疫共沉淀技术及荧光能量转移技术是检测两种蛋白质之间的结合情况。蛋白质芯片是一种新型生物芯片，是由固定于不同支持介质上的抗原或者抗体微阵列组成，阵列中固定的分子位置与组成是已知的，再用标记的（荧光素、酶或者化学发光物质）抗体或者抗原与芯片进行反应，洗脱掉未结合物质后通过特定芯片扫描装置进行标记物检测，再由计算机分析与输出结果。质谱成像（MS imaging）是指在有机基质上贴附10 μm厚的组织切片，通过激光扫描后收集每一个点的质谱，由软件进行空间解析密度，不同肽段或者蛋白的丰度会显示不同的图形。表4-2-1归纳总结了临床常用的蛋白质研究方法及其优缺点。

表4-2-1　临床常用蛋白质研究方法及其优缺点

方　　法	优　　点	缺　　点
质谱	高敏感度与特异度,高通量	方法复杂,重复性一般,限于已知蛋白质
免疫组化	性价比高,操作简便,抗体种类多	要求抗体质量,可出现假阳性,结果评分有主观性
蛋白质印迹法（Western blotting）	可供选择的抗体多,操作简便	可重复性一般,对抗体与检测试剂有要求,结果评价有主观性
蛋白芯片	快速蛋白质筛选,高通量	对抗体要求高,需要蛋白质印迹法协同验证
二维电泳	可进行蛋白质分离,高通量,可检测翻译后修饰	无法进行蛋白质定位,分离能力有限,对低丰度蛋白难以检测
质谱成像	组织直接成像,可对靶蛋白定位	操作复杂,价格较高
组织芯片	同时进行大样本分析,缩短研究周期,适用于石蜡包埋组织	组织形态学代表性不够,组织芯片构建复杂,结果评分有主观性
酶联免疫吸附测定（ELISA）	创伤性较小,高通量,性价比较高	对样本新鲜度要求高,对于低丰度蛋白质检测灵敏度不够

第三节　蛋白质组学与生物标志物

任何一种疾病在表现出临床可见症状之前已经存在某些蛋白变化,这些蛋白便成为早期发现某些疾病的生物标志物。如果找到这些标志物便可转化到临床疾病的早期筛查与诊断,可以降低医疗成本,减少患者因各种检查带来的痛苦,最为重要的是使患者得到早期治疗,从而挽救生命。新型标志物可以是肿瘤本身产生,也可以是宿主对于肿瘤细胞的反应,以体液检测最为常用。机体产生肿瘤后,肿瘤抗原可以引起机体免疫反应,筛选与寻找肿瘤抗原或者针对新型肿瘤抗原的抗体,对于实现早期诊断、评估肿瘤预后以及研制治疗性肿瘤疫苗都具有重要的理论和现实意义。由于患者血清中的肿瘤抗原含量都比较低（ng/mL ～ pg/mL）,实验中可能会遇到困难,具体实验中可以考虑借用小鼠移植瘤模型开展。实验小鼠在荷瘤后,其荷瘤负荷比实际患者荷瘤负荷要大,故进入血清的肿瘤标志物含量相对较高。比如，可以将大肠癌细胞系多点接种于裸鼠皮下，待肿瘤结节长至直径0.5 cm时收集小鼠血清，应用白蛋白和球蛋白去除试剂盒去除高丰度蛋白，再行双向电泳等蛋白质组学分析，比较荷瘤鼠血清与正常对照血清蛋白图谱的差异，找出荷瘤鼠血清中新出现的或差异显著的蛋白质点，再用基质辅助激光解吸电离-飞行时间质谱作肽质量指纹图谱进行鉴定。实验也可以采用手术切除样本的移植瘤接种裸鼠进行，从而更好地模拟肿瘤体内的实际状态。对于筛选出候选肿瘤血清标志物后，应当收集临床不同类型肿瘤以及其他疾病和正常人的血清样本，采用ELISA或组织芯片等方法对候选标志物进行临床评价，才能够最终评估出新型标志物对于肿瘤早期诊断的特异度和敏感度，同时，还应当与现有的肿瘤标志物进行比较研究，明确新型标志物与既往肿瘤标志物的异同点。

最近，肿瘤外泌体研究颇受关注，尤其是在肿瘤生物标志物、肿瘤免疫调控以及肿瘤转移调控方面的研究较多。外泌体是球形、直径为30～100 nm的微泡，是细胞生命活动中释放到细胞外的脂质双层结构囊泡，无论正常细胞还是肿瘤细胞均可以产生外泌体。除了血液外，尿液、唾液、羊水等体液中均含有外泌体成分。对外泌体的组分分析可以反映其母代细胞的状况（蛋白质、mRNA和miRNAs等信号分子），故外泌体分析可以提供丰富的潜在生物标志物分子源。今后，针对外泌体的研究会成为肿瘤标志物研究又一重要领域。基于外泌体的产生与分泌过程，外泌体本身可携带一些共有蛋白成分，是目前外泌体分离与纯化的重要靶标分子，如ALIX、CD9、CD63、CD81、HSP70和TSG-101等。根据既往对外源性病原体的致病研究发现，很多寄生虫与微生物是通过产生外泌体，介导并传递毒力因子引起人类疾病。在恶性肿瘤发生转移时，有些肿瘤的转移具有明显的器官靶向性，比如大肠癌转移就具有明显的肝脏靶向性。通过对不同肿瘤分泌出的外泌体蛋白质组学研究发现，外泌体内整联蛋白的表达模式与器官特异性转移有关，可以根据肿瘤外泌体的整联蛋白种类预测可能转移的靶器官，对于肿瘤术后复发与转移风险预测和及时临床干预均具有参考价值。

第四节　蛋白质组学研究与生物样本质量控制

随着对肿瘤蛋白质组学与转化医学研究的开展，对高质量新鲜肿瘤标本的需求日益增长,生物样本库建设是后基因组时代的重要课题。肿瘤生物样本收集从既往根据课题研究需要临时收集转向专业性、规模性收集,各种生物样本库应运而生。肿瘤生物样本库建设始于20世纪90年代后期。美国、英国、法国、德国、意大利和澳大利亚等国的研究机构都建立了较为完善的肿瘤生物标本库,不仅为肿瘤基础与临床研究提供重要的标本,并在核酸与蛋白质的提取、分析和建立肿瘤细胞系方面取得一系列成果。肿瘤样本保存在何种条件下可以用于蛋白质组学研究,以及肿瘤生物样本保存多久还能够用于研究?这是很多科研人员亟须解答的问题。回答这一问题的最有效方法就是对在不同储存条件下样本的生物大分子进行质量分析与鉴定。以往对于生物样本库样本的质量评估均围绕DNA与RNA进行,极少见有蛋白质质量评估的报道。笔者所在实验室多年收集胃肠道肿瘤生物样本,我们参考了Ku等的研究报道,将考马斯亮蓝(Coomassie brilliant blue, CBB)染色法引入蛋白质完整性评估中。CBB染色法是利用蛋白质与染料结合的原理,实现定量蛋白浓度的方法,被认为是目前灵敏度最高的蛋白质测定法。CBB G-250染料在酸性溶液中与蛋白质结合,使染料的最大吸收峰的位置由465 nm变为595 nm,溶液的颜色由棕黑色变为蓝色。通过测定595 nm处光吸收的增加量可知结合的蛋白质量。已知染料主要与蛋白质中的碱性氨基酸(如精氨酸)和芳香族氨相结合。通过探索性研究,可以清晰地获得不同冻存时间组织标本的蛋白质电泳条带数目与电泳条带分子量差异,CBB染色法是根据凝胶上清晰显示蛋白质条带这一特性用于蛋白质分子的完整性评判。我们的研究显示,随着低温冻存时间的延长,在CBB凝胶染色检测中蛋白质条带数目减少、条带清晰度以及大分子量条带数目明显减少甚至消失。表明CBB染色法检测聚丙烯凝胶蛋白质电泳条带是一种方便可行的蛋白质质量评估方法。目前,我们建议将样本的蛋白质质量分成三个等级。A级:各种分子量蛋白质保存完好,适合多种蛋白质组学实验研究;B级:大分子量蛋白质已有降解,但中低分子量蛋白质尚保存,可以满足部分蛋白质研究实验需求(用户可根据目的蛋白分子量决定);C级:无论分子量大小蛋白质均有降解,无法满足蛋白质研究的基本需求。以胃肠肿瘤生物样本库为例,在-80 ℃保存5年以内的样本仍可进行蛋白质的多种实验研究,但冻存6年以上的样本由于大分子量的蛋白质降解明显,只适合根据候选基因编码蛋白的分子量选择性地进行蛋白质印迹法或者ELISA等实验研究。

长期以来,学术界对于蛋白质分子的稳定性众说纷纭。以往均认为蛋白质需要低温保存,加热可导致蛋白质不可逆性变性而失去原有的抗原性。但20世纪90年代以来,一种微波加热修复抗原技术(antigen retrieval)问世。该项技术可以使保存数十年之久的石蜡包埋组织蛋白质抗原性得以恢复，再通过免疫组化技术实现蛋白质表达的检测。该项技术的基本原理是利用高温或者强碱打开甲醛与蛋白质之间的交联结构，实现组织蛋白质的暴露与检测。伴随着这一免疫组化技术的革命性突破，对蛋白质分子的稳定性与抗原性也应当重新思考。虽然免疫组化工作者没有就抗原修复的具体机制、热修复前后的蛋白质结构给予更加深入细致的研究，但这一不争的事实至少提醒科研人员，蛋白质具有极强的耐热能力，高温加热处理并没有消除蛋白质的抗原性。最近，有科研人员利用甲醛固定、石蜡包埋的组织块提取蛋白质进行蛋白质组学研究甚至进行蛋白质印迹法分析。从现有发表的研究结果看，在癌与非癌组织中发现的差异蛋白质分子量往往在 50 000 以下，这些成果已经为研究人员今后针对医疗档案中丰富的石蜡包埋组织块提供了良好的参考。目前，对组织样本库中或者石蜡包埋组织块中的蛋白质分子进行质量评估还需要进行系统性研究。

我国是一个人口大国，大肠癌的发病率与病死率长期居高不下，随着人口老龄化加剧，该现象恐怕在短期内难以改善，故针对大肠癌的整体诊治水平急需提高。目前尚缺乏简便、有效、广大群众易于接受的大肠癌早期肿瘤筛查方法。纤维内镜检查虽然在肿瘤早期检查中发挥了很大作用，却不适宜作为人群筛查的手段，因为纤维内镜检查有一定的侵入性，人群的依从性较差。故积极寻找大肠癌诊断、病情监测与预后判断的蛋白质或者糖蛋白类标志物，在大肠癌的筛查预警与早期诊断中具有十分广阔的前景。

-------------------------------- **参 考 文 献** --------------------------------

[1] Alnabulsia A, Murraya G I. Integrative analysis of the colorectal cancer proteome: potential clinical impact[J]. Exp Rev Proteomics, 2016, 13(10): 917−927.

[2] Atherton B A, Cunningham E L, Splittgerber A G. A mathematical model for the description of the Coomassie brilliant blue protein assay[J]. Anal Biochem, 1996, 233(2): 160−168.

[3] Bradford M M. A rapid and sensitive method for the quantitation of microgram quantities of protein utilizing the principle of protein-dye binding[J]. Anal Biochem, 1976, 72 (1976): 248−254.

[4] Castell S, Krause G, Schmitt M, et al. Feasibility and acceptance of cervicovaginal self-sampling within the German National Cohort (Pretest 2)[J]. Bundesgesundheitsblatt Gesundheitsforschung Gesundheitsschutz, 2014, 57(11): 1270−1276.

[5] Chung C H, Levy S, Chaurand P, et al. Genomics and proteomics: Emerging technologies in clinical cancer research[J]. Crit Rev Oncol Hemat, 2007, 61(1): 1−25.

[6] Cyranoski D. China opens translational medicine centre in Shanghai[J]. Nature, 2014,

514(7524): 547.

[7] Dunne J C, Lamb D S, Delahunt B, et al. Proteins from formalin-fixed paraffin-embedded prostate cancer sections that predict the risk of metastatic disease[J]. Clin Proteomics, 2015, 12(1): 24.

[8] Elliott P, Peakman T C, UK Biobank. The UK Biobank sample handling and storage validation studies[J]. Int J Epidemiol, 2008, 37(2): 234−244.

[9] Friedman D B, Hill S, Keller J W, et al. Proteome analysis of human colon cancer by two-dimensional difference gel electrophoresis and mass spectrometry[J]. Proteomics, 2004, 4(3): 793−811.

[10] Georgiou C D, Grintzalis K, Zervoudakis G, et al. Mechanism of Coomassie brilliant blue G−250 binding to proteins: a hydrophobic assay for nanogram quantities of proteins[J]. Anal Bioanal Chem, 2008, 391(1): 391−403.

[11] Hao Y, Yu Y Y, Wang L S, et al. IPO−38 is identified as a novel serum biomarker of gastric cancer based on clinical proteomics technology[J]. J Proteome Res, 2008, 7(9): 3668−3677.

[12] Ku H K, Lim H M, Oh K H, et al. Interpretation of protein quantitation using the Bradford assay: Comparison with two calculation models[J]. Anal Biochem, 2013, 434(1): 178−180.

[13] Lin Y, Dynan W S, Lee J R, et al. The current state of proteomics in GI oncology[J]. Dig Dis Sci, 2009, 54(3): 431−457.

[14] Mathieu A A, Ohl-Séguy E, Dubois O S, et al. Subcellular proteomics analysis of different stages of colorectal cancer cell lines[J]. Proteomics, 2016, 16(23): 3009−3018.

[15] Panis C, Pizzatti L, Souza G F, et al. Clinical proteomics in cancer: Where we are[J]. Cancer Lett, 2016, 382(2): 231−239.

[16] Sandusky G E, Teheny K H, Esterman M, et al. Quality control of human tissues — experience from the Indiana University Cancer Center-Lilly Research Labs human tissue bank[J]. Cell Tissue Bank, 2007, 8(4): 287−295.

[17] Schroeder A, Mueller O, Stocker S, et al. The RIN: an RNA integrity number for assigning integrity values to RNA measurements[J]. BMC Mol Biol, 2006, 7: 3.

[18] Shi S R, Imam S A, Young L, et al. Antigen retrieval immunohistochemistry under the influence of pH using monoclonal antibodies[J]. J Histochem Cytochem, 1995, 43(2): 193−201.

[19] Søreide K, Nedrebø B S, Knapp J C, et al. Evolving molecular classification by genomic and proteomic biomarkers in colorectal cancer: potential implications for the surgical oncologist[J]. Surg Oncol, 2009, 18(1): 31−50.

[20] Tomas S. Refinement of the Coomassie blue method of protein quantitation. A simple and linear spectrophotometric assay for less than or equal to 0.5 to 50 microgram of protein [J]. Anal Bichem, 1978, 86(1): 142−146.

[21] Wasinger V C, Cordwell S J, Cerpa-Poljak A, et al. Progress with gene-product mapping of the *Mollicutes: Mycoplasma genitalium*[J]. Electrophoresis, 1995, 16(7): 1090−1094.

[22] 季加孚.北京大学临床肿瘤学院标本库的建设[J].北京大学学报(医学版),2005, 37

（3）: 329-330.

［23］ 于颖彦,刘炳亚,朱正纲.肿瘤组织库建立的进展及意义［J］.诊断学理论与实践,2009,8（1）: 9-11.

［24］ 于颖彦.我国胃肠道肿瘤生物样本库建设与发展十五年回顾［J］.中国肿瘤临床,2016,43（1）: 6-10.

［25］ 张佳年,计骏,刘炳亚,等.深低温冻存胃癌样本的核酸与蛋白质质量控制研究［J］.中国肿瘤临床,2016,43（1）: 27-34.

［26］ 张荣娟,于颖彦,霍克克,等.酵母单杂交体系筛选胃 cDNA 文库中 IRX1 的核心启动子结合蛋白［J］.中华实验外科杂志,2011,28（3）: 346-348.

［27］ 张荣娟,于颖彦.肿瘤相关基因转录调控蛋白的识别与研究进展［J］.中国实验诊断学,2010,14（4）: 608-611.

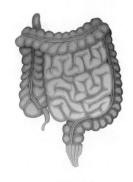

第五章

肠道菌群与大肠癌的转化研究

马延磊

肠道菌群(微生态)作为人类重要的"器官",与消化道相互协调作用,共同维持肠道稳态。然而,当因宿主感染、饮食或生活习惯等环境因素改变时,肠道菌群与消化道的共生关系被破坏,促进疾病发生。大肠癌是多病因引起的恶性疾病。近年来,越来越多的研究揭示肠道菌群变化与大肠癌的发生和发展有着密切联系。一方面,具核梭杆菌、脆弱拟杆菌等致病菌促进大肠癌的发生和发展;另一方面,肠道益生菌受到抑制,其调节免疫、拮抗致癌物及致病菌作用减弱。因此,这种"致病菌效应大于益生菌效应"的综合结果最终导致大肠癌的发生和发展。本章就正常肠道微生态的形成及其生理功能、肠癌致病菌及其致癌机制、益生菌的防治作用进行详细讨论。

[通信作者] 马延磊,Email: yanleima@live.cn

第一节 肠道细菌概述

一、肠道菌群的形成及组成

人类肠道存在100亿个细菌，重量为1.5 ~ 2 kg。人类肠道菌群（也可狭义称为肠道微生态，gut microbiota）的建立首先从母亲的皮肤、阴道及粪便中的共生菌（commensal flora）获得；随后两年内，肠道菌群在宿主与外界环境的不断作用下逐渐完善成熟。一旦形成完整的肠道菌群后，其数量和组成相对稳定、持久；然而，随着年龄增长，肠道微生态组成会发生改变，但可维持相似的生理功能。

大多数细菌不能进行体外培养，但现代分子生物学技术可对来自粪便或消化道组织的细菌进行分类及鉴定（如16S rRNA测序）。根据肠道细菌存在肠腔或肠道黏膜下，可分为肠腔菌群（luminal flora）及黏膜相关菌群（mucosa-associated flora）。据报道，大约有超过50个门及500个菌种组成人类肠道共生菌群，然而确切数目以及个体间的差异尚未明确，但可能与生活方式、饮食习惯及宿主基因型有关。某些细菌在个体间肠道内频繁出现，并且构成数量较多，称之为优势菌；这些优势菌包括拟杆菌门（bacteroidetes）、厚壁菌门（firmicutes）、放线菌门（actinobacteria）、变形杆菌门（proteobacteria）以及疣微菌门（verrucomicrobia）。

二、肠道微生态与肠平衡

肠道微生态不仅组成了抗感染的天然防线，而且在保护肠黏膜、维持肠道结构以及肠稳态（gut homeostasis）中也起到关键作用。科学家首先在无菌动物（germ-free）模型中发现该种无菌动物对感染更敏感，其血管生成、消化酶活性、肠壁厚度、细胞因子及血清免疫球蛋白水平显著降低。此外，黏膜下分布较少淋巴细胞及更小的派尔集合淋巴结（Peyer patches），提示其免疫系统发育受到抑制。对无菌动物进行肠道菌群重建可明显恢复肠道黏膜免疫系统（改变T细胞储存池、Th细胞因子表达谱），并且影响宿主细胞营养摄取、代谢、血管形成、黏膜屏障及神经发育系统的相关基因表达。越来越多的研究发现，肠道细菌在维持肠道结构中起到重要作用。无菌小鼠有着较长的肠绒毛,伴隐窝萎缩、上皮细胞更新缓慢以及血管形成减少;同时,其肠黏膜及肌层厚度降低。

此外,肠道菌群产生的代谢物具有重要的生理功能。例如,肠道菌群可产生如CO_2、H_2、CH_4及短链脂肪酸(丁酸、丙酸以及醋酸)等碳水化合物的厌氧发酵产物;酚类化合物、胺、氨、N-亚硝基及吲哚等蛋白分解发酵产物。这些发酵产物对肠道上皮细胞的分化、增殖及基因表达调控有重要影响;同时,在介导维生素合成、离子吸收及黏液生成等生理过程起到重要作用。肠道细菌的这种复杂代谢活动还可从食物中产生和储存能力,调节脂肪储存,从而为宿主及肠道细菌提供可吸收物质,帮助肠道细菌生长及增殖。然而,某些代谢产物,尤其是蛋白分解产物具有毒性作用。

肠道细菌除了具有调节免疫、代谢及维持肠道结构外,还可抑制病原菌的定植,称为定植抵抗(colonization resistance)或微生物干扰(microbial interference)。这种肠道微生态的定植抵抗作用可能与竞争黏附受体、稳定肠黏膜屏障、竞争营养物质及产生抗菌物质有关。因此,滥用抗生素或某些病原菌改变肠道微生态可直接增加肠道感染的风险。

第二节　肠道细菌与大肠癌

一、肠癌相关病原菌的临床研究

幽门螺杆菌被公认为胃癌的一级致癌物。因此,胃肠病学家一直思考是否也存在类似的病原微生物与肠癌的发生及发展有着密切的关系呢? 早在20世纪80年代,科学家就开展了相关研究。研究者首先在不同的培养基中分离肠癌患者的不同细菌,可惜未能发现与肠癌直接相关的肠道细菌。随着新一代测序技术的诞生,越来越多研究开始对不同表型的患者进行肠道菌群测定,从而发现候选致癌病原微生物。

肠道微生态紊乱与肠癌发生有着紧密的联系。例如,牛链球菌感染被发现是结肠肿瘤的高危因素。Kostic等人运用全基因组测序发现肠癌组织标本中富集具核梭杆菌,并且在后续大量标本中得到验证。在另一项研究中,同样发现脆弱拟杆菌及具核梭杆菌在肠癌组织中更为富集,并且具核梭杆菌证实与高度微卫星不稳定(MSI-H)有关。除此之外,在肠癌组织中也发现了黏膜相关的大肠埃希菌，并鉴定出其编码的周期调控素对肠癌上皮细胞突变十分重要。有意思的是，大肠癌患者的肠腔菌群与组织菌群有着明显的组成差异。例如，有研究发现大肠癌组织样本中，益生菌如双歧杆菌属、柔嫩梭菌、布劳特菌减少，而具核梭杆菌富集；然而在粪便样本中显示了大肠癌患者富集帕拉普菌、短棒菌苗及其他细菌。对中国肠癌人群的粪便标本分析发现，大肠癌患者粪便中富含脆弱拟杆菌、肠球菌、大肠埃希菌、志贺菌、克雷伯菌、链球菌及消化链球菌，而在健康人粪便中富含罗氏菌及毛螺菌。另一项研究发现，大肠癌患者具有较低含量的梭状菌，但富集具核梭杆菌及卟啉单胞菌。综上所述，肠道微生态改变与大肠癌的发生息息相关，合理调整肠道菌群平衡有利于大肠癌的防治。

二、宿主免疫

当微生物进入肠道后，免疫系统可通过模式识别受体（pattern recognition receptors, PRRs）寻找微生物表面的病原相关分子模式（pathogen-associated molecular patterns, PAMPs），从而进行免疫反应，有效保护宿主。宿主的固有模式识别受体主要包括以下几类。

1. Toll 样受体（TLRs）

在所有的 PRPs 中，TLRs 是最早进行研究的。TLRs 本质是 I 型跨膜糖蛋白。根据蛋白结构不同，TLRs 可分为多种亚型；这些亚型可以存在上皮细胞膜表面（如 TLR1、TLR2、TLR4、TLR5、TLR6），也可表达于内含体膜表面（如 TLR3、TLR7、TLR8、TLR9、TLR11、TLR13）。研究发现，TLR2 与病原体释放脂蛋白诱导宿主免疫反应、激活单核细胞凋亡、刺激 NF-κB 信号通路有关。TLR2 也可介导肽聚糖刺激的细胞活化及巨噬细胞招募。TLR3 识别病毒双链 RNA。TLR4 被发现是 CD14 的协同因子，共同参与脂多糖激活的 NF-κB 信号通路。TLR7 与 TLR8 介导特异的单链 RNA 病毒的免疫反应。TLR9 被证实参与因微生物感染造成宿主 DNA 甲基化引起的免疫反应过程。

当病原微生物与免疫细胞表面的 TLRs 结合后，均可通过接头蛋白如髓样分化初始反应蛋白 88（myeloid differentiation primary-response protein 88, MyD88）激活下游信号通路，引起免疫反应，发挥直接杀伤功能。除此之外，巨噬细胞表面 TLRs 激活后可引起维生素 D 受体表达增加，增强抗菌肽对结核分枝杆菌的杀菌作用。

2. NOD 样受体（NLRs）

NOD 是 nucleotide-binding oligomerization domain inside the cells 的缩写，可

翻译为(细胞内)核苷酸结合寡聚化结构域。NLRs对侵犯细胞内的细菌或其产物的防御发挥着重要作用。已知NLRs包括NOD1-5、NALP1-14、CIITA、IPAF和NAIP等一类家族蛋白。NLRs基本由位于C端的富含亮氨酸重复结构域、位于中央的核苷酸结合域以及N端的蛋白-蛋白互作结构域组成。根据N端结构域特点,NLRs可分为三组:包含NODs的胱天蛋白酶(caspase)招募结构域、含NALPs的pyrin结构域以及含NAIPs的杆状病毒抑制因子重复序列。这些NLRs能感受到PAMPs,并触发其构象改变,结构重排,激活下游信号途径。

研究发现,NOD1可识别存在于革兰氏阴性及阳性菌中的g-D-谷氨酰-中-二氨基庚二酸(g-D-glutamyl-meso-diaminopimelic acid),可通过固有免疫防治病原菌感染,还可阻止肠炎到肠癌的癌变过程。NOD2可与广泛的细菌发生反应。研究发现,*NOD2*基因敲除小鼠肠道细菌载量增加,病原菌定植抵抗减弱,并且损伤肠隐窝功能。*NOD2*突变也可直接触发炎症性疾病。*NOD1*与*NOD2*双敲除C57BL/6小鼠肠道通透性明显增加,上皮钙黏着蛋白表达降低,抗菌功能减弱。

3. 肠道菌群紊乱与大肠癌发生的相关假说

目前,研究者提出的"司机-乘客(driver-passenger)"假说影响力比较大。此假说将肠道细菌分为两类,即驱动微生物(driver)和被动微生物(passenger)。驱动微生物可造成肠上皮DNA损伤,可能与第一时间该部位肠道癌变启动有关。随后,癌变后的肿瘤微环境发生改变,利于被动微生物在肿瘤部位的大量繁殖,成为优势细菌。这个模型强调尽管驱动微生物启动了肠癌的发生,但由于失去了生长优势,不能作为标志物长期、稳定被检测到。这个模型解释了为什么不同研究结果会有很大差异,也给我们如何清晰地解释肠道菌群与大肠癌发生的关系带来了挑战。

另一个重要假说是"核心致病菌(keystone)"假说。该假说认为,核心致病菌可能在肠道中含量不高,但可以显著促进疾病的发生。此假说并没有强调细菌数量,而是强调其发挥的功能与疾病发生有着密切联系。最典型的例子就是牙龈卟啉单胞菌与牙周炎疾病模型。此模型提出即使牙龈卟啉单胞菌只占全部菌群数量的1%,也可导致牙周炎的发生;如果去除牙龈卟啉单胞菌,患者就不会出现牙周炎。类似地,肺炎克雷伯菌、产肠毒素脆弱拟杆菌可分别作为炎性肠病及结肠癌的核心菌。此模型为肠道致病菌在大肠癌发生和发展中的作用提供了新视角,然而需要更多实验加以证实。

Garrett等人还提出了"菌群促癌(microbial community)"假说,此假说在炎性肠病中得到很好解释,然而还需进一步的研究和证实。

4.常见大肠癌相关致病菌及其促癌机制

（1）具核梭杆菌（*Fusobacterium nucleatum*）：它与大肠癌的关系已被广泛报道。体外实验发现具核梭杆菌可以通过其表面的FadA与结肠癌细胞株HCT116、DLD-1、SW480及HT29表面的上皮钙黏着蛋白结合促进细胞增殖。体内实验也发现喂养具核梭杆菌的APC$^{min/+}$小鼠比喂养链球菌的APC$^{min/+}$小鼠产生更多的结肠肿瘤。值得注意的是，具核梭杆菌不诱发肠炎或加速炎症相关肠癌；然而具核梭杆菌可以招募免疫细胞，提供大肠癌发生和发展的炎症环境。从感染组织分离得到的具核梭杆菌具有高侵袭能力，刺激MUC2、TNF-α高表达。值得注意，最新研究发现具核梭杆菌还可通过TLR4受体调控结肠癌细胞miR-21表达水平，促进大肠癌的发生和发展。

（2）产肠毒素脆弱拟杆菌（enterotoxigenic *Bacteroides fragilis*，ETBF）：大量证据报道ETBF可编码脆弱拟杆菌金属蛋白酶毒素（BFT）引发腹泻，为结直肠的致癌病原菌。前期研究发现，ETBF可通过作用上皮细胞上皮钙黏着蛋白重塑细胞骨架及F-肌动蛋白结构。最近发现，ETBF可诱导激活Stat3信号途径，促进Th17细胞的免疫反应。BFT还可促进细胞增殖，激活C-myc表达，增加多胺代谢以及诱导DNA损伤。

（3）大肠埃希菌（*Escherichia coli*，*E.coli*）：多项研究表明，*E.coli*与罹患大肠癌风险有关。临床研究发现产周期调节素的*E.coli*定植在大部分的癌症样本中。从大肠癌组织标本中分离得到的大肠癌细菌对肠癌细胞系有黏附和侵袭能力，并可诱导其表达IL-8。目前研究发现，含pks岛的*E.coli*产生大肠杆菌毒素，与双螺旋DNA结合，导致体内DNA损伤、染色体异常及基因突变增加。基因突变增加可能是由于毒素造成的DNA损伤修复系统丢失所致。此外，体内实验发现肠致病性*E.coli*可在感染部位诱导释放巨噬细胞抑制因子1，激活TGF激活激酶1和RhoA-GTP酶，并持续表达环氧合酶2（COX-2）。当CaCo-2细胞与*E.coli*共培养后，氧化应激相关基因显著上调，提示微环境改变后肿瘤细胞的防御反应。

（4）其他致病菌：如牛消化链球菌、幽门螺杆菌以及艰难梭菌都被报道与大肠癌的发生有着密切关系，具体机制不在此详述。

第三节　益生菌在大肠癌防治中的作用

近年来，多项临床及体外实验表明益生菌（probiotics）可以预防肠癌发生，具有明显的抗癌作用。本节就各种益生菌及其抗癌机制做一归纳。

一、改变肠道菌群组成

目前,肠道菌群组成与肠癌发生的关系尚在研究阶段,但可以确定的是:健康的肠道微生态应该是益生菌数量超过致病菌数量,否则会引起慢性炎症,产生致癌物质,增加肠癌发生的风险。从临床试验的结果来看,患者大肠癌切除后,常规服用植物乳杆菌(CGMCC1258)、嗜酸乳杆菌(LA-11)以及长双歧杆菌(BL-88)16 d,肠道菌群多样性显著增加。除此之外,益生菌可通过多种途径减少致病菌数量及在肠道内蓄积。例如,竞争营养物质、生长因子及黏附受体;产生抗菌物质,如细菌素、抑菌素、过氧化氢及乳酸。

二、改变肠道菌群的代谢活性

某些肠道细菌可从饮食及内源性产生的胆汁酸中产生致癌物质,主要与其分泌的 β-葡萄糖苷酶、β-葡萄糖醛酸酶、硝酸还原酶、7-α-脱羟基酶有关。这些酶可以将多环芳香烃、杂环芳香胺及初级胆汁酸转变为活性致癌原、苷元、酚类、甲酚、氨及N-亚硝基化合物,从而促进异常细胞生长、激活肠细胞的抗凋亡通路,引起大肠癌发生。近年的体内外及临床试验证实,服用益生菌可抑制上述代谢酶,尤其是 β-葡萄糖醛酸酶、硝酸还原酶的活性。一些致病菌如脆弱拟杆菌、大肠埃希菌等,可产生致癌物相关的高活性酶。常规服用益生菌后,可使上述菌群数量显著减少,抑制致癌物的产生。

三、产生抗癌物质

1. 短链脂肪酸 (short-chain fatty acids, SCFAs)

SCFAs是细菌从饮食及内源性物质不可消化的碳水化合物发酵的最终产物。每日从人肠道可产生100 ～ 450 mmol 的SCFAs,其中醋酸酯(C2):丙酸酯(C3):丁酸酯(C4)约为60:25:15。丁酸酯可调控肠上皮细胞增殖、分化及凋亡,其与大肠癌关系最为密切。健康人粪便中丁酸酯的含量要比大肠癌患者粪便中高。据报道,粪便中每降低1 μg/L的丁酸就可增加大肠癌风险84.2%。据估计人类结肠每日可产生200 mmol的丁酸;然而当食糜移入降结肠的盲肠区域,丁酸可迅速被肠上皮细胞所吸收。因为降结肠从食物中获得底物消耗而产生的丁酸含量非常少，因此需要肠道菌群予以提供。产丁酸细菌属于梭菌Ⅳ及ⅩⅣ a，主要包括普拉梭菌（*Faecalibacterium prausnitzii*）、直肠真杆菌（*Eubacterium rectale*）及罗氏梭菌（*Roseburian*）。乳酸菌本身并不能产生丁酸，但某些细菌如 *E hallii*、*Anaerostipescaccae* 等可以将乙酸及乳酸转化为丁酸。因此，丁酸的产生依赖于肠道菌群组成、饮食、消化的碳水化合物及其他代谢物。

此外，丁酸可通过促进黏膜产生、健康细胞增殖及增强肠屏障来预防肠癌发生。丁酸也可刺激分泌生长因子及抗炎因子如 IL-10，并且通过抑制转录因子 NF-κB 减少炎症因子。同时，丁酸还可增强肿瘤细胞的免疫原性，调控如 Bcl-2、Bak 及胱天蛋白酶 3、7 等凋亡相关蛋白；增加抗氧化酶谷胱甘肽 S-转移酶（GST），抑制环氧合酶 2（COX-2）的活性；刺激抗菌肽产生及抑制组蛋白去乙酰化。这些效应最终可沉默或上调细胞周期、增殖、分化及凋亡的相关基因。

2. 共轭亚油酸（conjugated linoleic acid，CLA）

一些益生菌可产生 CLA，如嗜酸乳杆菌、干酪乳杆菌、植物乳杆菌、费氏短棒菌苗等。这种脂肪酸通过细菌在远端回肠产生，并被结肠细胞在肠腔吸收，产生局部有益效应。CLA 因其增加过氧化物酶体增殖物激活 γ 受体，调控脂代谢、凋亡及免疫系统功能，发挥抗增殖及抗凋亡活性。此外，CLA 可通过两条途径抑制肠细胞产生类花生酸。第一条途径是 CLA 替代细胞膜花生四烯酸，第二条途径是 CLA 干扰合成类花生酸的环氧合酶和脂氧合酶。

四、免疫调节

肠道微生态为宿主免疫系统成熟及介导免疫耐受所必需。用益生菌进行免疫调理正逐渐成为临床实践的有效措施。益生菌影响宿主免疫主要是通过肠道免疫细胞、益生菌及其代谢物。代谢物可被上述的 TLRs 及 NLRs 所识别；一旦识别后，免疫细胞及上皮细胞可促进肠道固有及适应性免疫应答。以往研究发现，肠癌发生过程中，伴随炎症因子 IL-1β、IL-6、IL-8、IL-17、IL-12 及 TNF-α 水平升高，抗炎因子 IL-10 和 TGF-β 水平下降。益生菌可减少上述炎症因子，增加抗炎因子水平，从而延迟大肠癌发生；同时，益生菌可降低 COX-2 表达水平，一定程度上也降低了大肠癌发病的风险。

肠道益生菌免疫调节的另一种方式就是增加 IgA 的水平。因 IgA 可以抵抗蛋白水解，IgA 可作为肠道屏障限制癌变的发生。IgA 由于不能激活补体及炎症反应，因此可创造抗炎环境。

此外，肠道益生菌还有一条重要调节途径，即激活吞噬细胞，维持其免疫监视，消灭肠癌发展早期阶段的肿瘤细胞。例如，Vinderola等人发现用酒精及固体Kefir（由牛奶发酵而成的）喂养动物后，虽然位于派尔集合淋巴结及腹腔内的吞噬细胞被激活，但不造成组织损伤，提示Kefir与维持其免疫监视状态而非直接激活其杀伤有关。

值得注意的是：益生菌免疫调节活性依赖其在肠道的生存力和存在时间以及菌种、服用剂量、服用频率，而且与宿主免疫系统反应类型有关。因此，不是所有益生菌都具有免疫调节活性。Galdeano等人报道可能需要$10^8 \sim 10^9$ CFU/d，存在肠道48 $\sim$ 72 h可诱导宿主免疫反应。

五、增强肠屏障保护

肠屏障可保护机体免于物理、化学损伤及肠道微生物的侵袭。肠屏障包括单层上皮细胞、免疫细胞、杯状细胞和潘氏细胞、细胞连接蛋白、黏液层、IgA、pH值、抗菌肽及肠道微生态细菌。任何干扰肠屏障所致肠道细菌与宿主反应，可导致慢性炎症，并可发展为大肠癌。肠道益生菌可通过以下机制影响肠屏障通透性。

1. 结肠内pH值

大肠癌患者与健康人相比显示更高的肠内pH值，因此，降低肠内pH值可降低肿瘤的发生风险。高pH值与患者粪便中低含量的有机酸及短链脂肪酸有关，而这些有机酸与益生菌的代谢活性有关，因此，测量粪便pH值可间接反映益生菌代谢活性。肠内pH值低可抑制致病菌生长及其致癌物产生。有研究用嗜酸乳杆菌KFRI342喂养动物，发现肠内pH值较对照相显著降低。降低肠内pH值、乳酸及乙酸后可明显增加肠蠕动，阻止病原菌与上皮黏附。

2. 细胞连接蛋白

肠道炎症和癌变过程中，细胞连接蛋白结构及表达水平发生改变，肠道通透性增加。这些蛋白发现位于肠细胞顶部区域，由跨膜蛋白复合体组成紧密连接。常规服用益生菌后会改变细胞连接蛋白的分布，降低肠道通透性，从而减少致癌物质及炎症物质的吸收，防治DNA损伤。

3. 黏蛋白分泌

大肠癌发生过程中黏蛋白糖基化减少，导致其分泌量降低，加强了致癌物质、肠道细菌与肠上皮细胞的接触，促进肠道炎症及肠癌的发生。由黏蛋白组成的肠屏障是动态变化的，并且受到肠道微生态的影响。因此，某些益生菌可通过上调杯状细胞的 *MUC*2 基因表达，促进黏蛋白的分泌。

------------------------------ 参 考 文 献 ------------------------------

［ 1 ］ Ahn J, Sinha R, Pei Z, et al. Human gut microbiome and risk for colorectal cancer［J］. J Natl Cancer Inst, 2013, 105(24): 1907−1911.

［ 2 ］ Backhed F, Ley R E, Sonnenburg J L, et al. Host-bacterial mutualism in the human intestine ［J］. Science, 2005, 307(5717): 1915−1920.

［ 3 ］ Buc E, Dubois D, Sauvanet P, et al. High prevalence of mucosa-associated *E. coli* producing cyclomodulin and genotoxin in colon cancer［J］. PLoS One, 2013, 8(2): e56964.

［ 4 ］ Chen H M, Yu Y N, Wang J L, et al. Decreased dietary fiber intake and structural alteration of gut microbiota in patients with advanced colorectal adenoma［J］. Am J Clin Nutr, 2013, 97(5): 1044−1052.

［ 5 ］ Chen W, Liu F, Ling Z, et al. Human intestinal lumen and mucosa-associated microbiota in patients with colorectal cancer［J］. PloS One, 2012, 7(6): e39743.

［ 6 ］ Choi H J, Kim J, Do K H, et al. Enteropathogenic *Escherichia coli*-induced macrophage inhibitory cytokine 1 mediates cancer cell survival: an *in vitro* implication of infection-linked tumor dissemination［J］. Oncogene, 2013, 32(41): 4960−4990.

［ 7 ］ Claesson M J, Cusack S, O'Sullivan O, et al. Composition, variability, and temporal stability of the intestinal microbiota of the elderly［J］. Proc Natl Acad Sci U S A, 2011, 108 (Suppl 1): 4586−4591.

［ 8 ］ Delcenserie V, Martel D, Lamoureux M, et al. Immunomodulatory effects of probiotics in the intestinal tract［J］. Curr Issues Mol Biol, 2008, 10(1−2): 37−54.

［ 9 ］ Dethlefsen L, Eckburg PB, Bik EM, et al. Assembly of the human intestinal microbiota ［J］. Trends Ecol Evol, 2006, 21(9): 517−523.

［10］ Dharmani P, Strauss J, Ambrose C, et al. *Fusobacterium nucleatum* infection of colonic cells stimulates MUC2 mucin and tumor necrosis factor alpha［J］. Infect Immun, 2011, 79(7): 2597−2607.

［11］ Dominguez-Bello M G, Blaser M J, Ley R E, et al. Development of the human gastrointestinal microbiota and insights from high-throughput sequencing［J］. Gastroenterology, 2011, 140(6): 1713−1719.

［12］ Gagniere J, Raisch J, Veziant J, et al. Gut microbiota imbalance and colorectal cancer［J］. World J Gastroenterol, 2016, 22(2): 501−518.

［13］ Galdeano C M, de Moreno de LeBlanc A, Vinderola G, et al. Proposed model: mechanisms of immunomodulation induced by probiotic bacteria［J］. Clin Vaccine Immunol, 2007, 14(5): 485−492.

［14］ Gupta A, Madani R, Mukhtar H. *Streptococcus bovis* endocarditis, a silent sign for colonic tumour［J］. Colorectal Dis, 2010, 12(3): 164−171.

［15］ Hajishengallis G, Darveau R P, Curtis M A. The keystone-pathogen hypothesis. Nature reviews［J］. Microbiology, 2012, 10(10): 717−725.

［16］ Hatakka K, Holma R, El-Nezami H, et al. The influence of Lactobacillus rhamnosus LC705 together with *Propionibacterium freudenreichii ssp. shermanii JS* on potentially carcinogenic bacterial activity in human colon[J]. Int J Food Microbiol, 2008, 128(2): 406-410.

[17] Hwang S, Gwon S Y, Kim M S, et al. *Bacteroides fragilis* toxin induces IL-8 secretion in HT29/C1 cells through disruption of E-cadherin junctions[J]. Immune Netw, 2013, 13(5): 213-217.

[18] Kanneganti T D, Lamkanfi M, Nunez G. Intracellular NOD-like receptors in host defense and disease[J]. Immunity, 2007, 27(4): 549-559.

[19] Khachatryan Z A, Ktsoyan Z A, Manukyan G P, et al. Predominant role of host genetics in controlling the composition of gut microbiota[J]. PLoS One, 2008, 3(8): e3064.

[20] Kostic A D, Chun E, Robertson L, et al. *Fusobacterium nucleatum* potentiates intestinal tumorigenesis and modulates the tumor-immune microenvironment[J]. Cell Host Microbe, 2013; 14(2): 207-215.

[21] Kostic A D, Gevers D, Pedamallu C S, et al. Genomic analysis identifies association of *Fusobacterium* with colorectal carcinoma[J]. Genome Res, 2012, 22(2), 292-298.

[22] Kumar M, Nagpal R, Verma V, et al. Probiotic metabolites as epigenetic targets in the prevention of colon cancer[J]. Nutr Rev, 2013, 71(1): 23-34.

[23] Liu P T, Stenger S, Li H, et al. Toll-like receptor triggering of a vitamin D-mediated human antimicrobial response[J]. Science, 2006, 311(5768): 1770-1773.

[24] Maddocks O D, Scanlon K M, Donnenberg M S. An *Escherichia coli* effector protein promotes host mutation via depletion of DNA mismatch repair proteins[J]. MBio, 2013, 4(3): e00152.

[25] Neish A S. Microbes in gastrointestinal health and disease[J]. Gastroenterology, 2009, 136(1): 65-80.

[26] Ohara T, Yoshino K, Kitajima M. Possibility of preventing colorectal carcinogenesis with probiotics[J]. Hepatogastroenterology, 2010, 57(104): 1411-1425.

[27] O'Hara A M, Shanahan F. The gut flora as a forgotten organ[J]. EMBO Rep, 2006, 7(7), 688-693.

[28] Raisch J, Buc E, Bonnet M, et al. Colon cancer-associated B2 *Escherichia coli* colonize gut mucosa and promote cell proliferation[J]. World J Gastroenterol, 2014, 20(21): 6560-6572.

[29] Raisch J, Rolhion N, Dubois A, et al. Intracellular colon cancer-associated *Escherichia coli* promote protumoral activities of human macrophages by inducing sustained COX-2 expression[J]. Lab Invest, 2015, 95(3): 296-307.

[30] Rubinstein M R, Wang X, Liu W, et al. *Fusobacterium nucleatum* promotes colorectal carcinogenesis by modulating E-cadherin/beta-catenin signaling via its FadA adhesin[J]. Cell Host Microbe, 2013, 14(2): 195-206.

[31] Sears C L, Garrett W S. Microbes, microbiota, and colon cancer[J]. Cell Host Microbe, 2014, 15(3): 317-328.

[32] Sears C L, Geis A L, Housseau F. *Bacteroides fragilis* subverts mucosal biology: from symbiont to colon carcinogenesis[J]. J Clin Invest, 2014, 124(10): 4166-4172.

[33] Stecher B, Hardt W D. The role of microbiota in infectious disease[J]. Trends Microbiol,

2008, 16(3): 107-114.

[34] Tjalsma H, Boleij A, Marchesi J R, et al. A bacterial driver-passenger model for colorectal cancer: beyond the usual suspects[J]. Nat Rev Microbiol, 2012, 10(8): 575-582.

[35] Viljoen K S, Dakshinamurthy A, Goldberg P, et al. Quantitative profiling of colorectal cancer-associated bacteria reveals associations between fusobacterium spp. , enterotoxigenic *Bacteroides fragilis* (ETBF) and clinicopathological features of colorectal cancer[J]. PLoS One, 2015, 10(3): e0119462.

[36] Vinderola G, Perdigon G, Duarte J, et al. Effects of kefir fractions on innate immunity[J]. Immunobiology, 2006, 211(3): 149-156.

[37] Vipperla K, O'Keefe S J. The microbiota and its metabolites in colonic mucosal health and cancer risk[J]. Nutr Clin Pract, 2012, 27(5): 624-635.

[38] Vizcaino M I, Crawford J M. The colibactin warhead crosslinks DNA[J]. Nat Chem, 2015, 7(5): 411-417.

[39] Wang T, Cai G, Qiu Y, et al. Structural segregation of gut microbiota between colorectal cancer patients and healthy volunteers[J]. ISME J, 2012, 6(2), 320-329.

[40] Weir T L, Manter D K, Sheflin A M, et al. Stool microbiome and metabolome differences between colorectal cancer patients and healthy adults[J]. PLoS One, 2013, 8(8): e70803.

[41] Yang Y, Weng W, Peng J, et al. *Fusobacterium nucleatum* increases proliferation of colorectal cancer cells and tumor development in mice by activating toll-like receptor 4 signaling to nuclear factor-kappaB, and up-regulating expression of microRNA-21[J]. Gastroenterology, 2017, 152(4): 851-866.

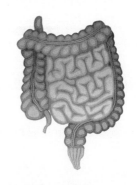

第六章

肿瘤免疫和大肠癌的
免疫治疗

唐 瑶 涂水平

肿瘤免疫治疗是指应用免疫学原理和方法,通过激发和增强机体抗肿瘤免疫应答的能力,协同机体免疫系统杀伤肿瘤细胞并抑制肿瘤生长。肿瘤免疫治疗近年来取得了显著进展,特别是针对免疫检查点的抗体药伊匹木单抗(ipilimumab)、纳武单抗(nivolumab)已经被美国食品药品监督管理局(FDA)批准用于临床治疗晚期黑色素瘤,标志着肿瘤免疫治疗进入了新时代,成为难治性、转移性肿瘤患者的新希望。大肠癌发病率高,患者被确诊时大多已是晚期,对化疗药物的耐药性较强,复发率较高,因而预后总体较差。目前,开展了抗PD-1/PD-L1和抗CTLA-4抗体治疗大肠癌的临床试验,其中有些治疗效果显著,显示了良好的应用前景。

[通信作者] 涂水平,Email: tushuiping@yahoo.com

第一节 肿瘤免疫

一、肿瘤免疫概述

肿瘤免疫治疗是应用免疫学原理和方法，提高肿瘤细胞的免疫原性和对效应细胞杀伤的敏感度，激发和增强机体抗肿瘤免疫应答，应用免疫细胞和效应分子输注宿主体内，协同机体免疫系统杀伤肿瘤、抑制肿瘤生长。从1891年美国医师William Coley用链球菌及细菌毒素治疗肿瘤的试验开始，科学家就提出了利用机体自身免疫功能攻击并消灭肿瘤的设想，并进行了各种尝试和漫长的探索。20世纪60年代Burnet和Thomas提出了"免疫监视"理论，认为机体中出现的突变肿瘤细胞能被免疫系统所识别并清除，为肿瘤免疫治疗奠定了理论基础。1984年，美国国立癌症研究（National Institutes of Health，NIH）院史蒂夫·罗森伯格（Steve Rosenberg）等应用白介素2（IL-2）治愈第一例肿瘤患者，给肿瘤免疫治疗带来了一线曙光。随后，各种肿瘤免疫疗法如单克隆抗体、细胞因子、过继性免疫细胞等不断涌现并相继用于临床，但由于疗效欠佳且缺乏普遍性，只能作为大部分肿瘤治疗的备选方案。直到2010年，针对免疫检查点的抗体，抗细胞毒性T淋巴细胞相关抗原4（cytotoxic T lymphocyte associated antigen-4，CTLA-4）单抗和抗程序性细胞死亡蛋白1（programmed cell death protein 1，PD-1）单抗成功治疗晚期黑色素瘤和表达嵌合抗原受体的自体T细胞疗法（CAR-T）成功治疗白血病和淋巴瘤，由于其卓越的疗效和创新性，"癌症的免疫治疗"被美国*Science*杂志列为2013年十大科学突破之首，并提出癌症可以治愈的设想。目前美国食品药品监督管理局（Food and Drug Administration，FDA）已经批准CTLA-4单抗和PD-1单抗用于治疗晚期黑色素瘤和非小细胞肺癌（non-small cell lung cancer，NSCLC）。肿瘤免疫治疗有望成为继手术、化疗、放疗和靶向治疗后肿瘤治疗的新手段。

消化道肿瘤是全世界发病率最高的恶性肿瘤之一，大多数患者在被确诊时已处于晚期。对于早期发现的消化道肿瘤，治疗的主要方法为手术切除，根据肿瘤分期进行术后辅助治疗；对于晚期消化道肿瘤，主要的治疗方法是化疗和放疗，只能适当延长患者的生存期。由于消化道肿瘤对化疗药物的耐药性强，复发率和转移率高，患者的预后均较差。迄今，晚期消化道肿瘤患者可供选择的治疗方案并不多，迫切需要新兴的治疗手段，而免疫治疗便是希望之一。

二、肿瘤免疫监视和免疫逃逸

近年来，随着对肿瘤的分子生物学和基因组学研究的深入，人们对恶性肿瘤的生物学特征（肿瘤标志物）的认识逐步加深，从细胞无限增殖、失去生长抑制、细胞凋亡耐受、复制永生化、诱导血管生成、侵袭和转移方面，发展至基因组不稳定和突变、促肿瘤炎症、免疫逃逸和能量代谢异常等方面，其中一个重要特征就是关于肿瘤细胞免疫逃逸和免疫耐受的能力。免疫系统识别、杀伤并及时清除体内异常增生细胞、防止肿瘤发生的功能称为免疫监视。近年来研究者发现，免疫系统在清除部分肿瘤细胞的同时，也对另一部分肿瘤细胞的生物学特性进行重塑，这一功能被称为免疫编辑。

研究表明，肿瘤细胞与机体免疫系统存在三种状态：清除、对抗和逃逸。大部分明确诊断的肿瘤患者处于免疫逃逸阶段。免疫逃逸的机制可能源于肿瘤细胞的抗原表达缺失或者免疫耐受环境的建立。虽然胃肠肿瘤并不是传统意义上的免疫原性恶性肿瘤，但是多项研究均证实肿瘤内肿瘤浸润淋巴细胞的数量与肿瘤进展和预后密切相关。肿瘤内浸润的淋巴细胞过少或失活，不能及时杀灭清除肿瘤细胞，导致肿瘤细胞无限增殖。在肿瘤内浸润淋巴细胞中，杀伤性 T 细胞是抗肿瘤免疫的主要细胞。T 细胞的增殖和激活受许多因子调控，其中共刺激分子或抑制分子，如诱导性 T 细胞共刺激分子（inducible T cell co-stimulator, ICOS）、腺苷 A2a 受体和淋巴细胞激活基因 3（lymphocyte activation gene 3, *LAG3*）、*CTLA-4* 和 *PD-1* 等，共同参与抗原呈递，在 T 细胞的增殖和活化中起重要作用。研究表明，在部分肿瘤组织中，抑制分子 CTLA-4 和 PD-1 过度表达，通过与它们各自的配体结合，抑制 T 细胞的增殖和激活，从而产生免疫抑制。最近的临床研究已显示，应用免疫调节点抑制剂——抗 CTLA-4 抗体和抗 PD-1/PD-L1 抗体，通过阻断 T 细胞的抑制通路、激活内源性 T 细胞发挥抗肿瘤功能，拥有良好的肿瘤治疗前景。

三、肿瘤免疫治疗的基本方法

免疫治疗的主要方法包括被动免疫治疗、主动免疫治疗和非特异性免疫治疗。被动型免疫治疗是将具有抗肿瘤活性的免疫制剂或细胞传输给肿瘤患者，以达到治疗肿瘤的目的，包括单克隆抗体治疗和过继性细胞治疗。

主动免疫治疗是以肿瘤疫苗为主的治疗，但肿瘤疫苗不是用于对肿瘤发生的预防性接种，而是对已患病者进行免疫接种，激发肿瘤患者机体产生对肿瘤的特异性免疫应答，作为治疗或预防复发使用。肿瘤疫苗发挥抗肿瘤作用的主要机制是其表达有肿瘤抗原，接种后能诱导机体免疫系统产生肿瘤特异性细胞毒性T淋巴细胞（CTL），进而杀死肿瘤细胞。

非特异性免疫治疗是指使用免疫细胞刺激剂或免疫负调控阻断剂，非特异性地提高机体总体T细胞抗肿瘤免疫应答能力。免疫细胞刺激剂主要包括肿瘤坏死因子α（TNF-α）、IL-2、咪喹莫特和卡介苗，均已被美国FDA批准用于不同肿瘤的临床治疗。

近年免疫治疗最大的进展之一是应用免疫负调控抑制剂，也称为免疫检查点的单克隆抗体治疗肿瘤。其原理是通过阻断T细胞的抑制通路，激活内源性T细胞，从而发挥抗肿瘤功能。多个抗CTLA-4抗体和抗PD-1/PD-L1抗体已被美国FDA批准用于恶性间皮瘤、晚期黑色素瘤、非小细胞肺癌和肾癌等肿瘤的治疗。

第二节 抗PD-1/PD-L1和抗CTLA-4抗体治疗大肠癌

一、抗PD-1/PD-L1抗体治疗大肠癌

大肠癌是消化道肿瘤中最常见的恶性肿瘤，也是全世界肿瘤相关性死亡的主要病因之一。约15%的结肠癌由DNA错配修复（*MMR*）基因缺陷所致，其中遗传性非息肉病性大肠癌（HNPCC）占3%～5%，散发性结肠癌占10%～15%。dMMR也存在于其他肿瘤类型包括胃癌、小肠癌、子宫内膜癌、前列腺癌和卵巢癌等。

2015年，ASCO大会公布了一项抗PD-1抗体派姆单抗（pembrolizumab）治疗dMMR晚期大肠癌（NCT01876511）Ⅱ期研究结果。研究入组32例患者，dMMR大肠癌（11例）、错配修复完整（proficient mismatch repair, pMMR）大肠癌（21例）和dMMR其他肿瘤（9例），患者给予每2周派姆单抗10 mg/kg静脉注射。结果显示，dMMR大肠癌组20周时的免疫相关客观反应率（immune-related objective response rate, irORR）和免疫相关无进展生存率（immune-related progression free survival, irPFS）分别为40%和78%，dMMR其他肿瘤分别为71%和67%；而pMMR大肠癌组，20周时的irORR和irPFS则分别为0和11%。62%的dMMR大肠癌患者出现肿瘤缩小，CEA水平下降，pMMR大肠癌患者则没有检测到响应，dMMR其他肿瘤患者响应率与dMMR大肠癌患者相似，为60%。

该研究还进行了全基因组肿瘤体细胞突变分析,结果显示,dMMR肿瘤平均出现1 782个突变,远远高于pMMR肿瘤的73个突变(P=0.007),而突变数也与irPFS显著相关(P=0.02)。

*MMR*基因所编码的蛋白对修复DNA复制时出现的错误是必须的,dMMR将导致基因组中微卫星DNA不稳定性显著增加。因此,dMMR肿瘤细胞更易发生体细胞突变,突变数量可达pMMR肿瘤细胞的10～100倍,从而表达更多的异常突变蛋白质,更易被免疫系统识别。并且肿瘤组织中有较多淋巴细胞浸润,癌细胞更易表达PD-L1,或许也是dMMR大肠癌比pMMR大肠癌预后好,及PD-1抗体治疗响应率高的原因之一。借此可根据MMR状态推测患者对抗PD-1抗体治疗的反应性。虽然抗PD-1抗体治疗在dMMR大肠癌患者中表现出了良好的效果,但在占据大肠癌85%的pMMR患者中的无响应性,表明还需要发展更加广谱性的大肠癌免疫治疗的药物。

高度微卫星不稳定性(MSI-H)肿瘤也发生更多的基因突变,MSI-H结肠癌对免疫治疗是否也有相似的高反应性值得研究。在2016年ASCO大会上,公布了关于纳武单抗单药或联合伊匹木单抗治疗MSI-H的CheckMate-142研究在更大样本(70例)的MSI-H患者中探索了抗PD-1抗体纳武单抗单药,及其与另一免疫检查点抑制剂抗CTLA-4抗体伊匹木单抗联合使用(30例)的疗效。研究结果显示,纳武单抗单药治疗有效率为25.5%,疾病控制率(disease control rate,DCR)为55.3%,中位起效时间为2.12个月,中位有效时间未达到,近一半患者的有效时间超过15个月;联合治疗有效率为33.3%,DCR为85.2%,中位起效时间为2.73个月,中位有效时间未达到。可见单药和联合治疗均能见到持续有效的患者,且联合治疗有效率高于单药治疗,不良反应可耐受,值得继续进一步研究。

而NCI9673研究则首次探索了纳武单抗在难治性转移性肛门癌中的疗效,由于较为罕见,目前转移性肛门癌还没有标准化的治疗方案,但其发病率逐年上升,全球每年新增约27 000例,80%～90%与人乳头状瘤病毒(human papilloma virus,HPV)感染相关。研究共入组34例可评价的二线以上患者,完全缓解(complete response,CR)率为5.4%,部分缓解(partial response,PR)率为18.9%,DCR为70%,3度以上毒性反应有乏力、贫血、皮疹、甲状腺功能低下;研究同时发现,治疗有效的患者肿瘤组织中CD8、PD-1和PD-L1高表达。该研究在美国试验性治疗临床研究网络(ETCTN)下完成,体现了罕见病研究网络的重要性。

除应用抗PD-1抗体外,最近已开展应用抗PD-L1抗体MEDI4736治疗胃肠肿瘤的研究。一项Ⅰ期临床试验显示,MEDI4736在多种肿瘤患者的治疗中均显示出良好的效用。MEDI4736单药或联合其他免疫治疗药物如曲美木单抗（tremelimumab），治疗进展期胃癌的临床试验正在进行中（NCT02340975）；伊匹木单抗与纳武单抗联合使用治疗dMMR大肠癌患者的临床试验也正在开展（NCT02060188）。

二、抗CTLA-4抗体治疗大肠癌

抗CTLA4抗体是最早被美国FDA批准用于晚期黑色素瘤的免疫检查点抗体。最近一项小型Ⅱ期临床试验，应用抗CTLA-4抗体曲美木单抗治疗了18例晚期胃癌患者，结果显示患者ORR为5%，中位生存期为4.8个月，与国际指南二线化疗结果并无太大差异。另一项单臂Ⅱ期临床试验中，47例患有难治转移性大肠癌的患者接受曲美木单抗单药治疗，入组患者之前大部分接受过西妥昔单抗治疗，该试验中曲美木单抗也没有显示出明显的单药抗肿瘤活性。

虽然单用抗CTLA-4抗体治疗大肠癌未能显示出比化疗更好的疗效，但2016年ASCO会议上报告的CheckMate-142试验结果显示，在MSI-H的转移性大肠癌患者中，纳武单抗和伊匹木单抗联合治疗显示出比单用纳武单抗更好的疗效。联合治疗组80%的病例被证明肿瘤有所减小，而纳武单抗单药治疗组，约51%呈现肿瘤缩小。单药纳武单抗的PFS约为3.7个月；联合治疗组PFS尚未有结果，仍在随访中。研究结果显示出联合免疫治疗大肠癌的良好前景。

第三节　肿瘤免疫治疗评价及存在的问题

一、肿瘤免疫治疗评价

肿瘤免疫治疗有着与传统化疗不同的作用机制和疗效表现形式，免疫治疗药物在体内的作用过程可被分为三个阶段：使用药物后T细胞增殖和免疫功能激活，药物的临床效应达到可以用肿瘤的缩小和患者的表现来衡量，药物在体内发挥作用后使患者生存期延长。因此，传统评价体系如WHO或RECIST标准并不一定能确切地认识和评价免疫治疗的疗效，因此2009年创立了免疫相关疗效评价标准（immune-related response criteria, irCR）。该评价标准将患者的肿瘤负荷评定为一个连续的变量，对多个靶病灶变化的总百分比进行评估，这样的评价方法可以获得总的可测肿瘤负荷的生长动力学变化,而这也是irCR最重要的概念之一,即评估是基于总肿瘤负荷的变化而非主要靶病灶的变化。它整合了全部病灶的变化来评定药物的作用效果,新出现的病灶被列入总病灶进行全面评估,而不再直接被定为疾病本身的进展。但irCR是否可以准确地评估免疫治疗的疗效,还需要更多的临床试验进行验证。

二、肿瘤免疫治疗的问题与展望

肿瘤免疫治疗已经取得了很多新的进展,特别是免疫检查点抑制剂类药物是目前最有前景的免疫治疗药物之一,但该类药物的应用主要局限于恶性黑色素瘤等少数肿瘤,消化道肿瘤相关的免疫治疗临床试验才在陆续开展中,虽然已经取得了可喜的结果,但最终能否应用于临床,还需进行更多、更大规模的临床试验才能确定。

1. 免疫治疗获益人群筛选

近期发表在《柳叶刀·肿瘤》(*Lancet Oncology*)上的关于免疫治疗与化疗的一线头对头比较研究显示:免疫治疗完胜化疗,成为一线的标准治疗。免疫治疗为肿瘤的治疗开辟了一条新的路径,但是目前疗效仍然有限,在目前最有效的肺癌和黑色素瘤患者中,治疗有效率仅20% ~ 25%,即每4 ~ 5例患者中只有1例能获益。但患者一旦获益,有效率较高、持续时间较长。因此,如何筛选出真正能获益的人群,寻找能预测免疫治疗获益的生物标志物,是今后肿瘤免疫治疗有待解决的主要问题之一。

2. 联合用药能否提高PD-1抗体在胃肠道肿瘤中的疗效

免疫治疗在过去3 ~ 5年间已证明对黑色素瘤、肺癌和消化道肿瘤等很多实体肿瘤均有良好的效果。但目前单用一种免疫调节剂仅对20%左右的患者有效,免疫治疗联合化疗和或放疗是否可取得更高的疾病缓解率,尚有待更多的临床研究证实。PD-1通路和CTLA-4通路均在T淋巴细胞的功能调节中起重要作用,前者在肿瘤中起作用,而后者在外周起作用,通过不同的互补机制,联合治疗在多种实体瘤中显示了持续性疗效。2016年,ASCO报道了多项联合免疫治疗肿瘤的研究,包括免疫+免疫联合,如纳武单抗+伊匹木单抗用于复发性小细胞肺癌的Ⅰ ~ Ⅱ期CheckMate-032研究和用于结肠癌的CheckMate-142 Ⅱ期临床研究。结果均证明联合治疗患者的缓解率显著提高,且与肿瘤组织升高的PD-L1表达水平相关。目前有大量的研究正在进行中,譬如如何与化疗、放疗联合应用;如何与新型的靶向药物联合应用,如尝试联合PD-L1抗体阿特珠单抗

（atezolizumab）和MEK抑制剂combimetinib治疗微卫星稳定（MSS）的大肠癌；其他各种联合应用试验都在紧锣密鼓地进行中，曙光乍现，我们期待更大的突破到来。

3. 如何平衡治疗的成本-获益比（cost-to-benefit）

免疫治疗虽然有效，但费用非常昂贵。如何使肿瘤患者获得最好的治疗效果，是肿瘤科医师、患者和政府均需要考虑的问题。未来的肿瘤治疗需要考虑成本-效益比：即用最佳的治疗和合适的价格取得良好的效果。精准医疗时代，就是要寻找标志物和靶点，有了明确的靶点，患者的治疗效果好、缓解率高、生存率高，方能体现治疗的价值，从而规避因为缺少合适的靶点和标志物，患者获益不明、毒性大的风险。

总之，免疫治疗研究的巨大进展预示着肿瘤传统治疗支柱（化疗、放疗及手术治疗）之外的另一大治疗支柱的兴起。与化疗和靶向治疗相比，免疫治疗具有更长效控制肿瘤生长的潜力，而且不良反应更少，是肿瘤有望成为一种可控可治的慢性疾病的主要手段。

参 考 文 献

[1] Ades F, Yamaguchi N. WHO, RECIST, and immune-related response criteria: is it time to revisit pembrolizumab results[J]. Ecancermedicalscience, 2015, 9: 604.

[2] Antonia S J, López-Martin J A, Bendell J, et al. Nivolumab alone and nivolumab plus ipilimumab in recurrent small-cell lung cancer (CheckMate 032): a multicentre, open-label, phase 1/2 trial[J]. Lancet Oncol, 2016, 17(7): 883–895.

[3] Cancer Genome Atlas Network. Comprehensive molecular characterization of human colon and rectal cancer[J]. Nature, 2012, 487(7407): 330–337.

[4] Chung K Y, Gore I, Fong L, et al. Phase II study of the anti-cytotoxic T-lymphocyte-associated antigen 4 monoclonal antibody, tremelimumab, in patients with refractory metastatic colorectal cancer[J]. J Clin Oncol, 2010, 28(21): 3485–3490.

[5] Dolcetti R, Viel A, Doglioni C, et al. High prevalence of activated intraepithelial cytotoxic T lymphocytes and increased neoplastic cell apoptosis in colorectal carcinomas with microsatellite instability[J]. Am J Pathol, 1999, 154(6): 1805–1813.

[6] Eisenhauer E A, Therasse P, Bogaerts J, et al. New response evaluation criteria in solid tumours: revised RECIST guideline (version 1. 1)[J]. Eur J Cancer, 2009, 45(2): 228–247.

[7] Goldstein J, Tran B, Ensor J, et al. Multicenter retrospective analysis of metastatic colorectal cancer (CRC) with high-level microsatellite instability (MSI-H)[J]. Ann Oncol, 2014, 25(5): 1032–1038.

[8] Hodi F S, O'Day S J, McDermott D F, et al. Improved survival with ipilimumab in patients

with metastatic melanoma［J］. N Engl J Med, 2010, 363(8): 711-723.

［ 9 ］ Hoos A, Eggermont A M, Janetzki S, et al. Improved endpoints for cancer immunotherapy trials［J］. J Natl Cancer Inst, 2010, 102(18): 1388-1397.

［10］ Kantoff P W, Higano C S, Shore N D, et al. Sipuleucel-T immunotherapy for castration-resistant prostate cancer［J］. N Engl J Med, 2010, 363(5): 411-422.

［11］ Koopman M, Kortman G A, Mekenkamp L, et al. Deficient mismatch repair system in patients with sporadic advanced colorectal cancer［J］. Br J Cancer, 2009, 100(2): 266-273.

［12］ Le D T, Uram J N, Wang H, et al. PD-1 Blockade in Tumors with Mismatch-Repair Deficiency［J］. N Engl J Med, 2015, 372(26): 2509-2520.

［13］ McNutt M. Cancer immunotherapy［J］. Science, 2013, 342(6165): 1417.

［14］ Nelson B H. The impact of T-cell immunity on ovarian cancer outcomes［J］. Immunol Rev, 2008, 222: 101-116.

［15］ Pagès F, Galon J, Dieu-Nosjean M C, et al. Immune infiltration in human tumors: a prognostic factor that should not be ignored［J］. Oncogene, 2010, 29(8): 1093-1102.

［16］ Ralph C, Elkord E, Burt D J, et al. Modulation of lymphocyte regulation for cancer therapy: a phase II trial of tremelimumab in advanced gastric and esophageal adenocarcinoma［J］. Clin Cancer Res, 2010, 16(5): 1662-1672.

［17］ Robert C, Thomas L, Bondarenko I, et al. Ipilimumab plus dacarbazine for previously untreated metastatic melanoma［J］. N Engl J Med, 2011, 364(26): 2517-2526.

［18］ Schreiber R D, Old L J, Smyth M J. Cancer immunoediting: integrating immunity's roles in cancer suppression and promotion［J］. Science, 2011, 31(6024): 1565-1570.

［19］ Segal N H, Parsons D W, Peggs K S, et al. Epitope landscape in breast and colorectal cancer ［J］. Cancer Res, 2008, 68(3): 889-892.

［20］ Shankaran V, Ikeda H, Bruce AT, et al. IFNgamma and lymphocytes prevent primary tumour development and shape tumour immunogenicity［J］. Nature, 2001, 410(6832): 1107-1111.

［21］ Smyrk T C, Watson P, Kaul K, et al. Tumor-infiltrating lymphocytes are a marker for microsatellite instability in colorectal carcinoma［J］. Cancer, 2001, 91(12): 2417-2422.

［22］ Timmermann B, Kerick M, Roehr C, et al. Somatic mutation profiles of MSI and MSS colorectal cancer identified by whole exome next generation sequencing and bioinformatics analysis［J］. PLoS One, 2010, 5(12): e15661.

［23］ Westin J R, Chu F, Zhang M, et al. Safety and activity of PD1 blockade by pidilizumab in combination with rituximab in patients with relapsed follicular lymphoma: a single group, open-label, phase 2 trial［J］. Lancet Oncol, 2014, 15(1): 69-77.

［24］ Wolchok J D, Hoos A, O'Day S, et al. Guidelines for the evaluation of immune therapy activity in solid tumors: immune-related response criteria［J］. Clin Cancer Res, 2009, 15(23): 7412-7420.

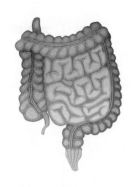

第七章

遗传性大肠癌的
转化医学研究

徐 烨

近年来,基于对遗传性非息肉病性大肠癌(HNPCC)分子生物学的深入研究,其被分为Lynch综合征和家族性结直肠癌X型(familial colorectal cancer type X, FCCTX)。与散发性大肠癌相比,遗传性大肠癌有特殊的临床表现和分子病理学特征,需要给予特殊的治疗和随访方案,同时还需要对患者的家族成员给予恰当的遗传咨询和肿瘤预防。因此,及时诊断遗传性结直肠肿瘤是临床工作的重要内容,也是目前临床肿瘤学研究的热点。

[通信作者] 徐烨,Email: xu_shirley021@163.com

第一节　遗传性大肠癌概述

遗传性结直肠肿瘤占大肠癌的3% ～ 5%，临床上通常按照患者结直肠内息肉发生的数目将遗传性大肠癌分为两大类：一类是以结直肠内大量息肉为特征的遗传性结直肠息肉病（hereditary colorectal polyposis）；一类是结直肠内息肉数目较少（通常<10枚）的遗传性非息肉病性大肠癌（HNPCC）。

根据结肠内息肉的病理类型，遗传性结直肠息肉病又可分为腺瘤性息肉病综合征和错构瘤息肉病综合征两类。腺瘤性息肉病综合征包括家族性腺瘤性息肉病（familial adenomatous polyposis, FAP）及其变异型、*MYH*基因相关性息肉病（MYH-associated polyposis, MAP）；错构瘤息肉病综合征包括黑斑息肉综合征（Peutz-Jeghers syndrome, PJS）、家族性幼年性结肠息肉病（familial juvenile polyposis coli, FJPC）、PTEN错构瘤肿瘤综合征（PTEN hamartoma tumor syndrome, PHTS）、遗传性混合息肉病综合征（hereditary mixed polyposis syndrome, HMPS）等一系列疾病。

近年来，基于对HNPCC分子生物学的深入研究，其被分为Lynch综合征（LS）和家族性结直肠癌X型（FCCTX）。

与散发性大肠癌相比，遗传性大肠癌有特殊的临床表现和分子病理学特征，需要给予特殊的治疗和随访方案，同时还需要对患者的家族成员给予恰当的遗传咨询和肿瘤预防，因此，及时诊断遗传性结直肠肿瘤是临床工作的重要内容，也是目前临床肿瘤学研究的热点。

第二节　遗传性非息肉病性大肠癌

一、遗传性非息肉病性大肠癌的特点

遗传性非息肉病性大肠癌（HNPCC）占大肠癌的3% ～ 5%，呈现家族聚集和垂直遗传的常染色体显性遗传特征。具有明显的家族史和临床特征：① 发病年龄早，中位年龄约44岁，较散发性大肠癌提前约20年；② 肿瘤多位于近端结肠，约70%位于脾曲近侧；③ 同时或异时性多原发大肠癌多见，结肠不全切除后10年内约40%再发；④ 患者和家族成员容易发生结直肠外恶性肿瘤，包括子宫内膜癌、卵巢癌、胃癌、小肠癌、肾盂输尿管癌等；⑤ 肿瘤多呈膨胀性生长而非浸润性生长，富含黏液，以黏液腺癌和印戒细胞癌多见，常伴有大量淋巴细胞浸润或类似克罗恩病样淋巴反应；90%的大肠癌细胞呈双倍体或近双倍体。

1895年，第一个HNPCC家族被Aldred S Warthin医师首先发现并报道，引起临床医师的关注，随后一系列的病例报告使人们对该疾病有了更多的认识。1952年，Henry Lynch通过对HNPCC家系的系统研究，确定该疾病为常染色体显性遗传疾病。

研究发现大部分HNPCC肿瘤具有高度微卫星不稳定（MSI-H），由此想到该疾病可能是由于 *MMR* 基因缺陷造成。1993年，Fishel在HNPCC家系中发现了 *MMR* 基因的种系突变。他将HNPCC定义为：由于 *MMR* 基因种系突变造成的可累及多个脏器的遗传性癌症综合征。为了表彰Henry Lynch所做的贡献，HNPCC又被称为Lynch综合征。

HNPCC的诊断以往主要依靠详细的家族史，1990年，国际遗传性非息肉病性大肠癌合作小组制订了HNPCC的临床诊断标准——Amsterdam标准，该标准为临床诊断HNPCC提供了依据，但是，该标准无法诊断小家系或者新发的HNPCC，并且没有体现出肠外肿瘤在HNPCC诊断中的价值。为此，1998年，该小组对Amsterdam标准做了修订，制定了Amsterdam标准Ⅱ，将子宫内膜癌、小肠癌、肾盂/输尿管癌纳入诊断标准。考虑到新发病例和小家系中HNPCC的漏诊可能，2004年，国际遗传性非息肉病性大肠癌合作小组又制定了Bethesda标准，用于筛选出可疑HNPCC患者，接受进一步的分子生物学诊断。该标准沿用至今（见表7-2-1）。

近年来，随着对HNPCC临床特征和分子生物学特征的深入研究，发现部分临床上符合HNPCC诊断标准的家系并没有携带 *MMR* 基因的种系突变，并且所发生的肿瘤也不具有微卫星不稳定（MSI），临床上多表现为家族中受累成员少、发病年龄较晚、近端结肠少见、较少发生多原发癌、黏液腺癌或低分化癌少，提示部分HNPCC家系有着不同的发病机制。为此，Lynch等人将HNPCC分为Lynch综合征和家族性结直肠癌X型（FCCTX），前者特指具有错配基因种系突变或肿瘤具有MSI的HNPCC家族，后者指不具备上述特征的家系。FCCTX的发病机制目前尚不明确，本章节仅详细介绍Lynch综合征。

临床病理特征中以肠外肿瘤为许多研究的热点话题。起初，当确立Lynch综合征这一疾病时，子宫内膜癌即为主要的肠外肿瘤。随后研究者发现，胃癌、

表7-2-1　HNPCC临床诊断标准的具体要求及特点

标　准	年份	具体要求	特　点
Amsterdam 标准 I	1990	① 家族中至少有3例大肠癌患者；② 必须有至少两代人发生大肠癌；③ 家族中患者至少有1例的发病年龄低于50岁；④ 除外家族性遗传性息肉病及其他遗传性大肠癌；⑤ 肿瘤需经组织病理学证实	特异度高；但该标准未将肠外肿瘤列入其中，由此产生较高的漏诊率；且此项标准较严格，不适合小家系的筛查
Amsterdam 标准 II	1998	① 家族中至少有3例Lynch综合征相关的肿瘤患者，包括大肠癌、子宫内膜癌、小肠癌、输尿管癌及肾盂肾癌，其中至少一例为大肠癌；② 必须有至少两代人发生大肠癌；③ 家族中患者至少有1例的发病年龄低于50岁；④ 除外家族性遗传性息肉病及其他遗传性大肠癌；⑤ 肿瘤需经组织病理学证实	该标准未将胃癌、肝癌等肠外肿瘤列入其中，由此产生一定的漏诊率；且与 I 型标准一样，此项标准较严格，也不适合小家系的筛查
Bethesda 指南	2004	① 50岁之前就发生大肠癌的患者；② 任何年龄段的患者，发生同时和异时性多原发性的大肠癌，或者是与Lynch综合征相关的肿瘤；③ 60岁以下，大肠癌标本中检测到高度微卫星不稳定(MSI-H)现象或特征性组织学表现；④ 一级亲属中至少有一个发生肿瘤且与Lynch综合征相关；⑤ 不论发病年龄，至少有两个一级或二级亲属发生结直肠肿瘤或Lynch综合征相关肿瘤	作为错配修复(MMR)基因蛋白检查/微卫星不稳定(MSI)检查的筛查标准，具有较高的敏感度及特异度；但也存在28%的Lynch综合征患者漏诊

小肠癌、肝胆系统肿瘤、肾盂输尿管癌及卵巢癌的发病率也在此综合征的家族中明显增多。2008年的相关研究将胶质母细胞瘤亦纳入肠外肿瘤谱中。最新的一系列研究证实，胰腺癌、乳腺癌、前列腺癌、肾上腺皮质肿瘤亦是Lynch综合征相关的肠外肿瘤。

二、Lynch综合征的特点

Lynch综合征是一种常染色体显性遗传病，外显率约为80%。与DNA *MMR*

基因的种系突变有关,50% ～ 80%的Lynch综合征患者会发生大肠癌,约占所有大肠癌的3%。

1. Lynch综合征的遗传学基础

目前的研究表明,Lynch综合征是由于*MMR*基因突变所致。*MMR*基因发生截断,导致该基因不能翻译出成熟的蛋白,从而不能纠正DNA复制的错误。其中临床最常见的有以下四种基因:*MSH*2、*MLH*1、*PMS*2、*MSH*6。主要以*MSH*2及*MLH*1突变为主,占80% ～ 90%。*MSH*6突变占7% ～ 10%,*PMS*2突变则小于5%。近些年的研究还发现了1% ～ 3%的Lynch综合征患者携带有*EPCAM*基因突变/缺失(见图7-2-1)。

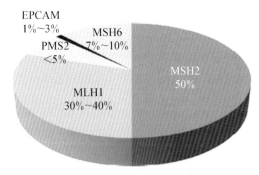

图7-2-1　Lynch综合征患者突变基因的比例

由于*MMR*基因种系突变导致发生在人类基因组中短小重复序列(少于10个碱基)的突变不能被修复,引起这些重复序列片段的丢失或增加,造成微卫星长度改变,即微卫星不稳定(MSI)。在关键基因编码区域微卫星片段的MSI是引起相关癌症的主要原因。根据微卫星的稳定状态可分为高度微卫星不稳定(MSI-H)、低度微卫星不稳定(MSI-L)及微卫星稳定(MSS)三类。

MSI已常规应用在Lynch综合征的分子诊断中。通常选取Bethesda标志物:BAT-26、BAT-25、D2S123、D5S346和D17S250这5个位点作为检测点,若有2个以上位点表现为MSI(+)即为MSI-H,若1个位点表现为MSI(+)则为MSI-L。如在以上5个位点基础上再选取BAT-40、BAT-34ca、TGF-β R Ⅱ、ACTC等作为检测位点,则≥30%的标志物阳性为MSI-H,<30%的标志物阳性为MSI-L,没有标志物阳性则为MSS。MSI状态与突变的*MMR*基因有关,若*MLH*1或*MSH*2突变无法进入激活状态,会出现高水平的MSI;而*MSH*6基因发生突变则只会引起MMR活性下降及MSI-L。

2. Lynch综合征的基因型和表型

Lynch综合征最终的确诊依赖于对基因的检测,携带有*MMR*基因种系突变被公认为诊断Lynch综合征的金标准。

不同*MMR*基因突变与患者的临床表型密切相关。例如相比于*MLH*1,*MSH*2突变家族中更易出现肠外肿瘤而结直肠肿瘤的发生率则较低。*MSH*6突变则与胃肠道肿瘤及子宫内膜癌密切相关,发病年龄相对较晚(见表7-2-2)。

表7-2-2 Lynch综合征不同基因突变型及临床表型

突变基因	临 床 表 型
*MLH*1	结直肠肿瘤为主，肠外肿瘤少于*MSH*2突变
*MSH*2	较多的肠外肿瘤
*MSH*6	较多的子宫内膜癌；肿瘤常常表现为MSI-L
*PMS*2	较多的大肠息肉；恶性肿瘤较少
EPCAM	MSH2蛋白表达缺失；肠外肿瘤风险低；子宫内膜癌较多

3. Lynch综合征的治疗方法

（1）手术治疗：Lynch综合征患者发生多原发大肠癌或肠外恶性肿瘤的概率很高。患者行结肠区段切除术后，10、20、30年内再发结肠癌的概率分别为16%、41%、62%。因此，Lynch综合征患者结直肠手术方式的选择，焦点在于预防异时性多原发肿瘤，同时需要兼顾患者的生活质量，是仅行患病区域的标准根治术，还是选择预防性结肠次全切除或全结直肠切除。

从预防角度看，如癌灶位于结肠，应行预防性全结肠切除+回肠-直肠吻合，术后对直肠行定期检查；如癌灶位于直肠，则行全结直肠切除+回肠储袋-肛管吻合；如肛管亦有累及则行全大肠切除+回肠造瘘，可大大减少异时性腺瘤及癌的发生。Kalady等人报道，全结肠切除术与肠段切除患者相比，异时性多原发癌发生率分别为6%和25%，异时性多原发腺瘤的发生率分别为33%和11%。但是，考虑到HNPCC患者预后较好，即使发生异时性多原发大肠癌，再次手术切除也能取得良好的预后，如果能够进行密切的结肠镜随访，及时对所发现的早期癌或腺瘤进行处理，也是一种治疗的选择；特别是避免了患者因为全结肠切除后造成的生活质量下降。不同手术方式的优点及支持依据**见表7-2-3**；各手术方式患者的预后情况**见表7-2-4**。

基于复旦大学附属肿瘤医院的经验，我们认为对于初发大肠癌的Lynch综合征患者应综合考虑其临床分期、预后、患者预期寿命、随访条件及个人意愿等，向患者提出预防性手术的建议供选择，在患者知情同意的前提下才考虑行预防性手术治疗。此外，由于国内越来越多的小家系的出现，单靠临床标准来诊断往往不足，故应尽可能行术前肿瘤组织的MSI或MMR基因蛋白检测，来支持Lynch综合征的诊断，为手术方式的选择提供依据。

对于Lynch综合征相关的肠外肿瘤如子宫内膜癌、卵巢癌等，是否要行预防

表7-2-3 不同手术方式的优点及支持依据

手 术 方 式	优点及支持依据
预防性结肠次全切除或全结直肠切除(扩大切除)	① 可以避免或减少异时多原发大肠癌的风险,并且避免了HNPCC患者终身对残留结肠进行结肠镜检查以及漏诊的风险。② 研究表明,扩大切除术对于异时性腺瘤发生情况而言,区域切除组远远高于扩大切除组(23.4% vs 9.6%);对于异时性癌发生情况而言,区域切除组远远高于扩大切除组(23.5% vs 6.8%);异时性癌再次手术切除难度较大
区域部分大肠切除(区域切除)	① 避免切除全结肠或全大肠造成的生活质量下降;② 术后并发症尤其是吻合口漏发生率,节段性切除手术较低,而扩大切除组最高可达53%;③ 虽然区域性切除组发生异时性腺瘤及癌较多,但事实上散发性大肠癌患者在术后两年内发生异时性腺瘤及癌的比例也高达25%和4%;且即使发生异时性癌,再次手术切除后并不影响总生存;④ 术后的生活质量及肠道功能状态比较中,区域切除患者明显优于扩大切除患者

表7-2-4 Lynch综合征区域切除(SC)及扩大切除(TC)患者的10年生存情况

作 者	年份	N(SC/TC)	A(SC)	A(TC)	B(SC)	B(TC)	OS(SC)	OS(TC)
Vasen,等	1993	54(37/17)	27.0%	11.8%	21.6%	11.8%	未报道	未报道
Kalady,等	2010	296(253/43)	33.0%	11.0%	25.0%	8.0%	未报道	未报道
Natarajan,等	2010	106(69/37)	未报道	未报道	33.3%	10.8%	76.8%	86.5%
Parry,等	2011	382(332/50)	未报道	未报道	22.0%	0.0%	97.0%	98.0%
Stupart,等	2011	60(39/21)	17.9%	4.8%	21.0%	9.5%	62.0%	76.0%
Kalady,等	2012	50(50/0)	39.4%	未报道	15.2%	未报道	未报道	未报道
总 体		948(780/168)	23.4%	9.6%	23.5%	6.8%	90.7%	89.8%

注:A(SC),异时性腺瘤(区域切除);A(TC),异时性腺瘤(扩大切除);B(SC),异时性肠癌(区域切除);B(TC),异时性肠癌(扩大切除);OS(SC),10年总生存(区域切除);OS(TC),10年总生存(扩大切除)

性切除目前尚有争议。有研究发现预防子宫附件切除患者肿瘤发生明显低于未切除患者，遗传咨询时对无生育要求及绝经后Lynch综合征患者，可以建议行预防性子宫及双侧附件切除术。

（2）辅助化疗：Lynch综合征对比散发性大肠癌的放化疗效果是否一致，目前尚无定论。有研究表明，以氟尿嘧啶类单药辅助化疗对于MSI-H的Ⅱ、Ⅲ期大肠癌患者效果不佳。有学者认为MSI-H可作为大肠癌的独立判定因素，发现含伊立替康的治疗对MSI-H的大肠癌更为有效。目前对于Lynch综合征患者的辅助治疗（化疗、放疗）仍然参考散发性肠癌相同策略进行，如欧洲肿瘤学会认为Lynch综合征患者行化疗应与散发性的大肠癌一致。

（3）阿司匹林的应用：阿司匹林对大肠癌的预防有显著效果。有试验显示出非类固醇抗炎药和阿司匹林可降低散发结直肠腺瘤性息肉或大肠癌的发生率。阿司匹林也可以用来预防Lynch综合征患者家系中的肿瘤发生，但其作用机制不是通过抑制COX表达发生作用，而是通过调节*MMR*基因的表达发生作用。有国外学者对有*hMLH*1、*hMSH*2和*hMSH*6缺陷的大肠癌细胞株进行培养，发现用阿司匹林和舒林酸处理的细胞株能减少MSI表型的发生，使得细胞遗传选择上保持MSS。国内也有学者建议使用阿司匹林来进行个体化针对性的治疗Lynch综合征患者。目前较权威的一项临床试验CAPP2（注册号ISRCTN59521990）于2011年在《柳叶刀》（*Lancet*）杂志上公布了最新的研究结果，该研究入组了861例Lynch综合征患者，随机分为试验组（每日服阿司匹林600 mg，平均服用时长25个月）及对照组（安慰剂）。7个月的随访发现，试验组（427例）较对照组（434例）恶性大肠癌的发生例数明显减少（18例 *vs* 30例）（$P<0.05$）。该研究表明阿司匹林对于预防Lynch综合征患者大肠癌的发生有一定作用。

4. 患者及家族成员的随访及预防

定期的肠镜检查是Lynch综合征患者结直肠肿瘤筛查的最佳方式，尤其是那些已知携带*MMR*基因突变但尚未发现结直肠肿瘤的患者。有研究显示，肠镜筛查不仅可以减少结直肠肿瘤的发生，还可以显著降低存在*MMR*突变基因的Lynch综合征患者的病死率。一项跨度为15年的研究对133例（每3年肠镜检查1次）和119例（无肠镜检查）Lynch综合征的家族成员进行比较，发现肠镜检查组比无检查组降低了62%的大肠癌风险，并且检查组中无死亡病例；而无检查组中有9例死于大肠癌。美国癌症综合网的相关建议：*MMR*突变基因携带者自20 ~ 25岁开始行结肠镜检查，每隔1 ~ 2年进行一次。

1978年，Lynch提出了预防性全子宫双附件切除被用于35岁以上无生育要求的*MMR*基因突变携带者。随后相继有学者报道了相关经验，证实预防性切除的重要性。Ketabi等基于19 334例子宫内膜癌患者数据结果,发现预防性子宫附件切除针对明确携带有 *MMR* 基因突变者更有意义。目前认为,对于Lynch综合征患者及其家族女性成员,应由妇科肿瘤专家进行定期检查,包括子宫附件超声检查、子宫内膜活检等,同时向患者进行相关知识宣教,便于尽早诊治。此外,35岁开始还应进行胃镜检查,以及一般体格检查、腹部超声检查。相关部位及随访监测策略见表7-2-5。

表7-2-5 Lynch综合征相关部位及随访监测策略

不 同 器 官	随访监测策略
大肠癌	预防大肠癌主要依靠肠镜检查,18岁起两年一次,40岁后一年一次
妇科肿瘤(子宫内膜癌、卵巢癌)	证据有限,目前无针对卵巢癌较好的随访监测策略;但临床上较多仍以每年一次B超检查及子宫内膜活检为主要监测手段
上泌尿系统肿瘤(肾盂输尿管癌)	自30岁起每年需行尿脱落细胞学检查(需要非常有经验的病理学家)及超声波检查

第三节 遗传性结直肠息肉病

遗传性结直肠息肉病以结直肠内分布大量息肉为其临床特征。临床上,肠镜检查见结直肠内有超过10个以上息肉时,即应考虑遗传性结直肠息肉病可能。根据病理特征,将遗传性结直肠息肉病分为两大类:腺瘤性息肉病和错构瘤性息肉病。

一、腺瘤性息肉病

1. 腺瘤性息肉病概述

腺瘤性息肉病是由不同基因种系突变引起的一类遗传综合征,以家族性腺瘤性息肉病(FAP)最为常见,由 *APC* 基因的种系突变造成,为常染色体显性遗传性疾病,发病率为1/7 000 ～ 22 000,约占大肠癌的1%。依据患者肠道腺瘤数量的多少,FAP又可分为腺瘤数目较多的经典型家族性腺瘤性息肉病(classical familial adenomatous polyposis，CFAP）和腺瘤数目相对较少的轻表型家族性腺瘤性息肉病（attenuated FAP，AFAP）。由于FAP常合并肠外病变，因此FAP合并某些肠外病变如皮脂腺囊肿、硬纤维瘤、脂肪瘤等骨软组织肿瘤时又被称为Gardner综合征，FAP合并脑肿瘤时又被称为Turcot综合征。

近年来对腺瘤性息肉病的深入研究发现，有一类腺瘤性息肉病患者呈隐性遗传模式，由*MYH*基因的双等位基因种系突变引起，此类患者被称为MYH相关性息肉病（MYH-associated polyposis，MAP）。

2. 家族性腺瘤性息肉（FAP）

（1）临床表现：以遍布于结直肠的成百上千枚不同大小的腺瘤为特征，大多数患者息肉生长于儿童时期，10岁以后可开始出现腺瘤，随着腺瘤增大和数量增多，引起排便习惯改变、便秘、腹泻、腹痛、便血和贫血等症状就诊而被发现。部分患者还伴发结肠外病变，如胃息肉、十二指肠息肉、硬纤维瘤、先天性视网膜色素上皮增生等。70%的FAP患者有明确的家族史。

一般FAP腺瘤的直径<1 cm，多数是宽基底，直径>2 cm的腺瘤通常有蒂。尽管单枚息肉的恶变倾向很小，但当大量息肉密集时，恶变概率随之提高，腺瘤数目越多癌变机会越大。至45岁时几乎所有FAP患者都会发生腺瘤癌变。

APAP患者的腺瘤数目通常为10～100枚，且呈右半结肠分布趋势；腺瘤发生晚（平均34岁）、恶变晚（平均57岁）、恶变率稍低（60%），如不治疗，患者死于大肠癌的时间晚（平均59岁）；常伴胃及十二指肠腺癌（50%～66%），伴发硬纤维瘤较少（10%）。CFAP和AFAP的临床特征见**表7-3-1**。

（2）基因型与表型：*APC*基因较大，发生于*APC*基因不同位点的突变临床表现有很大区别。例如，位于密码子1 250～1 464处的突变患者的腺瘤负荷高，通常超过1 000枚，甚至数千枚。3′端到密码子1 550处和1 445～1 580的突变

表7-3-1　经典型家族性腺瘤性息肉病（CFAP）与轻表型家族性腺瘤性息肉病（AFAP）
　　　　的临床特征

分　型	腺瘤息肉数	发病年龄	平均癌变年龄	癌变率
CFAP				100%
严重型	<1 000枚	20岁前	34岁	
中间型	100～1 000枚	10～30岁	42岁	
AFAP	<100枚	30～50岁	50～55岁	69%

与硬纤维瘤相关,此区域突变的患者手术后并发硬纤维瘤的累积风险为85%,而未行手术治疗的患者仅为10%。

3. MYH 相关性息肉病(MAP)

MAP患者一般有10枚以上遍布全结肠的息肉;2/3的患者息肉数量≤100枚,约1/3的患者息肉数量>100枚,有的甚至达到1 000枚。腺瘤主要发生在左半结肠(71%),可伴发肠外疾病,如乳腺癌、胃癌、骨瘤、先天性视网膜色素上皮肥大和十二指肠息肉已有报道,但发生率较低。

MAP由 *MUTYH* 双等位基因的种系突变所致,该基因位于染色体1p34.1,编码1个高度保守的DNA转葡萄糖激酶。*MYH* 突变在人群中的发生率报道不一,有研究估计在英国人群中 *MYH* 基因突变率为2%,有报道检测的突变率高达39.6%,而有的研究未能发现任何突变。

4. 腺瘤性息肉病的治疗

由于腺瘤性息肉病患者腺瘤多、癌变率高,因此,腺瘤性息肉病外科治疗的核心是在合适的时间给予患者合适的预防性手术。以下以FAP为例,阐述治疗的选择和考量因素。

(1)结直肠息肉的外科治疗:目前临床上对于FAP的结直肠息肉仍主要采取外科手术治疗。FAP的手术方式大致有三类:全结直肠切除(total proctocolectomy,TPC)+回肠末端造口术、全结直肠切除(TPC)+回肠储袋-肛管吻合术(ileal pouch-anal anastomosis,IPAA)(TPC/IPAA)、全结肠切除(total colectomy,TAC)+回肠-直肠吻合术(ileorectal anastomosis,IRA)(TAC/IRA)。

TPC切除全部结直肠和肛门,无残余肠段复发和癌变之虑,被认为是最彻底的预防性手术。但该术式有20%～30%的并发症发生率,回肠造瘘给患者带来诸多不便,同时盆腔内解剖易损伤神经而影响膀胱功能和性功能,对年轻人实属不宜,主要适用于直肠息肉数量超过20枚以上或伴有低位直肠癌的患者。此外,有克罗恩病等炎性肠病、肛门括约肌功能低下的患者也应考虑采用。TPC/IPAA切除全部结直肠,保留了肛门的功能,但盆腔结构破坏影响女性生育功能,神经损伤影响膀胱功能和性功能等无法避免,且保留的肛门功能因人而异,适用于腺瘤较多、肛门功能较好、能定期复查的患者。TAC/IRA保留了直肠,盆腔结构无破坏,对患者生活影响最小,但保留的直肠容易发生腺瘤癌变,适用于直肠腺瘤少、能定期肠镜检查和治疗的患者。

手术方式的选择除了需要考虑腺瘤的数量和分布、癌变风险外,还需要综合考量患者的年龄、对生活质量的要求、是否要生育后代、硬纤维瘤的发生风险等多种因素。荟萃分析研究发现，IRA组在肠蠕动频率、夜间排便数、术后30 d内再次手术、排便急迫感显著少于IPAA组。随着内镜技术的发展和广泛应用，各种内镜下治疗成为FAP重要的临床治疗手段，因此，IRA联合肠镜下治疗也是可考虑的选择。

（2）肠外肿瘤的治疗：FAP患者合并十二指肠息肉时癌变率可达5%，需根据十二指肠息肉的诊断分级给予合适的处理（**见表7-3-2和表7-3-3**）。

表7-3-2　FAP患者十二指肠息肉Spigelman分期标准

指　标	Spigelman 1分	Spigelman 2分	Spigelman 3分
息肉数量（枚）	1～4	5～20	>20
息肉大小（mm）	1～4	5～10	>10
组织学	管状	管状绒毛状	绒毛状
异型性	低级别	中度不典型	高级别

注：总分为0～12分。0期：0分；1期：1～4分；Ⅱ期：5～6分；Ⅲ期：7～8分；Ⅳ期：9～12分。Ⅰ期为轻型，Ⅲ～Ⅳ期为严重型

表7-3-3　FAP十二指肠息肉随访及处理策略

Spigelman 分期	随访及处理策略
0～Ⅰ期	胃镜每3年1次
Ⅱ期	胃镜每3年1次
Ⅲ期	超声胃镜每1～2年1次；塞来昔布800 mg×1次/d
Ⅳ期	超声胃镜；考虑手术治疗（保留胰腺/幽门的十二指肠切除）

（3）药物治疗：环氧合酶（COX）是前列腺素合成过程中的一个重要限速酶，催化花生四烯酸最终生成一系列内源性前列腺素。人体中环氧合酶1（COX-1）在正常组织中表达，而COX-2在炎症细胞因子、肿瘤促进因子、生长因子和癌基因的诱导下表达，参与多种病理生理过程（包括肿瘤的发生和发展）。COX-2抑制剂用于结直肠息肉和大肠癌的预防和治疗是目前肿瘤学研究的热点。相关研究表明，COX-2在上述所有遗传性结直肠肿瘤中均有高表达。多个随机对照试验证实，舒林酸（sulindac）、塞来昔布（celecoxib）及罗非昔

布（rofecoxib）等非甾体抗炎镇痛药对减少FAP患者结直肠息肉有着显著效果。Steinbach等报道，与安慰剂组比较，以口服塞来昔布400 mg×2次/d对降低息肉负荷有着非常显著的作用（P=0.003）。

鉴于非甾体抗炎药（舒林酸）及COX-2抑制剂（塞来昔布）对于控制及减少FAP保留直肠手术后的息肉有明显作用，2001年，美国FDA正式批准将塞来昔布用于FAP患者的辅助治疗。目前认为，非甾体抗炎镇痛药物治疗时联合内镜的随访和治疗是有效的手段。需要强调：非甾体抗炎镇痛药可以改善腺瘤情况但不能避免腺瘤癌变，对十二指肠腺瘤的治疗作用尚不确定。

5. 腺瘤性息肉病的随访及监测

对于腺瘤性息肉病患者而言，结直肠预防性或治疗性手术后的随访主要有两个目的：一是监测复发转移，二是预防可能发生的肠外肿瘤。须根据患者的具体情况以及手术治疗方式等，制定个体化的随访计划，在此不一一赘述。

对腺瘤性息肉病家族成员而言，家族中先证者是否能够发现基因突变、突变位点、临床表型等对于制定家族成员的随访计划至关重要。如果先证者突变已知，建议家族成员均接受该突变位点的基因检测，若存在相同突变，则接受定期随访；若未携带突变，则可排除腺瘤性息肉病的可能性，避免困扰。家族中的儿童可在10岁左右进行基因检测。

进行肠镜监测者大肠癌发生率为3%～10%；而因出现症状而就诊的患者，其大肠癌的发生率为50%～70%。CFAP家族成员，肠镜筛查始于10～12岁，携带胚系突变患者每隔两年行一次乙状结肠镜检查，发现息肉后开始每年进行结肠镜监测直至手术治疗。未行基因检测或未检测出基因突变的FAP家族，两年行一次结肠镜检查至40岁，无息肉者可改为3～5年进行一次肠镜检查。AFAP患者的息肉多分布在右半结肠，较少累及直肠，所以优先选择纤维结肠镜用于监测，而非乙状结肠镜。一旦检出腺瘤，需每年肠镜监测直至手术。

由于MAP的临床特征尚不十分明确，其筛查和监控方案也没有统一的意见，临床上往往参考FAP的监测计划。考虑到MAP的发病年龄晚于经典的FAP，所以较多采用比较谨慎的监控方案：从20岁开始，每年或每两年进行一次结肠镜检查。欧洲胃肠监测专家小组建议，MAP患者从18～20岁开始每两年进行一次结肠镜检查，25～30岁始进行胃镜检查，预测性遗传学检查也应在上述年龄段开始检查。

基因检测是诊断MAP的唯一手段，一些专家建议对有FAP和AFAP表现但APC基因变异阴性的患者应推荐MYH基因检测。已发现不同突变的临床表型有差别，如MAP的Y179C纯合子，相比Y179C/G396D复合物杂合子和G396D纯合子的患者，大肠癌发生率明显增高。

二、错构瘤性息肉病

1904年，Albrecht首次使用错构瘤（hamartoma）这一术语，意指在发育中出现错误而形成的肿瘤。此种息肉可以是以异常和紊乱方式排列的正常组织，也可以是一种或几种组织的非肿瘤性、局限性的肿瘤样增生。既往曾认为错构瘤极少恶变，但现在研究发现错构瘤的恶变率较高。临床常见的遗传性错构瘤息肉病综合征虽少见，但种类繁多，其中相对多见的有黑斑息肉综合征（Peutz-Jeghers syndrom，PJS）和家族性幼年性结肠息肉病（fomilial juvenile polyposis coli，FJPC）。

1. 黑斑息肉综合征(PJS)

PJS是一种由*LKB*1/*STK*11基因突变引起的常染色体显性遗传病。临床较少见，发病率约为1/25 000，以皮肤黏膜色素斑、胃肠道错构瘤息肉和家族遗传性为三大临床特征。PJS是错构瘤息肉病综合征的主要代表。

（1）遗传学基础：PJS的由是*LKB*1/*STK*11基因种系突变造成。*LKB*1/*STK*11定位于19p13.3，编码一种丝氨酸/苏氨酸激酶LKB1/STK11。*LKB*1/*STK*11突变类型繁多，但几乎所有的突变都能引起mRNA剪接异常，使STK11蛋白激酶功能发生异常或失活。*LKB*1/*STK*11基因的胚系突变可在60%的家族性和50%的散发性PJS患者中检测出。因此，有学者认为*LKB*1/*STK*11基因突变位点和形式的多样性不仅与遗传背景有关，也可能与PJS患者的生存环境有关。

（2）临床特点和诊断：PJS以皮肤黏膜色素斑、胃肠道错构瘤息肉和家族遗传性为三大临床特征。PJS息肉的特点如下：① 息肉数目多，大小不一，全消化系分布，最好发于空肠上段；② 息肉可引起急慢性腹痛、肠套叠、肠扭转、肠梗阻、胃肠道出血等并发症，以肠套叠最常见，肠套叠发生和STK11状态无关；③ 约60%的患者有明确或可疑家族史，部分可出现隔代遗传，真正散发性PJS非常罕见；④ 随着患者年龄的增长，息肉恶变的风险增加；⑤ 可伴发肠外肿瘤，如乳腺癌、女性生殖系统肿瘤、睾丸支持细胞瘤、神经结神经胶质瘤等。

2003年全国遗传性大肠癌协作组制定的PJS诊断标准为：消化系统多发错构瘤性息肉伴皮肤、黏膜色素沉着，可有或无家族史。典型PJS病例诊断不困难，但临床医师如不熟悉PJS临床病理特点，不重视家族史的调查，仍可造成漏诊。

临床上，PJS需要注意与Cronkhite-Canada综合征相鉴别，后者也可表现为消化系息肉和黏膜色素沉着，但其还有脱发、指（趾）甲萎缩脱落的特征性临床表现。该综合征是一种获得性、非遗传性疾病，发病年龄较晚，可能与感染、缺乏生长因子、砷中毒有关，精神紧张、过度劳累也是其高危因素。

（3）治疗：由息肉引起的各种并发症是PJS患者反复住院治疗的主要原因。目前，手术配合内镜治疗是PJS息肉的主要治疗方式。

手术主要是针对由息肉引起的肠梗阻、套叠、出血、癌变等并发症，对于小息肉、细蒂息肉可采用内镜下电灼烧除或圈套摘除。但由于PJS最好发于空肠上段，而该区域是传统胃镜、结肠镜的检查盲区，因此，双气囊电子小肠镜对于PJS息肉的诊断和治疗具有非常大的优势。另外，内镜也可以在术前、术中和术后三个阶段对手术进行辅助配合。术前内镜检查有助于了解息肉的范围、大小以及对是否需要外科处理做出初步评价。术中内镜检查可了解外科手术探查的"盲区"（如十二指肠水平部）有无息肉、是否梗阻、有无癌变（通过肉眼观察和活检）；同时可对确定肠管切开部位进行指导；对小息肉进行镜下处理（但可能延长手术时间）。术后内镜检查一般在术后3～6个月内进行，对小息肉进一步处理、了解有无新发病灶并及时处理。

2. 家族性幼年性结肠息肉病（FJPC）

FJPC是一种由*BMPR1A*和*SMAD4*基因突变引起的常染色体显性遗传性疾病，发病率约为1/100 000，以结直肠多发幼年性息肉为特征。"幼年性"一词指的是息肉的形态，而不是发病年龄。多数FJPC息肉呈典型的错构瘤特征，但少数可合并腺瘤性息肉。

（1）遗传学基础：研究证实，FJPC的遗传学基础是*BMPR1A*和*SMAD4*基因突变，其中*BMPR1A*突变约占30%。BMPR1A被定位于10q22.3，其突变生成的无功能产物可造成TGF-β/SMAD细胞信号通路中SMAD蛋白复合物失活，从而影响其下游基因的表达，导致肿瘤形成。另有60%多的FJPS患者是由*SMAD4*的突变引起。*SMAD4*是一种抑癌基因，被定位于18q21.1，突变都可引起SMAD4蛋白的功能缺失，从而影响TGF-β/SMAD细胞信号通路下游基因的表达，导致肿瘤的发生。

（2）临床病理特点：根据临床表现的不同FJPC可以分为婴儿型、结肠型和胃肠道弥漫型，各型FJPS有其特殊的临床病理特点。① 婴儿型：较少见，多在出生后数周内出现黏液性腹泻、呕吐、便血等症状，从而继发贫血和营养不良，也可出现肠梗阻、直肠脱垂和肠套叠。如不手术，常死于因消化系出血、肠梗阻及腹泻引起的营养不良。② 结肠型：最常见，息肉数目50 ～ 200枚，多位于乙状结肠和直肠，右半结肠较少，以便血、黏液便及结肠息肉脱垂为主要症状。患者发病年龄早（平均6岁），恶变率较高。③ 胃肠道弥漫型：息肉分布于全消化系，以反复上消化道出血为主要症状；多在儿童和青少年发病，恶变率较高。有11% ～ 15%的FJPS患者可并发先天性畸形，如杵状指（趾）、肥大性肺性骨关节病、脑积水、唇裂、腭裂、先天性心脏病、肠旋转不良、脐疝、隐睾和梅克尔憩室等。另外，FJPS也可伴发结直肠外肿瘤，如胃癌、十二指肠癌、胰腺癌等。

目前尚无通用的FJPS诊断标准，临床上多采用Jass诊断标准：结直肠幼年性息肉数目≥5枚；全胃肠道有幼年性息肉；不论幼年性息肉数目，有家族史者。

（3）治疗：FJPS治疗的关键是清除胃肠道息肉、防止并发症发生。与PJS的治疗一样，手术结合内镜治疗是目前主要的临床治疗手段。对于小的、带蒂息肉应尽可能行内镜下灼除或圈套，对于反复便血、严重贫血或者营养不良、息肉出现严重并发症，无法用内镜摘除时，需考虑手术治疗。手术原则是切除全部病变肠管，但应尽可能保留肛门括约肌功能。

3. PTEN错构瘤肿瘤综合征（PHTS）

PHTS是一组由*PTEN*基因突变而引起的常染色体显性遗传病，其中具有结直肠息肉病表现的有Cowden综合征［又称多发性错构瘤综合征（mutiple hamartoma syndrome，MHS）］和Bannayan-Riley-Ruvalcaba综合征（BRRS）。

1）Cowden综合征

（1）遗传学基础：Cowden综合征是一种少见的常染色体显性遗传病，发病率约为1/200 000，其遗传学基础是*PETN*基因突变。PETN被定位于10q23.3，含9个外显子和8个内含子。正常情况下，*PTEN*作为肿瘤抑制基因参与细胞的凋亡调控。而*PTEN*的突变将造成其蛋白产物丧失对于细胞生长和凋亡的调控功能，从而导致肿瘤的发生。目前已知的Cowden综合征中*PTEN*的突变有100多种，包括点突变、移码突变、错义突变、无义突变、碱基替换等类型。

（2）临床病理特点：Cowden综合征是一种包括结直肠多发性错构瘤息肉病、面部小丘疹、肢端角化病和口腔黏膜乳头状瘤的综合征。具有鲜明的临床病理特点：息肉主要分布于左半结肠，多呈半球形、群生状，可与其他类型息肉并存。食管、胃、小肠可伴发丘疹样息肉；面、颈部多发性扁平隆起性小丘疹；口腔黏膜、牙龈多见细小的圆石样丘疹、疣状小丘疹。70% ～ 80%的病例伴有甲状腺和乳腺病变，如甲状腺肿、甲状腺炎、非髓性甲状腺癌、乳腺纤维腺瘤、乳头乳晕畸形、双侧性乳腺癌等。累及所有源自3个胚层的器官，全身各系统都可出现性质各异、程度不等的病变，如卵巢囊肿、子宫肌瘤、膀胱癌、骨囊肿、病理性骨折、手指畸形、意向震颤、运动协调障碍、思维迟钝、动静脉畸形、房间隔缺损、二尖瓣关闭不全、视网膜母细胞瘤、白内障、耳聋、急性骨髓性白血病、糖尿病、甲状旁腺瘤、肾上腺囊肿、自身免疫性溶血、重症肌无力、T淋巴细胞系统免疫不全等。

（3）临床诊断：根据本综合征的特征，结直肠多发性错构瘤息肉伴面部小丘疹、肢端角化病和口腔黏膜乳头状瘤，Cowden综合征不难确诊。国际Cowden协会于1996年首次提出了一套Cowden综合征诊断操作指标，并于2000年进行了修订，这套方案已被美国国家癌症综合网络（National Comprehensive Cancer Network, NCCN）采纳。

2）BRRS

BRRS是一种由*PTEN*突变引起的、罕见的常染色体显性遗传病，以结直肠息肉病、大头畸形、脂肪瘤病、血管瘤病和生殖器着色斑病为主要的临床特征。过去认为BRRS与Cowden综合征不同，但现在越来越多的证据表明BRRS与Cowden综合征有等位基因，约有60%的BRRS家族和孤立性病例存在*PTEN*的胚系突变。因此，BRRS和Cowden综合征可能是同一种疾病的不同表现。

4. 遗传性混合息肉病综合征（HMPS）

HMPS是一种罕见的常染色体显性遗传病，其特征是腺瘤性息肉和幼年性息肉混合存在。于1997年才被首次报道，且病例数很少。所以，该病目前的相关资料较少。

（1）遗传学基础：关于HMPS的遗传学基础目前尚未明确，曾有学者将其致病基因定位于6q、15q14-22、15q13-14等位置，但越来越多的学者将HMPS的遗传学基础确定为*BMPR1A*的胚系突变。由于*BMPR1A*的胚系突变也是FJPS的遗传学基础，因此有学者认为HMPS应属于FJPS的变异亚型。

（2）临床病理特点：HMPS也有其特殊的临床病理特点，息肉数目少（<15枚），全结直肠分布；具有腺瘤性息肉和增生性息肉相重叠的混合性组织学特点；主要病理类型有管状腺瘤、绒毛状腺瘤、扁平息肉、增生性息肉和不典型幼稚息肉。患者患大肠癌的风险增加，但并不增加患结肠外肿瘤的风险。

------------------------------ **参 考 文 献** ------------------------------

［1］ Ahmed Ali U, Keus F, Heikens J T, et al. Open versus laparoscopic (assisted) ileo pouch anal anastomosis for ulcerative colitis and familial adenomatous polyposis［J］. Cochrane Database Syst Rev, 2009, (1): CD006267.

［2］ Aretz S, Vasen H F, Olschwang S. Clinical utility gene card for: Familial adenomatous polyposis (FAP) and attenuated FAP (AFAP)［J］. Eur J Hum Genet, 2011, 19(7): 1018–4813.

[3]　Aretz S. The differential diagnosis and surveillance of hereditary gastrointestinal polyposis syndromes［J］. Dtsch Arztebl Int, 2010, 107(10): 163–173.

[4]　Bauer C M, Ray A M, Halstead-Nussloch B A, et al. Hereditary prostate cancer as a feature of Lynch syndrome［J］. Fam Cancer, 2011, 10(1): 37–42.

[5]　Blumenthal G M, Dennis P A. PTEN hamartoma tumor syndromes［J］. Eur J Hum Genet, 2008, 16(11): 1289–1300.

[6]　Burt R W, Barthel J S, Dunn K B, et al. NCCN clinical practice guidelines in oncology. Colorectal cancer screening［J］. J Natl Compr Canc Netw, 2010, 8(1): 8–61.

[7]　Calva D, Howe J R. Hamartomatous polyposis syndromes［J］. Surg Clin North Am, 2008, 88(4): 779–781.

[8]　Chen H M, Fang J Y. Genetics of the hamartomatous polyposis syndromes: a molecular review［J］. Int J Colorectal Dis, 2009, 24(8): 865–874.

[9]　Edlich R, Cross C L, Wack C A, et al. Revolutionary advances in the diagnosis and treatment of Familial Adenomatous Polyposis［J］. J Environ Pathol Toxicol Oncol, 2009, 28(1): 47–52.

[10]　Fan D, Ma C, Zhang H. The molecular mechanisms that underlie the tumor suppressor function of LKB1［J］. Acta Biochim Biophys Sin (Shanghai), 2009, 1(2): 97–107.

[11]　Haanstra J F, de Vos Tot Nederveen Cappel W H, Gopie J P, et al. Quality of life after surgery for colon cancer in patients with Lynch syndrome: partial versus subtotal colectomy ［J］. Dis Colon Rectum, 2012, 55(6): 653–659.

[12]　Half E, Bercovich D, Rozen P. Familial adenomatous polyposis［J］. Orphanet J Rare Dis, 2009, 4: 22.

[13]　Herráiz M, Muñoz-Navas M. Recognition and management of hereditary colorectal cancer syndromes［J］. Rev Esp Enferm Dig, 2009, 101(2): 125–132.

[14]　Hezel A F, Bardeesy N. LKB1; linking cell structure and tumor suppression［J］. Oncogene, 2008, 27(55): 6908–6919.

[15]　Kalady M F, Lipman J, McGannon E, et al. Risk of colonic neoplasia after proctectomy for rectal cancer in hereditary nonpolyposis colorectal cancer［J］. Ann Surg, 2012, 255(6): 1121–1125.

[16]　Kalady M F, McGannon E, Vogel J D, et al. Risk of colorectal adenoma and carcinoma after colectomy for colorectal cancer in patients meeting Amsterdam criteria［J］. Ann Surg, 2010, 252(3): 507–511.

[17]　Kastrinos F, Mukherjee B, Tayob N, et al. Risk of pancreatic cancer in families with Lynch syndrome［J］. JAMA, 2009, 302(16): 1790–1795.

[18]　Kerr S E, Thomas C B, Thibodeau S N, et al. APC germline mutations in individuals being evaluated for familial adenomatous polyposis: a review of the Mayo Clinic experience with 1591 consecutive tests［J］. J Mol Diagn, 2013, 15(1): 31–43.

[19]　Ketabi Z, Gerdes A M, Mosgaard B, et al. The results of gynecologic surveillance in families with hereditary nonpolyposis colorectal cancer［J］. Gynecol Oncol, 2014, 133(3):

526-530.

[20] Koornstra J J, Mourits M J, Sijmons R H, et al. Management of extracolonic tumours in patients with Lynch syndrome[J]. Lancet Oncol, 2009, 10(4): 400-408.

[21] Kuiper R P, Vissers L E, Venkatachalam R, et al. Recurrence and variability of germline EPCAM deletions in Lynch syndrome[J]. Hum Mutat, 2011, 32(4): 407-414.

[22] Lefevre J H, Parc Y, Svrcek M, et al. APC, MYH, and the correlation genotype-phenotype in colorectal polyposis[J]. Ann Surg Oncol, 2009, 16(4): 871-877.

[23] Li L J, Wang Z Q, Wu B P. Peutz-Jeghers syndrome with small intestinal malignancy and cervical carcinoma[J]. World J Gastroenterol, 2008, 14(48): 7397-7399.

[24] Mathers J C, Movahedi M, Macrae F, et al. Long-term effect of aspirin on cancer risk in carriers of hereditary colorectal cancer: an analysis from the CAPP2 randomised controlled trial[J]. Lancet Oncol, 2012, 13(12): 1242-1229.

[25] McNicol F J, Kennedy R H, Phillips R K, et al. Laparoscopic total colectomy and ileorectal anastomosis (IRA), supported by an enhanced recovery programme in cases of familial adenomatous polyposis[J]. Colorectal Dis, 2012, 14(4): 458-462.

[26] Meyer L A, Broaddus R R, Lu K H. Endometrial cancer and Lynch syndrome: clinical and pathologic considerations[J]. Cancer Control, 2009, 16(1): 14-22.

[27] Natarajan N, Watson P, Silva-Lopez E, et al. Comparison of extended colectomy and limited resection in patients with Lynch syndrome[J]. Dis Colon Rectum, 2010, 53(1): 77-82.

[28] Newton K F, Mallinson E K, Bowen J, et al. Genotype-phenotype correlation in colorectal polyposis[J]. Clin Genet, 2012, 81(6): 521-531.

[29] Orloff M S, Eng C. Genetic and phenotypic heterogeneity in the PTEN hamartoma tumour syndrome[J]. Oncogene, 2008, 27(41): 5387-5397.

[30] Parry S, Win A K, Parry B, Macrae F A, et al. Metachronous colorectal cancer risk for mismatch repair gene mutation carriers: the advantage of more extensive colon surgery [J]. Gut, 2011, 60(7): 950-957.

[31] Pilarski R. Cowden syndrome: a critical review of the clinical literature[J]. J Genet Couns, 2009, 18(1): 13-27.

[32] Raymond V M, Everett J N, Furtado L V, et al. Adrenocortical carcinoma is a Lynch syndrome-associated cancer[J]. J Clin Oncol, 2013, 31(24): 3012-3018.

[33] Shen X S, Zhao B, Wang Z J. Clinical features and hMSH2/hMLH1 germ-line mutations in Chinese patients with hereditary nonpolyposis colorectal cancer[J]. Chin Med J (Engl), 2008, 121(14): 1265-1268.

[34] Stupart D A, Goldberg P A, Baigrie R J, et al. Surgery for colonic cancer in HNPCC: total vs segmental colectomy[J]. Colorectal Dis, 2011, 13(12): 1395-1399.

[35] Umemura K, Takagi S, Ishigaki Y, et al. Gastrointestinal polyposis with esophageal polyposis is useful for early diagnosis of Cowden's disease[J]. World J Gastroenterol, 2008, 14(37): 5755-5759.

[36] van Hattem W A, Brosens L A, Marks S Y, et al. Increased cyclooxygenase-2 expression in juvenile polyposis syndrome[J]. Clin Gastroenterol Hepatol, 2009, 7(1): 93-97.

[37] Vasen H F, Mecklin J P, Watson P, et al. Surveillance in hereditarynonpolyposis colorectal

cancer: an international cooperative study of 165 families. The International Collaborative Group on HNPCC[J]. Dis Colon Rectum, 1993, 36(1): 1–4.

[38] Vasen H F, Mfislein G, Alonso A, et al. Guidelines for the clinical management of familial adenomatous polyposis(FAP)[J]. Gut, 2008, 57(5): 704–713.

[39] Vasovcák P, Puchmajerová A, Roubalík J, et al. Mutations in STK11 gene in Czech Peutz-Jeghers patients[J]. BMC Med Genet, 2009, 10: 69.

[40] Watson P, Vasen H F A, Mecklin J P, et al. The risk of extra-colonic, extraendometrial cancer in the Lynch syndrome[J]. Int J Cancer, 2008, 123(2): 444–449.

[41] Win A K, Young J P, Lindor N M, et al. Colorectal and other cancer risks for carriers and noncarriers from families with a DNA mismatch repair gene mutation: a prospective cohort study[J]. J Clin Oncol, 2012, 30(9): 958–964.

[42] Wuthrich P, Gervaz P, Ambrosetti P, et al. Functional outcome and quality of life after restorative proctocolectomy and ileo-anal pouch anastomosis[J]. Swiss Med Wkly, 2009, 139(13–14): 193–197.

[43] You Y N, Chua H K, Nelson H, et al. Segmental vs. extended colectomy: measurable differences in morbidity, function, and quality of life[J]. Dis Colon Rectum, 2008, 51(7): 1036–1043.

[44] Zeichner S B, Raj N, Cusnir M, et al. A De novo germline APC mutation (3927del5) in a patient with familial adenomatous polyposis: Case report and literature review[J]. Clin Med Insights Oncol, 2012, 6: 315–323.

[45] 苏芳, 王涛, 王邦茂. 衰减型家族性腺瘤性息肉病[J]. 中国消化内镜杂志, 2008, 2(8): 20–26.

[46] 王石林, 顾国利. Peutz-Jeghers综合征临床诊断治疗的现状和问题[J]. 世界华人消化杂志, 2008, 16(21): 2385–2389.

[47] 王石林, 毛高平, 顾国利. Peutz-Jeghers综合征胃肠道息肉的36例诊治经验[J]. 中华胃肠外科杂志, 2009, 12(4): 428.

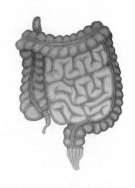

第八章

二代测序技术在大肠癌转化研究中的应用

黄金艳　何永刚

　　二代测序(next-generation sequencing, NGS)技术广泛的适用范围使其在肿瘤研究中发挥着巨大作用。目前,NGS广泛应用于肿瘤的基础研究中,鉴定肿瘤驱动基因突变、发现新的突变基因和位点、研发新的药物靶点和生物标志物。根据相关肿瘤基因组的信息预测药物的疗效,制订个体化诊疗方案,并为新药的临床试验筛选合适的患者。全基因组或全外显子组测序数据与临床数据的有效整合依赖于当前遗传分析服务模式的改变,决定于数据分析者与健康服务人士之间对遗传信息的分析合作。因此,研究人员应该关注如何充分整合利用生物信息学数据资源和临床电子病历信息,就如何利用NGS技术产生的海量测序数据结果,通过改善遗传分析模式,加强与专业医疗人士的合作,并为他们提供有意义的遗传分析指导。同样,在大肠癌的转化研究中,基于NGS的遗传变异分析将成为一种标准的方法,广泛服务于疾病风险评估、诊断及精准治疗。

[**通信作者**]　何永刚,Email: 13901977600@163.com

第一节　大肠癌的发病机制及二代测序技术概述

一、大肠癌的发病机制

大肠癌是世界范围内发病率仅次于肺癌、乳腺癌的第三大恶性肿瘤。约2/3的大肠癌发生在经济发达国家。近年来，随着我国经济的高速发展、人民生活水平的显著提升和生活方式的改变等，大肠癌的发病率不断上升，已成为我国最常见的恶性肿瘤之一。大肠癌是起源于大肠黏膜上皮的恶性肿瘤，发病机制尚未完全阐明，普遍认为它的发病是一个多基因、多步骤的复杂过程。除了遗传性大肠癌外，其他类型大肠癌主要有以下几种分子机制：染色体不稳定（CIN）、微卫星不稳定（MSI）、CpG岛甲基化表型（CIMP）。但这几种机制并非相互排斥，也可以同时存在于大肠癌进程中。

大部分大肠癌的发病途径是CIN，由染色体分离、端粒稳定性和DNA损伤反应的缺陷引起细胞染色体数目广泛性失调及杂合性缺失，而主导这一过程的基因还未完全明了。但经典分子遗传学模式如*APC*、*MCC*基因突变、*MMR*基因失活、*KRAS*基因突变、抑癌基因*DCC*缺失、抑癌基因*p*53的突变与缺失等已经为大肠癌的基因诊断和治疗提供了理论依据。

MSI的发生是由于错配修复（*MMR*）基因系统功能失活，细胞MMR功能缺陷，从而导致一系列基因发生改变，最终引起癌变。目前，MMR系统已确定包括*MLH*1、*MSH*2、*PMS*2、*MSH*6等基因，而受其影响的基因包括*GRB*1、*TCF*-4、*WISP*3、激活蛋白受体2、*BAX*、胱天蛋白酶5、*RIZ*、*BCL*-10、*PTEN*、*MBD*-4、*BLM*、*CHK*1等调控细胞增殖、凋亡和DNA修复的基因。

CIMP是另一种重要的引起大肠癌的分子机制。MMR基因*hMLH*1、*hMSH*2、*p*16、*p*14、*MYF*、*MDR*1和上皮钙黏着蛋白等在大肠癌中存在异常甲基化，致使相应基因表达缺陷，不能正常执行功能。还有一种与上述传统肿瘤发生分子机制不同的假说，即肿瘤干细胞假说，该理论认为癌细胞来源于一小部分具备无限分裂能力并且在不对称分裂中可以产生各种分化细胞的干细胞。干细胞通常具有特殊的表面标志物，但已被证实为多种肿瘤干细胞标志的CD133是否为大肠癌干细胞的标志还存在争议。

二、测序技术的基本原理

1. 一代测序技术Sanger测序法

基因测序技术的出现极大地推动了疾病基因组学的发展,为众多疾病的发生从基因层面上找到了证据。一代测序技术出现于1977年,Sanger发明双脱氧链终止法,即Sanger测序法,至今仍是基因测序的金标准。Sanger测序法的基本原理如**图8-1-1所示**:DNA聚合酶在待测模板DNA链和特异性引物的存在下,根据碱基互补配对原则,利用A、T、G、C这四种脱氧核糖核苷三磷酸(dNTP)可以合成互补的DNA链;并且四种相应的双脱氧核糖核苷三磷酸(ddNTP),由于其缺少3′端的-OH基团,又能够竞争性地结合延伸链的3′位点,从而使DNA链的延伸随机终止在A、T、C、G碱基。在四个反应体系中分别加入模版DNA链、特异性引物、DNA聚合酶、四种dNTP以及其中一种ddNTP,并且该ddNTP被放射性同位素标记。将反应产物进行凝胶电泳,可得到一条条只有一个碱基差异的电泳条带。然后将四个反应的电泳结果综合观察,可得出要测的DNA序列。但Sanger测序法通量低、成本高、耗时长,无法满足广泛实际应用的需求。

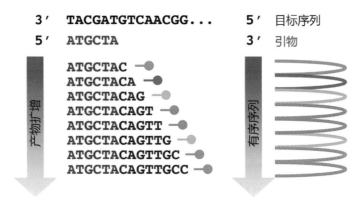

图8-1-1 Sanger测序法:ddNTP随机性终止引物延长

2. 二代测序技术的平台和应用

二代测序(NGS)也称为高通量测序技术,是目前应用最多的测序技术。国际上一些著名的生物医学公司建立了不同的测序技术平台。

（1）Roche454平台：454平台开创了边合成边测序的先河，核心技术在于乳液PCR和并行焦磷酸测序法。使用特异性接头连接待测DNA片段构成单链DNA文库，固定在DNA捕获磁珠上。随后把结合DNA片段的磁珠和PCR扩增试剂的水溶液注入矿物油中，形成油包水混合物，单个磁珠上的DNA片段进行独立扩增，每一个片段经扩增后产生几百万个相同的拷贝，再利用碱基配对连接后释放的焦磷酸在酶的作用下氧化荧光素产生光信号这一原理进行测序。454测序平台成本高、工艺相对复杂，并未广泛应用，已逐渐退出市场。

（2）Illumina/Solexa平台：该技术的核心是"桥式PCR"和"可逆性终止子"。相比于454平台，其采用了桥式PCR构建文库，利用可逆终止子进行边合成边测序。桥式PCR过程如图8-1-2所示，制备好的DNA簇用于测序。测序用到的碱基是带有荧光标记的脱氧核糖核苷三磷酸（deoxy-ribonucleoside triphosphate，dNTP），即"可逆终止子"，四种可逆终止子不仅带有特定的荧光信号，而且3′-羟基端带有可被化学切割的基团，能够封闭dNTP的3′端黏性，阻止另一个dNTP与之相结合。所以每次只能延伸一个碱基，采集完荧光信号，要淬灭荧光基团，去掉封闭基团，才能进行下一个碱基的延伸。这样依次收集到的荧光信号则可得到相应的序列。Illumina测序成本很低，应用最为广泛。

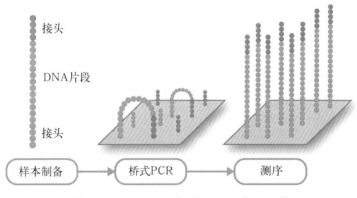

图8-1-2　Illumina：桥式PCR形成DNA簇

（3）Life/SOLiD：SOLiD的核心技术是连接法测序和独特的双碱基编码原理。它使用的底物不是单个NTP，而是长度8 bp的特殊单链荧光探针，其3′端第1、2位构成的碱基对是表征探针染料类型的编码区，5′末端被标记四种荧光染料，因此不同的序列组合就被标记上不同的荧光基团。具体过程见图8-1-3。SOLiD平台测序使得每个位点被检测两次，极大地提高了准确度，但数据分析困难，8 bp单链荧光探针成本高。

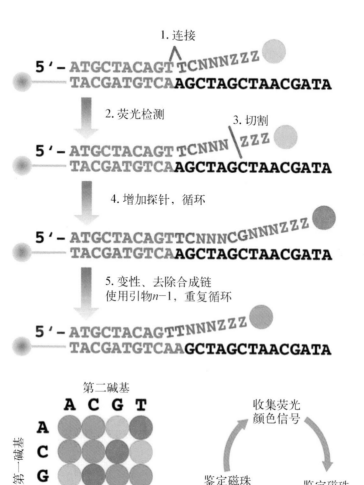

图8-1-3 SOLiD 的连接法测序和独特的双碱基编码原理

第二节 二代测序技术的数据分析和技术优势

一、NGS 数据分析的方法流程

NGS 通过短时间内对 DNA 和 RNA 生物样本的深度测序，产生大量的序列，可以更好地探寻细胞和生命的本质。NGS 大致可以分为基因组测序、转录组测序和表观基因组测序。其中，基因组测序技术包括全基因组测序、全外显子测序和目标区域靶向序列捕获测序技术。全基因组测序目的主要是检测个体基因组范围内与疾病相关的遗传变异，包括单核苷酸多态性（SNP）、插入缺失变异（InDel）、拷贝数变异（CNV）和结构变异（SV）。转录组测序的主要目的是通过分析定量的基因表达谱，发现新的转录本、基因突变状况和鉴定融合基因。表观基因组测序技术主要关注研究染色体结构的变异，包括DNase-seq、ATAC-seq、DNA甲基化和对应于组蛋白修饰的ChIP-seq技术。

NGS分析流程主要是从最初上游的样品制备、文库构建、上机测序到下游的基于测序数据的个性化生物信息学分析。其中，生物信息学分析的内容主要有测序序列的比对、变异识别和注释、基因表达谱的分析、融合基因的检测、16sRNA的分析和序列的从头（de novo）组装。下游的生物信息学数据分析流程包含以下基本步骤：测序数据的预处理和质量控制、序列的比对和组装拼接、基因表达水平以及变异的定性和定量分析、对结果的可视化展示和功能分析（见图8-2-1）。

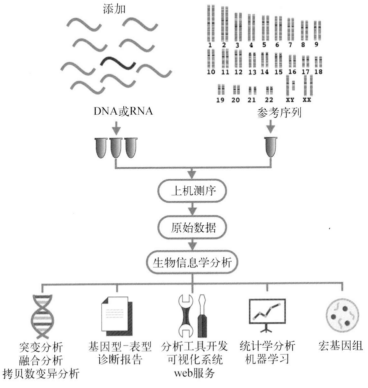

图8-2-1　二代测序数据分析原理流程示意图

1. 测序数据的预处理和质量控制

NGS最初始的数据是由荧光信号或者电信号组成的图像信息,通过测序公司平台提供的图像识别软件经过碱基图像识别(base calling)转化成为FASTAQ格式的原始序列数据,即raw data。通过NGS平台获得原始测序数据后,第一步就是要检查原始读段(reads)的质量。质量控制涉及的软件包括FASTXToolkit、FASTQC、NGS QC Toolkit和PRINSEQ等,质量控制的主要目的是获得读段的质量分布、GC含量、统计重复(duplicated)和超现(overrepresented)序列的频率等。第二步则是要对序列进行基本的预处理,比如,去除接头序列、去除index序列、过滤掉质量差的序列读段等,去除建库时候可能产生的poly(A)或者poly(T)的序列,最终得到的数据称为纯净数据(clean data)。这一测序数据预处理的过程涉及的软件主要包括Trimmomatic、Cutadapt、FASTXToolkit等。上述这些软件,大部分可以同时进行质量控制和测序数据的预处理。

2. 序列的比对和组装连接

对于质量控制和数据预处理得到的待分析数据(clean reads),需要通过序列比对(sequence alignment)将其定位到参考基因组上,这一过程是后续所有分析和处理的基础,比对结果的准确性将会直接影响后续分析结果的可靠性。一般情况下,测序基因组与参考基因组的比对区域差异越大则比对的难度越大。

针对短的读段的序列比对,研究人员开发出了一些序列比对算法,这些算法主要采用空位种子索引法(spaced-seed indexing)或者Burrows-Wheeler转换(Burrows-Wheeler transform, BWT)算法。空位种子索引法的代表软件是MAQ(目前基本已经停止使用,由BWA取而代之);而基于BWT算法的程序在时间效率上要优于空位种子片段索引法,特别适用于比对重复序列,代表软件是Bowtie。目前比较常用的序列比对软件包括BWA、Bowtie、TopHat2和STAR等,比对结果展示为BAM/SAM文件,其中BAM格式是SAM格式的二进制版本,这些不同的软件有不同的适用范围,在此不进行赘述。

3. 基因表达水平以及变异的定性和定量分析

在读段比对定位到参考基因组之后,可以进行基因表达水平的定量分析及变异的定性和定量分析。对于RNA-seq的数据,可以根据上述组装结果,计算基因或转录本的表达量。最后,同芯片数据分析类似,可以根据表达量数据进行下游的功能分析,比如差异表达分析、网络分析(包括蛋白互作网络,共表达网络等),也可以结合临床数据做分析(如预后、亚型分类、关联、药效等)。

对于DNA-seq的数据，可以用多个软件来检测出SNP和InDel位点，比如Samtools、SOAPsnp、GATK等。目前，在人外显子捕获中，GATK是最受欢迎的工具，该软件在不断地更新和开发中，并且有完备的更新迅速的技术文档、方便的参考数据下载通道，以及活跃的网络讨论小组，使用非常方便，可以处理单个样品或者同时处理多个样品，得到可靠的结果。而Samtools在已知信息比较少的情况下，能够简单快捷地得到比较满意的结果。此外，对于这些大量的遗传变异数据，其中仅少数变异具有功能意义。为了从众多变异中锁定可能的致病突变，需要从不同层面对变异进行注释，这一注释过程主要通过ANNOVAR软件进行。

二、NGS的优势及其对肿瘤研究的推动

虽然NGS的准确度比不上Sanger测序，但高通量、低成本、快速的优势使它得以广泛应用，尤其是Illumina/Solexa测序。包括基因组学的全基因组从头测序、重测序、外显子和目标区域捕获测序，转录组学的转录组测序、数字基因表达谱测序、微小RNA测序和降解组测序、表观组学的甲基化测序、简化甲基化测序和甲基化DNA免疫共沉淀测序等。

NGS在技术上的突破和生物信息学的发展极大地推动了癌症领域的科学研究，科学家可以更高效快捷地研究癌症患者的基因组学，癌症基因组图谱（TCGA）计划也应运而生。TCGA计划是美国国立卫生研究院（NIH）在2005年启动的大型癌症研究项目（http：// cancergenome.nih.gov），由美国国立癌症研究所（National Cancer Institute，NCI）癌症基因组研究中心和美国国家人类基因组研究所（National Human Genome Research Institute，NCHGR）联合监管和执行。其目的在于通过高通量测序技术并结合生物信息学方法对癌症进行全面、系统性研究，从而更好地了解癌症的发生、生长和转移等生物学过程，进而提高人类预防、诊断和治疗癌症的能力。

为了更加全面地分析癌症基因组图谱，TCGA运用了DNA测序（DNA sequencing，DNAseq）、RNA测序（RNA sequencing，RNAseq）、小RNA测序（microRNA sequencing，miRNAseq）和DNA甲基化测序（DNA methylation sequencing）等多种平台的高通量测序技术。TCGA项目利用高通量测序技术，用了近十年完成了上万例肿瘤的基因组测序。截至目前，TCGA已包含有30多种不同的癌症数据（**见图8-2-2**），其中就包括大肠癌。鉴于数据免费对外开放且样本量大，TCGA已成为癌症研究领域非常重要的宝贵资源。

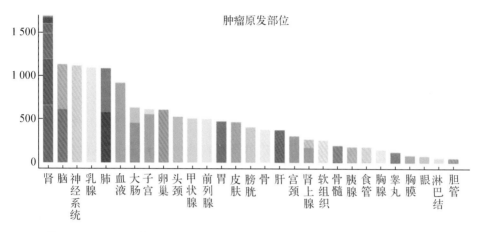

图 8-2-2　TCGA 中不同癌症临床样本数量（https://cancergenome.nih.gov）

第三节　二代测序技术在大肠癌研究中的应用

　　NGS 广泛的适用范围使得它在肿瘤研究中发挥着巨大作用。目前，NGS 广泛应用于肿瘤基础研究中，鉴定肿瘤驱动基因突变，发现新的突变基因和位点，并应用于新的药物靶点和生物标志物的研发。在国外，NGS 在临床诊断领域得到一定的发展。根据相关肿瘤基因组的信息预测药物的疗效，制订个体化诊疗方案，并为新药的临床试验筛选合适的患者。

一、NGS 在大肠癌基础研究中的应用

　　一项针对 TCGA 基于 RNA 测序的 mRNA 表达水平数据集的研究表明，预后很差的大肠癌 SSM（stem/serrated/mesenchymal）亚型中与 *SSM* 基因相关的 mRNA 表达水平在基质细胞中的表达量明显高于上皮瘤细胞中的表达水平。曾有研究指出不同类型肿瘤中的基质特征可能存在关联，这项研究再一次提示肿瘤微环境中的基因表达特征与肿瘤亚型分类相关。另一项以单细胞 RNA 测序技术为手段的研究，通过参考成分分析算法对大肠癌细胞和其配对微环境的黏膜细胞进行了分析，发现肿瘤相关的成纤维细胞（cancer-associated fibroblasts，CAFs）存在两个亚类，并且上皮间质转化（EMT）相关的基因只在 CAFs 亚类中上调。此外，利用 NGS 技术对早期大肠癌基因组甲基化情况的研究发现，在大

肠癌早期阶段，DNA甲基化改变的频率比以往认为的要高很多。这些研究发现，极大地推动了对大肠癌这一多基因、异质性恶性疾病的认知，促进了疾病的基础研究，为将来大肠癌临床诊疗提供了潜在的生物标志物或靶标。

二、NGS在大肠癌临床研究中的应用

NGS正逐渐应用于肿瘤的诊断、指导用药及疗效评判的临床研究。传统的组织活检不能很好地反映肿瘤的特性和异质性，例如目前以单一生物标志物指导的靶向治疗已不能满足性质各异的大肠癌治疗需要。靶向测序作为新一代测序技术，可以在单次检测中对数千个短DNA序列进行并行测序。它通过靶标富集方法来捕捉和扩增感兴趣的区域，进而评估癌基因热点突变位点的突变状态。这种方法在肿瘤学中越来越受欢迎，且随着测序成本的降低，靶向测序已经开始取代其他基因组分析技术，成为一种利用少量DNA检测多种遗传变异的新型、低价、高效的技术。

目前已知可根据RAS（KRAS和NRAS）和BRAF的突变状态判断是否应使用抗表皮生长因子受体（anti-epidermal growth factor receptor, anti-EGFR）。例如，通过KRAS基因突变的状态来确定大肠癌患者对EGFR抑制剂［西妥昔单抗和帕尼单抗（panitumumab）］的治疗反应。NGS可以有效替代传统的突变检测技术，并且可以发现新的潜在治疗靶点。Jesinghaus等利用NGS技术研究了196例大肠癌患者，发现64%的患者具有遗传性变异，且对患者的治疗效果有潜在影响。TCGA项目对276个大肠癌样本的外显子、DNA拷贝数、启动子甲基化水平、mRNA以及miRNA进行了综合分析，发现16%的大肠癌患者有超突变。其中，3/4的患者具有微卫星不稳定（MSI），且通常具有高度甲基化和MLH1沉默；1/4的患者具有体细胞MMR基因和聚合酶POLE突变。除了发现了预期的APC、TP53、SMAD4、PIK3CA和KRAS突变外，他们还发现了ARID1A、SOX9和FAM123B的频繁突变。重复拷贝数变异分析发现了可被药物靶向的ERBB2扩增以及新发现的IGF2扩增。此外，复发性染色体易位还发现了NAV2和WNT信号通路中TCF7L1的融合。这些研究成果使人们对大肠癌的分子基础有了更深的了解，并为大肠癌的诊断和治疗提供了很多潜在靶点。

除了可以发现潜在的治疗靶点外，NGS也在临床试验方面发挥着独有的特性。比如在Ⅰ期临床试验中评估药物的剂量并建立安全的用药规范，可以通过基因组学数据筛选出能从药物中获益的候选患者。目前，利用NGS检测大肠癌的分子表征可以获得非常高的敏感度和特异度。致癌基因和抑癌基因的鉴定可

以让临床医师针对潜在遗传变异的位点设计合理的靶向药物,将基因组学数据整合到临床实践上也是一种正在转变的新型模式。将NGS应用到临床分子检测需要满足以下几个条件:① 必须可以对DNA含量低的常规样品进行检测;② 测试结果必须快速交付;③ 测试结果必须准确,便于临床医师决策。有学者对2013—2016年共14个临床研究项目进行了回顾性分析,结果发现靶向NGS满足以上要求,可应用于大肠癌患者的临床实践中。

三、NGS在诊断遗传性大肠癌中的应用

近些年来,分子遗传学揭示了许多与肿瘤发生有关的基因,人们对分子遗传学与肿瘤的发生有了更多的关注和了解。例如,已知遗传性非息肉性结肠癌(HNPCC)是一种常染色体遗传性疾病,80%～85%的患者可在中青年时即发生大肠癌,有的还可发生其他器官恶性肿瘤。在这类家族中,已知五种DNA错配修复(MMR)基因($hMSH$2、$hMLH$1、$hPMS$1、$hPMS$2、$hMSH$6)有很高的突变率(60%～70%)。检测其高危家族成员的MMR基因对预示大肠癌的发生有一定作用。

四、NGS在检测大肠癌循环肿瘤DNA中的应用

NGS的出现促进了人们对大肠癌生物学的理解,改善了测序结果的周转时间,为精准医疗走向临床检测提供了很好的机会。癌症精准医疗的内涵不再局限于对组织分类,而是通过基因测序,区分不同遗传背景的亚型,实现更加精准的诊断和治疗。当前实体瘤的基因组分析通常是在原发或者转移性肿瘤的石蜡组织包埋切片或新鲜组织样本提取的DNA中进行,但是对原发性或转移性病变的肿瘤组织取样是侵入性手术,而且存在很多问题。因此,在未来对血液生物标志物的高通量测序将会是一种趋势,如循环肿瘤细胞(circulating tumor cells,CTCs)或循环肿瘤DNA(circulating tumor DNA,ctDNA),这将为癌症的诊断、治疗和预后预测提供更加便捷和准确的检测方法。

目前NGS已经应用于血浆DNA分析,这有助于在更广泛的基因组区域综合检测基因突变的存在。靶向深度测序和基于捕获物测序的方法可以在指定区域进行检测。此外,全基因组分析技术的应用,有助于更加全面地描绘基因突变信息,而无须只关注已知的突变位点。基于NGS的ctDNA测序,不仅可以发现染色体重组(包括易位、染色体特定区域的缺失和重复)等情况,其作为肿

瘤标志物还具有更高的敏感度和特异性。同时，在选定的情况下，基于NGS的ctDNA全基因组直接应用于血浆DNA测序，还能发现体细胞染色体变化和拷贝数的差异。检测灵敏度高、特异度强、能够全面检测基因突变信息等优势，使基于NGS技术的ctDNA检测在个体化用药、肿瘤早期诊断、检测药物反应和耐药性追踪等方面都将发挥重要作用。

第四节　二代测序技术在大肠癌转化
研究中的应用与展望

　　肿瘤远处转移是导致大肠癌患者死亡的主要原因。当被确诊为大肠癌时，25%的患者已发生癌转移，50%的患者在诊断后发生癌转移。靶向药物对转移性大肠癌的治疗效果鼓舞人心，但并非所有转移性大肠癌对治疗均有反应，有的治疗后会出现耐药性。NGS在大肠癌靶向治疗中发挥重要的指导价值。

一、NGS用于检测与大肠癌靶向治疗相关的突变

　　EGFR是上皮生长因子家族（epidermal growth factor family）的受体之一，是一种跨膜蛋白，包括膜外配体结合区域、跨膜区域和胞内信号激活区域。EGFR广泛分布于哺乳动物的上皮细胞、成纤维细胞和胶质细胞等部位，具有酪氨酸激酶的活性。在多种实体肿瘤中，均存在EGFR的高表达或者异常表达。当EGFR与配体结合，激活酪氨酸蛋白激酶途径，促进肿瘤细胞的增殖、血管生成、肿瘤侵袭和转移，以及抑制细胞的凋亡。西妥昔单抗是EGFR的抑制剂，主要用于治疗转移性大肠癌、转移性非小细胞肺癌、转移性头颈癌和非转移性头颈癌。西妥昔单抗是一种靶向的单克隆抗体，它可以与正常细胞和多种癌症细胞表面的EGF受体特异性结合，竞争性阻断EGF和其他配体的结合，比如转化生长因子α（TGF-α）。西妥昔单抗直接作用于肿瘤细胞，使肿瘤细胞的信号转导通路被阻断，从而达到抗肿瘤的效果，也是最早批准用于临床治疗大肠癌肝转移的靶向药物。

　　西妥昔单抗的治疗效果与肿瘤细胞内*KRAS*基因的突变状况有关。*KRAS*是*RAS*基因家族中与人类相关的一种鼠类肉瘤病毒致癌基因，位于人类12号染色体上，编码分子量为21 000的P21蛋白。正常功能的KRAS蛋白具有GTP酶

的活性,在细胞信号转导过程中有着非常重要的作用,对细胞的生长和分化等功能都有着重要的影响。20%～50%大肠癌患者中存在*KRAS*基因突变。正常*KRAS*基因是EGFR信号通路中RAS-RAF-MAPK中的成员之一,发生突变后会自主激活下游信号转导通路,而无须上游EGFR的活化,从而导致细胞生长、增殖、凋亡异常。*KRAS*基因是否有突变对临床治疗有重要意义。如果*KRAS*是野生型,即不存在基因突变,联合抗EGFR的靶向药物进行化疗对肝转移灶有明显的治疗效果。如检测到患者肿瘤组织*KRAS*基因突变,则不应使用抗EGFR抗体进行治疗。*KRAS*基因检测是目前了解大肠癌患者癌基因状况最直接、最有效的方法。相对于一代测序的高成本,NGS可以高效经济地对患者进行*KRAS*基因检测,从而指导用药方案。研究表明,NGS检测大肠癌中*KRAS*基因突变的灵敏度为100%,特异度为91.5%,阳性预测值86%,阴性预测值100%,且与一代测序有很好的一致性(以Sanger测序为"金标准")。

二、大肠癌转化研究中NGS应用实例:研究靶向治疗敏感及耐药基因

患者来源的异种移植肿瘤(patient-derived xenograft,PDX)模型指将患者肿瘤组织移植到免疫缺陷小鼠体内的动物模型,该模型可反映肿瘤在小鼠体内自然选择后产生的异质性和适应性,提供重要且可靠的肿瘤体内生长指标,从而成为与患者身体情况高度一致的"替身"。PDX模型同时可将稳定传代的小鼠作为检测治疗反应的平台,模拟出不同药物在体内对该肿瘤的治疗效果。利用PDX模型筛选药物,可以作为评估药物治疗效果的有效手段,得出更加适宜的用药方案,对患者有更强的针对性,也可以提高治疗的成功率。同时,减少了使用多种药物对患者身体机能造成的不良作用。基于PDX模型并利用NGS进行的研究集中在三个研究领域:个体化治疗(临床用药评估)、肿瘤生物学机制研究及生物标志物鉴定(图8-4-1)。

下面介绍一项运用NGS研究大肠癌抗EGFR靶向治疗敏感度与耐药性相关的基因的实验研究。西妥昔单抗和帕尼单抗是目前最常用来治疗晚期大肠癌的靶向药物。*KRAS*和其他基因的突变会产生对EGFR抑制剂的耐药性(图8-4-2),而对于哪些基因突变会增加药物治疗敏感度知之甚少。研究通过选取129个大肠癌患者肿瘤及正常组织移植小鼠PDX样本和55个人类肿瘤样本,采用全基因组测序(whole-genome sequencing,WGS)和目标区域测序(targeted regions sequencing,TRS)的方法分析去除鼠源突变之后体细胞来源的SNV/InDel/CNV变异,进而评估西妥昔单抗治疗的敏感度和耐药性。通过评估129只PDX小

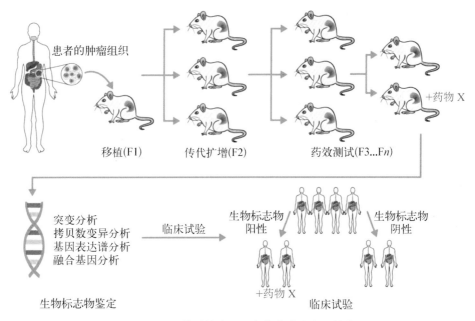

图 8-4-1　PDX 模型的建立及在临床试验方面的应用

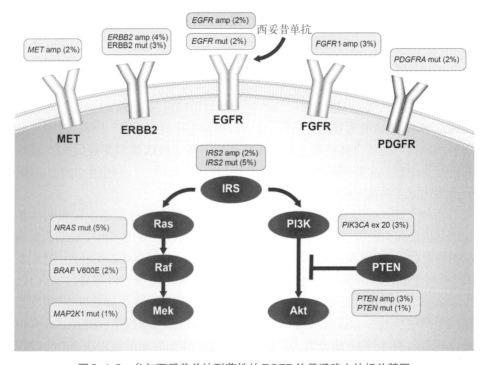

图 8-4-2　参与西妥昔单抗耐药性的 EGFR 信号通路中的相关基因

鼠(给予西妥昔单抗)在第3周和第6周时体内肿瘤体积的大小,判断个体是否对EGFR抑制剂产生耐药性。研究发现了过去未知的*ERBB2*、*EGFR*、*EGFR*1、*PDGFRA*以及*MAP2K*1的新突变,其可能是引起肿瘤从治疗一开始就对西妥昔单抗耐药。55例患者中有2例检测到*EGFR*基因突变,使肿瘤在接受西妥昔单抗治疗后获得了耐药。同时,对肿瘤患者结果进行分析时,发现*IRS2*突变使得大肠癌对西妥昔单抗更加敏感,该突变与采用西妥昔单抗治疗后肿瘤稳定或缩小有关。IRS2可能成为预测患者对西妥昔单抗敏感的一个标志物。此外,77%的PDX小鼠模型都可以应用现有药物进行靶向治疗,通过对不同的PDX模型测试EGFR抑制剂与其他耐药基因靶向药物的联合治疗,发现在每种情况下联合治疗都能够比单一药物更好地抑制肿瘤的生长(见图8-4-3)。

该研究通过选取PDX模型小鼠研究大肠癌对EGFR抑制剂的敏感度和耐药性,在小鼠体内模拟与患者体内最接近的环境来保证实验的可靠性。可以鉴别出晚期大肠癌中与耐药和药物敏感度相关的6个基因的新突变。IRS2可能成

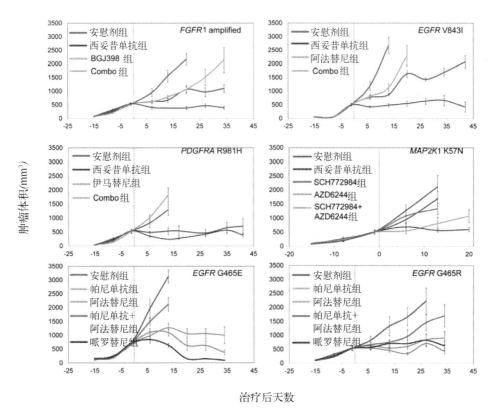

图8-4-3　克服抗EGFR抗体阻断耐药性的临床前干预试验

为预测患者对西妥昔单抗敏感的一个好的标志物。联合治疗都能够比单一药物治疗更好地抑制肿瘤的生长。PDX模型提供了一条新的途径来观察遗传不同的肿瘤对特异性疗法的反应，避开了人类试验的复杂因素，更直接地发现药物与肿瘤的关系。

三、NGS在肿瘤研究中的应用展望

NGS在人类医学研究领域中的应用主要包括全基因组测序（WGS）、全外显子测序和目标区域测序（TRS）等技术。在临床诊断领域，NGS通过确认患者特殊的遗传变异，被用于遗传病的精确诊断。这些疾病通过临床或者是实验室的标准很难被诊断，或是需要繁琐或昂贵的诊断流程和成本。NGS可以提高肿瘤的分类、诊断和治疗管理水平。随着测序速度的提高和成本的降低，使临床上通过对患者全基因组分析以提高医疗质量成为可能。目前的技术可以在不到一周甚至一天内完成一个人的整个基因组的测序，且成本已降至1 000美元以内。

DNA富集捕获和测序技术已经成熟到可以利用患者的微量石蜡包埋肿瘤组织产生具有临床指导意义的可靠结果。这些不同的序列捕获方法包括研究针对几个基因关键"热点"区域的小的基因检测组合（panel），或研究50～500个基因编码区域的靶向基因检测组合，直至测序研究整个全外显子组和全基因组。对于小的基因检测组合，主要采用扩增子测序的技术手段，适合分析单核苷酸变异和插入缺失事件，其分析流程更加经济、实惠、方便。对于大的基因检测组合，主要采用靶向富集的策略，适用于分析几乎所有的变异类型，包括拷贝数变异和结构变异等。该方法更加全面，但是操作和分析时间相对更长。更重要的是，这些杂交捕获平台能很好地与肿瘤标本相结合，并对低纯度的肿瘤样品检测也具有足够的灵敏度。此外，这些基因组合也可以根据研究的需求进行灵活定制，因此受到广大学术研究者和商业实验室的青睐。

Hyman等指出，未来NGS将在肿瘤治疗前、治疗中及治疗后多个阶段用于指导精准诊治。如治疗前通过组织活检及液体活检对肿瘤靶标进行精准定性；通过治疗中的组织活检、液体活检及功能显像在靶向治疗中进行效果监测；通过组织细胞层面及PDX模型靶向性地验证治疗效果；也可通过对治疗后的肿瘤组织活检、液体活检、细胞及PDX模型层面对靶向治疗耐药性进行分析。

NGS的临床应用仍然面临着巨大的挑战，比如海量数据存储问题；如何对结构化和非结构化的生物医学和临床数据进行同等均一地管理、规范、分析和整合，并以此前瞻性地进行临床决策指导仍面临巨大挑战。医学遗传学家已经意识到对个体基因组的变异分析能够提供与癌症风险评估、治疗反应等有关的信息。为此,研究者已经开发了不少数据库资源,也有一些大型数据库资源被建立,其中较有影响的有美国NCBI开发的疾病相关的遗传突变ClinVar数据库(https：//www.ncbi.nlm.nih.gov/clinvar/)、OncoKB(oncokb.org)、MyCancerGenome(mycancergenome.org)、Cancer Genome Interpreter(cancergenomeinterpreter.org)、CANDL(candl.osu.edu)和个性化癌症医疗知识库(https：//pct.mdanderson.org/)。与ClinVar数据库类似,这些知识库由相关领域的权威专家进行管理维护,对这些关键的数据资源进行集中化、标准化的管理,并及时更新。

　　NGS作为一种快速崛起的新技术,目前尚缺乏明确的行业标准和质量控制规则。2016年国家卫计委临床检验中心发布了全国肿瘤游离DNA(ctDNA)基因突变检测室间质量评价调查活动结果报告。然而,采用NGS的检测方法同时检测多个基因的多种变异,各个实验室的结果差异大,对实验操作流程及数据处理的要求高,在临床推广标准化时应特别谨慎。由于NGS检测结果的灵敏性,可检测出微小的基因突变,针对这一微小基因突变所采取的特异性治疗方案是否对整个肿瘤的治疗起作用,目前还需要行业的积累以验证其指导价值。

　　全基因组或全外显子组测序数据与临床数据的有效整合依赖于当前遗传分析服务模式的改变,决定于数据分析者与健康服务人士之间对遗传信息的分析合作。因此,研究人员应该关注如何充分整合利用生物信息学数据资源和临床电子病历信息,就如何利用NGS技术产生的海量测序数据结果,通过改善遗传分析模式,加强与专业医疗人士的合作,并为他们提供有意义的遗传分析指导。医师和遗传信息解读人员通过对变异的识别,专业化地解释患者的遗传变异,并使之成为一种有偿的医学服务。未来的研究将采用更大的样本群,结合统计学上可靠的关联分析,逐步构建完整的遗传变异数据库,帮助科学研究者更好地理解生命的本质,为医师提供预防、诊断和治疗的指导方案。同样,在大肠癌的转化研究中,基于NGS的遗传变异分析将成为一种标准的方法,广泛服务于疾病风险评估、诊断及精准治疗。

参 考 文 献

［1］ Anderson M W, Schrijver I. Schrijver, Next generation DNA sequencing and the future of genomic medicine［J］. Genes (Basel), 2010, 1(1): 38-69.

［2］ Au T H, Wang K, Stenehjem D, et al. Personalized and precision medicine: integrating genomics into treatment decisions in gastrointestinal malignancies[J]. J Gastrointest Oncol, 2017, 8(3): 387−404.

[3] Barski A, Cuddapah S, Cui K, et al. High-resolution profiling of histone methylations in the human genome[J]. Cell, 2007, 129(4): 823−837.

[4] Bentley D R, Balasubramanian S, Swerdlow H P, et al. Accurate whole human genome sequencing using reversible terminator chemistry[J]. Nature, 2008, 456(7218): 53−59.

[5] Bertotti A, Papp E, Jones S, et al. The genomic landscape of response to EGFR blockade in colorectal cancer[J]. Nature, 2015, 526(7572): 263−267.

[6] Bolger A M, Lohse M, Usadel B. Trimmomatic: a flexible trimmer for Illumina sequence data[J]. Bioinformatics, 2014, 30(15): 2114−2120.

[7] Cancer Genome Atlas Network. Comprehensive molecular characterization of human colon and rectal cancer[J]. Nature, 2012, 487(7407): 330−337.

[8] Chaitankar V, Karakülah G, Ratnapriya R, et al. Next generation sequencing technology and genomewide data analysis: Perspectives for retinal research[J]. Prog Retin Eye Res, 2016, 55: 1−31.

[9] Chan K C, Jiang P, Zheng Y W, et al. Cancer genome scanning in plasma: detection of tumor-associated copy number aberrations, single-nucleotide variants, and tumoral heterogeneity by massively parallel sequencing[J]. Clin Chem, 2013, 59(1): 211−224.

[10] Crowley E, Di Nicolantonio F, Loupakis F, et al. Liquid biopsy: monitoring cancer-genetics in the blood[J]. Nat Rev Clin Oncol, 2013, 10(8): 472−484.

[11] Droege M, Hill B. Hill, the Genome Sequencer FLX System — longer reads, more applications, straight forward bioinformatics and more complete data sets[J]. J Biotechnol, 2008, 136(1−2): 3−10.

[12] Duraturo F, Liccardo R, Cavallo A, et al. Association of low-risk MSH3 and MSH2 variant alleles with Lynch syndrome: probability of synergistic effects[J]. Int J Cancer, 2011, 129(7): 1643−1650.

[13] Farmer P, Bonnefoi H, Anderle P, et al. A stroma-related gene signature predicts resistance to neoadjuvant chemotherapy in breast cancer[J]. Nat Med, 2009, 15(1): 68−74.

[14] Fontanges Q, De Mendonca R, Salmon I, et al. Clinical application of targeted next generation sequencing for colorectal cancers[J]. Int J Mol Sci, 2016, 17(12): E2117.

[15] Frampton G M, Fichtenholtz A, Otto G A, et al. Development and validation of a clinical cancer genomic profiling test based on massively parallel DNA sequencing[J]. Nat Biotechnol, 2013, 31(11): 1023−1031.

[16] Garrido-Cardenas J A, Garcia-Maroto F, Alvarez-Bermejo J A, et al. DNA sequencing sensors: An overview[J]. Sensors (Basel), 2017., 17(3): E588.

[17] Hanley M P, Hahn M A, Li A X, et al. Genome-wide DNA methylation profiling reveals cancer-associated changes within early colonic neoplasia[J]. Oncogene, 2017, 36(35): 5035−5044.

[18] Hardwick S A, Deveson I W, Mercer T R. Reference standards for next-generation sequencing[J]. Nat Rev Genet, 2017, 18(8): 473−484.

[19] Hoadley K A, Yau C, Wolf D M, et al. Multiplatform analysis of 12 cancer types reveals

molecular classification within and across tissues of origin[J]. Cell, 2014, 158(4): 929–944.

[20] Hyman D M, Solit D B, Arcila M E, et al. Precision medicine at Memorial Sloan Kettering Cancer Center: clinical next-generation sequencing enabling next-generation targeted therapy trials[J]. Drug Discov Today, 2015, 20(12): 1422–1428.

[21] Hyman D M, Taylor B S, Baselga J. Implementing genome-driven oncology[J]. Cell, 2017, 168(4): 584–599.

[22] Isella C, Terrasi A, Bellomo S E, et al. Stromal contribution to the colorectal cancer transcriptome[J]. Nat Genet, 2015, 47(4): 312–319.

[23] Jesinghaus M, Pfarr N, Endris V, et al. Genotyping of colorectal cancer for cancer precision medicine: Results from the IPH Center for Molecular Pathology[J]. Genes Chromosomes Cancer, 2016, 55(6): 505–521.

[24] Kou T, Kanai M, Matsumoto S, et al. The possibility of clinical sequencing in the management of cancer[J]. Jpn J Clin Oncol, 2016, 46(5): 399–406.

[25] Li H, Courtois E T, Sengupta D, et al. Reference component analysis of single-cell transcriptomes elucidates cellular heterogeneity in human colorectal tumors[J]. Nat Genet, 2017, 49(5): 708–718.

[26] Lièvre A, Bachet J B, Le Corre D, et al. KRAS mutation status is predictive of response to cetuximab therapy in colorectal cancer[J]. Cancer Res, 2006, 66(8): 3992–3995.

[27] Meric-Bernstam F, Brusco L, Shaw K, et al. Feasibility of large-scale genomic testing to facilitate enrollment onto genomically matched clinical trials[J]. J Clin Oncol, 2015, 33(25): 2753–2762.

[28] Mortazavi A, Williams B A, McCue K, et al. Mapping and quantifying mammalian transcriptomes by RNA-Seq[J]. Nat Methods, 2008, 5(7): 621–628.

[29] Murtaza M, Dawson S J, Tsui D W, et al. Non-invasive analysis of acquired resistance to cancer therapy by sequencing of plasma DNA[J]. Nature, 2013, 497(7447): 108–112.

[30] Nagasaka T, Rhees J, Kloor M, et al. Somatic hypermethylation of MSH2 is a frequent event in Lynch syndrome colorectal cancers[J]. Cancer Res, 2010, 70(8): 3098–3108.

[31] Ogino S, Nosho K, Kirkner G J, et al. CpG island methylator phenotype, microsatellite instability, BRAF mutation and clinical outcome in colon cancer[J]. Gut, 2009, 58(1): 90–96.

[32] O'Brien C A, Pollett A, Gallinger S, et al. A human colon cancer cell capable of initiating tumour growth in immunodeficient mice[J]. Nature, 2007, 445(7123): 106–110.

[33] Ricci-Vitiani L, Lombardi D G, Pilozzi E, et al. Identification and expansion of human colon-cancer-initiating cells[J]. Nature, 2007, 445(7123): 111–115.

[34] Sanger F, Nicklen S, Coulson A R. Coulson, DNA sequencing with chain-terminating inhibitors[J]. Proc Natl Acad Sci U S A, 1977, 74(12): 5463–5467.

[35] Sausen M, Phallen J, Adleff V, et al. Clinical implications of genomic alterations in the tumour and circulation of pancreatic cancer patients[J]. Nat Commun, 2015, 6: 7686.

[36] Schmieder R, Edwards R. Quality control and preprocessing of metagenomic datasets[J]. Bioinformatics, 2011, 27(6): 863–864.

［37］ Shaw J A, Page K, Blighe K, et al. Genomic analysis of circulating cell-free DNA infers breast cancer dormancy［J］. Genome Res, 2012, 22(2): 220–231.

［38］ Siegel R L, Miller K D, Jemal A. Cancer Statistics, 2017［J］. CA Cancer J Clin, 2017, 67(1): 7–30.

［39］ Smith D R, Quinlan A R, Peckham H E, et al. Rapid whole-genome mutational profiling using next-generation sequencing technologies［J］. Genome Res, 2008, 18(10): 1638–1642.

［40］ Tan C, Du X. KRAS mutation testing in metastatic colorectal cancer［J］. World J Gastroenterol, 2012, 18(37): 5171–5180.

［41］ Tentler J J, Tan A C, Weekes CD, et al. Patient-derived tumour xenografts as models for oncology drug development［J］. Nat Rev Clin Oncol, 2012, 9(6): 338–350.

［42］ Trapnell C, Salzberg S L. How to map billions of short reads onto genomes［J］. Nat Biotechnol, 2009, 27(5): 455–457.

［43］ Van Cutsem E, Cervantes A, Adam R, et al. ESMO consensus guidelines for the management of patients with metastatic colorectal cancer［J］. Ann Oncol, 2016, 27(8): 1386–1422.

［44］ Van Cutsem E, Cervantes A, Nordlinger B, et al. Metastatic colorectal cancer: ESMO Clinical Practice Guidelines for diagnosis, treatment and follow-up［J］. Ann Oncol, 2014, 25 (Suppl 3): iii1–iii9.

［45］ Van Cutsem E, Dicato M, Arber N, et al. Molecular markers and biological targeted therapies in metastatic colorectal cancer: expert opinion and recommendations derived from the 11th ESMO/World Congress on Gastrointestinal Cancer, Barcelona, 2009［J］. Ann Oncol, 2010, 21(Suppl 6): vi1–vi10.

［46］ Wicha M S, Liu S, Dontu G. Cancer stem cells: an old idea — a paradigm shift［J］. Cancer Res, 2006, 66(4): 1883–1890.

［47］ Wilson P M, Labonte M J, Lenz H J. Labonte, and H. J. Lenz, Molecular markers in the treatment of metastatic colorectal cancer［J］. Cancer J, 2010, 16(3): 262–272.

［48］ Yoshihara K, Shahmoradgoli M, Martínez E, et al. Inferring tumour purity and stromal and immune cell admixture from expression data［J］. Nat Commun, 2013, 4: 2612.

［49］ Zheng D, Ye X, Zhang M Z, et al. Plasma EGFR T790M ctDNA status is associated with clinical outcome in advanced NSCLC patients with acquired EGFR-TKI resistance［J］. Sci Rep, 2016, 6: 20913.

［50］ 李丽娟,罗婉珊,张家彬,等.基于下一代测序平台的大肠癌KRAS基因检测［J］.分子诊断与治疗杂志,2016(06): 401–406.

第九章

影像诊断进步对大肠癌诊治的影响

孙应实　王之龙　张晓燕

随着多种影像学技术的不断发展，大肠癌的诊疗模式也在不断改进。CT结肠显像及仿真内镜为结肠癌的筛查提供了新的选择。高分辨率MRI提高了直肠癌的T分期水平，为直肠癌新辅助治疗提供了依据。增强CT、超声造影、MRI-DWI功能成像及肝特异性对比剂MRI检查提高了大肠癌肝转移的诊断水平，是选择肝转移切除手术的基础。未来影像学技术的发展必将推动大肠癌诊疗的进步，使患者获益最大化。

[通信作者]　孙应实，Email: woodyhom@Yahoo.com

第一节　大肠癌影像学诊断概述

大肠癌的病因目前尚不清楚，学者认为与饮食有一定关系，通常在低纤维素、高脂肪和高动物蛋白饮食人群中的发生率较高。大肠癌发生的危险因素有年龄、本人和家族的结直肠息肉或癌症病史，以及慢性溃疡性结肠炎。50岁以上人群的大肠癌发病率明显升高。有大肠癌家族史者，其大肠癌发病率升高。在溃疡性结肠炎发病十年后，大肠癌的发病率提高至10%左右。目前认为多数大肠癌是由于腺瘤恶变造成，直径>1 cm的腺瘤有发生癌变的可能。腺瘤演变为癌的过程要7～10年，因此早期发现可疑腺瘤，特别是直径>1 cm的病灶，对于大肠癌的防治有重要意义。

目前大肠癌的诊断依靠多种影像学检查以及结肠内镜检查，获得明确病理学诊断的患者采取以手术为主的综合治疗方法，治疗策略制定的依据是国际统一的分期系统。国际公认的结肠癌分期是基于TNM（T：肿瘤的原发灶；N：局部淋巴结；M：远处转移）三个方面的分期系统。2016年第八版的《AJCC（美国癌症协会）分期手册》已颁布，2018年1月开始实施。TNM分期具体规定见**表9-1-1**。

表9-1-1　AJCC TNM分期

分　　期	定　　义
T	原发肿瘤
Tx	原发肿瘤无法评估
T0	无原发肿瘤证据
Tis	原位癌（位于上皮内或黏膜固有层）
T1	肿瘤侵及黏膜下层
T2	肿瘤侵及固有肌层
T3	肿瘤穿透固有肌层到达结肠旁组织
T4a	肿瘤穿透脏腹膜

（续表）

分　期	定　义
N	区域淋巴结
Nx	区域淋巴结无法评价
N0	无局部淋巴结转移
N1	1～3个区域淋巴结转移
N1a	1个区域淋巴结转移
N1b	2～3个区域淋巴结转移
N1c	无区域淋巴结转移,但在浆膜下、肠系膜或无腹膜被覆的结肠旁组织存在单个或多个癌结节
N2	4枚或以上区域淋巴结转移
N2a	4～6枚区域淋巴结转移
N2b	7枚或以上区域淋巴结转移
M	远处转移
M0	无远处转移
M1	有远处转移
M1a	远处转移局限于单个器官或部位(如肝、肺、卵巢、非区域淋巴结等)
M1b	远处转移分布于一个以上的器官或腹膜转移

第二节　钡灌肠在大肠癌诊治中的作用

钡灌肠是一种传统的消化道影像学检查方法。在CT与结肠镜检查普遍应用之前,是诊断结直肠病变的常规影像检查手段,气钡双对比造影可以清晰显示肠管黏膜面的改变,全面观察肠管的轮廓结构及病变的形态,对于一些微细结构的观察比较理想。

钡灌肠经常被用于结直肠息肉和大肠癌的检出，当肠道准备良好时，钡灌肠对大肠癌的检出率为70%～100%。对于直径>1 cm的息肉，钡灌肠的检出敏感度为50%～85%；但钡灌肠对于直径<1 cm的小息肉显示较为困难，接近75%的小息肉可能被遗漏。肠道内粪便是出现假阳性和假阴性结果最常见的原因，良好的肠道准备是准确显示结直肠病变的决定性因素。钡灌肠对于病灶的定位较结肠镜更准确，而这对于肿瘤的手术切除有重要参考价值。

随着多排螺旋CT检查的普遍应用，结合横断位图像、多平面重建及三维重建技术可以清晰准确地显示结肠癌病变，钡灌肠对病变定位的作用基本可被CT取代，且CT可以通过腹盆腔一次扫描同时获得原发肿瘤、区域淋巴结及腹盆腔远处转移的诊断，这都是钡灌肠检查所不能达到的。与结肠镜检查相比，钡灌肠被认为更安全且费用低廉，但其对结肠占位特别是小息肉的检出率不如结肠镜，同时结肠镜可以直接钳取病变组织进行活检，获得病理学确诊，这是钡灌肠无法比拟的。因此，在目前的结肠癌诊疗中，钡灌肠的使用率在逐渐降低。当患者拒绝或因身体不能耐受结肠镜检查时，可作为替代检查。另外，对一些结肠镜检查未能完成的患者，可以作为补充检查。

纤维肠镜检查中，有时肠道肿瘤、炎症及痉挛等引起肠腔狭窄可使肠镜不能通过，造成检查的不完全，无法观察狭窄段远端的结肠情况。这时行双对比造影可以起到很好的补充作用，以明确肠镜未观察到的肠管是否存在病变，免去择期再做结肠双对比造影需再做肠道准备的麻烦。由于做肠镜检查前已经做过肠道准备，肠镜检查时又进行了注水冲洗，此时肠道比较干净。但由于肠道内注水和充气不利于钡剂的注入和涂布，一般在肠镜检查2 h之后再行结肠双对比造影，可让患者排出过多的气体和一部分水分，经过2 h肠道又可吸收一部分水分，这样有利于钡剂在肠黏膜的涂布。做肠镜后结肠双对比造影时钡剂浓度可以适当提高，使用90%～100%的钡剂。因为虽然经过2 h的水分排出及吸收，肠道内仍有较多的水分，钡剂浓度高一点有利于黏膜细节的显示。造影时先做腹部透视，了解结肠内气体充盈的情况，然后在透视下经肛管注入钡剂300 mL，注入钡剂的速度宜减慢，由于肠镜检查时已注入较多气体，故钡灌肠时不需再注入气体。通过变换患者体位，将钡剂送入升结肠和盲肠，待涂布良好后即可摄片，摄片方法与普通结肠双对比造影相同。对接受纤维结肠镜检查并做过浅表病变活检的患者，只要活检不深达肌层，肠镜后做结肠双对比造影是安全的。但对于做过深达肌层肠镜活检的患者，应避免肠镜后即刻行结肠双对比造影，至少应在肠镜后一周内再做结肠双对比造影，以免引起肠道穿孔。

第三节 CT扫描在大肠癌诊治中的作用

2017年的《NCCN结直肠癌诊治指南》认为,对于适合接受手术的结肠癌患者,建议常规行胸部、腹部、盆腔CT检查进行分期,判断肿瘤可切除性。CT应使用静脉注射造影剂对比增强,如果腹部和盆腔CT检查不能完成、或患者有CT静脉造影剂使用禁忌证时,可考虑腹盆增强MRI加上胸部CT平扫。

一、CT评价结肠癌原发灶

由于结肠肠壁较薄,在CT影像上难以显示出黏膜、黏膜下、肌层等清晰的层次结构,故CT对T1～T3期结肠癌的诊断区分能力不高。但对于适合手术切除的结肠癌来讲,T1～T4a期均应手术切除,初始治疗策略并无差异。临床医师仅需根据CT影像判断出是否T4b期,即有无周围脏器的侵犯。因结肠周围有较为丰富的脂肪组织,在CT影像上脂肪组织的低密度与结肠癌的密度形成天然对比,易于对浆膜是否受侵做出判定。通常将肠壁的浆膜面在CT上的表现分为以下几种情况:① 肠壁外缘光滑锐利,表明癌肿仍局限于肠壁之内;② 肠壁浆膜面模糊不清,或伴有浆膜外的索条状影,表明癌肿已穿透壁外;③ 邻近脏器间脂肪层消失,表示周围脏器受侵(见图9-3-1)。癌肿与邻近器官间脂肪层的消失,作为判定受侵的标准时,应当注意参考上下层面脂肪层的情况。

肿块可直接侵犯周围脏器,如胃、十二指肠、胰腺、肝脏、胆囊、肾上腺、腹壁等,乙状结肠还可侵及膀胱、输尿管、精囊、前列腺、子宫、卵巢和盆腔、盆底肌肉等。CT影像表现为肿块与上述器官或肌肉之间的低密度脂肪层模糊或消失,邻近器官浆膜面毛糙,壁增厚呈结节状,或肿块直接侵入邻近器官内,当这些邻近器官或组织大部分被原发癌肿包围,内部出现异常肿块或体积显著增大和密度改变时,肯定受侵;肌肉受侵时表现为肌间隙消失,肌肉增厚及密度改变。输尿管受侵时可出现受累部位上方的输尿管、肾盂积水扩张。

结肠癌可侵犯邻近器官,并穿破周围脏器形成瘘管,CT检查对于显示瘘管有较大的优势,当口服或经肛注入对比剂检查时,可见周围脏器内出现阳性内对比剂或气体影;当肠腔与膀胱、胆囊、胃、子宫交通时,可显示这些器官的充盈显影(图9-3-2)。

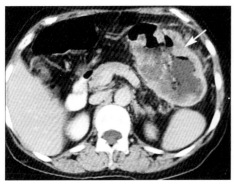
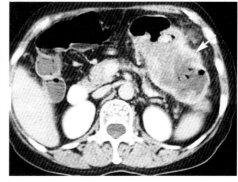

图9-3-1　经肛注水增强CT扫描

注：结肠脾曲癌。经肛注水增强CT扫描，显示结肠脾曲肠壁增厚（箭头），黏膜破坏，浆膜面毛糙，浆膜外见大量条索影，周围脂肪间隙密度增高

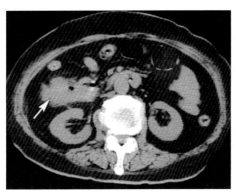
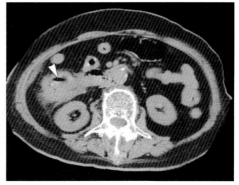

图9-3-2　腹部CT平扫

注：结肠肝曲癌，结肠-十二指肠瘘。腹部CT平扫，连续层面显示结肠肝曲处肠壁不规则增厚（箭头），管腔狭窄，肿瘤与十二指肠降段分界不清，部分层面十二指肠壁已经增厚；十二指肠降段及结肠肝曲部均可见气体；手术证实肿物与十二指肠穿通

二、CT诊断结肠癌淋巴结转移和远处转移

　　局部淋巴结转移（肠上淋巴结和肠旁淋巴结）是大肠癌常见的转移方式。了解结肠的淋巴回流对于评价淋巴结转移有重要意义，对于结肠癌回流区域内检出的淋巴应给予高度重视。

　　盲肠和升结肠的淋巴主要是回流入结肠上淋巴结和结肠旁淋巴结，其中盲肠的淋巴还可流入中结肠淋巴结及肠系膜根部的主要淋巴结，而且肠系膜根部的淋巴结可以播散到腹膜后，并且沿主动脉旁淋巴结或主动脉腔静脉淋巴结群上行。右结肠动脉是回结肠动脉的分支，常位于十二指肠降部及水平部的前方。

因此,升结肠癌、盲肠癌的淋巴结转移可在十二指肠降部的前面及外侧观察到。由于解剖变异,升结肠的淋巴可以伴随边缘动脉沿着升结肠流入中结肠淋巴结,在此胃结肠干在胰头前方引流入肠系膜上静脉。在大多数病例中,右半结肠癌的淋巴结转移可以出现在边缘动脉和胰头前面的胃结肠干。

脾曲结肠癌、左半结肠癌和直肠癌的淋巴结转移常出现在沿左、中结肠血管走行的肠系膜内。横结肠癌和直肠癌转移可达胰周淋巴结并侵犯胰腺。对于乙状结肠癌和直肠癌,应当注意乙状结肠系膜走行区域的淋巴结。

CT检查对不同部位淋巴结肿大的识别能力是有差异的,肠上淋巴结、肠旁淋巴结和大血管根部的淋巴结较易发现;中间淋巴结常由于与肠管的重叠被忽视。对螺旋CT容积扫描数据进行薄层重建,利用工作站的电影回放功能,可有效提高小淋巴结的检出率。

结肠癌的淋巴结转移多为小淋巴结(31%的小淋巴结直径<4 mm),而反应性和炎性肿大的淋巴结又常与转移淋巴结鉴别困难。如将淋巴结直径的异常标准定得过高,虽然可提高诊断的特异度,但敏感度也随之大大降低;反之,如将标准定得过低,虽能提高敏感度,但却降低了特异度。有作者提出将淋巴结直径≥8 mm作为大肠癌淋巴结转移阳性的标准,但也有作者将其定为10 mm。由于癌肿的转移与其生物学行为密切相关,因此在CT诊断淋巴结转移时,应当综合原发肿瘤的影像学分期表现与淋巴结检出情况进行判断。

结肠癌的远隔转移以肝脏为最多(75%),其次为肺,其他依次为肾上腺、卵巢、骨、脑等。大肠癌肝转移瘤在增强CT检查中的表现具有一些特点,平扫可见肝实质内单发或多发的类圆形低密度灶,病灶平扫密度均匀,发生钙化或出血时可见病灶内高密度区。肿瘤液化坏死时肿瘤中央呈液性低密度区。增强扫描动脉期及门脉期边缘环状强化为主,病灶中央液化坏死后可呈低强化或无强化,外周有一略低于肝实质的低强化水肿带,构成牛眼征改变(图9-3-3)。国外文献对一组290个经病理证实的大肠癌肝转移瘤病灶行单排螺旋CT检查,结果显示CT对肝转移瘤的检出率为85.1%。国内有学者对一组多种恶性肿瘤的218个肝转移灶行螺旋CT检查,门静脉期检出率可达97.3%。其他部位如肺转移、肾上腺、卵巢等转移,增强CT均可显示相应部位新发的结节或肿块,伴有不均匀强化等征象,结合大肠癌原发灶的病史,作出准确的诊断。

三、CT诊断大肠癌术后复发

大肠癌术后复发大部分发生在术后两年内,为尽早发现复发,主张术后

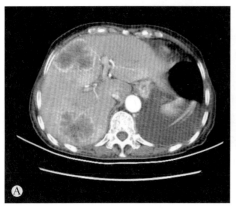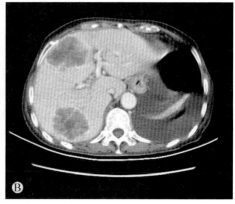

图9-3-3　大肠癌肝转移增强CT扫描

注：A. 动脉期；B. 门脉期。CT增强扫描可见肝内两处分叶状低密度肿块，增强后边缘环状强化，于动脉期右后叶肿块环状高强化之外可见较薄的晕环状低密度，形成牛眼征改变

6～8周行CT扫描作为基准对照片，依据不同的病理分期定期随访复查CT。

　　吻合口复发表现为吻合口处出现腔内结节影或肠壁环周增厚，肠腔偏心性狭窄，肠壁轮廓不规则，浆膜面毛糙，与基准片对比可与吻合口手术折叠造成的局部增厚鉴别。除吻合口复发外，吻合口周围及腹膜的种植也是复发的重要表现。表现为吻合口周围的软组织肿块，大网膜及肠系膜的密度增高，并可形成结节或网膜饼。骶前复发表现为骶前区不规则软组织肿块，密度不均匀，可见坏死区或高密度钙化灶，边缘模糊。周围器官如子宫、膀胱、肾脏、输尿管等，可受压移位，肿块也可侵犯周围组织器官，相邻骨质较易受累。复发患者常伴淋巴结肿大及远处转移。

　　术后复发应与炎性改变所致的纤维瘢痕组织相鉴别。瘢痕组织一般体积较小，呈新月形或较长的条索影，多不形成具体的肿块，在CT横断图像上，上下层面的范围较前后的范围小，常呈薄片状。在直肠区，瘢痕组织与骶、尾骨间常有一定的距离。增强扫描有助于鉴别诊断，纤维斑痕组织一般强化不明显，而肿瘤复发则强化显著。在动态观察中，瘢痕组织体积不增大，在术后4～9个月内由于炎症消退而逐渐缩小，而癌肿复发则进行性增大，形态明显改变，密度不均匀。因此，有必要强调术后基准片的重要性。对于鉴别困难的病例，可在CT引导下穿刺活检。

四、CT结肠显像

　　目前对于结肠癌的筛查方法有：粪便隐血试验（fecal occult blood test,

FOBT)、乙状结肠镜、气钡双重造影、结肠镜,以及这些检查联合应用。以上这些检查每项单独应用均存在缺陷,粪便隐血检查不能直接评价结肠黏膜,许多大的腺瘤样息肉不出现出血,癌有时也无出血表现,并且粪便隐血也存在假阳性情况。乙状结肠镜局限于其检查范围,不能评价全部结肠。气钡双重造影经济花费较低,但是对结肠息肉性病变的检出敏感度不高。有研究报道双对比造影对5 mm以上的结节敏感度仅为26%;另有研究认为双对比造影会漏诊50%以上直径>10 mm的结节。纤维结肠镜可以全面显示结肠情况,可以进行活检;但结肠镜的缺陷在于,大量使用会增加肠穿孔和出血的概率,有5%～10%的检查失败率,以及内镜医师和医疗资源的缺乏。

CT结肠显像,包括CT仿真内镜成像(CT virtual endoscopy, CTVE)技术近年来发展迅速,由于其无创、无痛苦、检查速度快等特点易被患者接受,可用于不能耐受肠镜检查的患者以及无症状人群的结肠病变筛查。CT结肠显像技术可观察到肠镜无法达到的部位,可观察狭窄病变的远端情况,通过与CT断层影像的对照可对病变准确定位。

CT结肠显像的影像解读:随充气程度改变有所不同,当黏膜皱襞充分被气体撑开时,在结肠袋分布较少的降结肠和直肠中表现为黏膜面平坦光滑,而在盲肠、升结肠、横结肠、乙状结肠中可见规则或分隔状排列的结肠袋间皱襞沿结肠表面分布。良性病变常表现为黏膜增粗,形态规则边缘光滑的隆起病变,溃疡口及底部形态规则的凹陷病变。恶性病变常见以下三种表现。肿块型:表现为向腔内突出的软组织肿块,肿块呈分叶不规则、基底较宽、黏膜粗大呈结节状改变;溃疡型:表现为形态不规则的凹陷病变,溃疡底部凹凸不平,周围见大小不等结节状隆起,黏膜不规则或中断;浸润型:表现为消化道管腔狭窄,管壁僵硬。

目前,国内外应用CTVE检查结肠炎性及肿瘤性病变的研究众多。国内学者对一组结肠癌患者行CTVE及结肠镜检查进行比较,认为结肠癌在CTVE上的影像表现与结肠镜下所见相符,CTVE是结肠镜检查的有效补充。而国外学者对结肠CT显像做了多个多中心研究,一项CT结肠显像用于筛查无症状人群结直肠病变的研究表明,CT结肠显像是一个准确的筛查方法,与光学结肠镜显示水平相当。仿真内镜对直径≥10 mm的腺瘤性息肉的显示敏感度达到93.8%,直径≥8 mm为93.9%,直径≥6 mm为88.7%。相应的光学结肠镜的敏感度为87.5%、91.5%和92.3%。用于大肠癌筛查,一组2 531例的CT结肠显像研究结果显示,以患者为研究对象,CT结肠显像的敏感度为90%;对于直径≥6 mm的病变,患者的检出敏感度为78%。对于结肠进展性肿瘤,CT结肠显像与结肠镜的检出率相似,而CT结肠显像的并发症较少,这个结果支持了CT结肠显像可作为结肠镜之前的筛查手段。

CT结肠显像技术的用途也逐渐从肿瘤的筛查检出延伸到肿瘤的术后检测，对大肠癌根治术后且无临床或实验室复发证据的患者进行对比增强CT结肠显像。CT结肠显像发现了548例患者中所有的6例新发癌和1例吻合口复发癌，该研究肯定了对比增强CT结肠显像对于无临床或实验室复发证据的大肠癌术后患者的监测作用。

第四节　MRI检查在大肠癌诊治中的应用

一、MRI对直肠癌局部分期的诊断

目前我国直肠癌发病率日趋增长。以患者为中心的个体化治疗需要通过MDT模式来实现，这其中就需要放射科、肿瘤科、外科、病理科医师的合作共同实现对原发病灶的控制，并降低局部复发率。越来越多的研究显示出MRI在直肠癌术前精准分期中的价值，因此2014年版《ESMO结直肠癌诊疗专家共识》及2017年版《NCCN结直肠癌诊治指南》已经明确指出MRI是直肠癌术前评价中最有价值的影像学手段。同时，术前新辅助治疗的发展也需要精准的术前分期，以筛选那些真正可能受益于新辅助治疗或强化治疗的患者，对于受益可能较小的患者免于不必要的治疗。随着个体化医疗或精准医疗时代的到来，MRI在直肠癌临床诊疗过程中的作用越加重要。

1. 原发肿瘤分期（T）

盆腔MR相控阵线圈T分期准确度为59%～95%。大部分的分期错误发生于T2和较早的T3期病灶的鉴别，主要原因在于难以区分肿瘤浸润还是肿瘤所诱发的成纤维化反应。由于T3期直肠癌是一组异质性较大的肿瘤，尤其是T3N0的患者，是否都需要进行新辅助放化疗目前尚有争议。既往研究表明，随肿瘤浸润深度的增加预后变差。T3期肿瘤的界定可以从固有肌层至直肠系膜筋膜止，即使侵犯深度差异很大，但都归为T3期。Merkel等的研究表明，不论淋巴结状态，肿瘤浸润深度 <5 mm 的T3a期患者5年肿瘤相关生存率为85%，显著高于肿瘤浸润深度 ≥ 5 mm 患者的54%（$P<0.01$）。Shin等分析的291例T3期直肠癌患者中，5年无病生存率在T3a、T3b、T3c、T3d期四组中分别为86.5%、74.2%、58.3%和29%（$P<0.01$）；在对200例T3期患者进行亚组分析时，发现浸

润深度是独立的预后因子，浸润深度<5 mm（T3a和T3b期）的患者，其预后明显优于浸润深度≥5 mm（T3c和T3d期）的患者。目前，T3期亚组的分类在直肠癌术前MRI评估中已开展应用，但在术后的病理评估中尚未正式纳入TNM分期标准。

现有两个分类系统已经用于直肠癌术前MRI浸润深度的评估，ESMO标准（T3a期，浸润深度<1 mm; T3b期，浸润深度1～5 mm; T3c期，浸润深度5～15 mm; T3d期，浸润深度>15 mm）较RSNA标准（T3a期，浸润深度<5 mm; T3b期，浸润深度5～15 mm; T3c期，浸润深度>15 mm）更为精确，但同时增加了测量的难度和可重复性，因此，笔者认为临床实践中RSNA标准可能更具应用价值。

2. 淋巴结分期（N）

淋巴结状态与患者的预后相关。既往一直以淋巴结径线作为评估的主要原则，然而正常与转移性淋巴结之间径线存在较大重叠。此外，正常大小的淋巴结微转移在直肠癌中也较为常见，直径<5 mm的淋巴结转移率可高达71%。因此，直肠癌淋巴结转移与否的判断不能仅测量径线大小。基于淋巴结径线、形状、边界、内部信号强度特征来综合判断是现有较为推荐的评价标准，即淋巴结边缘不规则、内部信号欠均匀、淋巴结短径较大者（有研究报道短径为8 mm），其为转移淋巴结的可能性越大。有研究显示，利用此评价标准，MRI检查判断淋巴结转移的准确率可达85%。有研究表明，利用淋巴结特异造影剂判断淋巴结转移准确性能够进一步提高，但该淋巴结特异造影剂——超顺磁性氧化铁尚未被美国及欧洲食品和药品管理局批准，目前仍无法在临床上使用。另外，在淋巴结评价中需要注意记录直肠系膜筋膜外有无可疑淋巴结及其位置和大小，原因在于全直肠系膜切除术（TME）仅清理直肠系膜筋膜内的淋巴结，而对于系膜筋膜外淋巴结不会常规清扫，位于该区域可疑淋巴结存留是直肠癌患者术后局部复发的原因之一。

3. 直肠系膜和直肠系膜筋膜

直肠系膜筋膜（mesorectal fasciae, MRF）受累是局部复发的高危因素。术前准确评价肿瘤与MRF的关系，对选择治疗方式、手术方式、评估根治切除可行性是十分必要的。直肠系膜主要由直肠周围的脂肪组织构成，MRI能清楚显示直肠系膜和系膜筋膜形态、位置及毗邻关系，在T1WI和T2WI中脂肪分别表现为短T1和稍长T2信号。MRF是包绕直肠系膜组织的膜性结构，在T1WI和T2WI均表现为黑色的低信号线样结构，在内部直肠系膜和外部脏器脂肪组织的衬托下MR能够清楚显示该低信号线样结构。而T1WI和T2WI脂肪抑制序列均使脂肪组织呈低信号或无信号表现，使得直肠系膜和系膜筋膜的显示较差。

因此,直肠癌MR扫描常规序列中,除DCE-MRI以外,其余所有序列均不行脂肪抑制。Beets等研究显示以1 mm为界,应用高分辨MR判断直肠癌MRF受累的准确率可达98%。

4. 直肠癌壁外血管侵犯

直肠癌壁外血管侵犯(extramural vascular invasion,EMVI)即直肠壁固有肌层外血管内出现肿瘤细胞。EMVI是直肠癌预后不良的独立因素。使用高分辨MRI可以详细显示血管侵袭的程度,在EMVI的检测中具有高特异度和适度的灵敏度,是目前术前评价直肠癌EMVI的主要方法。陆续有研究证实EMVI是预测直肠癌局部复发的独立危险因子(OR=4.91,P<0.05)。并且EMVI在同时性及异时性肝转移患者中的发生率均被证实显著高于未发生肝转移的患者(P<0.05)。还有学者研究显示,EMVI阳性患者的3年无瘤生存率及5年总生存率均低于EMVI阴性的患者。2008年Gina等首次提出MRI-EMVI的评分标准,共分为五个评分(0~2分为mrEMVI阴性;3~4分为mrEMVI阳性):0分,肿瘤呈非结节状浸润到肌层,肿瘤周边无血管;1分,肿瘤呈结节状浸润到肌层,瘤周无血管;2分,肿瘤浸润到肌层,瘤周有壁外血管,但血管管径正常,血管内没有明确的肿瘤信号;3分,肿瘤周边血管内出现中等强度的信号,但是血管的轮廓及直径只是略有改变;4分,肿瘤周边血管内出现肿瘤信号,血管轮廓明显不规则或血管呈结节样扩展。该研究小组于2014年又提出另一种EMVI评分标准,分为A~D四个评分(A为mrEMVI阴性;B~D为mrEMVI阳性)。A:血管与肿瘤相接触,但是血管管径正常且其内未见肿瘤信号;B:血管内可见异常的信号强度,且血管管径有扩展;C:血管内可见异常的信号强度,但血管管径保持正常;D:血管轮廓可见明显的不规则扩展,内部可见结状的肿瘤信号。可以看出这两种评分标准间存在一定重叠,但作者并未明确解释其关系。

二、MRI对大肠癌肝转移的诊断

肝脏MRI检查已被认为是诊断大肠癌肝转移的可靠方法。多项荟萃分析提示,常规对比剂增强MRI诊断肝转移的敏感度为75.5%~88.2%,特异度为92.5%~97.2%。增强MRI诊断肝转移的效能优于CT检查,目前临床常选择增强MRI作为评估肝转移瘤是否可手术切除的首选方法。

肝转移瘤在MRI扫描图像中常表现为单发或多发的边缘清楚的结节或肿块。在T1WI序列图像中常表现为均匀的稍低信号,T2WI呈稍高信号,增强扫描以边缘强化为主(**见图9-4-1**)。如果病灶内合并有液化坏死,T2WI病灶中央

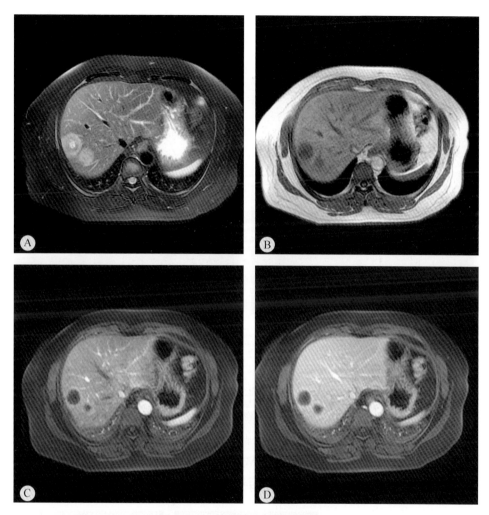

图9-4-1　结肠癌肝转移MRI检查

注：A、B. T2WI和T1WI图像，可见肝右叶2枚T1稍低T2稍高信号结节，较大者中央可见液化坏死区，呈T1低T2高信号；C、D. 增强动脉期及门脉期图像，2个病灶均为边缘环状强化，中央强化低

可呈明显高信号。如果病灶内合并出血，其平扫T1WI及T2WI信号随着出血时间的长短以及出血成分的多少可演变为不同的信号或混杂信号。

　　磁共振扩散加权成像（diffusion weighted imaging，DWI）是新兴的磁共振功能成像技术之一，可以反映活体水分子的布朗运动。它从分子水平反映人体组织的微观空间组成信息和病理生理状态下各组织成分水分子的功能变化，可以检测出与组织含水量变化相关的形态学、病理学和生理学的早期改变。DWI在肝脏病变诊断及肝脏恶性肿瘤的疗效评价方面应用越来越多，随着平面回波技术的应用,磁共振DWI使用单次激发的呼吸门控技术就可获得高质量的肝脏DWI图像,因此DWI已成为肝脏MR检查的常规序列(见**图9-4-2**)。

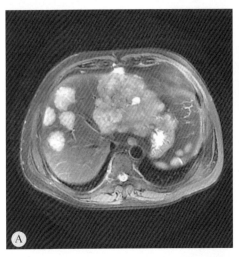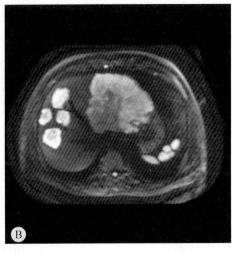

图9-4-2 肝多发转移瘤MRI检查

注:A. T2WI,B. DWI序列b值1 000图像;肝脏多发不规则形态肿块,在T2WI上呈稍高信号,在DWI图像中表现为高信号

  DWI主要是反映活体组织中水分子的布朗运动,虽然在空间分辨力上不如其他序列的图像,但在1.5 T以上高场强MR上可以获得高信噪比和良好的病灶与肝脏对比度。因此,在检出率和肝脏局灶性病灶特征方面显示出较大价值,尤其是在检出肝脏转移瘤小病灶方面,DWI优于T2WI,DWI对肝脏转移病灶的检出效果甚至不亚于单独使用铁或锰螯合物对比剂增强MR(**图9-4-3**)。

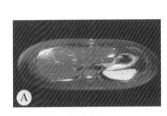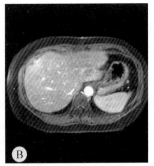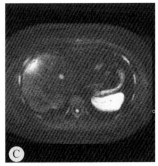

图9-4-3 肝脏小转移灶MRI检查

注:A ~ C. 分别为T2WI、增强门脉期及DWI序列图像,可见肝脏左内叶稍高T2信号小结节,直径约1 cm,增强扫描呈轻度环形强化;在DWI序列图像上,病灶与周围肝脏相对低信号的背景对比强烈,清晰显示

近几年来,MRI肝脏特异性对比剂逐渐被医师熟知,目前临床常用的肝脏特异性对比剂为钆塞酸二钠(GD-EOB-DTPA),由Gd-DTPA分子上添加脂溶性的EOB基形成,因此不仅具有细胞外对比剂特性,还能通过肝细胞选择性吸收具有肝细胞特异性对比剂特性。Gd-EOB-DTPA增强MR对肝脏局灶性病灶检出和定性是非常有效的,由于具有独特的EOB基团,通过静脉给药途径,随血流进入肝脏后可被肝脏细胞特异性吸收,吸收率可达50%,从而使得肝细胞在注射对比剂后大约20 min后产生很好的增强效果。Gd-EOB-DTPA增强MR静态期对肝脏局灶性病灶检出率高达94.7%,而所有转移灶检出率达100%。这是由于Gd-EOB-DTPA在静态期时被肝细胞特异性摄取后增加Tl弛豫率,缩短组织T1弛豫时间,在T1WI上产生明显高信号,而转移瘤因为没有肝细胞的摄取,呈T1WI低信号改变,因此病灶与正常肝组织的对比度明显增高,有利于病灶的检出。没有或者仅有很少功能性肝细胞的病灶(如囊肿、血管瘤、转移瘤和绝大部分肝细胞癌)无法摄取对比剂,因此没有增强效果。无强化的病灶与强化的正常肝细胞间产生明显对比,从而更加容易发现病灶,尤其是直径<1 cm的病灶,同时也有助于对病灶进行定性诊断。

研究人员对比了肝特异性对比剂MRI、常规MRI和增强CT诊断大肠癌肝转移的效能,结果显示诊断转移灶的敏感度分别为93.8%、89.4%和84.1%,初次检查使用肝特异性对比剂MRI的患者,影像科及外科医师认为不需要第二次影像学检查,而接受常规MRI和增强CT检查的患者分别有17.0%和39.3%需要第二次影像学检查,且医师推荐的二次检查绝大部分为特异性对比剂增强MRI。同时,基于这三种术前影像学检查,外科医师在手术中需要修改手术方案的比例,特异性对比剂组最低。另有研究认为,与MRI扩散加权成像比较,EOB对于肝转移小病灶的检出率高于DWI。EOB-MR与DWI结合共同评价大肠癌肝转移,准确率和敏感度都优于单独使用DWI。进一步的研究仍在进行中,肝脏特异性对比剂MRI有潜力成为判断大肠癌肝转移的首选检查。

第五节 超声检查在大肠癌诊治中的应用

一、超声对结肠癌肝转移的诊断

经腹壁超声是目前临床常用检出及诊断肝转移瘤的方法,其特点是简便易行,经济费用较低,且没有X线辐射。肝转移瘤的超声检查又根据检查是否注射静脉造影剂而分为常规超声和超声造影。

在非增强的常规腹部二维超声检查中,大肠癌肝转移瘤的常见表现为肝内单发或多发的结节或肿块,类圆形或不规则形态,病变较多时可以形成融合肿块。病变与周围肝实质常分界清楚,但病变边缘欠光滑锐利。肿块内部回声因肿瘤成分结构以及坏死程度不同而有一定差别,可分为高回声、低回声、等回声和混合回声型。

高回声型结节在大肠癌肝转移时最常见,病变内部回声不均匀,周边可见声晕。典型的大肠癌肝转移瘤可见"牛眼征"或"靶环征",即病变内部为高回声,周边可见较厚的低回声晕,有时高回声的中间还可见低至无回声液化坏死区。肿块一般无侧方声影,后方回声无明显增强。低回声和等回声结节有时也可在大肠癌肝转移瘤中发生,但相对少见,此时应结合临床病史、病变的数量和分布,以及病变内血流信号等信息综合判断。混合回声型结节可见于有分泌功能的肝转移瘤,常见于结直肠的黏液腺癌,转移灶内的黏液成分可表现为低回声,而钙化成分表现为高回声,当转移瘤混合有这两种成分时其回声亦较复杂。

常规经腹壁超声对肝转移瘤的诊断特异度较高,可达到85% ～ 90%,但在一些特殊情况下,例如肥胖、术后以及病灶径线<1 cm时其诊断敏感度不高,仅为39% ～ 68%。另外,超声检查的准确率与检查者的操作技巧以及经验有关,且在影像资料的存储及复阅再评估方面存在一些不足,目前并不是所有医院都有条件对每例患者的超声检查资料录像存储。所以,常规超声评价肝转移情况需结合CT或MRI等其他影像学检查联合应用。

二、超声造影

超声造影又称对比增强超声(contrast-enhanced ultrasonography, CEUS),是一项新兴的超声技术,通过对比剂的作用,提高了超声对肝转移瘤的诊断敏感度和特异度。与增强CT比较,超声造影具有以下优点:① 操作简便,可随时进行,且没有放射性辐射,安全性好。② 与CT造影剂在延迟期会进入组织间隙不同,超声造影剂仅停留在血管内,在延迟期也不进入组织间隙,能更准确地反映组织的血流灌注状态。③ 超声造影技术具有实时不间断地观察病灶的增强特点,可捕捉到增强过程中的细节,完整观察病灶增强的动态过程,提供鉴别诊断信息。

大肠癌肝转移瘤在超声造影检查中的典型表现为病灶周边环状强化,动脉期病灶迅速强化,呈均匀或环状强化,门脉期及肝窦期病灶增强快速消退,回声低于周围肝组织。学者们认为转移癌的浸润可在癌灶周边产生促结缔组织生成反应、炎症反应、血管增生及炎症细胞浸润，而这些炎症相关的反应造成转移瘤周边的血供增加，在超声造影上表现为环周的高强化。国内有研究结果显示以环状强化作为肝转移瘤的诊断标准，超声造影诊断肝转移瘤的敏感度达80% ～ 86%，特异度达98.2% ～ 100%，准确度达96.2% ～ 98.0%。有小部分肝转移瘤在超声造影中表现不典型，为均匀增强和不均匀增强，需结合临床病史鉴别。

三、超声射频消融技术治疗结肠癌肝转移

结肠癌肝转移的根治性治疗方法是手术切除，但临床实践中有约80%的患者由于肝内多发转移、肝外转移、肝脏功能差等原因而无法手术治疗。射频消融（radiofrequency ablation, RFA）技术具有可重复治疗、创伤小、术后恢复快的优势，已广泛应用于原发性小肝癌的治疗中。近年来，RFA也逐渐应用于大肠癌肝转移的治疗。

RFA技术利用高频电流使电机周围组织发生离子震荡，通过摩擦生热使组织发生凝固性坏死，从而达到治疗肿瘤的作用。RFA目前主要用于治疗不可手术切除或化疗反应不敏感的大肠癌肝转移病变。有研究报道，大肠癌肝转移患者RFA治疗后3年及5年生存率分别为22% ～ 57%和20% ～ 49%。借鉴原发性肝癌射频治疗的原则，目前RFA治疗的安全范围多超过肿瘤边界0.5 cm以上，但受病变大小、位置、消融技术影响及操作者经验的差异，部分病变治疗的安全范围达不到0.5 cm，从而导致病灶周围的卫星灶或微血管浸润不能完全灭活，造成局部复发。国内张仲一等学者研究认为，超声造影与常规二维超声比较，显示肝转移病变的范围更大，在RFA之前行超声造影检查可以更准确地显示病灶的活性范围，更加合理地制订治疗计划，有可能减少RFA术后的肿瘤复发。生存分析统计结果发现，大肠癌肝转移患者行RFA治疗，患者1、3、5年生存率分别为87.0%、40.8%、16.5%，多因素分析结果显示，转移灶数目及最大径是影响患者预后的独立因素。

第六节　PET/CT检查在大肠癌诊治中的作用

正电子发射断层扫描（PET/CT）是新兴的功能性显像诊断技术，能够识别

肿瘤细胞的生化改变。PET/CT的原理是由于异常分裂和增殖的肿瘤细胞局部缺氧和生物学行为的改变，导致葡萄糖过度利用，使葡萄糖类似物 ^{18}F-FDG 在肿瘤细胞中经葡萄糖转运子作用转运增加、磷酸化增强，但其代谢产物 6-磷酸-^{18}F-FDG 不能继续参与生化反应而大量滞留于细胞内，导致肿瘤细胞摄取的 ^{18}F-FDG 量远高于正常细胞。PET/CT 在多种恶性肿瘤的临床诊疗过程中发挥重要作用，它可以用来发现肿瘤的远隔转移、监测治疗效果、判断肿瘤复发等。应用较多的有肺癌和淋巴瘤，已经写入《NCCN 指南》。

大肠癌远处转移灶在 PET/CT 上表现为远隔器官内结节或肿块，伴有葡萄糖高代谢。临床上常以标准摄取值（standardized uptake values, SUV）行半定量诊断，以 SUV ≥ 2.5 为摄取增高标准。需要注意的是，PET/CT 也存在一定的局限性。^{18}F-FDG 作为一种非特异性显像剂，任何有葡萄糖代谢的病变均可以引起假阳性，常见的有结核、炎症、感染、外伤、结节病、自身免疫病以及一些生理性的摄取；而对于一些低度恶性的肿瘤或者微小病灶，其 FDG 代谢不明显时存在假阴性，在大肠癌病例中常见的是黏液腺癌，其代谢相对较低容易出现假阴性情况。

因此，在结肠癌诊疗中，2017年的《NCCN 指南》专家团并不推荐常规使用 PET/CT 扫描作为结肠癌分期、基线影像检查或常规随访检查，仅推荐对于术前影像学发现潜在可根治性切除的 M1 转移灶时，考虑使用 PET/CT 基线扫描，该检查的目的是确定是否存在未发现的病灶，以避免不必要的手术治疗。

明显不能手术切除的转移性患者不推荐基线 PET/CT 检查，同时专家组强调不能采用 PET/CT 评价结肠癌化疗的效果，因为化疗后 PET/CT 会出现暂时的阴性（例如，存在坏死病灶），术后或感染形成的炎性组织中也可导致假阳性结果。对潜在可切除性肝转移瘤，静脉增强 MRI 可以作为术前评估的一种手段，例如当 PET/CT 在判定肝脏肿瘤范围出现不一致结果时，增强 MRI 可能会有帮助。

随着多种影像学技术不断发展，大肠癌的诊疗模式也在不断改进。CT结肠显像及仿真内镜为结肠癌的筛查提供了新的选择。多排螺旋CT及图像后处理重建可以帮助外科医师判断结肠癌的可切除性，制定最佳的手术方式。高分辨率MRI提高了直肠癌的T分期水平，为直肠癌新辅助治疗提供了依据。增强MRI对直肠癌环周切缘的判断是全直肠系膜切除术（TME）成功的保障，EMVI的判断可提示直肠癌患者的预后。增强CT、超声造影、MRI-DWI功能成像及肝特异性对比剂MRI检查提高了大肠癌肝转移的诊断水平，是选择肝转移切除手术的基础。超声引导下射频消融为肝转移患者提供了非手术治疗的新方法，技术的进步延长了患者的生存时间，提高了生活质量。未来影像学技术的发展必将推动大肠癌诊疗的进步，使患者获益最大化。

参 考 文 献

［ 1 ］ Amin M B, Greene F L, Edge S, et al. AJCC cancer staging manual［M］. 8th ed. New York: Springer, 2016.

［ 2 ］ Balthazar E J, Megibow A J, Hulnick D, et al. Carcinoma of the colon: Detection and preoperative staging by CT［J］. AJR Am J Roentgenol, 1988, 150(2): 301–306.

［ 3 ］ Beets-Tan R G, Beets G L. Rectal cancer: review with emphasis on MR imaging［J］. Radiology, 2004, 232(2): 335–346.

［ 4 ］ Brush J, Boyd K, Chappell F, et al. The value of FDG positron emission tomography/ computerised tomography (PET/CT) in pre-operative staging of colorectal cancer: a systematic review and economic evaluation［J］. Health Technol Assess, 2011, 15(35): 1– 192.

［ 5 ］ Chen L, Zhang J, Zhang L, et al. Meta-analysis of gadoxetic acid disodium (Gd–EOB– DTPA)-enhanced magnetic resonance imaging for the detection of liver metastases［J］. PLoS One, 2012, 7(11): e48681.

［ 6 ］ Chen W, Zheng R, Baade P D, et al. Cancer statistics in China, 2015［J］. CA Cancer J Clin, 2016, 66(2): 115–132.

［ 7 ］ Cui C, Cai H, Liu L, et al. Quantitative analysis and prediction of regional lymph node status in rectal cancer based on computed tomography imaging［J］. Eur Radiol, 2011, 21(11): 2318–2325.

［ 8 ］ Farace P, Conti G, Merigo F, et al. Potential role of combined FDG PET/CT & contrast enhancement MRI in a rectal carcinoma model with nodal metastases characterized by a poor FDG–avidity［J］. Eur J Radiol, 2012, 81(4): 658–662.

［ 9 ］ Freeny P C, Marks W M, Ryan J A, et al. Colorectal carcinoma evaluation with CT: Preoperative staging and detection of postoperative recurrence［J］. Radiology, 1986, 158(2): 347–353.

［10］ Gazelle G S, Gaa J, Saini S, et al. Staging pf colon carcinoma using water enema CT［J］. J Comput Assist Tomogr, 1995, 19(1): 87–91.

［11］ Gu J, Khong P L, Wang S, et al. Quantitative assessment of diffusion-weighted MR imaging in patients with primary rectal cancer: Correlation with FDG–PET/CT［J］. 2011, 13(5): 1020–1028.

［12］ Hunter C J, Garant A, Vuong T, et al. Adverse features on rectal MRI identify a high-risk group that may benefit from more intensive preoperative staging and treatment［J］. Ann Surg Oncol, 2012, 19(4): 1199–1205.

［13］ Janssen M H, Aerts H J, Buijsen J, et al. Repeated positron emission tomography- computed tomography and perfusion-computed tomography imaging in rectal cancer: fluorodeoxyglucose uptake corresponds with tumor perfusion［J］. Int J Radiat Oncol Biol Phys, 2012, 82(2): 849–855.

［14］ Jhaveri K, Cleary S, Audet P, et al. Consensus statements from a multidisciplinary expert panel on the utilization and application of a liver-specific MRI contrast agent (gadoxetic acid)［J］. AJR Am J Roentgenol, 2015, 204(3): 498−509.

［15］ Johnson C D, Dachman A H. CT colonography: the next colon screening examination［J］. Radiology, 2000, 216(2): 331−341.

［16］ Kaur H, Choi H, You Y N, et al. MR imaging for preoperative evaluation of primary rectal cancer: practical considerations［J］. Radiographics, 2012, 32(2): 389−409.

［17］ Kim D J, Kim J H, Ryu Y H, et al. Nodal staging of rectal cancer: high-resolution pelvic MRI versus [18]F−FDGPET/CT［J］. J Comput Assist Tomogr, 2011, 35(5): 531−534.

［18］ Kim H J, Park S H, Pickhardt P J, et al. CT colonography for combined colonic and extracolonic surveillance after curative resection of colorectal cancer［J］. Radiology, 2010, 257(3): 697−704.

［19］ Kim J H, Beets G L, Kim M J, et al. High-resolution MR imaging for nodal staging in rectal cancer: are there any criteria in addition to the size［J］. Eur J Radiol, 2004, 52(1): 78−83.

［20］ Lahaye M J, Beets G L, Engelen S M, et al. Locally advanced rectal cancer: MR imaging for restaging after neoadjuvant radiation therapy with concomitant chemotherapy. Part II. What are the criteria to predict involved lymph nodes?［J］. Radiology, 2009, 252(1): 81−91.

［21］ Lahaye M J, Engelen S M, Kessels A G, et al. USPIO-enhanced MR imaging for nodal staging in patients with primary rectal cancer: predictive criteria［J］. Radiology, 2008, 246(3): 804−811.

［22］ Lambregts D M, Cappendijk V C, Maas M, et al. Value of MRI and diffusion-weighted MRI for the diagnosis of locally recurrent rectal cancer［J］. Eur Radiol, 2011, 21(6): 1250−1258.

［23］ Lambregts D M, Maas M, Cappendijk V C, et al. Whole-body diffusion-weighted magnetic resonance imaging: Current evidence in oncology and potential role in colorectal cancer staging［J］. Eur J Cancer, 2011, 47(14): 2107−2116.

［24］ Lambregts D M, Maas M, Riedl R G, et al. Value of ADC measurements for nodal staging after chemoradiation in locally advanced rectal cancer — a per lesion validation study［J］. Eur Radiol, 2011, 21(2): 265−273.

［25］ Lee J H, Park S H, Lee S S, et al. CT colonography in patients who have undergone sigmoid colostomy: A feasibility study［J］. AJR Am J Roentgens, 2011, 197(4): W653−W657.

［26］ Luo M Y, Liu L, Yan F H, et al. Preliminary study on MR colonography with air enema in detection of colorectal neoplasms［J］. Chin Med J (Engl), 2010, 123(18): 2527−2531.

［27］ Macari M, Bini E J, Xue X, et al. colorectal neoplasms: prospective comparison of thinsection low-dose multi−detector row CT colonography and conventional colonoscopy for detection［J］. Radiology, 2002, 224(2): 383−392.

［28］ Macari M, Bini EJ. CT colonography: where have we been and where are we going［J］. Radiology, 2005, 237(3): 819−833.

［29］ Mizukami Y, Ueda S, Mizumoto A, et al. Diffusion-weighted magnetic resonance imaging for detecting lymph node metastasis of rectal cancer［J］. World J Surg, 2011, 35(4): 895−899.

［30］ Moss A A. Imaging of colorectal carcinoma［J］. Radiology, 1989, 170(2): 308−310.

［31］ Park M J, Kim S H, Lee S J, et al. Locally advanced rectal cancer: added value of diffusion-weighted MR imaging for predicting tumor clearance of the mesorectal fascia after neoadjuvant chemotherapy and radiation therapy［J］. Radiology, 2011, 260(3): 771−780.

［32］ Patel K, Hadar N, Lee J, et al. The lack of evidence for PET or PET/CT surveillance of patients with treated lymphoma, colorectal cancer, and head and neck cancer: a systematic review［J］. J Nucl Med, 2013, 54(9): 1518−1527.

［33］ Pfister D G, Benson A B 3rd, Somerfield M R. Clinical practice. Surveillance strategies after curative treatment of colorectal cancer［J］. N Engl J Med, 2004, 350(23): 2375−2382.

［34］ Pickhardt P J, Correale L, Delsanto S, et al. Colorectal cancer: CT colonography and colonoscopy for detection — systematic review and meta-analysis［J］. Radiology, 2011, 259(2): 393−405.

［35］ Quaia E, Ulcigrai V, Coss M, et al. Spectral presaturation inversion recovery MR imaging sequence after gadolinium injection to differentiate fibrotic scar tissue and neoplastic strands in the mesorectal fat in patients undergoing restaging of rectal carcinoma after neoadjuvant chemo-and radiation therapy［J］. Acad Radiol, 2011, 18(11): 1365−1375.

［36］ Sani F, Foresti M, Parmiggiani A, et al. 3−T MRI with phased-array surface coil in the local staging of rectal cancer［J］. Radiol Med, 2011, 116(3): 375−388.

［37］ Siegel R L, Miller K D, Jemal A. Cancer statistics, 2016［J］. CA Cancer J Clin, 2016, 66(1): 7−30.

［38］ Smith N J, Barbachano Y, Norman A R, et al. Prognostic significance of magnetic resonance imaging-detected extramural vascular invasion in rectal cancer［J］. Br J Surg, 2008, 95(2): 229−236.

［39］ Smith N J, Shihab O, Arnaout A, et al. MRI for detection of extramural vascular invasion in rectal cancer (Review)［J］. AJR Am J Roentgenol, 2008, 191(5): 1517−1522.

［40］ Song I, Kim SH, Lee S J, et al. Value of diffusion-weighted imaging in the detection of viable tumour after neoadjuvant chemoradiation therapy in patients with locally advanced rectal cancer: comparison with T2−weighted and PET/CT imaging［J］. Br J Radiol, 2012, 85(1013): 577−586.

［41］ Thompson W M, Halvorsen R A, Foster W L, et al. Preoprative and postoperative CT staging of rectosigmoid carcinoma［J］. AJR Am J Roentgenol, 1986, 146(4): 703−710.

［42］ Tio T L, Coene P P, van Delden O M, et al. Colorectal carcinoma: preoprative TNM classification with endosonography［J］. Radiology, 1991, 179(1): 165−170.

［43］ van Stiphout R G, Lammering G, Buijsen J, et al. Development and external validation of a predictive model for pathological complete response of rectal cancer patients including sequential PET−CT imaging［J］. Radiother Oncol, 2011, 98(1): 126−133.

［44］ Vliegen R F, Beets G L, Lammering G, et al. Mesorectal fascia invasion after neoadjuvant chemotherapy and radiation therapy for locally advanced rectal cancer: accuracy of MR imaging for prediction［J］. Radiology, 2008, 246(2): 454−462.

［45］ 陈钊, 郑容, 吴宁, 等. ^{18}F−FDG PET的主要局限性和相应处理措施［J］. 中国医学影像技术, 2006, 22（2）: 320−323.

［46］ 尚克中, 陈九如. 胃肠道造影原理与诊断［M］. 上海: 上海科学技术文献出版社, 1995.

［47］徐辉雄，吕明德，谢晓燕，等.超声造影对肝脏肿瘤定性诊断的研究［J］.中国实用外科杂志，2004，24（11）：669-671.

［48］张晓鹏.胃肠道CT诊断学［M］.沈阳：辽宁科学技术出版社，2001.

［49］张仲一，陈敏华，严昆，等.经皮超声引导下射频消融治疗大肠癌肝转移疗效分析［J］.中国医学影像技术，2015，31（8）：1246-1250.

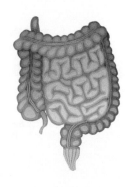

第十章

早期大肠癌的处理：
技术与挑战

顾 晋

早期大肠癌的临床治疗充满挑战。传统意义上的根治性切除是大肠癌治疗的主要模式，这种治疗的主要目的是切除全部的肿瘤组织以及相应的区域引流淋巴结。早期直肠癌患者实施根治性手术能够获得长期生存，5年局部复发率为4.5%，5年无病生存率可达90%；然而手术并发症发生率高（30%～68%），术后病死率约为7%。术后主要的并发症有吻合口瘘、败血症、永久性造口、伤口感染、肠梗阻、性功能及排尿功能异常，严重影响患者的生活质量。鉴于根治性手术的并发症，局部处理病灶越来越受到人们的关注，涌现了诸多局部处理的临床治疗方法和技术。根据术前精确的分期，选择合适的治疗方法，是早期大肠癌处理的热点和难点。

[通信作者] 顾晋，Email: zlgujin@126.com

第一节　早期大肠癌的形态评估

　　大肠癌是常见恶性肿瘤，全球每年约有120万人诊断为大肠癌。在中国，大肠癌发病率不断上升，2017年国家癌症中心数据显示，大肠癌居恶性肿瘤发病率第五位，病死率也位于第五位。在一些欧美发达国家及日本，随着大肠癌筛查逐步推行，早期大肠癌及癌前病变得以及早期诊断和处理，患者预后有所改善。结肠癌患者总生存逐渐提高，多数发达国家大肠癌患者5年生存率达60%以上，而早期大肠癌5年生存率达90%以上。大肠癌的预后改善关键在于早诊断、早治疗。

　　早期大肠癌临床治疗充满挑战。传统意义上的根治性切除是大肠癌治疗的主要模式，这种治疗的主要目的是切除全部的肿瘤组织以及相应的区域引流淋巴结。早期直肠癌患者实施根治性手术能够获得长期生存，5年局部复发率为4.5%，5年无病生存率可达90%；然而手术并发症发生率高（30% ～ 68%），术后病死率约为7%。术后主要并发症有吻合口瘘、败血症、永久性造口、伤口感染、肠梗阻、性功能及排尿功能异常，严重影响患者的生活质量。鉴于根治性手术的并发症，局部处理病灶越来越受到人们的关注，涌现了诸多局部处理的临床治疗方法和技术。根据术前精确的分期，选择合适的治疗方法，是早期大肠癌处理的热点和难点。

一、早期大肠癌的定义

　　目前关于早期大肠癌的定义，尚未统一。西方国家普遍接受的早期大肠癌定位为Ⅰ期病变，即T1 ～ T2N0M0病变。而日本大肠癌规约定义的早期大肠癌仅包括黏膜病变（Tis）和黏膜下层病变（T1）。目前，国内较为公认的定义指浸润深度局限于黏膜及黏膜下层的任一大小的大肠癌，其中局限于黏膜层的为黏膜内癌，浸润至黏膜下层但未侵犯固有肌层者为黏膜下癌。

　　2000年版的《WHO肿瘤分类》规定，结肠或直肠发生的上皮恶性肿瘤，只有穿透黏膜肌层，浸润到黏膜下层时才被认为是恶性的。过去属于早期癌范畴的腺瘤癌变、原位腺癌和黏膜内癌，现在用高级别上皮内肿瘤来取代。鉴于目前情况，国内继续沿用原位癌、黏膜内癌等术语。当息肉的癌细胞浸润黏膜下层时，又称为恶性息肉。黏膜病变（Tis）又称为原位癌。

二、早期大肠癌的形态评估

只有术前对病变进行充分的内镜及病理学评估，完善术前诊断，才能选择安全而合理的治疗手段。尤其是如何在术前评估病灶是否有黏膜下浸润及黏膜下浸润的深度是早期大肠癌内镜下诊断的主要难点与挑战。

1. 息肉的大小和形态

大小和形态是评估息肉的最根本特征，能够预测潜在的恶性肿瘤，并且指导进一步治疗。息肉的形态广义分为有蒂和广基，广基的息肉更常见。研究认为，直径<5 mm的息肉恶性风险可以忽略不计，可以行内镜下切除。Nusko等分析内镜发现的11 188例结肠息肉，其中直径<5 mm的5 027例息肉中没有浸润癌；而1.5 ~ 3.5 cm的息肉潜在恶性风险为19% ~ 43%，需要更谨慎处理。

2. 内镜下的病变特征

随着内镜图像分辨技术的改善，内镜医师能够辨别更多的息肉特征。其中窄带成像内镜和色素放大内镜扮演着重要角色。窄带成像技术使用窄带滤光器形成高密度蓝光，能清晰显示病变微血管和黏膜结构。近年来，日本学者提出"NBI国际结直肠内镜分型"（NBI international colorectal endoscopic），试图不使用放大技术，在NBI高清肠镜观察下综合评判病变的颜色、微血管结构和表面分型，更加简单易用。NICE 1型和2型能实时有效地区分增生性息肉和腺瘤，NICE 3型则能识别浸润超过1 000 μm的黏膜下癌。色素放大内镜通过在局部喷洒染色剂将病变范围及黏膜表面形态显示出来，再用放大内镜对结肠腺管开口的形态进行观察，辨别正常组织和异常组织，并且可以判断肿瘤浸润深度和范围。放大内镜下对结肠黏膜常用Kudo分型，具体如下：Ⅰ型呈圆点状；Ⅱ型呈星芒状；Ⅲs型为小管圆形隐窝，ⅢL型为管状隐窝；Ⅳ型呈脑回状；Ⅴi型表现为小窝不规则，ⅤN型表现为小窝缺如，无结构。Ⅰ型为正常结肠黏膜；Ⅱ型为炎症；ⅢL型见于管状腺瘤，Ⅲs型小管圆形为肿瘤压迫所致，见于凹陷性癌；Ⅳ型见于绒毛状腺瘤；Ⅴi型见于早期癌变，ⅤN型为肿瘤破坏腺体所致，见于进展期癌变。放大结肠镜还可对病变的深度进行初步判断，根据隐窝类型分为非肿瘤性隐窝（Ⅰ、Ⅱ型隐窝）、肿瘤非浸润型隐窝（ⅢL、Ⅲs、Ⅳ）、肿瘤浸润型（Ⅴi、ⅤN）。

3. 早期大肠癌的内镜下分型

依据内镜下的形态特征，早期大肠癌的内镜下分型依照巴黎分型标准（见图10-1-1）。

早期大肠癌及癌前病变的大体形态为评估病变恶性潜能、浸润深度、切除难度等提供了丰富信息。研究发现，Ⅱc型病变黏膜下浸润癌风险达32%，且病

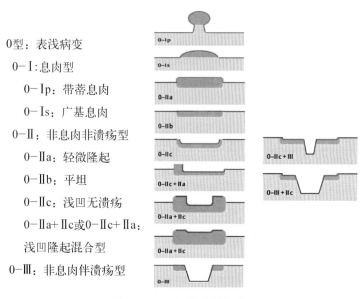

0型：表浅病变

0-Ⅰ:息肉型

0-Ⅰp: 带蒂息肉

0-Ⅰs: 广基息肉

0-Ⅱ: 非息肉非溃疡型

0-Ⅱa: 轻微隆起

0-Ⅱb: 平坦

0-Ⅱc: 浅凹无溃疡

0-Ⅱa+Ⅱc或0-Ⅱc+Ⅱa:
浅凹隆起混合型

0-Ⅲ: 非息肉伴溃疡型

图10-1-1　巴黎分型标准

变越大，黏膜下浸润癌的风险越高，直径>15 mm的病变约90%浸润黏膜下层。研究发现直径≥2 cm广基平坦结肠息肉黏膜下浸润的危险因素有：巴黎分型Ⅱa+c、非颗粒型表面形态和Kudo Ⅴ型。

第二节　早期大肠癌的病理学评估

尽管影像学方法能够发现可疑的病变侵犯，但是早期大肠癌的分期需要对切除的病变组织进行病理学评价。浸润深度可根据形态描述系统进行定性评估，也可直接测量浸润黏膜肌层的深度进行评估。浸润深度的评估能提供准确的预后信息，明确病变是否完整正确地切除。常用的评估系统有Haggitt分类系统（评估蒂息肉）和Kikuchi分类系统（评估无蒂息肉）。

一、肿瘤浸润深度的评估系统

1. Haggitt分类系统

Haggitt分类系统共分为4级。1级：癌侵入黏膜下层，局限于息肉的头部；

2级：肿瘤浸润息肉颈部；3级：肿瘤浸润息肉蒂部；4级：肿瘤浸润基底部，位于黏膜肌层之上。研究证实切除的形态为1、2、3级类型的息肉，淋巴结转移率<1%，并且无其他不良的组织特征；当浸润深度为4级类型时，淋巴结转移率高达27%。有文献报道切除的浸润头部对比浸润颈部淋巴结转移率为0 *vs* 6.2%。

2. Kikuchi分类系统

Kikuchi分类系统依据黏膜下浸润深度，分为SM1（癌组织浸润黏膜下层上1/3）、SM2（癌组织浸润黏膜下层中1/3）和SM3（癌组织浸润黏膜下层下1/3）。其中SM1浸润深度<1 000 μm。内镜下对病变进行充分评估具有重要的临床意义。研究证实，局限在黏膜层的肿瘤不会发生淋巴结转移，而局限在黏膜下层的肿瘤根据浸润深度淋巴结转移风险逐渐升高。SM1发生淋巴结转移的风险很小，而SM2、SM3肿瘤（黏膜下浸润≥1 000 μm）的淋巴结转移率可达12.5%。

二、肿瘤的分化程度

肿瘤的分化程度已被证明是重要的淋巴结转移和局部复发的指标，而且分化程度可以术前确认。低分化腺癌、黏液腺癌、印戒细胞癌是T1期大肠癌淋巴结转移的风险因素。局部切除的T1期大肠癌中，这些不良分化类型比例较少，占4%～7.2%。广基息肉中不良分化的比例较有蒂息肉高。Hassan等报道不良分化显著增加淋巴结转移风险（23% *vs* 0.7%）、远处转移风险（10% *vs* 0.3%）和肿瘤相关病死率（15% *vs* 0.2%）。

三、脉管侵犯

脉管侵犯包括淋巴结侵犯和血管侵犯。当存在淋巴管血管浸润时，淋巴结转移风险升高。文献报道，恶性息肉中淋巴管脉管浸润约占18%。存在脉管浸润时，淋巴结转移率35%；无脉管浸润时，淋巴结转移率约为7%。荟萃分析显示，脉管侵犯是早期大肠癌区域淋巴结转移的最强预测因子。淋巴结浸润诊断淋巴结转移的敏感度和特异度分别是69.5%和73.8%，血管侵犯诊断淋巴结转移的敏感度和特异度分别为33.9%和82.3%。

肿瘤浸润尖端的组织生长特征可能反应肿瘤的侵袭性，逐渐被认为是大肠癌的预后指标。肿瘤出芽被定义为孤立的单个细胞（≤5个）或小的群集细胞弥散浸润于肿瘤前沿的间质内。Tateishi等报道约32.6%的T1大肠癌存在肿瘤出芽；存在肿瘤出芽时，淋巴结转移率约为20.6%；而无出芽时，淋巴结转移率约为8%（$P<0.01$）。而UENO报道42.1%的肿瘤出芽病变中存在淋巴结转移。

四、肿瘤残留

肿瘤残留影响术后的复发，但是目前切缘的判定是有争议的。当有肿瘤残留或切缘<1 mm时，局部复发的风险高达22%～33%。Butte等报道143例黏膜内或黏膜下浸润的恶性息肉行局部切除术后再次行结肠切除，在11%患者中检测肿瘤残留。分析切缘状态发现，当切缘<1 mm时，16%的患者发现肿瘤残留；当切缘不明确时，21%的患者检测到肿瘤残留；而当切缘≥1 mm时，没有肿瘤残留。

第三节　早期大肠癌的术前分期和治疗原则

一、术前分期

术前准确判断肿瘤浸润深度、范围及有无淋巴结侵犯和远处转移，是选择合理的治疗方式的关键。如前文所述，关于肿瘤浸润范围的评估主要借助染色内镜来判断，对深度的判断则主要依靠病变的大体形态、放大染色观察病变腺管开口分型、NBI分型等。而对于淋巴结转移以及远处转移情况的判断需要借助影像学评估，主要有CT、MRI、超声等检查。

CT检查主要用于判断大肠癌有无远处转移，但对T分期和N分期的诊断作用有限。系统综述显示，CT诊断远处转移的灵敏度为85%，特异度为98%，准确度为95%。对于鉴别T1～T2和T3～T4病变，CT诊断的灵敏度是90%，特异度是69%；对于N分期，CT诊断的灵敏度是71%，特异度是67%。

直肠癌局部评估的主要手段是腔内超声和盆腔MRI。腔内超声可以描述肠壁的具体分层，主要用于评估直肠表浅病变（T1）；而对于T2及以上病变，MRI的诊断价值更高。对于直肠周围淋巴的判断，两者的灵敏度和特异度均较低。文献报道腔内超声诊断N分期的准确率约为65%，MRI诊断N分期的准确率为43%～85%。

二、治疗原则

结直肠黏膜中淋巴管缺失，黏膜内恶性病变无淋巴结转移风险，局部切除能达到治愈。当肿瘤侵犯黏膜下层时，可分为高风险组和低风险组。低风险的特征包括黏膜下浸润深度<1 mm，分化良好和无淋巴血管侵犯。这种情况下，内镜下切除是安全有效的。高风险的特性包括肿瘤出芽、淋巴血管侵犯、低分化和黏膜下浸润深度>1 mm。若内镜下切除术后标本或者经过术前评估发现存在以上高危特征，则需要行根治性手术。

此外，在选择治疗方式时，也应该考虑患者的合并症和病变部位等因素。直肠根治性手术较右半结肠根治术更复杂，手术并发症较多；而右半结肠病变行局部切除时，迟发性出血风险较高。当右半结肠病变行内镜下切除，出血风险为7%，穿孔发生率为2%～5%；而病变位于左半结肠时，出血风险为2%，穿孔发生率<3%。

第四节　早期大肠癌的手术方式

一、经内镜下切除

1. 内镜下黏膜切除术（EMR）

EMR是在息肉电切除术和黏膜注射术的基础上发展起来的治疗手段。EMR方法由德国的Deyhle于1973年首次报道，并逐渐应用于消化道肿瘤治疗。近年来，EMR技术不断创新改进，应用范围逐渐扩大。标准EMR技术通过向肠壁黏膜下注射液体，使病变与固有肌层分离而实现抬举，成为假蒂息肉，有利于安全地对宽基底和平坦病变实施内镜下切除，同时"液体垫"还可隔离热传导，减少电切对肠壁深层的损伤，又称为注射法EMR，是目前最常用的技术。但是病变切除的范围有限，存在平坦型病变不易套圈的缺点，一般可处理直径<2 cm的病灶。

透明帽辅助EMR是在注射法基础上，借助负压吸引，将病变吸入透明帽再进行切除。能在狭小空间中操作，用于切除一些困难部位的病变，但切除大小有限，受透明帽的限制，大病变常需分片完成。套扎法EMR是利用改良套扎器，吸引后释放橡胶圈结扎于病变根部使之呈亚蒂状再行圈套，无须预先黏膜下注射，但单次切除范围较小。透明帽辅助EMR和套扎法EMR，因为局部穿孔高，只应用于直肠病灶。内镜下分片黏膜切除术（endoscopic piecemeal mucosal resection，EPMR）用于不能一次完整切除的较大病灶，将病灶分几部分多次切除，适用于直径>2 cm的巨大平坦病变。分片切除的组织标本体外拼接困难，影响精确的病理学评估,局部残留、复发风险高,分片较多者应密切随访。Swan 等曾报道通过分次 EMR 技术切除无蒂 >2 cm 息肉的成功率达 95%,90% 的患者避免了进一步手术治疗,明显减少合并症和并发症以及治疗费用。然而,分次切除大病灶或巨大病灶 EMR 后的腺瘤平均复发率为 25%。

传统的操作方法通过黏膜下注射液体抬举息肉,降低穿孔和电热损伤风险。有学者提出水下法 EMR 有望淘汰黏膜下注射过程,水可以充当一种天然的安全保护,使黏膜及黏膜下层相对于固有肌层来说处于“漂浮”状态,尤其适用于大的、广基的息肉切除。水下 EMR 是一种新的分次切除技术,该方法不使用黏膜下注射。研究中实施水下 EMR 共切除 81 处广基的结直肠息肉,切除息肉的平均大小为 18.7 mm(10 ~ 50 mm),其中 58% 的息肉直径 >15 mm。55 处息肉(68%)被完整切除,26 处(32%)经多次碎块切除,切除时间平均为 11.8 min。研究显示水下 EMR 安全有效,延迟出血率低(4.8%),无穿孔,并且无早期复发。水下 EMR 似乎是一种安全有效的能够替代传统 EMR 的内镜技术,通过研究逐步深入有望最终使治疗结直肠病变的内镜技术更安全有效。

EMR 有其局限性和不完整性,如其对大病灶或黏膜纤维化的病灶切除困难,分片切除可致组织学准确诊断困难,且局部复发率高;其次,EMR 主要适用于黏膜层病变,治疗黏膜下层病变易引起残留和不完整切除;再者,反复多次的 EMR 可致黏膜下纤维化瘢痕而使治疗更加困难,并增加穿孔风险。

2. 内镜黏膜下剥离术(ESD)

对于直径 >2 cm 的平坦病变,使用传统 EMR 技术往往难以完成整块切除,而分片切除的标本病理评估困难,复发残留风险升高。ESD 是在 EMR 基础上发展而来。ESD 先在病灶近端进行黏膜下注射,然后行半圆切除,使用各种内镜刀将黏膜下层直接切除,对侧病灶以同样方法切除,最后将病灶整块切除。另一种方法略有不同,先在病灶边缘行环形切除,然后在病灶基底部部分切除,最后采用勒除器整块切除或是继续深入环状切除直至将病灶整个切除。

ESD 是一项新技术,操作困难,耗时较长,但能有效克服 EMR 的缺点。ESD 主要在日本使用,但正逐渐被欧美学者接受。因为无 ESD 标准适应证,通常用于处理难度较大的病灶,如直径 >2 cm、非颗粒状侧向发育型病变或 Kudo V 型染色病变,尤其怀疑高级别异型增生、表浅黏膜下病灶,其他内镜技术已失败或注定不可能整块切除病灶时。系统评价及荟萃分析显示 ESD 治疗直径 >2 cm 的病灶和 EMR 后复发非常有效,显微镜下无残留(R0)切除率可达 88%,并实现了 R0 切除后零复发。

研究发现,ESD 整块切除率和治愈率更高、复发率低,但治疗时间长、穿孔发生率可能增加。多中心前瞻性观察研究证实ESD组整块切除率更高,尤其对直径>4 cm的病灶。对于大病灶倾向于选择ESD,特别是平的或是混合形态学病灶。对比EMR和ESD两种方法,EMR更加安全。文献报道EMR术后穿孔率为0～1.5%,ESD穿孔率为1.5%～10%。

二、经肛门切除

鉴于特殊的解剖结构,早期直肠癌可经肛门切除,其适应证有以下几点: ① 肿瘤直径 < 3 cm; ② 切缘距离肿瘤直径 > 3 mm; ③ 肿瘤活动,不固定; ④ 肿瘤距肛缘8 cm以内; ⑤ 仅适用于T1肿瘤; ⑥ 内镜下切除的息肉,伴癌浸润,或病理学不确定; ⑦ 无血管淋巴管浸润(LVI)或神经浸润(PNI); ⑧ 高-中分化; ⑨ 治疗前影像学检查无淋巴结肿大的证据。目前经肛门局部切除主要有以下三种方式: 传统经肛门局部切除、经肛门内镜下微创外科手术(TEM)和经肛门微创手术(transanal minimally invasive surgery,TAMIS)。

1. 传统经肛门局部切除

经肛门局部切除是经肛门直视的情况下直接切除直肠肿物。根据肿瘤在肠壁的位置,选用截石位或折刀位。麻醉后充分扩肛达,肛门拉钩暴露肿瘤,距肿瘤1 cm完整全层肠壁切除肿瘤。但是,经肛门局部切除术手术操作困难,视野暴露受限,完整切除肿瘤的难易程度受肿瘤大体类型、占肠壁周径比例、距肛缘的距离及患者的年龄、肥胖等众多因素影响。对于低危险因素的早期直肠癌,若视野清晰、操作简单,可完整切除肿瘤并避免肿瘤细胞的播散种植。

2. 经肛门内镜下微创外科手术

经肛门内镜下微创外科手术(TEM)是使用特殊的具有放大功能及立体视角的直肠镜,在直肠内建立恒定气压的情况下,切除直肠内任何部位的肿物(距肛门边缘20 cm之内的病变),具有较高的可操作性、可视化、精确性,并且不受肛门括约肌和狭窄骨盆的限制。

这项技术的发展成熟已经逐渐被大家认可,尤其在治疗良性直肠肿瘤方面技术已经比较成熟,亦应用于早期直肠癌,并取得良好效果。就TEM技术而言,手术操作难度较大,对术者要求较高,需要接受一定的培训和练习后方可熟练掌握。关于TEM治疗直肠恶性肿瘤疗效的研究多为病例报道或回顾性分析,缺少大样本前瞻性研究。

3. 经肛门微创手术

20年来,TEM进展缓慢,主要是在于TEM系统仪器昂贵、操作装配复杂、学习曲线较长。近年来，随着单孔腔镜技术的发展，美国学者将TEM与单切口腹腔镜手术（single incision laparoscopic surgery，SILS）技术相结合，提出经肛门微创手术（TAMIS）的概念。TAMIS的安全性、有效性已经被国外多项研究证实，使用于早期直肠癌是安全可行的。系统综述回顾分析显示TAMIS手术切除直肠良恶性肿物平均大小为3.1 cm（0.8～4.75 cm）；距肛缘距离为7.6 cm（3～15 cm），总体切缘阳性率为4.36%，标本破碎率为4.1%，中位随访7.1个月的复发率为2.7%，平均手术时间为76 min（25～162 min），并发症发生率为7.2%。有学者则将此手术应用于直肠癌放化疗后完全缓解患者。但是，盆腔放疗后直肠创面感染率为47.5%，常常导致严重的直肠疼痛和伤口延迟愈合。

第五节　早期大肠癌的术后评估

任何一种术前评估方式均无法保证术前分期的绝对准确，因此评估局部切除术后病理标本至关重要。术后病理评估的关键是判断标本的完整性和组织学特征。NCCN局部切除术后预后不良的组织学特征有：组织分化差（3、4级分化）、淋巴管血管浸润、切缘阳性。切缘包括侧切缘和基底切缘。基底切缘，又称为垂直切缘，是指癌从黏膜下层残端露出的现象。目前尚未对切缘阳性的定义达成共识。有人把阳性切缘定义为距切缘1～2 mm内存在肿瘤或电刀切缘可见肿瘤细胞。对于带蒂或广基息肉（腺瘤）伴浸润性癌，内镜下标本完整切除，且不具有预后不良的组织学特征，此时无须再施行手术切除；如果镜下切除标本破碎或切缘未能评估或具有预后不良的组织学特征，建议行肠切除和区域淋巴清扫。

日本大肠癌规约中明确局部切除术后追加治疗的标准。如果垂直切缘阳性（癌从黏膜下层残端露出），建议追加手术；当垂直切缘阴性时，追加手术的危险因素包括SM浸润深度达1 000 μm、脉管侵袭阳性、分化程度差（低分化腺癌、印戒细胞癌、黏液腺癌）、肿瘤出芽。对于肿瘤浸润深度，文献报道浸润深度>1 000 μm，淋巴结转移率约12.5%，然而，并非所有1 000 μm以上的浸润病例都适合追加手术。即使SM浸润度达1 000 μm以上，90%左右的病例无淋巴结转移，需要考虑浸润深度以外的淋巴结转移危险因素以及患者自身的心理因素，需要与患者共同商讨。

根据术前的精确分期选择合适的治疗方式，是早期大肠癌处理的关键。随着内镜检查技术和局部切除方式的发展，早期大肠癌的治疗取得巨大进步。局部手术处理早期病变创伤小、恢复快、术后并发症少，并且能够达到与根治性手术相似的生存获益。但是，对于术前浸润深度和淋巴结转移的判断是早期大肠癌治疗的难点。根据术前精确分期，合理应用不同的局部切除技术，才能使患者最大获益。

------------------------------ 参 考 文 献 ------------------------------

[1] Aarons C B, Shanmugan S, Bleier J I. Management of malignant colon polyps: current status and controversies[J]. World J Gastroenterol, 2014, 20(43): 16178−16183.

[2] Al-Sukhni E, Milot L, Fruitman M, et al. Diagnostic accuracy of MRI for assessment of T category, lymph node metastases, and circumferential resection margin involvement in patients with rectal cancer: a systematic review and meta-analysis[J]. Ann Surg Oncol, 2012, 19(7): 2212−2223.

[3] Allemani C, Weir H K, Carreira H, et al. Global surveillance of cancer survival 1995−2009: analysis of individual data for 25, 676, 887 patients from 279 population-based registries in 67 countries (CONCORD−2)[J]. Lancet, 2015, 385(9972): 977−1010.

[4] Anderloni A, Jovani M, Hassan C, et al. Advances, problems, and complications of polypectomy[J]. Clin Exp Gastroenterol, 2014, 7: 285−296.

[5] Arezzo A, Blanco F, Agresta F, et al. Practice parameters for early rectal cancer management: Italian Society of Colorectal Surgery (Societa Italiana di Chirurgia Colo-Rettale; SICCR) guidelines[J]. Tech Coloproctol, 2015, 19(10): 587−593.

[6] Atallah S, Albert M, Larach S. Transanal minimally invasive surgery: a giant leap forward [J]. Surg Endosc, 2010, 24(9): 2200−2205.

[7] Beaton C, Twine C P, Williams G L, et al. Systematic review and meta-analysis of histopathological factors influencing the risk of lymph node metastasis in early colorectal cancer[J]. Colorectal Dis, 2013, 15(7): 788−797.

[8] Binmoeller K F, Weilert F, Shah J, et al. "Underwater" EMR without submucosal injection for large sessile colorectal polyps (with video)[J]. Gastrointest Endosc, 2012, 75(5): 1086−1091.

[9] Bosch S L, Teerenstra S, De Wilt J H, et al. Predicting lymph node metastasis in pT1 colorectal cancer: a systematic review of risk factors providing rationale for therapy decisions[J]. Endoscopy, 2013, 45(10): 827−834.

[10] Burdan F, Sudol-Szopinska I, Staroslawska E, et al. Magnetic resonance imaging and endorectal ultrasound for diagnosis of rectal lesions[J]. Eur J Med Res, 2015, 20: 4.

[11] Butte J M, Tang P, Gonen M, et al. Rate of residual disease after complete endoscopic resection of malignant colonic polyp[J]. Dis Colon Rectum, 2012, 55(2): 122−127.

[12] Cao Y, Liao C, Tan A, et al. Meta-analysis of endoscopic submucosal dissection versus endoscopic mucosal resection for tumors of the gastrointestinal tract[J]. Endoscopy, 2009, 41(9): 751−757.

[13] Chen W, Zheng R, Zhang S, et al. Cancer incidence and mortality in China, 2013[J].

Cancer Lett, 2017, 401: 63-71.

[14]　Choi D H, Sohn D K, Chang H J, et al. Indications for subsequent surgery after endoscopic resection of submucosally invasive colorectal carcinomas: a prospective cohort study[J]. Dis Colon Rectum, 2009, 52(3): 438-445.

[15]　Desantis C E, Lin C C, Mariotto A B, et al. Cancer treatment and survivorship statistics, 2014[J]. CA Cancer J Clin, 2014, 64(4): 252-271.

[16]　Elmessiry M M, Van Koughnett J A, Maya A, et al. Local excision of T1 and T2 rectal cancer: proceed with caution[J]. Colorectal Dis, 2014, 16(9): 703-709.

[17]　Endoscopic Classification Review Group. Update on the paris classification of superficial neoplastic lesions in the digestive tract[J]. Endoscopy, 2005, 37(6): 570-578.

[18]　Fujishiro M, Yahagi N, Kakushima N, et al. Outcomes of endoscopic submucosal dissection for colorectal epithelial neoplasms in 200 consecutive cases[J]. Clin Gastroenterol Hepatol, 2007, 5(6): 678-683.

[19]　Garcia-Aguilar J, Pollack J, Lee S H, et al. Accuracy of endorectal ultrasonography in preoperative staging of rectal tumors[J]. Dis Colon Rectum, 2002, 45(1): 10-15.

[20]　Glimelius B, Ttret E, Cervantes A, et al. Rectal cancer: ESMO Clinical Practice Guidelines for diagnosis, treatment and follow-up[J]. Ann Oncol, 2013, 24(Suppl 6): vi81-vi88.

[21]　Haggitt R C, Glotzbach R E, Soffer E E, et al. Prognostic factors in colorectal carcinomas arising in adenomas: implications for lesions removed by endoscopic polypectomy[J]. Gastroenterology, 1985, 89(2): 328-336.

[22]　Hassan C, Zullo A, Risio M, et al. Histologic risk factors and clinical outcome in colorectal malignant polyp: a pooled-data analysis[J]. Dis Colon Rectum, 2005, 48(8): 1588-1596.

[23]　Hayashi N, Tanaka S, Hewett D G, et al. Endoscopic prediction of deep submucosal invasive carcinoma: validation of the narrow-band imaging international colorectal endoscopic (NICE) classification[J]. Gastrointest Endosc, 2013, 78(4): 625-632.

[24]　Hewett D G, Kaltenbach T, Sano Y, et al. Validation of a simple classification system for endoscopic diagnosis of small colorectal polyps using narrow-band imaging[J]. Gastroenterology, 2012, 143(3): 599-607.

[25]　Hewett D G. Colonoscopic polypectomy: current techniques and controversies[J]. Gastroenterol Clin North Am, 2013, 42(3): 443-458.

[26]　Ikematsu H, Yoda Y, Matsuda T, et al. Long-term outcomes after resection for submucosal invasive colorectal cancers[J]. Gastroenterology, 2013, 144(3): 551-559; quiz e514.

[27]　Im Y C, Jung S W, Cha H J, et al. The effectiveness of endoscopic submucosal resection with a ligation device for small rectal carcinoid tumors: focused on previously biopsied tumors[J]. Surg Laparosc Endosc Percutan Tech, 2014, 24(3): 264-269.

[28]　Inoue H, Kawano T, Tani M, et al. Endoscopic mucosal resection using a cap: techniques for use and preventing perforation[J]. Can J Gastroenterol, 1999, 13(6): 477-480.

[29]　Jemal A, Ward E M, Johnson C J, et al. Annual report to the nation on the status of cancer, 1975-2014, featuring survival[J]. J Natl Cancer Inst, 2017, 109(9).

[30]　Kitajima K, Fujimori T, Fujii S, et al. Correlations between lymph node metastasis and depth of submucosal invasion in submucosal invasive colorectal carcinoma: a Japanese

collaborative study［J］. J Gastroenterol, 2004, 39(6): 534-543.

［31］ Leufkens A M, Van Den Bosch M A, Van Leeuwen M S, et al. Diagnostic accuracy of computed tomography for colon cancer staging: a systematic review［J］. Scand J Gastroenterol, 2011, 46(7-8): 887-894.

［32］ Maglio R, Muzi G M, Massimo MM, et al. Transanal minimally invasive surgery (TAMIS): new treatment for early rectal cancer and large rectal polyps-experience of an Italian center ［J］. Am Surg, 2015, 81(3): 273-277.

［33］ Martin-Perez B, Andrade-Ribeiro G D, Hunter L, et al. A systematic review of transanal minimally invasive surgery (TAMIS) from 2010 to 2013［J］. Tech Coloproctol, 2014, 18(9): 775-788.

［34］ Matsuda T, Fukuzawa M, Uraoka T, et al. Risk of lymph node metastasis in patients with pedunculated type early invasive colorectal cancer: a retrospective multicenter study［J］. Cancer Sci, 2011, 102(9): 1693-1697.

［35］ Mellgren A, Sirivongs P, Rrthenberger D A, et al. Is local excision adequate therapy for early rectal cancer［J］. Dis Colon Rectum, 2000, 43(8): 1064-1071; discussion 1071-1064.

［36］ Moss A, Bourke M J, Williams S J, et al. Endoscopic mucosal resection outcomes and prediction of submucosal cancer from advanced colonic mucosal neoplasia［J］. Gastroenterology, 2011, 140(7): 1909-1918.

［37］ Nakajima T, Saito Y, Tanaka S, et al. Current status of endoscopic resection strategy for large, early colorectal neoplasia in Japan［J］. Surg Endosc, 2013, 27(9): 3262-3270.

［38］ Nelson H, Sargent D J. Refining multimodal therapy for rectal cancer［J］. N Engl J Med, 2001, 345(9): 690-692.

［39］ Nerad E, Lahaye M J, Maas M, et al. Diagnostic accuracy of CT for local staging of colon cancer: A systematic review and meta-analysis［J］. Am J Roentgenol, 2016, 207(5): 984-995.

［40］ Ng S C, Lau J Y. Narrow-band imaging in the colon: limitations and potentials［J］. J Gastroenterol Hepatol, 2011, 26(11): 1589-1596.

［41］ Nivatvongs S. Surgical management of malignant colorectal polyps［J］. Surg Clin North Am, 2002, 82(5): 959-966.

［42］ Peeters K C, Van de Velde C J, Leer J W, et al. Late side effects of short-course preoperative radiotherapy combined with total mesorectal excision for rectal cancer: increased bowel dysfunction in irradiated patients — a Dutch colorectal cancer group study［J］. J Clin Oncol, 2005, 23(25): 6199-6206.

［43］ Perez R O, Habr-Gama A, Sao Juliao G P, et al. Transanal endoscopic microsurgery for residual rectal cancer after neoadjuvant chemoradiation therapy is associated with significant immediate pain and hospital readmission rates［J］. Dis Colon Rectum, 2011, 54(5): 545-551.

［44］ Ramirez M, Schierling S, Papaconstantinou H T, et al. Management of the malignant polyp ［J］. Clin Colon Rectal Surg, 2008, 21(4): 286-290.

［45］ Repici A, Hassan C, De Paula Pessoa D, et al. Efficacy and safety of endoscopic submucosal dissection for colorectal neoplasia: a systematic review [J]. Endoscopy, 2012, 44(2): 137–150.

[46] Saito Y, Uraoka T, Yamaguchi Y, et al. A prospective, multicenter study of 1111 colorectal endoscopic submucosal dissections (with video) [J]. Gastrointest Endosc, 2010, 72(6): 1217–1225.

[47] Sakamoto T, Matsuda T, Otake Y, et al. Predictive factors of local recurrence after endoscopic piecemeal mucosal resection [J]. J Gastroenterol, 2012, 47(6): 635–640.

[48] Sanchez-Yague A, Kaltenbach T, Raju G, et al. Advanced endoscopic resection of colorectal lesions [J]. Gastroenterol Clin North Am, 2013, 42(3): 459–477.

[49] Sano Y, Tanaka S, Kudo S E, et al. Narrow-band imaging (NBI) magnifying endoscopic classification of colorectal tumors proposed by the Japan NBI Expert Team [J]. Dig Endosc, 2016, 28(5): 526–533.

[50] Siegel R, Desantis C, Jemal A. Colorectal cancer statistics, 2014 [J]. CA Cancer J Clin, 2014, 64(2): 104–117.

[51] Swan M P, Bourke M J, Alexander S, et al. Large refractory colonic polyps: is it time to change our practice? A prospective study of the clinical and economic impact of a tertiary referral colonic mucosal resection and polypectomy service (with videos) [J]. Gastrointest Endosc, 2009, 70(6): 1128–1136.

[52] Tamegai Y, Saito Y, Masaki N, et al. Endoscopic submucosal dissection: a safe technique for colorectal tumors [J]. Endoscopy, 2007, 39(5): 418–422.

[53] Tanaka S, Oka S, Kaneko I, et al. Endoscopic submucosal dissection for colorectal neoplasia: possibility of standardization [J]. Gastrointest Endosc, 2007, 66(1): 100–107.

[54] Tanaka S, Terasaki M, Kanao H, et al. Current status and future perspectives of endoscopic submucosal dissection for colorectal tumors [J]. Dig Endosc, 2012, 24(Suppl 1): S73–S79.

[55] Tateishi Y, Nakanishi Y, Taniguchi H, et al. Pathological prognostic factors predicting lymph node metastasis in submucosal invasive (T1) colorectal carcinoma [J]. Mod Pathol, 2010, 23(8): 1068–1072.

[56] Tutticci N, Bourke M J. Advanced endoscopic resection in the colon: recent innovations, current limitations and future directions [J]. Expert Rev Gastroenterol Hepatol, 2014, 8(2): 161–177.

[57] Ueno H, Mochizuki H, Hashiguchi Y, et al. Risk factors for an adverse outcome in early invasive colorectal carcinoma [J]. Gastroenterology, 2004, 127(2): 385–394.

[58] Ueno H, Murphy J, Jass J R, et al. Tumour 'budding' as an index to estimate the potential of aggressiveness in rectal cancer [J]. Histopathology, 2002, 40(2): 127–132.

[59] Watanabe T, Itabashi M, Shimada Y, et al. Japanese Society for Cancer of the Colon and Rectum (JSCCR) guidelines 2010 for the treatment of colorectal cancer [J]. Int J Clin Oncol, 2012, 17(1): 1–29.

[60] Williams J G, Pullan R D, HillI J, et al. Management of the malignant colorectal polyp: ACPGBI position statement [J]. Colorectal Dis, 2013, 15 (Suppl 2): S1–S38.

[61] Zlobec I, Lugli A. Invasive front of colorectal cancer: dynamic interface of pro-/anti-tumor factors [J]. World J Gastroenterol, 2009, 15(47): 5898–5906.

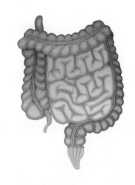

第十一章

微创外科的艺术、先进技术与器械促成的大肠癌微创手术

叶 枫 赵 任

自1991年Jacobs完成全世界第一例腹腔镜右半结肠切除术至今已20余年,以腹腔镜技术为代表的微创手术正越来越多地用于大肠癌的治疗。目前,腹腔镜结直肠手术的指证已与经典开腹手术近乎相同。微创大肠癌手术因其术后恢复的短期优势与长期肿瘤学预后的安全性,在各类患者中广泛应用。尤其因其更小的创伤、更低的免疫功能抑制,使得老年和肥胖患者获得更好的术后恢复。微创手术使患者承受更小的手术创伤,获得更美观的手术切口,但其对肿瘤预后的影响尚有待更多的循证医学证据支持。

［通信作者］ 赵任,Email: zhaorensurgeon@aliyun.com

第一节　腹腔镜大肠癌手术的临床评价

一、腹腔镜大肠癌手术的发展历史

自1991年Jacobs完成全世界第一例腹腔镜右半结肠切除术至今已20余年，以腹腔镜技术为代表的微创手术正越来越多地用于大肠癌的治疗。在结直肠外科领域，微创手术最早以治疗良性疾病为主，随着技术的日益成熟，很快应用到包括肿瘤在内的各类结直肠疾病的外科治疗。目前腹腔镜结直肠手术的指证已与经典开腹手术近乎相同。有关各类微创技术应用于大肠癌外科治疗的临床试验广泛开展，微创外科在术后短期预后的优势已得到认可；同时，大肠癌微创手术后的安全性、根治性也逐步得到证实，研究显示腹腔镜大肠癌手术的长期肿瘤学预后与开腹手术没有差异。微创大肠癌手术因其术后恢复的短期优势与长期肿瘤学预后的安全性，在各类患者中应用广泛。尤其是其更小的创伤、更低的免疫功能抑制，使得老年和肥胖患者获得更好的术后恢复。当然，微创手术对设备的要求意味着更高的医疗成本，相比传统开腹手术，包括右半结肠切除术在内，一些腹腔镜操作优势并不明显的术式，较低的医疗费用使得这类开腹手术依然是部分患者的主要选择。微创外科的不断发展更是推动了单切口腹腔镜手术（SILS）、经自然腔道内镜手术（natural orifice transluminalendoscopic surgery，NOTES）及机器人手术等技术的进步，这些微创手术使患者承受更小的手术创伤，获得更美观的手术切口，但其对肿瘤预后的影响尚有待更多的循证医学证据支持。

腹腔镜技术在大肠癌患者中的应用已超过20年，与此有关的临床试验广泛开展，相关研究结果不断发表。1991—2015年，与腹腔镜大肠癌手术有关的文献有5 000余篇，至少一半是在近5年内发表（见图11-1-1）。微创外科技术在大肠癌外科中的应用依赖各类循证医学证据的支持与推荐，随着各类高水平临床研究的积累，目前腹腔镜结肠癌手术的临床应用已达成共识，但腹腔镜直肠癌手术的开展，尤其是在中低位直肠癌治疗中的应用由于高级别循证医学证据的缺乏，一直是临床研究中备受关注的问题。

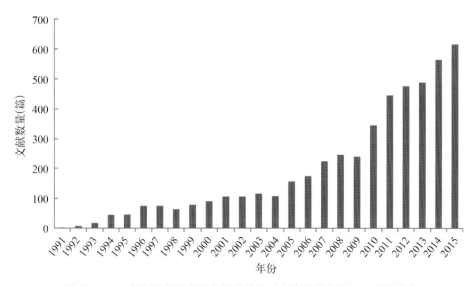

图 11-1-1　腹腔镜大肠癌手术相关的文献发表数量（1991—2015 年）

注：图片引自 Bissolati M, Orsenigo E, Staudacher C. Minimally invasive approach to colorectal cancer: an evidence-based analysis［J］. Updates Surg, 2016, 68(1): 37-46.

二、腹腔镜结肠癌手术的临床应用

手术相关的临床试验及研究为腹腔镜大肠癌手术的开展提供了可靠的循证医学证据，但由于不同临床研究的方法及质量存在差异，因此应该对不同研究试验的质量进行分级（**见表11-1-1**），同时明确相应的推荐级别（**见表11-1-2**），准确可靠地支持相关微创大肠癌手术的开展。

表 11-1-1　临床研究及试验的质量分级

研 究 分 类	证据分级
随机对照试验的系统评价（同质性）	1a
置信区间较窄的独立随机临床试验	1b
全或无判断	1c
队列研究的系统评价（同质性）	2a
独立的队列研究（包含一定的随机性试验，或80%的随访）	2b

（续表）

研 究 分 类	证据分级
结果分析	2c
病例-对照研究的系统评价（同质性）	3a
独立的病例-对照研究	3b
病例分析（群组研究或质量差的病例-对照研究）	4
专家观点（没有明确的临床鉴定）	5

表 11-1-2　临床研究的推荐级别

研 究 分 级	推 荐 级 别
符合1级的研究	A
符合2、3级或1级排除的研究	B
4级研究或2、3级排除的研究	C
5级研究或不确定的研究	D

1. 适应证

以COST、CLASICC为代表的一系列随机对照试验的结果均显示，腹腔镜结肠癌手术与传统开腹手术比较，两者手术相关并发症发生率及长期的肿瘤学预后相接近，前者术后短期恢复更具优势。这些高质量的研究结果进一步确认了腹腔镜结肠癌手术技术成熟、创伤小。2005年，以COST试验结果为依据，美国结直肠外科医师协会与胃肠内镜外科医师协会发表联合声明：对于可以治愈的结肠癌，由有经验的外科医师完成的腹腔镜结肠切除术，能够达到传统开腹手术的肿瘤相关生存率，两者差异无统计学意义。随后，2006年《NCCN结肠癌临床实践指南》发布，推荐腹腔镜手术可用于可治愈的结肠癌外科治疗，暂不推荐用于合并有直肠或远端结肠肿瘤，以及肠梗阻、穿孔、远处转移的结肠癌外科治疗。2008年，由我国修订的《腹腔镜大肠癌根治手术操作指南》提出，腹腔镜手术适应证与开腹手术类似，包括各个部位的结直肠肿瘤。腹腔镜手术在结肠癌治疗中的应用已成为共识。对于腹腔镜能否适用于肿瘤穿透腹膜脏层，或直接侵犯、粘连于其他器官或组织结构的T4期结肠癌的根治性手术，一直是腹腔镜结肠肿瘤外科争议的热点，其短期术后恢复与长期肿瘤学预后目前仍缺乏1、2级证据水平的临床证据。

2. 腹腔镜全结肠系膜切除（CME）

2009年，德国Hohenberger的研究结果显示，CME有助于改善结肠癌的局部复发率与总体生存率，进一步提出了CME规范化结肠癌手术的新理念。CME强调通过标准化的手术步骤最大化清扫区域及中央淋巴结，从而提高结肠癌的手术疗效。CME主要步骤包括直视下锐性分离脏、壁层筋膜，保证结肠系膜完整游离，强调血管根部高位结扎。CME并非全新理念，原有的D3根治术已覆盖了CME的全部要点。Bertelsen最早将CME理念应用到腹腔镜结肠手术，目前的研究显示腹腔镜CME能够达到开腹CME的根治范围具有可行性，同时CME将有助于为广大术者及医疗单位提供腹腔镜结肠癌手术参考的质控标准。腹腔镜CME技术可行，但是否有提高进展期结肠癌患者生存率及降低局部复发率的优势，尚未达成共识；同时有研究报道CME术后病死率及并发症发生率相对较高，尚有待更多随机对照试验进一步明确。

三、腹腔镜直肠癌手术的研究进展

腹腔镜直肠癌手术不同于结肠癌手术，需在狭窄的盆腔中完成解剖游离、切割、吻合，手术操作相对复杂。由于缺乏高级别的临床研究证据，腹腔镜直肠癌手术的临床应用一直是争议的热点，2017年的《NCCN直肠癌临床实践指南》要求具有腹腔镜全直肠系膜切除术（TME）经验的外科医师可以开展腹腔镜直肠癌手术，对于存在环周切缘阳性风险的直肠癌病例，仍然优先选择传统开腹手术（证据水平2A）。

腹腔镜直肠癌手术的术后早期恢复已得到认可，目前主要争议在于腹腔镜直肠癌手术切除标本环周切缘的差异性，以及是否符合完整的TME标本要求。以现有的高级别临床研究为例，主要包括韩国的COREAN研究、涉及8个国家30家医学中心的COLOR Ⅱ研究、美国与加拿大组织的ACOSOG Z6051研究，以及澳大利亚和新西兰的ALaCaRT研究。作为目前仅有的两项比较腹腔镜与传统开腹直肠癌手术预后的多中心前瞻性随机对照试验，COLOR Ⅱ与COREAN的研究结果显示，腹腔镜直肠癌手术的3年无瘤生存率（74.8% *vs* 79.2%）、3年总体生存率（86.7% *vs* 91.7%）均不劣于传统开腹手术；但在两项研究中的腹腔镜术后环周切缘阳性率（9.4% *vs* 2.9%）差异较大，相应的局部复发率也有较大差异，不难理解环周切缘阳性作为术后局部复发的高危因素，进一步导致了局部复发率的上升。与此类似，ACOSOG Z6051与ALaCaRT通过对环周切缘、直肠远端切缘、TME的完整性进行评价，比较腹腔镜与开腹直肠癌手术，均未能达到非劣效性标准。相比于结肠癌手术，腹腔镜直肠癌手术更具挑战性，学习曲线较长，外科医师需要熟练的腹腔镜操作经验，手术技术对于手术质量有着重要影响。

第二节　新型腹腔镜技术的发展

伴随着技术进步，尤其是超声刀的出现，腹腔镜结直肠肿瘤手术的开展已经非常普遍。但传统的腹腔镜手术应用于结直肠肿瘤外科依然存在一些无法回避的问题：① 手术操作缺乏触觉反馈，腔镜的二维成像视频使得术者无法准确判断肿瘤侵犯浸润的范围及区域淋巴结的转移情况；② 专业的设备以及相对更长的腹腔镜手术时间往往意味着更高的医疗成本支出；③ 对于外科医师而言，腹腔镜操作的学习曲线较长，尤其是大肠癌的腹腔镜手术，一般医师需要50例以上才能比较熟悉地操作；④ 进展期的结直肠肿瘤往往难以在腹腔镜下完成手术，尤其是T4期肿瘤，通常需要中转开腹处理；⑤ 腹腔镜术中出血有时需要及时中转开腹。基于对这些技术难点和问题的认识，结合先进的技术和器械发展，外科医师探索并实践了一系列新型腹腔镜操作技术。

一、手助腹腔镜手术

1. 手助腹腔镜手术 (hand-assisted laparoscopic surgery, HALS) 的发展

HALS允许外科医师将一只手通过相对较小的腹部切口经特别的戳孔伸入腹腔，同时保证腹腔内的气腹状态，作为对腹腔镜的辅助，协助完成腹腔内的手术操作。早在20世纪90年代初期，HALS兼具传统开腹手术与腹腔镜手术的特点，促进了外科医师从开腹手术向腹腔镜手术的习惯与转化，发展较快。HALS作为开腹手术与腔镜手术的过渡，各类研究中常将这两项技术做比较。2014年的一篇系统评价将HALA结肠手术与开腹手术做比较，总共包括了12项研究1 362例患者，其中有5项是随机对照试验，7项是回顾性分析。HALS结直肠手术总的中转开腹率是2.66%；与开腹手术相比，HALS的术中出血量及切口感染、肠梗阻等并发症的发生减少，切口长度、胃肠道功能恢复以及住院

天数均有所改善,但远期肿瘤学预后数据缺乏。另外一项有关HALS与腹腔镜结直肠手术比较的系统评价仅包含三项随机对照试验共189例患者,其中一项关于恶性肿瘤,一项是关于结直肠良性疾病,另一项有1/3为恶性肿瘤。采用HALS的手术中转率明显降低,但两组在手术时间及并发症发生率、住院天数等方面差异无统计学意义。此外,由美国FDA开展的一系列将腹腔镜与HALS进行比较的初步研究显示,HALS结直肠手术与腹腔镜结直肠切除术具有同样的安全性,前者对设备及手术时间的要求更低。目前认为,HALS较开腹手术的短期术后恢复更好,与腹腔镜手术的短期预后相当,长期的肿瘤学预后数据仍然缺乏。

2. HALS的适应证、禁忌证及不足

(1)适应证和禁忌证:HALS在保留微创优势的同时,可以实现更多单纯腹腔镜下无法完成的复杂外科手术。适用于需要腹部切口取出标本的任何腹腔手术;单纯腹腔镜操作下较为困难、技术要求较高、手术花费巨大、中转开腹率较高的手术;针对需要中转的腹腔镜大肠癌手术,HALS可以提供正常的触觉反馈,因而可以作为除开腹以外的一种更为安全的中转选择。HALS的相对禁忌证:结直肠肿瘤直径>6 cm,或肿块侵犯周围器官及组织结构;广泛的腹腔内粘连以及与结直肠肿瘤相关的急诊手术(肠梗阻、穿孔等)。HALS的绝对禁忌证:患者一般条件较差,术前无法纠正改善;患者循环、呼吸、肝、肾功能障碍等无法耐受手术。

(2)实际操作中的不足:手在腹腔内的操作有时会直接触碰到腔镜的镜头,影响视野,需要术者与扶镜手相互协作避免碰撞,腹腔内置纱布有助于及时擦拭镜头维持清晰的视野,或协助暴露术野;徒手操作腹腔内的器官与组织可能会增加出血及额外的渗出。总体而言,HALS降低了腹腔镜的手术难度,既可以用于训练外科医师从传统开腹手术向腹腔镜过渡,也可以帮助成熟的外科专家掌握更为复杂的手术操作。但不可否认的是,这项技术在腹腔镜手术日益发展成熟的过程中,应用会越来越少。

二、减孔腹腔镜大肠癌手术

1. 减孔技术的发展

传统的腹腔镜结直肠手术往往需要置入5～6个穿刺器。戳孔的数量增加会影响美观;同时伴随戳孔的增多,患者术后切口疼痛、切口相关并发症(如戳孔感染、出血、器官或组织损伤、戳孔疝)的发生也会随之增加。此外,穿刺器的数量增加也要求参与手术的人数相应增加。以5个戳孔为例，需要三位术者（主刀、一助、扶镜者）同时参与手术操作。在我国的实际临床工作中，由于不同地区各级医院人员及技术水平发展的不平衡，加之腹腔镜大肠癌手术学习曲线较长，手术人员配合相对不固定，手术过程中不熟练的助手往往会给主刀者带来干扰，甚至造成医源性损伤。为了进一步减少手术创伤，降低术后戳孔并发症的发生率，以及追求更好的美观效果，在传统腹腔镜结直肠手术日趋成熟的基础之上，创新的腹腔镜手术技术被不断地提出，外科医师如今正进一步尝试将传统的多孔腹腔镜手术向减孔手术以及单孔手术发展，以期通过减少戳孔数量，达到更好的手术效果。

国内外腹腔镜手术专家在确保手术质量的前提下，正就减少戳孔数做不断的尝试，提出了单人操作减孔腹腔镜结直肠手术，主要以三孔腹腔镜辅助大肠癌手术（three-port laparoscopy-assisted colorectal surgery, TLAC）为代表。TLAC在实际手术过程中存在手术野暴露困难、单人完成手术等复杂的技术问题。在国外，许多专家已陆续开展了TLAC的临床研究，认为TLAC作为一种创新的减孔腹腔镜技术，与传统多孔腹腔镜手术相比，在安全性、可行性等方面并无明显区别；同时，减孔技术有助于降低手术成本，美观效果更佳。在美国，John Marks已成功实施超过1 000例TLAC手术，TLAC手术在其倡导下在北美地区得到了蓬勃发展，越来越多的结直肠肿瘤患者接受TLAC手术治疗。与此同时，随着SILS的提出，TALC手术将会越来越受关注。因为，SILS的术野暴露与牵拉对抗、器械碰撞等问题在TLAC中同样存在。Geisler等认为TLAC手术经验的积累有助于单孔手术的开展，Gash等学者甚至认为学习SILS结直肠手术的关键在于对TLAC手术的熟练掌握。在我国，许多医院手术器材资源并不丰富，人员配备欠缺，但患者的数量及要求却逐渐增加，TLAC手术可以降低手术成本，减少人力配备。

2. 减孔腹腔镜大肠癌手术的开展

减孔腹腔镜大肠癌手术的穿刺器布置及患者体位要求与传统腹腔镜手术不同。

（1）减孔右半结肠切除术的体位要求和穿刺器布置。① 体位要求：患者分腿平卧位，头低足高呈30°角，建立气腹后手术台向左侧倾斜，利用重力作用调整体位充分暴露手术野，主刀者站立在患者左侧，扶镜手站立在患者两腿之间。② 穿刺器布置：脐孔上置入10 mm穿刺器放置镜头，探查腹腔确认腹腔镜手术可行后，另外的10 mm戳孔和5 mm戳孔在腹腔镜头直视下分别放置在左侧锁骨中线位置，保证病灶位于两套管位置的三角顶点，具体布置如**图11-2-1A**

所示。

（2）减孔左半结肠切除术的体位要求和穿刺器布置。① 体位要求：患者取截石位，头低足高呈15°～20°角，手术台面向右倾斜。利用重力作用调整体位充分暴露手术野，主刀者站立在手术台的右侧，扶镜手站立在患者两腿之间。② 穿刺器布置：脐孔下置入10 mm穿刺器放置镜头，探查腹腔确认腹腔镜手术可行后，第二个10 mm的穿刺器放置在右髂窝内，通常位于右侧髂前上棘内侧约两指宽处，第三个5 mm的辅助操作孔在前两孔之间连线中点开外约一掌距离，一般需遵循病灶位于两戳孔位置的三角顶点的原则，具体布置如**图11-2-1B**所示。

（3）减孔乙状结肠切除术的体位要求和穿刺器布置。① 体位要求：患者取膀胱截石位，头低足高呈30°角。主刀者站立在患者右侧，利用重力作用调整体位充分暴露手术野，扶镜者站立在主刀者同侧。② 穿刺器布置：脐孔下置入10 mm穿刺器放置镜头，探查腹腔确认腹腔镜手术可行后，第二个10 mm穿刺器放置在右侧髂前上棘内侧靠近右侧锁骨中线位置，第三个5 mm辅助操作孔在前两孔之间连线中点开外，靠近右侧锁骨中线位置，布置如**图11-2-1C**所示。

（4）减孔直肠前切除术的体位要求和穿刺器布置。① 体位要求：患者取膀胱截石位，头低足高呈30°角。主刀者站立在患者右侧，利用重力作用调整体位充分暴露手术野，扶镜者站立在主刀者同侧。② 穿刺器布置：脐孔下置入10 mm穿刺器放置镜头，探查腹腔确认腹腔镜手术可行后，第二个10 mm的穿刺套管放置在右髂窝内，通常位于右侧髂前上棘内侧约两指宽，第三个5 mm辅助操作孔在前两孔之间连线中点开外约一掌距离，一般需遵循病灶位于两套管位置的三角顶点的原则，具体布置与**图11-2-1C**类似，位置偏下。

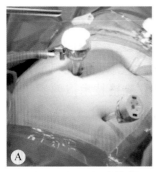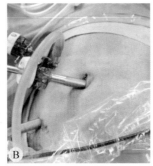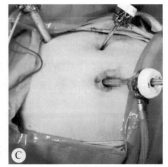

图11-2-1　减孔腹腔镜大肠癌手术刺器布置

注：A.减孔右半结肠切除术；B.减孔左半结肠切除术；C.减孔乙状结肠切除术

（5）减孔腹会阴联合切除术的体位要求和穿刺器布置。① 体位要求：患者取膀胱截石位，头低足高30°角，利用重力作用调整体位充分暴露手术野。主刀者站立在患者右侧，扶镜者站立在主刀同侧。② 穿刺器位置：脐孔下置入10 mm穿刺器放置镜头，探查腹腔确认腹腔镜手术可行后，套管位置与三孔腹腔镜直肠前切除术类似，布置同样需遵循病灶位于操作三角顶点的原则。

对于初步尝试减孔技术的腔镜外科医师，建议将适应证控制在以下病例为主：肿块距肛缘4 cm以上，肠腔狭窄不超过50%，淋巴结未见转移，肿瘤分期≤T3，必要时及时追加穿刺戳孔方便操作。既往研究显示，减孔腹腔镜大肠癌手术安全可行，在病理标本的肿瘤学评价、复发率、生存率等方面与传统腹腔镜的差异无统计学意义，能达到传统腹腔镜结直肠手术的肿瘤根治性。

三、大肠癌单切口腹腔镜手术（SILS）

1. SILS器械的研发和手术入路

腹腔镜技术用于结直肠疾病的外科治疗在近20年间取得巨大发展，操作技能的熟练加速了外科医师对微创的进一步追求，为了改善传统腹腔镜技术，微创外科进一步发展了SILS。在SILS结直肠手术中，仅使用一个戳孔作为手术器械置入的平台，通常戳孔的位置在脐孔，或是预计造口的位置。这种技术的发展主要出于两个考虑：一方面，降低戳孔带来的潜在并发症风险，增加切口的美观度；另一方面减轻手术创伤带来的炎症反应。与任何外科技术创新相同，SILS的提出也意味着新的手术技巧以及专门的手术设备、手术器械的研发，不同的手术入路平台也相继面市（见表11-2-1）。SILS涉及并行操作直线型器械，存在平行共轴效应，术者的操作自由度进一步降低；相比传统的腹腔镜手术，术者肢体疲劳在手术过程中也进一步加剧。为克服SILS并行操作过程中的技术困难，一些新的技术手段应运而生，如磁力悬吊吸附设备，便于更好地形成操作三角；结肠悬吊技术通过经腹壁缝线的悬吊棒牵拉结肠肠段（见图11-2-2～图11-2-4）。针对SILS操作中的一系列技术问题，可采用瘦长的柔性关节镜头和弧形操作器械，必要时增加额外的戳孔辅助操作，加强练习减孔腔镜技术以熟悉单人操作。

2. SILS结肠术的优势

SILS的理念最早由Pelosi等在1992年提出，他们首次运用经脐单孔路径完成阑尾切除手术。五年后，Navarra等完成了第一例经脐单孔的胆囊切除术，而SILS结肠切除术一直到2008年才由Remzi和Bucher等尝试实践。不同于其他

表 11-2-1 SILS不同手术入路平台比较

平台名称	优　　势	劣　　势
Gel Port	器械位置固定有支撑,适应不同厚度腹壁,方便取出较大标本	易漏气
AirSeal	器械自由度较大且有支撑,密封性能好,适应不同厚度腹壁	不宜取出较大标本
R-Port	有多孔可置入较多器械	器械自由度相对受限
Uni-XTM	多孔平台可置入较多器械	自由受限,不宜大标本
SILS	密封性能好,对器械有支撑	另需切口保护套取标本
EndoCone	密封性能好,对器械有支撑,多通道	自由度受限
自制手套	便宜,通道相对较多	密封差,对器械无支撑

注:引自 Pascual M, Salvans S, Pera M. Laparoscopic colorectal surgery: Current status and implementation of the latest technological innovations[J]. World J Gastroenterol, 2016, 22(2): 704-717.

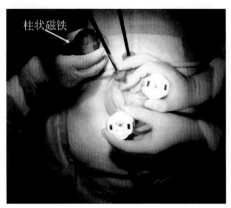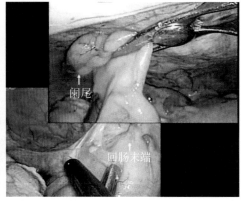

图 11-2-2 磁力吸附悬吊设备

注:引自 Alleles C C, Velthuis S, Nieboer T E, et al. The physical workload of surgeons: a comparison of SILS and conventional laparoscopy[J]. Surg Innov, 2015, 22(4): 376-381.

的单手术操作,单孔结直肠手术存在术野变化、术区不止一个以及在单孔下如何保证充分切缘、保持消化道重建无张力吻合等难点。最近五年,有关SILS的研究文献成指数级增长,SILS技术进一步拓展到腹腔复杂手术以及结直肠恶性疾病的外科治疗中。早期开展的临床研究多数病例数较少,将SILS与标准腹腔镜手术进行比较,主要为确认SILS的安全性,后来一系列非随机对照试验相继发

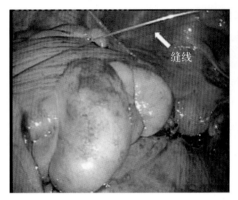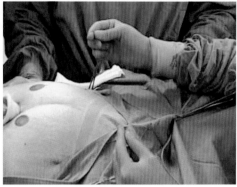

缝线

图 11-2-3　经腹壁缝线悬吊肠段

注：引自 Dominguez G, Durand L, De R J, et al. Retraction and triangulation with neodymium magnetic forceps for single-port laparoscopic cholecystectomy[J]. Surg Endosc, 2009, 23(7): 1660–1666.

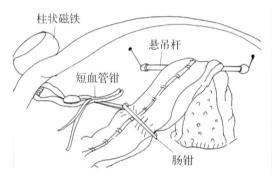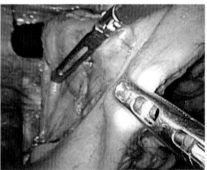

柱状磁铁

悬吊杆

短血管钳

肠钳

图 11-2-4　经腹壁悬吊棒悬吊肠段

注：引自 Fujii S, Watanabe K, Ota M, et al. Single-incision laparoscopic surgery using colon-lifting technique for colorectal cancer: a matched case-control comparison with standard multiport laparoscopic surgery in terms of short-term results and access instrument cost[J]. Surg Endosc, 2012, 26(5): 1403–1411.

表。总体来说，现有研究表明SILS与传统腹腔镜在术后早期并发症、切口相关并发症、淋巴结检出数目以及手术相关病死率等方面没有明显差异。其中有两个问题值得分开探讨。一个是SILS一直以来被认定的美观优势（见图11-2-5）。一些学者认为，虽然很多研究证实SILS的手术切口明显更小，但在针对腹部切口美观程度的评价上尚未达成共识，并且对于美观的评价应该在整个治疗过程完成后由单独人员专门评价。另外一个关于SILS的争议是卫生经济学。SILS在发展之初，较传统腹腔镜手术花费更为昂贵，主要是因其新的手术入路平台及手术设备的费用。但伴随手术设备的发展和供应厂商的竞争，SILS与腹腔镜的成本已更为接近，目前SILS单个手术入路平台的费用仅比4只常规腹腔镜穿刺

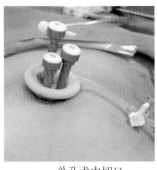
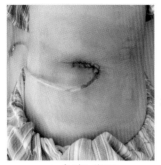
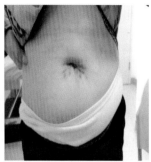

单孔术中切口　　　　　　　　　术后3 d切口　　　　　　　　　术后3周切口

图11-2-5　SILS结肠术患者术中和术后切口

器稍贵。仅就目前已有的研究来看,并不能简单定论SILS比传统腹腔镜更有优势,由于目前尚缺乏恶性肿瘤的长期随访结果,有关SILS的远期肿瘤预后仍然缺乏数据阐明。

3. SILS的适应证

作者认为在开展减孔结直肠手术时逐渐将三戳孔靠近,是对单孔技术很好的过渡,提早面对并克服由于操作孔减少而引起的操作三角丢失、器械干扰以及牵拉暴露不佳等手术难点。有学者认为传统的腹腔镜器械,相比专门为SILS设计的弧形器械,更符合使用习惯,结合已有的操作经验,能缩短学习曲线,而专为单孔技术设计的手术器械相对更长,反而需要更长的时间来适应。SILS仅适用于特定丰富经验的手术医师及部分筛选过的患者:中上段直肠、结肠病例;肿瘤直径<5 cm、无周围组织官浸润;低体重指数(BMI),国外建议BMI<35 kg/m^2,国内建议BMI<30 kg/m^2。而对于低位直肠癌的患者,因骶前盆腔解剖空间小,器械干扰明显不适合SILS的操作。此外,对于女性患者,子宫会影响手术的操作。

第三节　经自然腔道内镜手术

一、经自然腔道内镜手术(NOTES)的开展

腹腔镜手术有助于结直肠肿瘤患者的术后早期恢复,但是腹腔内标本的取出往往需要腹部小切口,给患者术后带来一定的疼痛,同时伴有一系列切口并发症的问题。Kalloo等在2000年报道了在猪模型中完成了经胃腹腔活检术,2004

年由其提出了NOTES的概念。这项技术主要指经阴道、肛门等人体自然腔道，人为制造开口，利用内镜设备沿此进入腹腔进行诊断、治疗操作，术后没有体表的手术瘢痕。2007年，Whiteford首次报道了在3例尸体中成功完成的NOTES根治性乙状结肠切除术。NOTES是结直肠手术"无痕化"发展过程中非常重要的一步，但由于手术过程中存在一系列技术问题，如对于内镜设备要求较高、多功能手术入路平台不完善、术中操作不方便等，限制了其临床应用。2008年，Palanivelu等提出将NOSES与腹腔镜手术相结合，形成的杂交NOTES，腹腔手术完全由常规腹腔镜操作完成，包括肠段的游离、淋巴结清扫、肿瘤近端和远端的切除吻合，再经肛取出标本，既避免了单纯NOTES手术操作技术难点，同时又保证了腹部无痕。这种杂交技术因不涉及标本取出的腹部切口，相应减轻了腹部疼痛和切口相关并发症的发生。

二、杂交NOTES结直肠手术

杂交NOTES结直肠手术主要有经阴道取出标本与经肛门取出标本两种方式。经阴道途径主要适用于肿瘤较大、经肛门取出困难的患者，对于联合妇科手术的患者更为适用。但经阴道标本取出术应用相对受限：适用人群仅为女性患者，且不适用于生育年龄及青少年女性患者；因直肠子宫解剖相对复杂、操作难度大，易损伤周围组织结构。经直肠肛门途径取出标本可无性别局限，临床应用更多。就结直肠手术而言，NOTES临床应用中的肿瘤播散、腹腔污染一直是顾虑的主要问题。腹腔内切开肠管、置入抵钉座，违背了手术无菌操作的要求，因此，针对性地提出了常规的聚维酮碘直肠冲洗，以及术前必要的肠道准备和预防性抗生素应用等措施。此外，NOTES结直肠手术中的双吻合、三吻合技术，需多次运用切割吻合器，医疗成本较高也一直广受争议。虽然杂交NOTES技术可行，但它仍有一些先天不足。例如，在肛门、直肠狭窄或者肿块巨大的患者中无法开展。

由于NOTES尚处于技术探索阶段，推广过程中仍有许多技术问题需要克服，建议由有经验的胃肠微创外科医师仅在特定患者中开展。

第四节 机器人大肠癌手术

2000年6月，达芬奇机器人手术系统在美国获FDA批准上市，随着机器人系统的推广，传统的微创手术模式正在发生改变。2001年，Weber等首次开展结肠良性疾病的机器人手术；2002年，Hashizume等将机器人手术拓展至结肠恶性疾病；2006年起，Pigazzi等对直肠癌开展全直肠系膜切除术（TME）。十余年来，机器人手术系统因其先进的技术优势，在大肠癌手术中的应用愈加广泛。2008年7月，该系统通过了国家食品药品监督管理总局（China Food and Drug Administration，CFDA）认证，落户至今，大肠癌的机器人手术约占我国机器人手术总量的10%，是普外科领域开展最为广泛的机器人手术。

一、机器人大肠癌手术的技术特点

机器人系统较传统腹腔镜技术的精准操作优势更为明显。首先，它能为术者提供清晰、协调、稳定、自主的三维视野：高清影像系统呈现手术野，可放大10～15倍，图像清晰；视野控制和操作手柄在同一方向，符合正常的手眼协调；机械臂控制镜头，避免画面抖动，保持稳定；术者自主调整镜头，观察范围更直接。其次，操作灵活、稳定、同向控制：仿真手腕（EndoWrist）设计，提供7个自由度自由旋转；系统自动消除人手震颤，操作较传统手术更稳定；不同于腔镜中镜面反向操作，仿真手腕完全模仿术者操作，实现同向控制。再者，术者坐位完成手术，不同于腹腔镜手术带来的诸多人体工学不适，这样的设计减轻了术者的疲劳程度，利于完成更复杂、持续时间更长的手术。为辅助辨识腔内组织，机器人系统加入的近红外荧光显像定位影像系统（intraoperative near-infrared fluorescence imaging system，INIF）（Firefly™，Intuitive Surgical Inc.）用于实时识别血管及淋巴管道，INIF使用红外技术观察吲哚菁绿在不同组织的染色分布，当术者从正常视野切换到INIF界面可以更好地辨识血管和淋巴结。因机器人系统在狭小盆腔内精准解剖的优势，以及先进的影像系统方便重要组织的辨别，显著减少了盆腔自主神经的损伤，对直肠癌患者术后泌尿生殖功能的恢复有明显优势。

当然，机器人系统并非没有缺点，缺少触觉反馈、力反馈是机器人系统的极大缺陷，初学者易造成意外的医源性脏器损伤。术者仅能依靠视觉判断传统手术中"手感"，增加了手术难度，尤其是在病灶较小或内镜治疗后的补救手术中，由于缺少触感难于术中定位病灶。这要求术者提高手眼配合，熟悉机械臂力度，并结合眼睛对组织的观察来校正触觉，形成"视觉力反馈"。对于初学者而言，术前的装机时间较长，尤其是出现出血等需要紧急中转的情况，机械塔臂的拆除增加了额外的中转时间。此外，机器人较高的收费限制了它在部分大肠癌患者中的应用。统计资料显示，机器人直肠癌手术费用是腹腔镜手术的2.34倍。

二、机器人大肠癌手术的探索

虽然直肠癌手术和结肠癌手术几乎同时引入机器人系统，但它在这两类手术间的发展并不平衡。机器人的技术特点决定其非常适合手术空间狭小、解剖复杂、操作困难的盆腔内规范的TME操作，它的视觉系统也有助于辨识解剖层次，很好地保留盆腔自主神经，因而它在直肠癌根治术中推广迅速。不同于直肠癌手术，结肠癌手术的术野变化多，增加了手术难度与调整机位的时间，对于需要游离结肠脾曲的病例，术中改变体位、调整术野，需要人-机分离、重新调整机位，增加了手术难度。

目前主流的手术方式有机器人辅助和腹腔镜结合的"杂交"手术、全机器人手术、"反杂交"手术、NOSES等。"杂交"手术指在直肠癌手术中先腹腔镜下处理肠系膜下血管，再由机器人系统完成规范的TME操作。"反杂交"方式是先由机器人完成盆腔内操作，再由腹腔镜经原有戳孔游离脾曲。这两种方式在遇到需要处理脾曲的情况时，均由腹腔镜完成脾曲游离，术中无须再调整患者体位及移位塔臂；对于腹腔镜先行的"杂交"方式，有时由腹腔镜完成必要的游离还可方便机械臂的置入。全机器人技术也主要针对直肠癌手术，因为结肠癌手术需变换术野，调整机位。机器人NOSES的应用，优势在于无须扩展腹部戳孔，方便取出标本，因此需要注意筛选标本易经阴道或肛门取出的病例，避免选择肿块较大的病例。

结直肠肿瘤微创外科的迅速发展提高了手术质量，减轻了患者痛苦，加快了术后恢复，无论是对传统腹腔镜技术的改进创新，还是以机器人系统为代表的新技术层出不穷。任何形式的手术应以肿瘤根治为基本原则，在保证大肠癌手术安全性、根治性的前提下，改善患者的生活质量、改换手术设备的人体工学设计、改进术者的实际手术体验是微创技术不断发展的动力，减少手术对患者生理、心理的创伤是外科医师永恒的追求。对于微创新技术的不断迭代更新，既要慎重对待新生技术与器械更新、客观评价、严格掌握手术指证及操作规范，尤其是在肿瘤外科手术的应用方面，新技术往往需要长期随访的肿瘤预后来验证它的安全有效与肿瘤根治性；同时，也应该在符合医疗伦理和肿瘤治疗的前提下，积极积累手术经验，用先进的技术完善自己，推动微创新技术、新理念的发展，提高疗效和治愈率，带来更佳的治疗结果，使广大患者受益。

-------------------------- **参 考 文 献** --------------------------

［ 1 ］ Bae S U, Baek S J, Min B S, et al. Reduced-port laparoscopic surgery for a tumor-specific mesorectal excision in patients with colorectal cancer: Initial experience with 20 consecutive cases［J］. Ann Coloproctol, 2015, 31(1): 16-22.

［ 2 ］ Bertelsen C A, Bols B, Ingeholm P, et al. Can the quality of colonic surgery be improved by standardization of surgical technique with complete mesocolic excision［J］. Colorectal Dis, 2011, 13(10): 1123.

［ 3 ］ Bucher P, Pugin F, Morel P. Single port access laparoscopic right hemicolectomy［J］. Int J Colorectal Dis, 2008, 23(10): 1013.

［ 4 ］ Buunen M R, Hop W, Kuhry E, et al. Survival after laparoscopic surgery versus open surgery for colon cancer: long-term outcome of a randomised clinical trial［J］. Lancet Oncol, 2009, 10(1): 44-52.

［ 5 ］ Chand M, Heald R J, Parvaiz A. Robotic total mesorectal excision — precision surgery with even more precise tools［J］. J R Soc Med, 2015, 109(2): 78-79.

［ 6 ］ Chew M H, Chang M H, Tan W S, et al. Conventional laparoscopic versus single-incision laparoscopic right hemicolectomy: a case cohort comparison of short-term outcomes in 144 consecutive cases［J］. Surg Endosc, 2013, 27(2): 471-477.

［ 7 ］ Choi G S, Park I J, Kang B M, et al. A novel approach of robotic-assisted anterior resection with transanal or transvaginal retrieval of the specimen for colorectal cancer［J］. Surg Endosc, 2009, 23(12): 2831-2835.

［ 8 ］ Ding J, Xia Y, Liao G Q, et al. Hand-assisted laparoscopic surgery versus open surgery for colorectal disease: a systematic review and meta-analysis［J］. Am J Surg, 2014, 207(1): 109-19.

［ 9 ］ Gash K J, Goede A C, Kaldowski B, et al. Single incision laparoscopic (SILS) restorative proctocolectomy with ileal pouch-anal anastomosis［J］. Surg Endosc, 2011, 25(12): 3877.

［10］ Gaujoux S, Mággiori L, Bretagnol F, et al. Safety, feasibility, and short-term outcomes of single port access colorectal surgery: a single institutional case-matched study［J］. J Gastrointest Surg, 2012, 16(3): 629.

［11］ Geisler D, Garrett T. Single incision laparoscopic colorectal surgery: A single surgeon experience of 102 consecutive cases［J］. Tech Coloproctol, 2011, 15(4): 397-401.

［12］ Halim I, Tavakkolizadeh A. NOTES: The next surgical revolution［J］. Int J Surg, 2008, 6(4): 273-276.

［13］ Hashizume M, Shimada M, Tomikawa M, et al. Early experiences of endoscopic procedures in general surgery assisted by a computer-enhanced surgical system［J］. Surg Endosc, 2002, 16(8): 1187-1191.

［14］ Jacobs M, Verdeja J C, Goldstein H S. Minimally invasive colon resection (laparoscopic colectomy)［J］. Surg Laparosc Endosc, 1991, 1(3): 144-150.

［15］ Jensen C C, Madoff R D. Value of robotic colorectal surgery［J］. Br J Surg, 2015, 103(1): 12.

［16］ Navarra G, Pozza E, Occhionorelli S, et al. One-wound laparoscopic cholecystectomy［J］. Br J Surg, 1997, 84(5): 1626; author reply 1626.

［17］ Ozben V, Cengiz T B, Atasoy D, et al. Is da Vinci Xi better than da Vinci Si in robotic rectal cancer surgery? Comparison of the 2 generations of da Vinci systems［J］. Surg Laparosc Endosc Percutan Tech, 2016, 26(5): 417−423.

［18］ Palanivelu C, Rangarajan M, Jategaonkar P A, et al. An innovative technique for colorectal specimen retrieval: a new era of "natural orifice specimen extraction" (N.O.S.E)［J］. Dis Colon Rectum, 2008, 53(7): 502.

［19］ Park E J, Cho M S, Baek S J, et al. Long-term oncologic outcomes of robotic low anterior resection for rectal cancer: A comparative study with laparoscopic surgery［J］. Ann Surg, 2015, 261(1): 129−137.

［20］ Park I J, You Y N, Schlette E, et al. Reverse-hybrid robotic mesorectal excision for rectal cancer［J］. Dis Colon Rectum, 2012, 55(2): 228−233.

［21］ Pelosi M A. Laparoscopic appendectomy using a single umbilical puncture (minilaparoscopy)［J］. J Reprod Med, 1992, 37(7): 588.

［22］ Pigazzi A, Ellenhorn J D, Ballantyne G H, et al. Robotic-assisted laparoscopic low anterior resection with total mesorectal excision for rectal cancer［J］. Surg Endosc, 2006, 20(10): 1521−1525.

［23］ Remzi F H, Kirat H T, Kaouk J H, et al. Single-port laparoscopy in colorectal surgery［J］. Colorectal Dis, 2008, 10(8): 823.

［24］ Weber P A, Merola S, Wasielewski A, et al. Telerobotic-assisted laparoscopic right and sigmoid colectomies for benign disease［J］. Dis Colon Rectum, 2002, 45(12): 1689−1694.

［25］ Whiteford M H, Denk P M, Swanström L L. Feasibility of radical sigmoid colectomy performed as natural orifice translumenal endoscopic surgery (NOTES) using transanal endoscopic microsurgery［J］. Surg Endosc, 2007, 21(10): 1870.

［26］ 冯青阳, 韦烨, 许剑民.结直肠癌机器人手术的现在与未来［J］.中华胃肠外科杂志, 2015, 18（6）: 544−546.

［27］ 叶枫, 季晓频, 张弢, 等.三孔法腹腔镜直肠癌根治术的临床研究［J］.腹部外科, 2014, 27（4）: 62−64.

［28］ 中华医学会外科学分会腹腔镜与内镜外科学组.腹腔镜大肠癌根治手术操作指南 (2008版)［J］.中华胃肠外科杂志, 2009, 12（3）: 310−312.

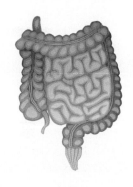

第十二章

放射治疗对提升大肠癌疗效的作用

杨立峰　章　真

　　近年来,MDT模式的理念在直肠癌治疗中越来越受到重视。在根治性手术的基础上,放化疗已成为局部晚期直肠癌不可或缺的治疗手段。随着多项大型临床Ⅲ期直肠癌术前放疗研究结果的报道,局部进展期直肠癌的规范化治疗指南已由术前新辅助放化疗取代术后辅助放化疗。相对于术后放化疗,术前放疗有其临床和生物学上的优势。

[通信作者]　章真,Email: zhenzhang6@gmail.com

第一节　局部晚期直肠癌放射治疗

　　近年来，MDT模式的理念在直肠癌的治疗中越来越受到重视。在根治性手术的基础上，放化疗已成为局部晚期直肠癌不可或缺的治疗手段。随着多项大型临床Ⅲ期直肠癌术前放疗研究结果的报道，局部进展期直肠癌的规范化治疗指南已由术前新辅助放化疗取代术后辅助放化疗。

　　相对于术后放化疗，术前放射治疗（放疗）有其临床和生物学上的优势，主要包括：放疗后肿瘤降期退缩，可提高切除率；对低位直肠肿瘤，肿瘤的退缩可能增加保留肛门括约肌的机会；降低术中播散的概率；肿瘤乏氧细胞少，对术前放疗较术后放疗敏感；小肠的蠕动度较术后大，未坠入盆腔，治疗的毒性反应较低。但术前新辅助放疗也有其不足之处：放疗后产生的肿瘤退缩可能会影响疾病的最初分期，而分期又是预测和判断疗效的主要指标；另外，术前分期不准确还会造成治疗过度或治疗不足。德国Sauer等的研究发现，直接手术组中，18%经腔内超声诊断为T3和（或）淋巴结转移阳性的病例，在术后的病理诊断为T1～T2，术前分期过高；而Guillem等的报道则显示，22%术前被诊断为T3N0的患者直接手术显示淋巴结转移阳性。

　　如何选择获益人群是新辅助治疗的研究热点，而新辅助放化疗人群选择的争议主要在T3N0的患者。T3肿瘤定义为侵犯超过直肠固有肌层，但其在肠壁中侵犯距离差异很大，研究表明随着肿瘤浸润深度增加患者预后明显变差。Merkel等研究表明，不论淋巴结有无转移，T3肿瘤浸润深度<5 mm患者的5年肿瘤相关生存率显著高于T3肿瘤浸润深度≥5 mm的患者（85% *vs* 54%）。Shin等分析291例T3直肠癌患者，发现浸润深度是独立的预后因子，浸润深度<5 mm（T3a和T3b）的患者，其预后明显优于浸润深度≥5 mm（T3c和T3d）的患者。MERCURY研究显示，对于直肠系膜间隙无侵犯、脉管内无癌栓，浸润深度<5 mm且MRI评价为无高危因素的患者，单纯手术后局部复发率仅为1.7%，提示对于这部分无复发高危因素的T3N0患者，新辅助放化疗的作用可能有限。研究发现，直肠癌环切缘阳性增加了局部复发、远处转移的风险，缩短了患者的生存期。目前，复旦大学附属肿瘤医院使用高分辨率MRI筛选T3/4或淋巴结转移阳性患者，T3N0但MRI提示潜在肿瘤切缘浸润或者存在环状切缘阳性的高风险患者，对其进行术前放化疗。因此，新辅助治疗前通过直肠MRI给予精确的T及N分期

尤其重要,需要有经验的影像学医师给出诊断,经多学科讨论后确定是否给予新辅助放化疗。

一、术前新辅助放疗

术前放疗的方式主要有两种,一种为短程快速大分割放疗,多采用5 Gy/次,25 Gy/5次,放疗结束后1周内手术;另一种为常规分割,45 ～ 50.4 Gy,1.8 Gy/次,手术在放疗结束后6 ～ 8周进行。

1. 术前短程放疗

在全直肠系膜切除术(TME)成为直肠癌手术规范的前提下,学者们对术前短程放疗的疗效做了评价。首先是荷兰的术前放疗随机对照试验(CKVO 95-04),对手术质控TME情况下术前放疗的作用进行评估。患者被随机分为TME组和术前快速短程放疗(25 Gy/5次)+TME组。在TME组,术后如切缘阳性,则接受50 Gy/25次的术后放疗。参加试验的手术医师均接受有关TME的培训,对进入随机试验的患者进行手术前,应在有经验的医师指导下完成5例TME。2年的局部复发率,TME组为8.4%,术前放疗+TME组为2.4%。经过12年的随访,两组的10年局部复发率分别为11%和5%。在Ⅲ期切缘阴性的患者中,TME组2年局部复发率为15%,术前放疗+TME组为4%($P<0.001$);提示TME仍需联合新辅助放疗的必要性,以及Ⅲ期和直肠中下段的肿瘤从新辅助放疗中获益较大。而在MRC CR07研究中,1 350例可切除直肠癌被随机分入术前短程放疗(25 Gy/5Fx)+手术或手术+选择性术后放化疗(对于环切缘阳性患者,45 Gy/5 -FU)。术前短程放疗组具有更低的局部复发率(4.4% *vs* 10.6%)。但总生存率没有显示出差异。Quirke等按照环切缘情况将手术质量分为了三级:好(直肠系膜)、中(内直肠系膜)及差(固有肌层)。3年局部复发率分别为4%、7%和13%。在不同的手术质量分组中,术前短程放疗组均显示出更低的局部复发率,而在手术质量较好又接受了术前放疗的亚组中,3年局部复发率低至1%。

2. 术前长程放化疗

在长程放疗方面,里程碑研究是德国的CAO/ARO/AIO-94研究,823例T3/4或淋巴结转移阳性的直肠癌患者随机进入术前或术后放化疗组。两组的放化疗均采用50.4 Gy和同期5-FU化疗,术后组还有5.4 Gy的局部加量。术前放化疗提高了保肛率(39% *vs* 19%)和5年局控率(6% *vs* 13%);更少的3 ～ 4度不良反应(含急性和后期反应)及吻合口狭窄。手术病理显示,术前放化疗组的病理淋巴结阳性率为25%，而术后组为40%；另外，术前组还获得了8%的病理完全缓解率。在术后组，约18%的患者手术病理显示为pT1～T2N0，这也提示术前放化疗有过度分期和治疗的可能性。在长期生存方面，两组未能显示出生存差异，局部控制率的获益一直延续到11年的长期随访，10年局部复发率分别为7.1%和10.1%，而无病生存率和总生存率无统计学差异。

3. 术前短程放疗与长程放化疗比较

有文献报道了术前采用不同分割剂量的随机对照试验。一项为临床Ⅲ期研究，共312例患者，T3～T4可切除直肠癌，随机分为短程快速放疗组（25 Gy/5 Fx，治疗中位时间8 d后手术）和常规术前放化疗组（50.4 Gy/28 Fx，5-Fu/LV周一至周五给药，治疗中位时间78 d后手术）。阳性环切缘在常规术前放化疗组明显较低（4% *vs* 13%，*P*=0.017）。经过术前放化疗后肿瘤最大径明显缩小（2.6 cm *vs* 4.5 cm，*P*<0.001），但两组具有相同的保肛率（58% *vs* 61%），作者认为这可能是由于外科医师更多考虑了术前肿瘤边界而选择的手术方式所致。另外，长程放化疗也没有提高局部控制率、生存率和后期不良反应。

另一项比较术前短程放疗和长程放化疗的头对头临床Ⅲ期研究中，326例T3N0～T2M0的直肠腺癌患者进入研究，随机分为短程组（25 Gy/5 Fx，1周内手术，术后行6个疗程化疗）和长程组（50.4 Gy/28 Fx，同期持续静脉输注5-FU给药，放疗后4～6周手术，术后行4个疗程化疗）。两组3年局部复发率分别为7.5%和4.4%（*P*=0.24）。5年远处转移率、总生存率及不良反应发生率在两组中均未显示出差异。

总体来看，短程放疗和长程放化疗在局部控制、长期生存方面并未显示出明显的差异，但长程放疗由于放疗与化疗联合，并且放疗与手术的间隔时间较长，肿瘤可获得足够的退缩时间，近期疗效相对更好。对于低位直肠，初始不可切除，推荐常规分割放化疗，可有更多的肿瘤降期，提高显微镜下无残留（R0）切除率，降低局部复发率，提高保肛率。而短程大分割放疗由于放疗费用低、治疗时间短，能够较好地节省卫生资源，因此，在患者年龄较大、期望寿命较短或初始病灶可切除时可考虑。目前，对于局部进展期直肠癌的新辅助治疗模式也进行了很多探索，包括不同化疗药物的组合，将辅助化疗前移，延长放疗至手术间隔期，目的都是为了尽可能提高患者的病理完全缓解（pCR）率，希望将pCR的获益转化为长期生存获益。近期研究显示，对于新辅助放化疗后达到临床完全缓解的患者，观察等待策略的生存数据方面并不劣于根治性手术方案。因此，以Habr-Gama教授为代表的观察等待治疗策略也越来越多地被大家所接受，大幅提高了直肠癌患者的生活质量。

二、术后辅助放疗

术后辅助放疗最初的应用开始于20世纪70年代后期和80年代早期,开始的目标是放疗对局控的影响,随后的研究除了放疗对局控的影响外,还着重于放疗与化疗的联合应用,包括应用方法及同期放化疗时放疗的并发症。北美在20世纪80年代后期发表的单中心研究显示,Ⅱ/Ⅲ期直肠癌术后单纯放疗的局控失败率为15%～22%,无病生存率为50%～57%。放疗的剂量为45 Gy,1.8 Gy/次,缩野加量的剂量为5～9 Gy。

20世纪80年代起,在单中心研究的基础上开始了多中心随机对照试验,这些试验确立了术后辅助治疗的标准治疗方式。试验病例均选择肿瘤完全切除的T3～T4和(或)淋巴结转移阳性患者。

在美国胃肠道肿瘤研究组(Gastrointestinal Tumor Study Group, GITSG)的试验中,术后患者被随机分成四组:无术后辅助治疗组、术后化疗(5-FU+MeCCNU)组、术后放疗(40～48 Gy)组、术后放化疗组。试验结果显示,与单纯手术组比较,术后放化疗联合治疗明显提高患者的无病生存率($P<0.009$);术后放疗可提高肿瘤的局部控制率(术后放疗为80%,单纯手术为76%),但术后放化疗对提高肿瘤的局部控制率效果更好(89%)。

以美国梅奥诊所北部中心组为首,与RTOG、SWOG、CALGB合作,进行了多中心合作试验(NCCTG 79-47-51),比较术后放疗(45～50.4 Gy)与术后放化疗(化疗为5-FU+MeCCNU)的疗效,此试验证实了GITSG的结果。放化疗联合较单纯放疗明显提高了患者的生存率(58% vs 48%)和肿瘤的局部控制率(86% vs 75%)。研究发现,放疗联合化疗后,明显降低了肿瘤的远处转移率($P=0.011$),提高了患者的总生存率($P=0.025$)。同时,在此研究中还观察到有放疗剂量响应,因此,在能避开小肠的情况下,给予肿瘤床加量5.4 Gy,增加的剂量显示可提高肿瘤的局部控制率。

北美进行的国家外科辅助乳腺计划(National Surgical Adjuvant Breast Project, NSABP)R01研究,555例杜克B～C期直肠癌患者被分为三组:单纯手术组、术后放疗组和术后化疗组。与单纯手术组相比,放疗降低了肿瘤的局部复发率(16% vs 25%),而术后化疗则改善了患者的无病生存率(42% vs 30%)和总生存率(53% vs 43%)。

随后进行的NSABP R02研究是在Ⅱ/Ⅲ期直肠癌患者中比较术后化疗与术后放化疗联合的效果。694例杜克B～C期直肠癌患者接受手术、术后化疗(5-

FU/LV *vs* MOF）加同期放疗，结果显示术后放疗降低了肿瘤的5年局部复发率（8% *vs* 14%），而未能改善患者的无病生存率和总生存率。

在Intergroup0114研究中，共1 695例T3/4或淋巴结转移阳性直肠癌患者随机进入四组，分别进行术后静脉团注5-FU、5-FU+亚叶酸、5-FU+左旋咪唑或5-FU+亚叶酸+左旋咪唑，结果显示各组患者间7年的总生存率和无病生存率均无统计学差异。进一步分析显示接受有经验的医师和医院治疗的患者疗效较好。对于N0患者，淋巴结检出数与患者的总生存率相关，因此，推荐至少要检测14枚淋巴结。

Intergroup/NCCTG研究纳入的660例Ⅱ/Ⅲ期直肠癌患者，随机分为术后放疗同期联合假单胞菌制剂（pseudomonas vaccine injection, PVI）或推注5-FU组，PVI 5-FU组显示出更好的4年总生存率（70% *vs* 60%）和无复发率（63% *vs* 53%）。

而在INT0144研究中，患者随机分为三组：推注5-FU/PVI 5-FU+RT/推注5-FU、PVI 5-FU/PVI 5-FU+RT/PVI 5-FU和推注5-FU-LV-左旋咪唑/推注5-FU-LV-左旋咪唑+RT/推注5-FU-LV-左旋咪唑。同期PVI 5-FU组没有显示出生存获益，但有较低的3级以上血液学毒性发生率。基于此，当5-FU用于联合放疗时，PVI应优先考虑采用。

3 791例患者来源于NCCTG、Int 0144、NSABP R-01和R-02研究，结果显示对于T3N0以及T1～T2N1亚组，术后化疗提高了总生存率，但术后化放疗相对于术后化疗未能进一步提高总生存率。而在更高危的亚组中，术后放化疗相对于术后化疗，显示出更好的无病生存率、总生存率和更少的局部复发。

因此，T1～T2N0肿瘤局部切除术后如伴有以下高危因素可考虑行术后辅助放化疗：低分化腺癌；切缘不净或近切缘；伴脉管瘤栓；肿瘤直径>4 cm，或侵犯范围>1/4肠壁。而对于Miles或Dixon根治术后T3～4N0～2以及任何T期淋巴结转移阳性病例均需行术后辅助放化疗。

随着新辅助放化疗成为局部进展期直肠癌的标准治疗模式，术后辅助放疗逐渐被新辅助放化疗所替代，仅适用于一些术前影像分期较早，但术后病理评价为局部晚期的直肠癌患者。

第二节　复发性直肠癌的放射治疗

目前，直肠癌患者经过综合治疗后生存率提高，肿瘤复发率明显降低；然而，复发及远处转移仍是直肠癌患者死亡的主要原因。一般来说,局部复发性直肠癌患者预后较差,中位生存期为 1 ～ 2 年,通常伴有疼痛、出血及肠梗阻。与原发的局部晚期直肠癌患者不同,复发的直肠癌患者中既往接受过放射治疗的情况各不相同,有的曾接受过放疗,有的接受低剂量放疗或未照射过,因此影响这部分患者的肿瘤局部控制和生存因素较多,不同的研究者有着不同的研究结果。

美国梅奥诊所肿瘤中心对 106 例局部复发病例(接受单纯切除或加上术中放疗和外照射)按照盆腔浸润程度分为四个亚组:F0,没有盆腔浸润;F1,肿瘤浸润到 1 个盆腔部位;F2,肿瘤浸润到 2 个盆腔部位;F3,肿瘤浸润超过 2 个盆腔部位。患者的生存率在不同组间有明显差异。意大利一项研究参考美国梅奥诊所的标准,对 47 例局部复发、非转移性直肠癌接受术前放化疗以及术中放疗的患者进行分析,并在其基础上增加设置了 F4,即肿瘤浸润到小肠或骨组织。结果显示肿瘤浸润深度分类与 R0 切除率及患者生存率显著相关。

美国麻省总医院回顾性研究了 49 例复发性直肠癌患者的临床资料,肿瘤 5 年局部控制率和患者总生存率分别为 35% 和 27%,切缘阴性组具有更高的肿瘤局部控制率和患者生存率(56% *vs* 13%,40% *vs* 12%)。Kusters 等报道了 170 例复发性直肠癌患者,接受新辅助放疗伴或不伴化疗、序贯手术治疗,肿瘤局部复发率在阴性切缘患者为 32%,阳性切缘者为 71%;相对于吻合口复发,骶前复发更容易导致阳性切缘,患者 5 年的总生存率仅有 19%。关于既往接受过放疗盆腔复发行再次放疗的研究较少。意大利进行的一项多中心研究中,59 例患者初始放疗剂量低于 55 Gy,再次放疗剂量为 30 Gy(1.2 Gy,2 次/d),同期联合 5-FU,对于 GTV 外放 2 cm 区域给予加量 10.8 Gy。中位随访 36 个月,局部失败率为 48%,中位生存期为 42 个月,5 年的总生存率为 39%。复旦大学附属肿瘤医院研究显示,22 例既往接受过放疗的复发患者给予 39 Gy 照射(1.3 Gy,2 次/d),中位随访 30 个月,9 例患者获得部分缓解,12 例稳定,1 例进展。

第三节　大肠癌寡转移的放射治疗

寡转移状态的概念由 Hellman 与 Weichsel Baum 于 20 世纪 90 年代中期共同提出,指存在于局部区域与广泛性转移之间的特定阶段,其转移瘤数目有限且具有特异性的转移器官,在寡转移阶段采用化疗基础上的局部治疗可以提高患者的治疗获益。

早在20世纪90年代Blomgren已报道31例应用立体定向放疗（stereotactic body radiotherapy, SBRT）治疗肝转移瘤的结果，放疗剂量7.7～45 Gy/1～4次，随访1.5～38个月，患者无进展生存率为80%，50%的患者达到完全缓解（CR）或部分缓解（PR）。随着研究开展并总结经验，认为SBRT适合肝功能Child A级、肝脏病灶≤5个、最大肿瘤直径<6 cm的患者。

随着"寡转移"的概念在大肠癌治疗中受到关注，基于近年重大的临床研究进展，如EROTC40983研究的长期随诊结果显示，原发灶和转移灶均根治性切除的大肠癌肝转移患者的5年生存率高达50%。大肠癌寡转移中的非手术局部治疗（如射频、放疗等）的疗效也受到关注，随机对照试验EROTC 40004显示肝脏转移灶积极非手术局部治疗可延长患者的生存期。SBRT作为非手术局部治疗在寡转移灶的研究也广泛开展，《ESMO直肠癌临床实践指南》对于直肠癌寡转移的直肠原发灶的放疗做了明确的推荐。

一、肝转移的放射治疗

对不可手术切除肝脏病灶的放疗是近年肝转移治疗的重大进展，目前，相关指南已经将放疗作为治疗推荐之一。由于应用三维适形调强和SBRT技术，放疗已成为有效的肝转移治疗手段，不仅可以提高肝转移灶的局部控制率，对仅有肝脏转移的大肠癌患者还可延长生存期。2011年，Chang等回顾性分析了3个医学中心65例大肠癌肝转移瘤患者接受SBRT的结果，共102个肝脏转移病变，其中47例在放疗前接受1种或1种以上方案的化疗，27例接受2种或2种以上方案的化疗。放疗剂量22～60 Gy，中位随访时间1.2年。多因素分析结果显示，照射总剂量（$P=0.002$）、分次剂量（$P=0.003$）和生物等效剂量（$P=0.004$）与局部控制率有显著相关性；而肝外病变稳定与总生存率有显著相关性（$P=0.046$）；肝脏病变的持续稳定控制与总生存也有相关性（$P=0.06$）。提高照射剂量与肿瘤局部控制率提高的相关性在前瞻性研究中亦有报告。2011年Rule等报道的临床Ⅰ期研究，包括27例肝转移患者（共37个病灶），其中12例原发肿瘤为大肠癌，30 Gy/3次、50 Gy/5次、60 Gy/5次，中位随访时间为20个月，全组无2级以上的放疗相关不良反应。三个剂量组的2年局部控制率分别为56%、86%和100%。30 Gy与60 Gy组的2年局部控制率有显著性差异（$P=0.009$），50 Gy与60 Gy组未达到统计学差异（$P=0.56$）。采用三维适形调强放疗的研究也获得理想的结果。1995年，Robertson等就报道不能手术切除的大肠癌肝转移患者22例，接受适形放疗72.6 Gy，

单次剂量为 1.5 ～ 1.65 Gy，联合肝内灌注氟脱氧尿苷。结果显示有效率为
50%，中位生存时间为 20 个月。继 2000 年 Dawson 等初步报告后，2006 年，Ben-
Josef 等再次报道累计 128 例肝转移患者接受适形放疗联合肝内灌注氟脱氧尿
苷的疗效，中位剂量为 60.75 Gy，1.5 Gy/ 次，2 次 /d。其中 47 例大肠癌患者中位生
存期为 17.2 个月。全美放射肿瘤学会的肝转移放疗证据显示，肝转移 SBRT 的 2
年局部控制率可达 60% ～ 90%，与射频消融的疗效相当；中位生存期为 12 ～ 24
个月，2 年生存率为 30% ～ 80%；依据放射性肝损伤（radiation-induced liver
disease，RILD）的研究结果，对正常肝组织的放射耐受已经有了比较明确的剂量
和体积建议。2014 年，AAPM 肝转移 SBRT 工作组进一步报告了 290 例肝转移接
受 SBRT 的 3 年肿瘤局部控制率为 76%，且与生物效应剂量（biological effective
dose，BED）强度相关。高剂量组（BED > 100 Gy）3 年肿瘤局部控制率为 93%。
SBRT 与射频消融（RFA）比较方面，曾有密歇根大学医院的前瞻性队列研究显
示两者的肿瘤局部控制率疗效相当，亚组比较显示术中 RFA 优于 SBRT，而经皮
RFA 略逊于 SBRT。与 RFA 相比较的 Ⅲ 期研究（RAS01）目前仍未报告结果。从
研究证据角度，肝转移化疗基础上行 SBRT 的随机对照试验需要尽快开展。

二、肺转移及其他转移灶的放射治疗

肺是仅次于肝的大肠癌最易转移器官，但只有 2% ～ 4% 患者为可手术切
除的局限性肺转移，术后 5 年生存率为 21% ～ 64%，与结肠癌术后发生局限性
肝转移行手术切除后结果相近。肺转移的放疗已有多项研究，在 1 ～ 3 个肺转
移的多种原发肿瘤消融治疗的患者中，肿瘤的局部控制率为 96%，患者的 2 年
生存率为 39%。而 2015 年美国 MD 安德森癌症中心放疗科张玉蛟教授将其中
两项因为患者入组困难而提前终止的研究（ROSEL 和 STARS 研究）进行合并
分析，结果显示手术组与 SBRT 组的 3 年总生存率分别为 79% 和 95%，3 年无进
展生存率为 80% 和 86%，早期肺癌 SBRT 与手术疗效相当且毒性较低的结果给
SBRT 用于肺转移的研究以更强的信心。SBRT 应用于其他部位（包括脑、骨、肾
上腺）寡转移的患者获得长期生存已有报告。当然在局部治疗后，该类患者仍
有 60% ～ 80% 的转移率，SBRT 需要与化疗紧密合作。

三、正常组织限量

正常组织损伤是寡转移放疗的剂量限定因素。以大肠癌最常见的肝转

移放疗为例，放射性肝损伤是肝脏放疗主要关注的问题，其病理特点为肝小叶中心区血窦充血、肝细胞萎缩，在保证肿瘤达到治疗剂量的同时避免发生放射诱导的肝损伤是肝脏放疗的另一关键。为减少放射性肝病的发生，全肝的照射剂量应<30 Gy，常规分割。一般认为全肝受量<30 Gy是安全的。Schefter等和Rusthoven等的Ⅰ/Ⅱ期研究显示，700 ～ 1 000 cm³ 的正常肝脏接受的剂量<15 Gy/3次，对于接受60 Gy/3次照射是安全的。除了照射剂量，照射的肝脏体积也是重要因素。相比常规放疗，应用三维适形放疗或调强适形放疗技术可以使照射剂量提高到60 Gy（40 ～ 90 Gy）。SBRT能够提高靶区的照射剂量，同时降低正常肝脏照射剂量。文献报道按照剂量限定应用三维适形放疗和SBRT技术治疗肝转移瘤，放射性肝病很少见。其他肝脏不良反应包括病毒性肝炎的激活、转氨酶升高、体质衰弱和血小板减少等。少见的不良反应有空腔脏器出血、溃疡等。接受SBRT的患者会发生一过性皮肤红斑、胸痛等。当然，其他正常器官（如肺、脑、骨、肾上腺）转移给予SBRT治疗也同样要面对正常组织损伤的问题。

目前，大肠癌寡转移患者中的放疗策略已初步建立。寡转移放疗方面，不可切除的肝转移灶的SBRT治疗已经广泛应用，积累了一定的研究证据，但需要开展前瞻性研究确认SBRT的价值。肺转移及多部位寡转移的SBRT研究逐步开展。直肠癌寡转移患者的盆腔放疗方面，国际上已经形成了推荐转移性直肠癌接受盆腔放疗（特别是术前放疗）的多学科共识，但仍需要开展前瞻性研究阐明盆腔放疗的价值。《ESMO临床实践指南》（简称《ESMO指南》）初步形成了对于转移性直肠癌治疗接受术前短程放疗的治疗策略推荐。放疗已经全面应用于大肠癌寡转移患者的多学科治疗。

------------------------------ 参 考 文 献 ------------------------------

［1］ Ben-Josef E, Normolle D, Ensminger W D, et al. Phase Ⅱ trial of high-dose conformal radiation therapy with concurrent hepatic artery floxuridine for unresectable intrahepatic malignancies［J］. J Clin Oncol, 2005, 23(34): 8739-8747.

［2］ Berge T, Ekelund G, Mellner C, et al. Carcinoma of the colon and rectum in a defined population. An epidemiological, clinical and postmortem investigation of colorectal carcinoma and coexisting benign polyps in Malmo, Sweden［J］. Acta Chir Scand Suppl, 1973, 438: 1-86.

［3］ Blomgren H, Lax I, Näslund I, et al. Stereotactic high dose fraction radiation therapy of extracranial tumors using an accelerator. Clinical experience of the first thirty-one patients ［J］. Acta Oncol, 1995, 34(6): 861-870.

[4] Chang J Y, Senan S, Paul M A, et al. Stereotactic ablative radiotherapy versus lobectomy for operable stage I non-small-cell lung cancer: a pooled analysis of two randomised trials [J]. Lancet Oncol, 2015, 16(6): 630–637.

[5] Dawson L A, McGinn C J, Normolle D, et al. Escalated focal liver radiation and concurrent hepatic artery fluorodeoxyuridine for unresectable intrahepatic malignancies[J]. J Clin Oncol, 2000, 18(11): 2210–2218.

[6] Fisher B, Wolmark N, Rockette H, et al. Postoperative adjuvant chemotherapy or radiation therapy for rectal cancer: results from NSABP protocol R-01[J]. J Natl Cancer Inst, 1988, 80(1): 21–29.

[7] Gastrointestinal Tumor Study Group. Prolongation of the disease-free interval in surgically treated rectal carcinoma[J]. N Engl J Med, 1985, 312(23): 1465–1472.

[8] Glimelius B, Tiret E, Cervantes A, et al. Rectal cancer: ESMO Clinical Practice Guidelines for diagnosis, treatment and follow-up[J]. Ann Oncol, 2013, 24 (Suppl 6): vi81–vi88.

[9] Guillem J G, Díaz-González J A, Minsky B D, et al. cT3N0 rectal cancer: potential overtreatment with preoperative chemoradiotherapy is warranted[J]. J Clin Oncol, 2008, 26(3): 368–373.

[10] Gunderson L L, Sargent D J, Tepper J E, et al. Impact of T and N stage and treatment on survival and relapse in adjuvant rectal cancer: a pooled analysis[J]. J Clin Oncol, 2004, 22(10): 1785–1796.

[11] Gunjur A, Duong C, Ball D, et al. Surgical and ablative therapies for the management of adrenal 'oligometastases' — A systematic review[J]. Cancer Treat Rev, 2014, 40(7): 838–846.

[12] Hellman S, Weichselbaum R R. Oligometastases[J]. J Clin Oncol, 1995, 13(1): 8–10.

[13] Høyer M, Swaminath A, Bydder S, et al. Radiotherapy for liver metastases: a review of evidence[J]. Int J Radiat Oncol Biol Phys, 2012, 82(3): 1047–1057.

[14] Kapiteijn E, Marijnen C A, Nagtegaal I D, et al. Preoperative radiotherapy combined with total mesorectal excision for resectable rectal cancer[J]. N Engl J Med, 2001, 345(9): 638–646.

[15] Krook J E, Moertel C G, Gunderson L L, et al. Effective surgical adjuvant therapy for high-risk rectal carcinoma[J]. N Engl J Med, 1991, 324(11): 709–715.

[16] Kusters M, Dresen R C, Martijn H, et al. Radicality of resection and survival after multimodality treatment is influenced by subsite of locally recurrent rectal cancer[J]. Int J Radiat Oncol Biol Phys, 2009, 75(5): 1444–1449.

[17] Lindel K, Willett C G, Shellito P C, et al. Intraoperative radiation therapy for locally advanced recurrent rectal or rectosigmoid cancer[J]. Radiother Oncol, 2001, 58(1): 83–87.

[18] Liu E, Stenmark M H, Schipper M J, et al. Stereotactic body radiation therapy for primary and metastatic liver tumors[J]. Transl Oncol, 2013, 6(4): 442–446.

[19] Luna-Pérez P, Bustos-Cholico E, Alvarado I, et al. Prognostic significance of circumferential margin involvement in rectal adenocarcinoma treated with preoperative chemoradiotherapy and low anterior resection[J]. J Surg Oncol, 2005, 90(1): 20–25.

[20] Merkel S, Weber K, Schellerer V, et al. Prognostic subdivision of ypT3 rectal tumours according to extension beyond the muscularis propria[J]. Br J Surg, 2014, 101(5): 566–572.

[21] Meyerhardt J A, Tepper J E, Niedzwiecki D, et al. Impact of hospital procedure volume on surgical operation and long-term outcomes in high-risk curatively resected rectal cancer: findings from the Intergroup 0114 Study[J]. J Clin Oncol, 2004, 22(1): 166–174.

[22] Milano M T, Katz A W, Schell M C, et al. Descriptive analysis of oligometastatic lesions treated with curative-intent stereotactic body radiotherapy[J]. Int J Radiat Oncol Biol Phys, 2008, 72(5): 1516–1522.

[23] Ngan S Y, Burmeister B, Fisher R J, et al. Randomized trial of short-course radiotherapy versus long-course chemoradiation comparing rates of local recurrence in patients with T3 rectal cancer: Trans-Tasman Radiation Oncology Group trial 01. 04[J]. J Clin Oncol, 2012, 30(31): 3827–3833.

[24] Nordlinger B, Sorbye H, Glimelius B, et al. Perioperative FOLFOX4 chemotherapy and surgery versus surgery alone for resectable liver metastases from colorectal cancer (EORTC 40983): long-term results of a randomised, controlled, phase 3 trial[J]. Lancet Oncol, 2013, 14(12): 1208–1215.

[25] O'Connell M J, Martenson J A, Wieand H S, et al. Improving adjuvant therapy for rectal cancer by combining protracted-infusion fluorouracil with radiation therapy after curative surgery[J]. N Engl J Med, 1994, 331(8): 502–507.

[26] Pan C C, Kavanagh B D, Dawson L A, et al. Radiation-associated liver injury[J]. Int J Radiat Oncol Biol Phys, 2010, 76(3 Suppl): S94–S100.

[27] Pastorino U, Buyse M, Friedel G, et al. Long-term results of lung metastasectomy: prognostic analyses based on 5206 cases[J]. J Thorac Cardiovasc Surg, 1997, 113(1): 37–49.

[28] Quirke P, Steele R, Monson J, et al. Effect of the plane of surgery achieved on local recurrence in patients with operable rectal cancer: a prospective study using data from the MRC CR07 and NCIC–CTG CO16 randomised clinical trial[J]. Lancet, 2009, 373(9666): 821–828.

[29] Renehan A G, Malcomson L, Emsley R, et al. Watch-and-wait approach versus surgical resection after chemoradiotherapy for patients with rectal cancer (the OnCoRe project): a propensity-score matched cohort analysis[J]. Lancet Oncol, 2016, 17(2): 174–183.

[30] Robertson J M, Lawrence T S, Walker S, et al. The treatment of colorectal liver metastases with conformal radiation therapy and regional chemotherapy[J]. Int J Radiat Oncol Biol Phys, 1995, 32(2): 445–450.

[31] Ruers T, Punt C, Van Coevorden F, et al. Radiofrequency ablation combined with systemic treatment versus systemic treatment alone in patients with non-resectable colorectal liver metastases: a randomized EORTC Intergroup phase II study (EORTC 40004)[J]. Ann Oncol, 2012, 23(10): 2619–2626.

[32] Rule W, Timmerman R, Tong L, et al. Phase I dose-escalation study of stereotactic body radiotherapy in patients with hepatic metastases[J]. Ann Surg Oncol, 2011, 18(4): 1081–

1087.

[33] Rusthoven K E, Kavanagh B D, Cardenes H, et al. Multi-institutional phase I / II trial of stereotactic body radiation therapy for liver metastases[J]. J Clin Oncol, 2009, 27(10): 1572-1578.

[34] Salama J K, Kirkpatrick J P, Yin F F. Stereotactic body radiotherapy treatment of extracranial metastases[J]. Nat Rev Clin Oncol, 2012, 9(11): 654-665.

[35] Sauer R, Becker H, Hohenberger W, et al. Preoperative versus postoperative chemoradiotherapy for rectal cancer[J]. N Engl J Med, 2004, 351(17): 1731-1740.

[36] Sauer R, Liersch T, Merkel S, et al. Preoperative versus postoperative chemoradiotherapy for locally advanced rectal cancer: results of the German CAO/ARO/AIO-94 randomized phase III trial after a median follow-up of 11 years[J]. J Clin Oncol, 2012, 30(16): 1926-1933.

[37] Schefter T E, Kavanagh B D, Timmerman R D, et al. A phase I trial of stereotactic body radiation therapy (SBRT) for liver metastases[J]. Int J Radiat Oncol Biol Phys, 2005, 62(5): 1371-1378.

[38] Schild S E, Martenson J A Jr, Gunderson L L, et al. Postoperative adjuvant therapy of rectal cancer: an analysis of disease control, survival, and prognostic factors[J]. Int J Radiat Oncol Biol Phys, 1989, 17(1): 55-62.

[39] Sebag-Montefiore D, Stephens R J, Steele R, et al. Preoperative radiotherapy versus selective postoperative chemoradiotherapy in patients with rectal cancer (MRC CR07 and NCIC-CTG C016): a multicentre, randomised trial[J]. Lancet, 2009, 373(9666): 811-820.

[40] Shin R, Jeong S Y, Yoo H Y, et al. Depth of mesorectal extension has prognostic significance in patients with T3 rectal cancer[J]. Dis Colon Rectum, 2012, 55(12): 1220-1228.

[41] Smalley S R, Benedetti J K, Williamson S K, et al. Phase III trial of fluorouracil-based chemotherapy regimens plus radiotherapy in postoperative adjuvant rectal cancer: GI INT 0144[J]. J Clin Oncol, 2006, 24(22): 3542-3547.

[42] Sternberg D I, Sonett J R. Surgical therapy of lung metastases[J]. Semin Oncol, 2007, 34(3): 186-196.

[43] Suzuki K, Gunderson L L, Devine R M, et al. Intraoperative irradiation after palliative surgery for locally recurrent rectal cancer[J]. Cancer, 1995, 75(4): 939-952.

[44] Swedish Rectal Cancer Trial, Cedermark B, Dahlberg M, et al. Improved survival with preoperative radiotherapy in resectable rectal cancer[J]. N Engl J Med, 1997, 336(14): 980-987.

[45] Taylor F G, Quirke P, Heald R J, et al. Preoperative magnetic resonance imaging assessment of circumferential resection margin predicts disease-free survival and local recurrence: 5-year follow-up results of the MERCURY study[J]. J Clin Oncol, 2014, 32(1): 34-43.

[46] Tepper J E, Cohen A M, Wood W C, et al. Postoperative radiation therapy of rectal cancer [J]. Int J Radiat Oncol Biol Phys, 1987, 13(1): 5-10.

[47] Tepper J E, O'Connell M, Niedzwiecki D, et al. Adjuvant therapy in rectal cancer: analysis

of stage, sex, and local control — final report of Intergroup 0114 [J]. J Clin Oncol, 2002, 20(7): 1744–1750.

[48] Valentini V, Morganti A G, De Franco A, et al. Chemoradiation with or without intraoperative radiation therapy in patients with locally recurrent rectal carcinoma: prognostic factors and long term outcome [J]. Cancer, 1999, 86(12): 2612–2624.

[49] Valentini V, Morganti A G, Gambacorta M A, et al. Preoperative hyperfractionated chemoradiation for locally recurrent rectal cancer in patients previously irradiated to the pelvis: A multicentric phase II study [J]. Int J Radiat Oncol Biol Phys, 2006, 64(4): 1129–1139.

[50] van Gijn W, Marijnen C A, Nagtegaal I D, et al. Preoperative radiotherapy combined with total mesorectal excision for resectable rectal cancer: 12–year follow-up of the multicentre, randomised controlled TME trial [J]. Lancet Oncol, 2011, 12(6): 575–582.

[51] Vigliotti A, Rich T A, Romsdahl M M, et al. Postoperative adjuvant radiotherapy for adenocarcinoma of the rectum and rectosigmoid. [J] Int J Radiat Oncol Biol Phys, 1987, 13(7): 999–1006.

[52] Wiggenraad R, Raming M, Hermans J, et al. Postoperative local radiotherapy in rectal cancer: treatment results with limited radiation fields [J]. Int J Radiat Oncol Biol Phys, 1993, 27(4): 785–790.

[53] Wolmark N, Wieand H S, Hyams D M, et al. Randomized trial of postoperative adjuvant chemotherapy with or without radiotherapy for carcinoma of the rectum: National Surgical Adjuvant Breast and Bowel Project Protocol R–02 [J]. J Natl Cancer Inst, 2000, 92(5): 388–396.

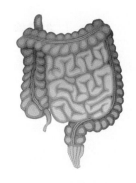

第十三章

大肠癌的靶向治疗

张 俊　蒋金玲

　　大肠癌的发病率及病死率在全球多数地区呈逐年上升趋势。过去15年，美国大肠癌发病率及病死率呈逐渐降低趋势，归功于在50岁以上人群中开展的大肠癌筛查项目。就我国而言，多数大肠癌患者诊断时已属进展期。转移性大肠癌（mCRC）是分子生物学研究进展成功转化为分子靶向治疗药物研发并获良好疗效的典范，化疗联合分子靶向药物可使部分转移性大肠癌患者的总生存期超过32个月。表皮生长因子受体（EGFR）、血管内皮生长因子（VEGF）、免疫检查点（PD-1/PD-L1）等是该领域的研究热点。

[通信作者]　张俊，Email: junzhang@188.com

第一节 针对EGFR的分子靶向治疗

一、EGFR通路

EGFR由胞外配体结合区、跨膜区和胞内酪氨酸激酶区组成，在大肠癌组织中呈突变或过表达；以单体存在时无活性，当与表皮生长因子（EGF）、双调蛋白、表皮调节素和神经调节蛋白等配体结合后，受体二聚化，通过自身磷酸化而激活，在C末端形成活化结合位点——磷酸化的酪氨酸残基。胞内各种信号蛋白发生级联反应后将信号次第传至核内，参与肿瘤的发生和发展。EGFR涉及的信号通路主要包括EGFR-RAS-RAF-MAPK、EGFR-PI3K-AKT-m-TOR和EGFR-JAK-STAT等（**见图13-1-1**）。

已获批靶向EGFR治疗转移性大肠癌的药物包括西妥昔单抗（人鼠嵌合型单抗）和帕尼单抗（全人源化单抗）。这两种单克隆抗体均可高选择性地与

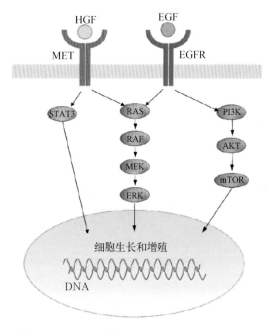

图13-1-1 EGFR及其相关信号通路（EGFR-RAS-RAF-MAPK、EGFR-PI3K-AKT-m-TOR、EGFR-JAK-STAT）

EGFR结合而抑制后者介导的信号通路,发挥抗肿瘤作用;还可通过抗体依赖细胞介导的细胞毒性(ADCC)效应杀伤肿瘤细胞;在抑制肿瘤血管生成及侵袭和转移方面,亦可发挥一定作用。

抗EGFR单抗的有效性受其下游信号通路中多个基因表达或突变的影响,其中RAS-RAF-MAPK和PI3K-PETN-AKT的分子变异状态具有疗效预测价值。

32%～40%的大肠癌存在*KRAS*基因突变,其中85%～90%发生在12或13位密码子,其余发生在第61位(5%)及146位(5%)密码子。点突变使*KRAS*基因激活,影响其编码蛋白的G蛋白结合域,导致内在GTP酶持续激化,RAS-RAF-MAPK信号通路不再依赖EGFR上游信号而呈持续异常激活。诸多临床研究结果显示:转移性大肠癌患者*KRAS*基因突变状态与抗EGFR单抗疗效关系密切。NRAS与KRAS共属RAS家族,其突变在大肠癌中占3%～5%,多见于*KRAS*野生型者,*NRAS*基因突变也可影响抗EGFR药物的疗效。

*BRAF*基因是*KRAS*基因下游的效应分子,编码一种丝氨酸-苏氨酸蛋白激酶,作为RAS-RAF-MAPK细胞外信号调节激酶(ERK)信号通路的重要调控因子,影响细胞增殖、分化和生存逃逸等多种生物学行为。约95%的*BRAF*基因突变类型为编码蛋白激酶激活域中的V600E突变。Venderbosch等荟萃分析了4个大型Ⅲ期临床试验(CAIRO、CAIRO2、COIN和FOCUS),2015年Rowland等分析总结了8个大型Ⅲ期临床试验(CO.17、CRYSTAL、OPUS、COIN、20020408、20050181、PICCOLO和PRIME)数据,结果均显示*BRAF*基因突变是预后较差的生物标志物,但目前尚无足够证据证实*BRAF*基因突变的转移性大肠癌患者不能从抗EGFR单抗靶向治疗中获益。PI3K的9号和20号外显子突变、PETN失活等与抗EGFR药物疗效的相关性目前尚处探索阶段。

二、西妥昔单抗

西妥昔单抗(cetuximab)为嵌合型鼠-人免疫球蛋白(IgG-1)抗体,竞争性抑制EGFR与其配体结合,对表达EGFR的肿瘤细胞有抑制作用,并通过减少基质金属蛋白酶(MMPs)和血管内皮生长因子(VEGF)等发挥抑癌效应。联合化疗可增加化疗药物的疗效,并可逆转对某些化疗药物的耐药。药代动力学呈非线性和非剂量依赖性,在5～400 mg/m²的剂量范围内耐受性良好。首次给予400 mg/m²,此后每周给予250 mg/m²,大部分患者的药物清除率达到持续饱和状态。因西妥昔单抗在体内的清除主要与EGFR结合,其清除率达到持续饱和也间接反映了EGFR结合部位的完全饱和;因此临床推荐该剂量作为Ⅱ、Ⅲ期临床试验的用药剂量。

在一项有11个欧洲国家57个医院参加且纳入329例转移性大肠癌二线治疗患者的多中心、随机对照试验（BOND研究）中，218例接受西妥昔单抗联合伊立替康，111例单独使用西妥昔单抗。联合化疗组的客观反应率（objective response rate, ORR）为22.9%，单药组ORR为10.8%（*P*=0.007）；而在以往接受含伊立替康方案耐药者中，联合用药组的ORR为25.8%，单药组的ORR为14.5%（*P*=0.07）；联合化疗组的疾病进展时间（time to progression, TTP）为4.1个月，单药组TTP为1.5个月（*P*<0.001）。提示西妥昔单抗联合伊立替康可逆转伊立替康耐药。基于此，2004年美国FDA批准西妥昔单抗联合伊立替康二线治疗伊立替康耐药的转移性大肠癌，这是第一个在美国正式被批准用于晚期大肠癌的分子靶向药物。

2007年，ASCO会上报告的EPIC临床试验，使用西妥昔单抗联合伊立替康治疗奥沙利铂治疗失败、EGFR高表达的大肠癌，联合用药组虽未明显提高患者的总生存率，但可显著延长PFS，提高缓解率（*P*<0.000 1）和生活质量。这也是首次报道在化疗基础上加用分子靶向药物可更好地提高患者的生活质量。

除二线治疗外，西妥昔单抗在三线和（或）解救性治疗中的价值在NCIC CO.17临床试验中得到体现。572例对5-FU、伊立替康和奥沙利铂治疗均失败的转移性大肠癌患者，西妥昔单抗联合最佳支持治疗（best supportive care, BSC）对比BSC可显著延长总生存期、PFS，并可提高ORR和改善生活质量。分层分析结果显示，对KRAS野生型患者，西妥昔单抗组在总生存期及PFS上均更有优势。

在一线治疗方面，西妥昔单抗尝试了与不同化疗方案联合；比较经典的临床研究包括CRYSTAL、OPUS、COIN、NORDICVII和TAILOR等。但与不同的化疗方案结合后，其生存获益数据并不完全一致。

CRYSTAL研究显示在初治的KRAS野生型转移性大肠癌患者中，FOLFIRI联合西妥昔单抗较FOLRIRI可显著延长患者的总生存期（23.5个月 *vs* 20.0个月，*P*=0.009 4）、PFS（9.9个月 *vs* 8.4个月，*P*=0.001 2）和提高缓解率（57.3% *vs* 39.7%，*P*<0.001）。2011年，Van Cutsem等发表了CRYSTAL研究的RAS分析结果，与FOLFIRI（OS为20.2个月）相比，西妥昔单抗联合FOLFIRI带来的总生存获益从KRAS野生型患者的23.5个月（23.5个月 *vs* 20.2个月）延长至全RAS野生型患者的28.4个月（28.4个月 *vs* 20.2个月，*P*=0.002 4），提示深入探索和验证疗效预测标志物的必要性。

西妥昔单抗与含奥沙利铂化疗方案的配伍问题一直存在争议。OPUS研究结果结果显示，在初治的KRAS野生型转移性大肠癌中，FOLFOX联合西妥昔单抗可显著改善PFS（8.3个月 *vs* 7.2个月，*P*=0.006 4）和缓解率（52.5% *vs* 33.8%，

P=0.029），总生存期虽有改善趋势（22.8 个月 vs 18.5个月，P=0.385）但未达统计学差异。Ⅲ期随机对照试验（COIN研究）显示，XELOX/FOLFOX联合西妥昔单抗一线治疗KRAS野生型转移性大肠癌，联合西妥昔单抗未显示总生存期（17.0 个月 vs 17.9个月，P=0.67）或PFS（两组均为8.6个月，P=0.60）获益；亚组分析结果表明，化疗方案为FOLFOX时，西妥昔单抗有生存获益（HR=0.72，P=0.037）；而化疗方案为XELOX时，则不但没有生存获益（HR=1.02，P=0.88），反而带来明显消化道反应。基于上述结果，《NCCN指南》在2010年第6版中删除了XELOX联合西妥昔单抗用于治疗KRAS野生型转移性大肠癌的方案。嗣后发表的NORDICVII研究则为上述争议增加了证据。这项北欧的Ⅲ期随机对照试验结果显示，西妥昔单抗联合FLOX方案（静脉推注5-FU/LV/奥沙利铂）一线治疗KRAS野生型转移性大肠癌患者，并未观察到PFS（8.7个月 vs 7.9个月）和总生存期（20.1个月 vs 22.0个月）获益。鉴于COIN和NORDICVII这两项研究结果，2012版《NCCN指南》删除了含奥沙利铂方案与西妥昔单抗的联合。尽管如此，欧洲肿瘤内科学会（European Society for Medical Oncology，ESMO）发布的《大肠癌诊疗共识》与英国国立健康与护理卓越研究所（National Institute for Health and Care Excellence，NICE）发布的《大肠癌诊疗指南》仍推荐含奥沙利铂的联合方案，但仅限FOLFOX化疗联合西妥昔单抗。

2014年，第50届美国临床肿瘤学会年会上，CALGB80405研究（一项头对头比较化疗联合西妥昔单抗或贝伐珠单抗（bevacizumab）在 $KRAS$ 野生型初治转移性大肠癌患者中的疗效），两组的主要终点指标中位总生存期（29.9个月 vs 29.0个月）基本相同；但亚组分析数据发现，以FOLFOX作为基础化疗方案时，联合西妥昔单抗组与联合贝伐珠单抗组的中位总生存期别为30.1个月和26.9个月，有3.2个月的差异。2015年，《NCCN指南》中又重新推荐FOLFOX联合西妥昔单抗作为RAS野生型转移性大肠癌的一线治疗方案。

2016年第18届世界胃肠道肿瘤大会上，秦叔逵、李进等中国学者公布了TAILOR研究数据，这是一项比较FOLFOX4化疗方案联合西妥昔单抗与单用FOLFOX4化疗一线治疗RAS野生型转移性大肠癌患者的前瞻性、开放、随机对照的中国多中心Ⅲ期大型临床研究。该研究主要终点是PFS，次要终点包括总生存期、ORR和肝转移灶根治术切除率。结果显示：主要研究终点PFS、次要研究终点ORR和总生存期全部达到预设指标，联合西妥昔单抗组与单纯化疗组的中位PFS（mPFS）为9.2个月 vs 7.4个月（HR=0.69，P=0.004）；ORR为61.1% vs 39.5%（OR=2.41，P<0.01）；中位总生存期为20.7个月 vs 17.8个月（HR=0.76，P=0.02）。同时，西妥昔单抗联合FOLFOX4并未出现非预期的不良反应，安全

性和耐受性较好。TAILOR研究不仅证明了上述联合方案治疗中国RAS野生型转移性大肠癌患者的优势，同时部分解答了业界长期以来的纷争。

对HER2阳性的转移性乳腺癌，无论是在辅助治疗还是序贯后线治疗，持续阻断HER2通路都是较为有效的治疗策略。那么，*KRAS*野生型转移性大肠癌能否从持续阻断EGFR通路中取得临床获益？ 2014年，《肿瘤学年鉴》(*Annals of Oncology*)公布由意大利学者完成的CAPRI-GOIM的临床研究结果，KRAS第二外显子野生型转移性大肠癌患者在一线含西妥昔单抗方案治疗失败后，评估二线治疗中继续使用西妥昔单抗的疗效。结果显示，虽然在意向治疗(intent to treat, ITT)人群分析中，西妥昔单抗的跨线应用并未显示生存获益(23.7个月 *vs* 19.8个月，*P*=0.056)，但对特定患者(四联野生型*KRAS*、*NRAS*、*BRAF*和*PIK3CA*基因均无突变)而言，在一线治疗的基础上延续使用西妥昔单抗显示了PFS获益。西妥昔单抗跨线使用是否可行，还需更多临床证据。

OPTIMOX-1(38)和OPTIMOX-2研究提出了转移性大肠癌化疗的"停和走(stop and go)"概念，从而也提出了维持治疗的理念。西妥昔单抗在维持治疗中的价值目前仍处于探索阶段。仅有的两项Ⅱ期临床试验(COIN-B和MACRO-2)虽均达到了主要终点(COIN-B：10个月时无失败生存率；MACRO-2：9个月时无疾病进展的患者比例)，但总生存期获益甚微。因此，仍需更多临床数据。

目前正在进行的西妥昔单抗治疗转移性大肠癌相关临床试验**见表13-1-1**。

表13-1-1 目前正在开展的西妥昔单抗治疗转移性大肠癌临床试验(截至2017年5月)

NCT编号	分期	治 疗 方 案	基因检测
NCT02404935	Ⅱ期	FOLFIRI+西妥昔单抗(8个周期)组 *vs* 西妥昔单抗组 *vs* 观察组	*KRAS*、*NRAS*
NCT02296203	Ⅱ期	西妥昔单抗+CT *vs* 西妥昔单抗+伊立替康	*KRAS*、*NRAS*、*BRAF*
NCT01832467	Ⅱ期	西妥昔单抗+CT *vs* 西妥昔单抗+CT *vs* 观察组	—
NCT02484833	Ⅲ期	FOLFIRI+西妥昔单抗 *vs* FOLFIRI+西妥昔单抗(8个周期) *vs* 西妥昔单抗	*RAS*、*BRAF*
NCT02928224	Ⅲ期	康奈非尼+西妥昔单抗+比美替尼 *vs* 伊立替康+西妥昔单抗 *vs* FOLFIRI+西妥昔单抗	*BRAF V600E*

（续表）

NCT 编号	分期	治 疗 方 案	基因检测
NCT02717923	Ⅱ期	mFOLFOX6+西妥昔单抗 *vs* 西妥昔单抗+卡培他滨	*KRAS*
NCT02934529	Ⅲ期	FLOFIRI+西妥昔单抗 *vs* 伊立替康+西妥昔单抗 *vs* CF/5-FU+西妥昔单抗	*RAS*
NCT02953782	Ⅰ/Ⅱ期	Hu5F9-G4+西妥昔单抗	*KRAS*
NCT02063529	Ⅱ期	FOLFOXIRI+西妥昔单抗 *vs* FOLFOXIRI	*KRAS、NRAS*
NCT02117466	Ⅰ/Ⅱ期	西妥昔单抗	*KRAS、NRAS*
NCT02713373	Ⅰ/Ⅱ期	西妥昔单抗+派姆单抗	*KRAS、NRAS*
NCT01079780	Ⅱ期	贝伐珠单抗+CT *vs* 伊立替康+西妥昔单抗+雷莫芦单抗 *vs* 伊立替康+西妥昔单抗	*KRAS*
NCT02071069	Ⅱ期	FOLFIRI+西妥昔单抗 *vs* 西妥昔单抗+伊立替康 *vs* 西妥昔单抗+5-FU	*RAS*
NCT02292758	Ⅱ期	西妥昔单抗+伊立替康+贝伐珠单抗 *vs* 西妥昔单抗+伊立替康	*RAS*
NCT01871311	Ⅰ期	尼洛替尼+西妥昔单抗	*KRAS*
NCT03017807	Ⅰ期	西妥昔单抗	—
NCT01802645	Ⅱ期	西妥昔单抗+FOLFIRI *vs* 贝伐珠单抗+FOLFOXIRI *vs* FOLFOXIRI 西妥昔单抗+FOLFIRI/FOLFOX *vs* FOLFIRI/FOLFOX	*KRAS、BRAF*
NCT03031444	Ⅱ/Ⅲ期	西妥昔单抗+伊立替康+威罗菲尼	*RAS*
NCT01787500	Ⅰ期	西妥昔单抗+坦罗莫司	*KRAS、BRAF*
NCT02215720	Ⅰ期		—

注：mFOLFOX6：奥沙利铂+四氢叶酸+5-氟脲嘧啶；FLOFIRI：伊立替康+亚叶酸钙；FOLFOXIRI：奥沙利铂+伊立替康+氟尿嘧啶+亚叶酸钙；CF/5-FU：亚叶酸钙+5-氟脲嘧啶

肝转移是转移性大肠癌的特殊转移类型。多项临床试验结果证实，如能对原发灶和肝转移灶根治性切除，可将患者的5年生存率提高至40%左右，无疾病状态（no evidence of disease，NED）遂成为部分转移性大肠癌患者治疗的最佳目标。

术前治疗有助于缩小原发肿瘤和转移病灶、肿瘤降期，使原来不能切除的肝转移灶变为可切除，并同时观察生物学行为。CELIM研究等多个临床试验证实，与单纯化疗相比，西妥昔单抗联合化疗，缓解率提高至40%～70%，R0切除率由原来的11%提高至58%（**表13-1-2**）。

表13-1-2　西妥昔单抗治疗转移性大肠癌肝转移相关临床试验

临床试验	分期	病例数	治 疗 方 案	R0切除率
CRYSTAL	Ⅲ期	68	FOLFIRI+Cet	13.2%
OPUS	Ⅱ期	25	FOLFOX+Cet	16.0%
CALGB/SWOG 80405	Ⅲ期	105	FOLFOX/FOLFIRI+Cet	30.0%
CELIM	Ⅱ期	106	FOLFOX/FOLFIRI+Cet	34.0%
POCHER	Ⅱ期	43	CPT-11/5-FU/L-OHP+Cet	60.0%
Sougkalakos	Ⅱ期	30	FOLFOXIRI+Cet	57.0%
Ye	Ⅳ期	70	FOLFOX/FOLFIRI+Cet	25.7%

注：FOLFIRI：伊立替康+亚叶酸钙；FOLFOX：奥沙利铂+亚叶酸钙；CPT-11：伊立替康；5-FU：5-氟脲嘧啶；Cet：西妥昔单抗

三、帕尼单抗

帕尼单抗（panitumumab）是IgG2型人源化单克隆抗体，作用机制与西妥昔单抗相似，对EGFR亲和性更高，可有效阻滞EGF和TGF-α等配体与受体EGFR的结合。作为完全人源化的抗体，减少发生急性过敏反应和人抗鼠抗体（human anti-mouse antibody，HAMA）效应的风险。

2006年9月，帕尼单抗获美国FDA快速通道审批用于EGFR阳性、标准化疗方案（5-FU、L-OHP或伊立替康）治疗失败的转移性大肠癌。这一获批是基于一项帕尼单抗对比BSC的Ⅲ期临床试验结果，帕尼单抗单药治疗的ORR和PFS明显优于BSC。总生存率无显著差异的主要原因可能是BSC组中75%的患者在疾病进展后改用帕尼单抗。PRIME研究比较了帕尼单抗联合FOLFOX4方案与单用FOLFOX4方案一线治疗 *KRAS* 野生型转移性大肠癌的疗效。入组1 183例患者中的1 096例进行了 *KRAS* 基因检测。结果显示,两组 *KRAS* 野生型转移性大肠癌的PFS分别为10.0个月和8.0个月(P=0.009),总生存期分别为23.9个月和19.7个月(P=0.17)。进一步分析发现, *KRAS* 基因突变的转移性大肠癌患者帕尼单抗联合化疗组的PFS和总生存期分别为7.4个月和15.6个月,均低于单纯化疗组的PFS和总生存期(9.2个月和19.2个月)。提示 *KRAS* 基因突变的转移性大肠癌患者不能从帕尼单抗联合化疗中获益。

正在进行中的帕尼单抗治疗转移性大肠癌的临床试验如表13-1-3所示。

表13-1-3 进行中的帕尼单抗治疗转移性大肠癌部分临床试验(截至2017年5月)

NCT 编号	分期	治 疗 方 案	基因检测
NCT02008383	Ⅰb期	卡博替尼+帕尼单抗	*KRAS*
NCT02394834	Ⅲ期	mFOLFOX6+贝伐珠单抗 *vs* mFOLFOX6+帕尼单抗	*RAS*
NCT02394795	Ⅲ期	mFOLFOX6+贝伐珠单抗 *vs* mFOLFOX6+帕尼单抗	*RAS*
NCT01312857	Ⅱ期	HAI+帕尼单抗 *vs* HAI	*RAS*
NCT01814501	Ⅱ期	FOLFIRI+帕尼单抗	*RAS*
NCT02399943	Ⅱ期	曲美替尼+帕尼单抗 *vs* 曲美替尼	*RAS*、*BRAF*
NCT01991873	Ⅱ期	5-FU/FA+帕尼单抗 *vs* 5-FU/FA	—
NCT02904031	Ⅱ期	FOLFOX+帕尼单抗 *vs* 5-FU+帕尼单抗	*RAS*、*BRAF*
NCT01328171	Ⅱ期	FOLFOXIRI+帕尼单抗 *vs* FOLFOXIRI	*RAS*
NCT02980510	Ⅱ期	FOLFIRINOX+帕尼单抗 *vs* mFOLFOX6+帕尼单抗	*RAS*、*BRAF*
NCT02301962	Ⅳ期	帕尼单抗	*KRAS*
NCT02885753	Ⅲ期	L-OHP/LV5FU2+帕尼单抗 *vs* L-OHP/LV5FU2+贝伐珠单抗	*RAS*
NCT03069950	Ⅱ期	帕尼单抗+FOLFIRI ± HAI	*RAS*

（续表）

NCT编号	分期	治 疗 方 案	基因检测
NCT02162563	Ⅲ期	FOLFOX/FOLFIRI+帕尼单抗 *vs* FOLFOXIRI+贝伐珠单抗 *vs* FOLFOX/FOLFIRI+贝伐珠单抗	*RAS*、*BRAF*
NCT02476045	Ⅱ期	5-FU/LV+帕尼单抗 *vs* 帕尼单抗	*RAS*
NCT01776307	Ⅱ期	那布卡辛+帕尼单抗 *vs* 那布卡辛+西妥昔单抗 *vs* 那布卡辛+卡培他滨	—

注：HAI方案：伊立替康+5-氟尿嘧啶+亚叶酸；5-FU：5-氟尿嘧啶；FA：醛氢叶酸；L-OHP：草酸铂；LV：亚叶酸

第二节　针对VEGF的分子靶向治疗

实体肿瘤的生长及存活依赖肿瘤血管形成，新生血管为肿瘤生长提供养分，是肿瘤细胞代谢产物排泄的有效途径，也是肿瘤向远处转移的重要途径。肿瘤细胞的快速生长促发了促血管新生物质的上调，包括血管内皮生长因子A（VEGF-A）、成纤维细胞生长因子2（fibroblast growth factor-2，FGF-2）、胎盘生长因子（plasma placental growth factor，PLGF）和血小板衍生生长因子（platelet derived growth factor，PDGF），以维持肿瘤持续生长。

VEGF家族包括5种不同的糖蛋白配体（VEGF-A、VEGF-B、VEGF-C、VEGF-D和VEGF-E）及PLGF-1和PLGF-2。血管和淋巴系统的内皮细胞表达VEGF受体（VEGF-R1、VEGF-R2和VEGF-R3），与配体结合后激活下游激酶介导的信号通路。其中，VEGF-R1参与血管内皮细胞前体的募集和血管生成；VEGF-R2参与内皮细胞分化、迁移以及调节微血管渗透性；VEGF-R3通过淋巴管形成促进肿瘤细胞向区域淋巴结的转移。VEGF-A与其受体VEGF-R2的结合在肿瘤血管生成的信号转导通路中起着至关重要的作用，因此是血管生成研究和相关药物开发的热点（图13-2-1）。

目前，被美国FDA批准用于治疗转移性大肠癌的抗血管生成药物主要有四种，即贝伐珠单抗、瑞戈非尼（regorafenib）、阿柏西普（aflibercept）和雷莫芦单抗。

一、贝伐珠单抗

贝伐珠单抗（bevacizumab）是一种重组的针对VEGF-A的人源化单克隆

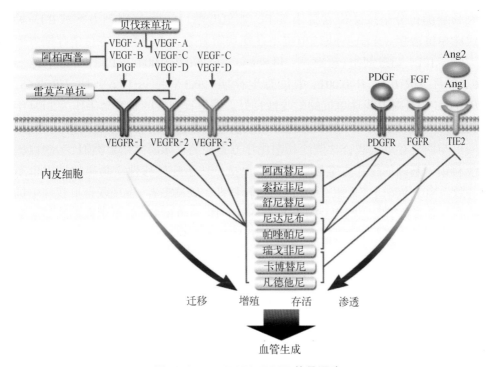

图 13-2-1　VEGF/VEGFR 信号通路

抗体。主要作用机制包括：① 直接阻断 VEGF 与其受体结合，抑制肿瘤血管形成；② 抑制肿瘤分化因子作用于血管内皮微环境所导致的血管形成效应，使肿瘤细胞因缺氧而死亡；③ 改变肿瘤血管床、降低肿瘤间质压；④ 增加血管通透性，促进化疗药物向肿瘤内的渗透；⑤ 抑制肿瘤干细胞生长。

　　肿瘤血管异质性是目前研究的热点问题之一，即在肿瘤发生、发展的不同阶段，肿瘤新生血管的结构与功能也不相同；故解释了抗肿瘤血管生成治疗用于不同临床线别的定位与价值。如两项大规模Ⅲ期临床研究 NSABP C-08 和 AVANT 结果否定了贝伐珠单抗在大肠癌辅助治疗中的价值；而该药物在晚期大肠癌一线和（或）二线中的价值则被多个临床研究结果所支撑。

　　贝伐珠单抗用于晚期大肠癌的治疗已积累较多临床研究证据。Kabbinavar 等比较了 5-FU/LV、5-FU/LV/贝伐珠单抗（5 mg/kg）和 5-FU/LV/贝伐珠单抗（10 mg/kg）用于转移性大肠癌的疗效；发现贝伐珠单抗 5 mg/kg 剂量组的缓解率、TTP 及总生存期均优于另外两组；故后续研究贝伐珠单抗双周方案的剂量多为 5 mg/kg。Hurwitz 等开展 AVF2107g 的Ⅲ期临床研究，813 例初治的转移性大肠癌随机分组接受伊立替康/5-FU/四氢叶酸（IFL）+安慰剂方案或IFL+贝伐珠单抗治疗。IFL+贝伐珠单抗组在疾病缓解率、mPFS和中位总生存期方面均优于IFL+安慰剂组（缓解率：44.8% *vs* 34.8%；*P*=0.004；mPFS：10.6个月 *vs* 6.2个月，*HR*=0.54，*P*<0.001；中位总生存期：20.3个月 *vs* 15.6个月，*HR*=0.66，*P*<0.001），且对贝伐珠单抗的耐受性良好。该里程碑式的研究结果作为2004年美国FDA批准贝伐珠单抗联合化疗一线治疗转移性大肠癌的重要依据。

与西妥昔单抗联合含奥沙利铂化疗方案相关临床研究结果类似，一些以奥沙利铂为基础的化疗方案联合贝伐珠单抗一线治疗转移性大肠癌的结果也不一致。N016966研究入组1 401例初治转移性大肠癌患者，发现联合贝伐珠单抗组PFS显著长于安慰剂组（9.4个月 *vs* 8.0个月，*P*=0.023），但总生存期和缓解率并未有差异。而在TREE研究中，将mFOLFOX6、bFOL（低剂量氟尿嘧啶/亚叶酸钙+奥沙利铂）和CapOX这三种化疗方案分别联合贝伐珠单抗均较单独化疗明显提高了缓解率，且将总生存期延长了5.5个月。尽管以上两项研究结果不尽相同，但仍显示含奥沙利铂化疗方案联合贝伐珠单抗可提高疗效。FOLFIRI在转移性大肠癌患者一线化疗中具有基石地位，也是各种靶向药物在设计大型临床试验的配伍优选。早在AVF2107g研究中已经证实含伊立替康的化疗方案联合贝伐珠单抗较单纯化疗相比可显著延长总生存期。2007年，Fuchs等公布的BICC-C临床研究第二阶段的结果进一步证实，FOLFIRI联合贝伐珠单抗的中位总生存期明显优于mIFL联合贝伐珠单抗（28.0个月 *vs* 19.2个月，*P*=0.037）。但后续验证性的大型随机对照试验研究乏力。仅在2013年Petrelli等发表了纳入29个回顾性和前瞻性临床研究，对3 502例初治转移性大肠癌患者的数据分析发现，在FOLFIRI的基础上加用贝伐珠单抗的缓解率为51.4%，mPFS为10.8个月（95% *CI*：8.9～12.8），中位总生存期为23.7个月（95% *CI*：18.1～31.6）。

在联合三药化疗方案上，TRIBE研究将508例转移性大肠癌患者随机分两组，分别给予贝伐珠单抗联合FOLFOXIRI（奥沙利铂+伊立替康+5-FU/亚叶酸钙）或贝伐珠单抗联合FOLFIRI，发现三药化疗联合贝伐珠单抗组的PFS和ORR占优，但两组总生存期相似，且不良反应更大。基于*RAS*和*BRAF*基因状态的亚组分析结果显示，无论*RAS*和*BRAF*基因状态，均可从贝伐珠单抗联合FOLFOXIRI治疗方案中显示PFS和OS获益。Gruenberger等评价对合并肝转移者给予mFOLFOX6或FOLFOXIRI联合贝伐珠单抗的疗效，结果与TRIBE研究相似。虽然诸多临床研究表明三药化疗方案联合贝伐珠单抗较两药相比可使患者有一定临床获益，但也带来了新问题，晚期大肠癌化疗的三大基石药物（奥沙利铂、伊立替康和5-FU）在一线治疗中全部用完，后续肿瘤进展后该如何选择？

鉴于三药联合较大的不良反应,该如何富集能从中获益的患者亚群?

ECOG3200研究使贝伐珠单抗在二线治疗中的价值得到肯定,该研究入组829例经伊立替康治疗失败的转移性大肠癌患者,随机分组接受贝伐珠单抗联合FOLFOX4、FOLFOX4和贝伐珠单抗单药治疗,主要研究终点指标为总生存期,次要终点指标为PFS和缓解率。结果显示:三组的总生存期分别为12.9、10.8和10.2个月;PFS分别为7.3、4.7和2.7个月;缓解率为22.7%、8.6%和3.3%;验证了贝伐珠单抗联合以奥沙利铂为基础的化疗方案二线治疗转移性大肠癌的价值。鉴于此,2006年美国FDA批准贝伐珠单抗用于转移性大肠癌的二线治疗。

由于贝伐珠单抗的作用机制是抑制肿瘤血管生成,针对的是遗传学相对稳定的血管内皮细胞,并不直接作用于肿瘤细胞,因此不易出现肿瘤细胞耐药,为其跨线治疗提供了理论依据。关于贝伐珠单抗一线治疗进展后跨线应用的研究,早在2008年的BRiTE研究就有报道。这是一项大样本观察性队列研究,对1 953例未经治疗的转移性大肠癌患者中的1 445例进行分析。结果显示,跨线治疗组的总生存期长达31.8个月,较进展后无治疗组(总生存期为12.6个月)和非贝伐珠单抗跨线组(总生存期为19.9个月)明显延长。另外一项观察性研究(ARIES研究)也得到类似结果。ML18147研究是全球首项使用分子靶向药物跨线治疗转移性大肠癌患者的Ⅲ期随机对照试验。在一线化疗方案联合贝伐珠单抗治疗3个月后进展的转移性大肠癌患者随机分组接受二线化疗或联合贝伐珠单抗跨线治疗,其中二线治疗方案选用以奥沙利铂还是伊立替康为基础的方案取决于之前使用的一线化疗方案。结果显示,联合治疗组和单纯化疗组的总生存期分别为11.2个月和9.8个月($P=0.006\ 2$),PFS分别为5.7和4.1个月($P<0.000\ 1$)。基于此结果,美国FDA于2013年1月23日批准贝伐珠单抗用于贝伐珠单抗联合一线治疗后疾病进展的转移性大肠癌患者。

对N016966研究的进一步分析结果显示,接受以奥沙利铂为基础的化疗方案联合贝伐珠单抗一线治疗结束后继续使用贝伐珠单抗直至疾病进展者,生存获益更大,提示使用贝伐珠单抗维持治疗有可能延长转移性大肠癌患者的总生存期。MACRO研究比较了转移性大肠癌患者接受XELOX方案联合贝伐珠单抗一线治疗直至疾病进展与在接受XELOX方案联合贝伐珠单抗治疗6个疗程后再改用贝伐珠单抗单药维持治疗直至疾病进展的疗效。结果显示,持续治疗组与维持治疗组的PFS、总生存期和缓解率均无统计学差异,即维持治疗组疗效不劣于持续治疗组且不良反应较轻。CAIRO-3研究则在诱导化疗后使用贝伐珠单抗联合卡培他滨维持治疗或仅观察,结果表明维持治疗较单纯观察可获得较长的PFS。上述研究证实了贝伐珠单抗在维持治疗中的疗效,奠定了贝伐珠单抗作为维持治疗策略的基础。但在临床实际操作中，诱导多少周期后开始进入维持治疗？采用贝伐珠单抗单药维持还是联合化疗药物维持？以上问题均需要进一步研究。正在进行的抗血管生成药物用于转移性大肠癌的临床试验见表13-2-1。

二、阿柏西普

阿柏西普（aflibercept）是针对VEGFR-1和VEGFR-2的胞外段与IgG1 Fc段的重组融合蛋白，通过阻止VEGF-A、VEGF-B和PlGF等配体结合到内源性受体，达到抗血管生成作用。

基于一项前瞻性、多中心、随机双盲的大型Ⅲ期临床研究数据（VELOUR研究），阿柏西普已于2012年8月被美国FDA批准联合FOLFIRI方案用于经奥沙利铂为基础的方案治疗失败的转移性大肠癌。1 226例奥沙利铂治疗失败的转移性大肠癌患者纳入该研究，随机分为阿柏西普联合FOLFIRI（阿柏西普组）和安慰剂联合FOLFIRI（对照组），阿柏西普用量为4 mg/kg。阿柏西普组的总生存期、PFS分别为13.5个月和6.9个月，明显长于安慰剂组的12.06个月和4.67个月，提示阿柏西普联合化疗二线治疗使转移性大肠癌患者生存获益。

在一线治疗方面，AFFIRM Ⅱ期临床研究将初治的转移性大肠癌患者随机分为mFOLFOX 6组和mFOLFOX 6联合阿柏西普组，主要研究终点为PFS。结果并未显示阿柏西普组患者的PFS有改善，且不良反应较单纯化疗组明显增加。然而，该研究却提出了IL-8、PGF及血管生成素可能是评估阿柏西普治疗效果及安全性的生物标志物。正在招募中的相关临床试验见表13-2-1。

三、瑞戈非尼

瑞戈非尼（regorafenib）是一种口服的小分子多激酶抑制剂，可抑制VEGFR-1/3、PDGFR-β、FGFR1等血管生成因子，还可抑制KIT、RET和B-RAF等肿瘤发生过程中突变致癌激酶。其抑癌效应涉及肿瘤血管生成、肿瘤发生、肿瘤微环境等。

临床前试验发现瑞戈非尼可抑制肠癌等多种肿瘤。CORRECT是一项多中心、随机、双盲、安慰剂对照的Ⅲ期临床研究，共纳入760例转移性大肠癌患者，以往均接受过标准治疗方案，且最后一次更改方案3个月内出现进展或不可耐受的不良反应。研究结果发现，瑞戈非尼组和安慰剂组的中位总生存期分别为6.4个月和5.0个月（$P=0.005\ 2$）。基于该结果，2012年9月美国

FDA批准瑞戈非尼用于治疗经多线标准方案治疗失败的转移性大肠癌。在亚洲患者中进行的CONCUR研究设计与CORRECT相似,结果证实瑞戈非尼同样可使接受多线治疗失败的亚洲患者获益,不良反应主要为手足皮肤反应、高血压等,但均在可控范围内。瑞戈非尼是首个证实可有效治疗转移性大肠癌的口服酪氨酸激酶抑制剂,但有效生物标志物的探索仍在进行中。正在进行中的相关临床试验信息见表13-2-1。

四、雷莫芦单抗

雷莫芦单抗(ramucirumab)是一种新型人源化的IgG1单克隆抗体,通过靶向作用于VEGFR-2发挥效应。一项在1 072例初治后进展的转移性大肠癌患者中进行的国际多中心Ⅲ期RAISE研究表明,雷莫芦单抗联合FOLRIRI化疗的生存优势超过单用FOLRIRI方案。两组的总生存期分别为13.3个月和11.7个月(HR=0.844; 95% CI: 0.730 ～ 0.976; P=0.0219),PFS为5.7个月和4.5个月(HR=0.79; P=0.000 5)。2015年4月24日,美国FDA批准雷莫芦单抗联合FOLRIRI用于治疗经包含贝伐珠单抗、奥沙利铂和氟尿嘧啶的一线方案治疗后进展的转移性大肠癌患者。正在招募中的相关临床试验见表13-2-1。

表13-2-1　正在进行的抗血管生成药物治疗转移性大肠癌有关临床试验(截至2017年5月)

NCT 编号	分　期	治　疗　方　案
贝伐珠单抗		
NCT02394834	Ⅲ期	mFOLFOX6+贝伐珠单抗 vs mFOLFOX6+帕尼单抗
NCT02654639	Ⅱ期	曲氟尿苷替匹嘧啶+贝伐珠单抗
NCT01531595	Ⅱ期	贝伐珠单抗+XELOX(3个周期)贝伐珠单抗+XELIRI(3个周期)(交替)
NCT02226289	Ⅱ期	CT vs 贝伐珠单抗+CT
NCT03126071	Ⅱ期	贝伐珠单抗+RALIRI vs 贝伐珠单抗+RALOX
NCT02090101	Ⅱ期	LV5FU2+贝伐珠单抗+阿那白滞素
NCT01858649	Ⅱ期	FOLFOX6+贝伐珠单抗 vs FOLFIRI+贝伐珠单抗
NCT02350530	Ⅱ期	FOLFOXIRI+贝伐珠单抗 vs FOLFOXIRI

（续表）

NCT编号	分　期	治　疗　方　案
NCT02394795	Ⅲ期	mFOLFOX6+贝伐珠单抗 *vs* mFOLFOX6+帕尼单抗
NCT01532804	Ⅱ期	贝伐珠单抗+RALOX *vs* 贝伐珠单抗+mFOLFOX6
NCT02497157	Ⅱ期	FOLFOXIRI+贝伐珠单抗
NCT02292758	Ⅱ期	伊立替康+西妥昔单抗+贝伐珠单抗 *vs* 伊立替康+西妥昔单抗
NCT02162563	Ⅲ期	FOLFOXIRI+贝伐珠单抗 *vs* FOLFOX6/FOLFIRI+贝伐珠单抗 *vs* FOLFOX6/FOLFIRI+帕尼单抗
NCT02026583	Ⅱ期	XELOX+贝伐珠单抗
NCT01079780	Ⅱ期	贝伐珠单抗+CT *vs* 伊立替康+西妥昔单抗+雷莫芦单抗 *vs* 伊立替康+西妥昔单抗
NCT02876224	Ⅰ期	阿特珠单抗+贝伐珠单抗
NCT01061515	Ⅰ期	卡培他滨+贝伐珠单抗+L–OHP（腹腔注射）
NCT01814501	Ⅱ期	FOLFIRI+贝伐珠单抗 *vs* FOLFIRI+帕尼单抗
NCT02842580	Ⅱ期	贝伐珠单抗+CT（递增）*vs* 贝伐珠单抗+CT（递减）
NCT02138617	Ⅱ期	FOLFIRI+贝伐珠单抗
NCT02339116	Ⅲ期	FOLFOXIRI+贝伐珠单抗 *vs* FOLFOX+贝伐珠单抗
NCT01802645	Ⅱ期	FOLFIRI+西妥昔单抗 *vs* FOLFOXIRI *vs* FOLFOXIRI+贝伐珠单抗
NCT02244632	Ⅰ/Ⅱ期	modufolin+FLV *vs* modufolin+FLOX *vs* modufolin+FLIRI *vs* MOFOX *vs* MOFOX+贝伐珠单抗
NCT01910610	Ⅲ期	FOLFIRI+西妥昔单抗　mFOLFOX6/XELOX+贝伐珠单抗 *vs* OPTIMOX+贝伐珠单抗　FOLFIRI+贝伐珠单抗抗EGFR mab ± 伊立替康
NCT02835833	Ⅰ期	贝伐珠单抗+尼达尼布
NCT02386826	Ⅰ期	贝伐珠单抗+卡马替尼
NCT02024607	Ⅰ/Ⅱ期	那布卡辛+FOLFOX6 *vs* 那布卡辛+FOLFOX6+贝伐珠单抗 *vs* 那布卡辛+CAPOX *vs* 那布卡辛+FOLFIRI *vs* 那布卡辛+FOLFIRI+贝伐珠单抗 *vs* 那布卡辛+瑞戈非尼 *vs* 那布卡辛+伊立替康

（续表）

NCT编号	分　期	治　疗　方　案
阿柏西普		
NCT02181556	Ⅱ期	阿柏西普+FOLFIRI
NCT02173990	Ⅱ期	阿柏西普+FOLFIRI
NCT02384759	Ⅱ期	阿柏西普+LV5FU2 vs LV5FU2
NCT02624726	Ⅱ期	阿柏西普+FOLFIRI
NCT02970916	Ⅱ期	阿柏西普+FOLFIRI
NCT01782443	Ⅱ期	阿柏西普
NCT02298959	Ⅰ期	派姆单抗+ziv-阿柏西普
瑞戈菲尼		
NCT02466009	Ⅱ期	瑞格菲尼
NCT01949194	Ⅱ期	瑞格菲尼
NCT02619435	Ⅱ期	瑞格菲尼
NCT02096354	Ⅱ期	RRx-001 vs 瑞格菲尼
NCT02316340	Ⅱ期	瑞格菲尼 vs 伏立诺他+羟氯喹
NCT01896856	Ⅰ/Ⅱ期	瓜德希他滨+伊立替康 vs 瓜德希他滨+伊立替康 vs 瑞格菲尼
NCT02402036	Ⅱ期	瑞格菲尼
NCT02368886	Ⅱ期	瑞格菲尼（低剂量）vs 瑞格菲尼（标准剂量）
NCT03010722	Ⅱ期	瑞格菲尼
NCT02835924	Ⅱ期	瑞格菲尼（160 mg/d×3周+停药1周)vs瑞格菲尼（160 mg/d×3周+停药1周，第1个周期；160 mg/d×3周+停药1周，第2个周期)vs瑞格菲尼（160 mg/d×1周+停药1周，第1个周期；160 mg/d×3周+停药1周，第2个周期)
NCT02651415	Ⅱ期	培哚普利+瑞格菲尼
NCT02788279	Ⅲ期	阿特珠单抗 vs 考比替尼+阿特珠单抗 vs 瑞格菲尼

（续表）

NCT编号	分　期	治　疗　方　案
NCT02788006	Ⅱ期	瑞格菲尼（年龄>70）
NCT02023333	Ⅱ期	瑞格菲尼
NCT02664077	Ⅲ期	瑞格菲尼 *vs* 安慰剂
雷莫芦单抗		
NCT01079780	Ⅱ期	贝伐珠单抗+CT *vs* 伊立替康+西妥昔单抗+雷莫芦单抗 *vs* 伊立替康+西妥昔单抗
NCT02745769	Ⅰ期	雷莫芦单抗

注：XELOX：卡培他滨+奥沙利铂；XELIRI：卡培他滨+伊立替康；RALIRI：雷替曲塞+伊立替康；RALOX：雷替曲塞+奥沙利铂；mFOLFOX6：奥沙利铂+四氢叶酸+5-氟脲嘧啶；FLOFIRI：伊立替康+亚叶酸钙；FOLFOXIRI：奥沙利铂+伊立替康+氟尿嘧啶/亚叶酸钙；CF/5-FU：亚叶酸钙+5-氟脲嘧啶；modufolin：叶酸化合物；RRx-001是G6PD的有效抑制剂；CAPOX：卡培他滨+奥沙利铂

第三节　免疫靶向药物

PD-1是T淋巴细胞表面受体，PD-L1则是肿瘤细胞用于阻断T淋巴细胞效应的蛋白质。两者结合后，T淋巴细胞的自身防卫系统无法正常工作。而免疫疗法则能"唤醒"T淋巴细胞抑制肿瘤生长的功能，通过其阻滞剂接触这类肿瘤诱导的免疫抑制，重新激活免疫系统而攻击肿瘤。

目前，免疫靶向药物治疗转移性大肠癌尚处临床研究阶段，但仍有一些"亮点"值得关注。派姆单抗通过阻断PD-1/PD-L1信号通路，唤醒淋巴细胞的免疫袭击能力，致癌细胞死亡。2015年，ASCO大会上公布了派姆单抗治疗41例转移性大肠癌患者的单臂、Ⅱ期研究，结果显示派姆单抗能显著改善患者的ORR并提高PFS。MMR缺陷大肠癌组、MMR正常大肠癌组、MMR缺陷其他肿瘤组的ORR分别为62%、0和60%；与MMR正常大肠癌组PFS为2.3个月相比，MMR缺陷大肠癌组的PFS尚未达到差异显著。在ASCO口头报告当天，《新英格兰医学杂志》(*The New England Journal of Medicine*, *NEJM*)在线同步发表研究全文。派姆单抗后续获美国FDA突破性疗法的认定，作为高度微卫星不稳定（MSI-H）的转移性大肠癌患者可能的治疗方案。但值得探讨的是，在*NEJM*发表的数据中，Lynch综合征患者的ORR为27%，而与Lynch综合征无关的dMMR患者的ORR则达到了100%，提示Lynch综合征患者（$n=11$）比其他的dMMR患者更难获得缓解，但具体机制尚不明。除派姆单抗外，纳武单抗（一种全人源化的PD-1单克隆抗体）、伊匹木单抗（一种人源化抗CTLA-4单克隆抗体）、考比替尼（cobimetinib）（一种口服小分子MEK抑制剂）和阿特珠单抗（一种基因工程抗体）均在MSH-H表型的转移性大肠癌方面取得一定成效，显示了应用前景，但仍需大量临床研究验证之。

第四节　问题及展望

十年前的V308试验平息了化疗药物奥沙利铂和伊立替康孰优孰劣的争论，进入分子靶向治疗时代后又面临类似问题。对RAS野生型转移性大肠癌患者，抗EGFR治疗和抗VEGF治疗，应首选哪类？

FIRE-3研究是针对该问题的第一项头对头大型Ⅲ期临床研究，共纳入592例既往未接受过化疗的*KRAS*野生型转移性大肠癌患者，随机分为FOLFIRI联合贝伐珠单抗组或西妥昔单抗组。在两组PFS结果类似（均为10个月）、ITT人群的主要终点ORR未见显著差异（62% *vs* 58%）的情况下，次要终点总生存期出现了显著差异，即西妥昔单抗组优于贝伐珠单抗组（28.7个月 *vs* 25.0个月，$P=0.017$）。在2013年的ESMO年会上，FIRE-3研究更新了RAS分析数据，发现新的*RAS*基因突变者，贝伐珠单抗组的疗效优于西妥昔单抗组（ORR：58.1% *vs* 38.2%；总生存期：20.6个月 *vs* 16.4个月；PFS：12.2个月 *vs* 6.1个月）；但对*RAS*野生型者而言，西妥昔单抗组的总生存期获益进一步明显增加（33.1个月 *vs* 25.6个月，$P=0.011$），而缓解率、PFS未见明显差异。另外一项小型Ⅱ期试验PEAK（FOLFOX联合帕尼单抗或贝伐珠单抗）研究结果显示，ORR和PFS结果相似，但总生存期数据支持一线治疗中抗EGFR优于抗VEGF。但由于FIRE-3研究存在的问题（如PFS和总生存期的不一致性、后续治疗时间不均衡等），结果备受争议。

2014年的ASCO年会上报告了另一项大型Ⅲ期随机对照试验CALGB80405的结果，1 137例*KRAS*基因第二外显子12和13密码子野生型的转移性大肠癌初治患者应用FOLFIRI/mFOLFOX6化疗方案联合西妥昔单抗或贝伐珠单抗治疗，主要评价终点是总生存期。化疗联合贝伐珠单抗和化疗联合西妥昔单抗的总生存期分别为29.93个月和29.04个月（$HR=0.92$，$P=0.34$），两组PFS未见差异（10.84

个月 *vs* 10.45个月）。2014年，ESMO中更新了RAS分析数据。对RAS野生型者而言，贝伐珠单抗和西妥昔单抗组的总生存期（31.3个月 *vs* 32.0个月，*P*=0.4）和PFS（11.3个月 *vs* 11.4个月，*P*=0.31）均未见有统计学差异。

由于FIRE-3和CALGB80405并未给出上述问题的明确答案，因此在临床实践中还需进一步考虑其他因素（如治疗目标、经济等）以指导临床制订最佳治疗方案。2014版的《ESMO指南》根据转移灶的可切除性，将患者分为四组，不同组别的患者治疗目标不同，选择治疗方案，尤其是靶向药物时考虑的因素也不尽相同。2015版的《ESMO指南》及2016版的《ESMO指南》虽然改变了原有分组，但推荐对临床适合的患者应遵循不同治疗目标（包括肿瘤缩小和疾病控制）来制订治疗方案。对靶向药物的选择也应基于这个框架，治疗目标不同，考虑因素不同，对靶向药物的选择自然也不同。

2016年，ASCO年会报告了CALGB80405的回顾性分析结果，肿瘤原发部位在左半结肠（脾曲、降结肠、乙状结肠和直肠）的患者较右半结肠（盲肠和升结肠）的患者生存期显著延长，且原发肿瘤部位的不同对靶向药物治疗的反应也不同。研究结果显示，原发在左半结肠时，西妥昔单抗治疗对比贝伐珠单抗获得更长的生存获益（36.0个月 *vs* 31.4个月）；原发在右半结肠时，贝伐珠单抗较西妥昔单抗显示出了更好的生存获益（24.2个月 *vs* 16.7个月）。该现象在既往的其他研究中（FIRE-3、AVF2107g等）也得到证实。那对于*RAS*野生型的转移性大肠癌患者，是否真的应该根据左右半结肠的解剖学分类进行分子靶向药物的选择呢？

如前所述，贝伐珠单抗作用于肿瘤微环境而非肿瘤本身，而左右半结肠的差异在本质上还是表现为分子水平的差异，因此，理论上讲贝伐珠单抗的治疗受解剖因素影响较小，而西妥昔单抗治疗的疗效则明显受到影响。所以，这一分类方法也相当于在联同*RAS*基因的前提下，在另一个维度进一步筛选患者，使得接受西妥昔单抗治疗者更加精准，获益也更加明显，符合精准治疗的理念。相关研究证据显示，化疗联合西妥昔单抗能使*RAS*野生型左半转移性大肠癌患者的总生存期超过3年，明显优于单纯化疗和贝伐珠单抗。而对右半结肠，由于其内在分子突变事件较多，且黏液腺癌为主，*BRAF*突变率高，似乎接受抗EGFR靶向治疗的疗效不如左半结肠。虽然目前肿瘤原发在右半结肠的患者接受贝伐珠单抗的生存获益要大于西妥昔单抗，但为了使患者的生存获益最大化，仍需更多研究来指导如何对患者进行精准筛选和分层。原发肿瘤部位的区别仅是表象，只能让其成为临床决策的影响因素之一，尚难成为决定性因素。

抗血管生成药物主要针对的是肿瘤微环境而非肿瘤细胞本身,从理论上来说应该不易出现耐药。但真实的临床应用中其疗效并未见显著优于其他抗肿瘤药物,表明其可能存在耐药机制。研究表明,肿瘤血管异质性、替代促血管生成因子或通路的表达增强、肿瘤细胞的缺氧环境以及炎性细胞的浸润等均被认为是导致抗血管生成产生耐药的因素,但仍缺乏有效的临床数据支持。

另外,缺乏有效的生物标志物、预测疗效的指标是抗血管生成中的另一大难题。RAS基因突变状态是转移性大肠癌患者唯一有效的预测性生物标志物。由于肿瘤-宿主相互作用的复杂性及促血管生成因子和通路的多样化,寻找与抗血管生成药物治疗相关的分子标志物是目前面临的主要挑战。大多数抗血管生成药物以VEGF信号转导通路为靶点,且转移性大肠癌患者的血清和血浆蛋白中均可检测到VEGF蛋白,但同时微环境中的其他细胞成分也可分泌VEGF,从而干扰了其作为疗效预测指标的准确性。另外,循环中内皮细胞增减以及内皮祖细胞数量的变化也被发现可作为预测疗效的生物标志物,但尚缺乏有力的临床研究证据来指导临床工作。

肿瘤靶向治疗药物与传统化疗药物作用机制的差异及其不良反应方面的不重叠性,为肿瘤的治疗提供了另一种可能的有效途径。目前,许多靶向治疗的研究中,患者入组多未经过分子标志物筛选,导致靶向药物治疗的针对性不强,结果尚难令人满意。还有一个极具挑战性的问题是细胞毒药物和分子靶向药物联合耐药产生的原因。目前,正试图从动态活检或从治疗前、中、后的液体活检中寻找相关分子标志物来解释这个问题。未来的方向是甄别哪些群体更适合接受哪一种治疗,基于分子标志物的有效人群富集才是未来发展的方向,才能真正做到"合适患者在合适时间接受最合适治疗"的目标。

------------------------------ 参 考 文 献 ------------------------------

[1] Arnold D, Lueza B, Douillard J Y, et al. Prognostic and predictive value of primary tumour side in patients with RAS wild-type metastatic colorectal cancer treated with chemotherapy and EGFR directed antibodies in six randomized trials[J]. Ann Oncol, 2017, 28(8): 1713-1729.

[2] Asmis T R, Powell E, Karapetis C S, et al. Comorbidity, age and overall survival in cetuximab-treated patients with advanced colorectal cancer (ACRC) — results from NCIC CTG CO. 17: a phase Ⅲ trial of cetuximab versus best supportive care[J]. Ann Oncol, 2011, 22(1): 118-126.

[3] Bahrami A, Hassanian S M, ShahidSales S, et al. Targeting RAS signaling pathway as a

potential therapeutic target in the treatment of colorectal cancer[J]. J Cell Physiol, 2018, 233(3): 2058-2066.

[4] Bennouna J, Sastre J, Arnold D, et al. Continuation of bevacizumab after first progression in metastatic colorectal cancer (ML18147): a randomised phase 3 trial[J]. Lancet Oncol, 2013, 14(1): 29-37.

[5] Bokemeyer C, Bondarenko I, Makhson A, et al. Fluorouracil, leucovorin, and oxaliplatin with and without cetuximab in the first-line treatment of metastatic colorectal cancer[J]. J Clin Oncol, 2009, 27(5): 663-671.

[6] Bokemeyer C, Van Cutsem E, Rougier P, et al. Addition of cetuximab to chemotherapy as first-line treatment for KRAS wild-type metastatic colorectal cancer: pooled analysis of the CRYSTAL and OPUS randomised clinical trials[J]. Eur J Cancer, 2012, 48(10): 1466-1475.

[7] CALGB/SWOG C80405: A phase III trial of FOLFIRI or FOLFOX with bevacizumab or cetuximab or both for untreated metastatic adenocarcinoma of the colon or rectum[J]. Clin Adv Hematol Oncol, 2006, 4(6): 452-453.

[8] Chibaudel B, Maindrault-Goebel F, Lledo G, et al. Can chemotherapy be discontinued in unresectable metastatic colorectal cancer? The GERCOR OPTIMOX2 Study[J]. J Clin Oncol, 2009, 27(34): 5727-5733.

[9] Ciardiello F, Damiano V, Bianco R, et al. Antitumor activity of combined blockade of epidermal growth factor receptor and protein kinase A[J]. J Natl Cancer Inst, 1996, 88(23): 1770-1776.

[10] Ciardiello F, Normanno N, Maiello E, et al. Clinical activity of FOLFIRI plus cetuximab according to extended gene mutation status by next-generation sequencing: findings from the CAPRI-GOIM trial[J]. Ann Oncol, 2014, 25(9): 1756-1761.

[11] Ciardiello F, Tortora G. EGFR antagonists in cancer treatment[J]. N Engl J Med, 2008, 358(11): 1160-1174.

[12] Cremolini C, Loupakis F, Antoniotti C, et al. FOLFOXIRI plus bevacizumab versus FOLFIRI plus bevacizumab as first-line treatment of patients with metastatic colorectal cancer: updated overall survival and molecular subgroup analyses of the open-label, phase 3 TRIBE study[J]. Lancet Oncol, 2015, 16(13): 1306-1315.

[13] De Roock W, Claes B, Bernasconi D, et al. Effects of KRAS, BRAF, NRAS, and PIK3CA mutations on the efficacy of cetuximab plus chemotherapy in chemotherapy-refractory metastatic colorectal cancer: a retrospective consortium analysis[J]. Lancet Oncol, 2010, 11(8): 753-762.

[14] Di Nicolantonio F, Martini M, Molinari F, et al. Wild-type BRAF is required for response to panitumumab or cetuximab in metastatic colorectal cancer[J]. J Clin Oncol, 2008, 26(35): 5705-5712.

[15] Douillard J Y, Siena S, Cassidy J, et al. Final results from PRIME: randomized phase III study of panitumumab with FOLFOX4 for first-line treatment of metastatic colorectal cancer[J]. Ann Oncol, 2014, 25(7): 1346-1355.

[16] Douillard J Y, Siena S, Cassidy J, et al. Randomized, phase III trial of panitumumab with infusional fluorouracil, leucovorin, and oxaliplatin (FOLFOX4) versus FOLFOX4 alone as

first-line treatment in patients with previously untreated metastatic colorectal cancer: the PRIME study[J]. J Clin Oncol, 2010, 28(31): 4697-4705.

[17] Edwards B K, Ward E, Kohler B A, et al. Annual report to the nation on the status of cancer, 1975-2006, featuring colorectal cancer trends and impact of interventions (risk factors, screening, and treatment) to reduce future rates[J]. Cancer, 2010, 116(3): 544-573.

[18] Elez E, Argiles G, Tabernero J. First-line treatment of metastatic colorectal cancer: Interpreting FIRE-3, PEAK, and CALGB/SWOG 80405[J]. Curr Treat Options Oncol, 2015, 16(11): 52.

[19] Esin E, Yalcin S. Maintenance strategy in metastatic colorectal cancer: A systematic review [J]. Cancer Treat Rev, 2016, 42: 82-90.

[20] Fahy B N, D'Angelica M, DeMatteo R P, et al. Synchronous hepatic metastases from colon cancer: changing treatment strategies and results of surgical intervention[J]. Ann Surg Oncol, 2009, 16(2): 361-370.

[21] Folprecht G, Gruenberger T, Bechstein W O, et al. Tumour response and secondary resectability of colorectal liver metastases following neoadjuvant chemotherapy with cetuximab: the CELIM randomised phase 2 trial[J]. Lancet Oncol, 2010, 11(1): 38-47.

[22] Folprecht G, Gruenberger T, Bechstein W, et al. Survival of patients with initially unresectable colorectal liver metastases treated with FOLFOX/cetuximab or FOLFIRI/cetuximab in a multidisciplinary concept (CELIM study)[J]. Ann Oncol, 2014, 25(5): 1018-1025.

[23] Folprecht G, Pericay C, Saunders M P, et al. Oxaliplatin and 5-FU/folinic acid (modified FOLFOX6) with or without aflibercept in first-line treatment of patients with metastatic colorectal cancer: the AFFIRM study[J]. Ann Oncol, 2016, 27(7): 1273-1279.

[24] Fuchs C S, Marshall J, Mitchell E, et al. Randomized, controlled trial of irinotecan plus infusional, bolus, or oral fluoropyrimidines in first-line treatment of metastatic colorectal cancer: results from the BICC-C Study[J]. J Clin Oncol, 2007, 25(30): 4779-4786.

[25] Fujii T, Yonemitsu Y, Onimaru M, et al. VEGF function for upregulation of endogenous PlGF expression during FGF-2-mediated therapeutic angiogenesis[J]. Atherosclerosis, 2008, 200(1): 51-57.

[26] Garufi C, Torsello A, Tumolo S, et al. Cetuximab plus chronomodulated irinotecan, 5-fluorouracil, leucovorin and oxaliplatin as neoadjuvant chemotherapy in colorectal liver metastases: POCHER trial[J]. Br J Cancer, 2010, 103(10): 1542-1547.

[27] Giusti R M, Shastri K A, Cohen M H, et al. FDA drug approval summary: panitumumab (Vectibix)[J]. Oncologist, 2007, 12(5): 577-583.

[28] Grothey A, Flick E D, Cohn AL, et al. Bevacizumab exposure beyond first disease progression in patients with metastatic colorectal cancer: analyses of the ARIES observational cohort study[J]. Pharmacoepidemiol Drug Saf, 2014, 23(7): 726-734.

[29] Grothey A, Van Cutsem E, Sobrero A, et al. Regorafenib monotherapy for previously treated metastatic colorectal cancer (CORRECT): an international, multicentre, randomised, placebo-controlled, phase 3 trial[J]. Lancet, 2013, 381(9863): 303-312.

[30] Gruenberger T, Bridgewater J, Chau I, et al. Bevacizumab plus mFOLFOX-6 or FOLFOXIRI in patients with initially unresectable liver metastases from colorectal

cancer: the OLIVIA multinational randomised phase Ⅱ trial［J］. Ann Oncol, 2015, 26(4): 702-708.

［31］ Harbison C T, Horak C E, Ledeine J M, et al. Validation of companion diagnostic for detection of mutations in codons 12 and 13 of the KRAS gene in patients with metastatic colorectal cancer: analysis of the NCIC CTG CO. 17 trial［J］. Arch Pathol Lab Med, 2013, 137(6): 820-827.

［32］ Heinemann V, von Weikersthal L F, Decker T, et al. FOLFIRI plus cetuximab versus FOLFIRI plus bevacizumab as first-line treatment for patients with metastatic colorectal cancer (FIRE-3): a randomised, open-label, phase 3 trial［J］. Lancet Oncol, 2014, 1(10)5: 1065-1075.

［33］ Huang S M, Bock J M, Harari P M. Epidermal growth factor receptor blockade with C225 modulates proliferation, apoptosis, and radiosensitivity in squamous cell carcinomas of the head and neck［J］. Cancer Res, 1999, 59(8): 1935-1940.

［34］ Huang S M, Li J, Harari P M. Molecular inhibition of angiogenesis and metastatic potential in human squamous cell carcinomas after epidermal growth factor receptor blockade［J］. Mol Cancer Ther, 2002, 1(7): 507-514.

［35］ Hurwitz H, Fehrenbacher L, Novotny W, et al. Bevacizumab plus irinotecan, fluorouracil, and leucovorin for metastatic colorectal cancer［J］. N Engl J Med, 2004, 350(23): 2335-2342.

［36］ Juez I, Rubio C, Figueras J. Multidisciplinary approach of colorectal liver metastases［J］. Clin Transl Oncol, 2011, 13(10): 721-727.

［37］ Khan K, Cunningham D, Chau I. Targeting angiogenic pathways in colorectal cancer: Complexities, challenges and future directions［J］. Curr Drug Targets, 2017, 18(1): 56-71.

［38］ Le D T, Uram J N, Wang H, et al. PD-1 blockade in tumors with mismatch-repair deficiency［J］. N Engl J Med, 2015, 372(20): 2509-2520.

［39］ Li J, Qin S, Xu R, et al. Regorafenib plus best supportive care versus placebo plus best supportive care in Asian patients with previously treated metastatic colorectal cancer (CONCUR): a randomised, double-blind, placebo-controlled, phase 3 trial［J］. Lancet Oncol, 2015, 16(6): 619-629.

［40］ Li W, Shi Q, Wang W, et al. KRAS status and resistance to epidermal growth factor receptor tyrosine-kinase inhibitor treatment in patients with metastatic colorectal cancer: a meta-analysis［J］. Colorectal Dis, 2014, 16(11): 370-378.

［41］ Loupakis F, Cremolini C, Masi G, et al. Initial therapy with FOLFOXIRI and bevacizumab for metastatic colorectal cancer［J］. N Engl J Med, 2014, 371(17): 1609-1618.

［42］ Loupakis F, Ruzzo A, Cremolini C, et al. KRAS codon 61, 146 and BRAF mutations predict resistance to cetuximab plus irinotecan in KRAS codon 12 and 13 wild-type metastatic colorectal cancer［J］. Br J Cancer, 2009, 101(4): 715-721.

［43］ Loupakis F, Yang D, Yau L, et al. Primary tumor location as a prognostic factor in metastatic colorectal cancer［J］. J Natl Cancer Inst, 2015, 107(3): 427.

［44］ Maughan T S, Adams R A, Smith C G, et al. Addition of cetuximab to oxaliplatin-based first-line combination chemotherapy for treatment of advanced colorectal cancer: results of the randomised phase 3 MRC COIN trial［J］. Lancet, 2011, 377(9783): 2103-2114.

［45］ Normanno N, Rachiglio A M, Lambiase M, et al. Heterogeneity of KRAS, NRAS, BRAF and PIK3CA mutations in metastatic colorectal cancer and potential effects on therapy in the CAPRI GOIM trial［J］. Ann Oncol, 2015, 26(8): 1710–1714.

［46］ Perrone F, Lampis A, Orsenigo M, et al. PI3KCA/PTEN deregulation contributes to impaired responses to cetuximab in metastatic colorectal cancer patients［J］. Ann Oncol, 2009, 20(1): 84–90.

［47］ Petrelli F, Borgonovo K, Cabiddu M, et al. FOLFIRI-bevacizumab as first-line chemotherapy in 3500 patients with advanced colorectal cancer: a pooled analysis of 29 published trials［J］. Clin Colorectal Cancer, 2013, 12(3): 145–151.

［48］ Rowland A, Dias M M, Wiese M D, et al. Meta-analysis of BRAF mutation as a predictive biomarker of benefit from anti-EGFR monoclonal antibody therapy for RAS wild-type metastatic colorectal cancer［J］. Br J Cancer, 2015, 112(12): 1888–1894.

［49］ Saltz L B, Clarke S, Diaz-Rubio E, et al. Bevacizumab in combination with oxaliplatin-based chemotherapy as first-line therapy in metastatic colorectal cancer: a randomized phase III study［J］. J Clin Oncol, 2008, 26(12): 2013–2019.

［50］ Saridaki Z, Androulakis N, Vardakis N, et al. A triplet combination with irinotecan (CPT-11), oxaliplatin (LOHP), continuous infusion 5–fluorouracil and leucovorin (FOLFOXIRI) plus cetuximab as first-line treatment in KRAS wt, metastatic colorectal cancer: a pilot phase II trial［J］. Br J Cancer, 2012, 107(12): 1932–1937.

［51］ Sastre J, Argiles G, Benavides M, et al. Clinical management of regorafenib in the treatment of patients with advanced colorectal cancer［J］. Clin Transl Oncol, 2014, 16(11): 942–953.

［52］ Schmieder R, Hoffmann J, Becker M, et al. Regorafenib (BAY 73–4506): antitumor and antimetastatic activities in preclinical models of colorectal cancer［J］. Int J Cancer, 2014, 135(6): 1487–1496.

［53］ Schwartzberg L S, Rivera F, Karthaus M, et al. PEAK: a randomized, multicenter phase II study of panitumumab plus modified fluorouracil, leucovorin, and oxaliplatin (mFOLFOX6) or bevacizumab plus mFOLFOX6 in patients with previously untreated, unresectable, wild-type KRAS exon 2 metastatic colorectal cancer［J］. J Clin Oncol, 2014, 32(21): 2240–2247.

［54］ Simkens L H, van Tinteren H, May A, et al. Maintenance treatment with capecitabine and bevacizumab in metastatic colorectal cancer (CAIRO3): a phase 3 randomised controlled trial of the Dutch Colorectal Cancer Group［J］. Lancet, 2015, 385(9980): 1843–1852.

［55］ Sobrero A F, Maurel J, Fehrenbacher L, et al. EPIC: phase III trial of cetuximab plus irinotecan after fluoropyrimidine and oxaliplatin failure in patients with metastatic colorectal cancer［J］. J Clin Oncol, 2008, 26(14): 2311–2319.

［56］ Sunakawa Y, Ichikawa W, Tsuji A, et al. Prognostic impact of primary tumor location on clinical outcomes of metastatic colorectal cancer treated with cetuximab plus oxaliplatin-based chemotherapy: A subgroup analysis of the JACCRO CC–05/06 trials［J］. Clin Colorectal Cancer, 2017, 16(3): e171–e180.

［57］ Tabernero J, Yoshino T, Cohn A L, et al. Ramucirumab versus placebo in combination with second-line FOLFIRI in patients with metastatic colorectal carcinoma that progressed during or after first-line therapy with bevacizumab, oxaliplatin, and a fluoropyrimidine (RAISE): a randomised, double-blind, multicentre, phase 3 study［J］. Lancet Oncol, 2015, 16(5): 499−508.

［58］ Tournigand C, Cervantes A, Tiger A, et al. OPTIMOX1: a randomized study of FOLFOX4 or FOLFOX7 with oxaliplatin in a stop-and-Go fashion in advanced colorectal cancer — a GERCOR study［J］. J Clin Oncol, 2006, 24(3): 394−400.

［59］ Tsai H L, Lin C H, Huang C W, et al. Decreased peritherapeutic VEGF expression could be a predictor of responsiveness to first-line FOLFIRI plus bevacizumab in mCRC patients ［J］. Int J Clin Exp Pathol, 2015, 8(2): 1900−1910.

［60］ Tveit K M, Guren T, Glimelius B, et al. Phase Ⅲ trial of cetuximab with continuous or intermittent fluorouracil, leucovorin, and oxaliplatin (Nordic FLOX) versus FLOX alone in first-line treatment of metastatic colorectal cancer: the NORDIC−Ⅶ study［J］. J Clin Oncol, 2012, 30(15): 1755−1762.

［61］ Van Cutsem E, Kohne C H, Hitre E, et al. Cetuximab and chemotherapy as initial treatment for metastatic colorectal cancer［J］. N Engl J Med, 2009, 360(14): 1408−1417.

［62］ Van Cutsem E, Kohne C H, Lang I, et al. Cetuximab plus irinotecan, fluorouracil, and leucovorin as first-line treatment for metastatic colorectal cancer: updated analysis of overall survival according to tumor KRAS and BRAF mutation status［J］. J Clin Oncol, 2011, 29(15): 2011−2019.

［63］ Van Cutsem E, Tabernero J, Lakomy R, et al. Addition of aflibercept to fluorouracil, leucovorin, and irinotecan improves survival in a phase Ⅲ randomized trial in patients with metastatic colorectal cancer previously treated with an oxaliplatin-based regimen［J］. J Clin Oncol, 2012, 30(8): 3499−3506.

［64］ Venderbosch S, Nagtegaal I D, Maughan T S, et al. Mismatch repair status and BRAF mutation status in metastatic colorectal cancer patients: a pooled analysis of the CAIRO, CAIRO2, COIN, and FOCUS studies［J］. Clin Cancer Res, 2014, 20(20): 5322−5330.

［65］ Vincenzi B, Zoccoli A, Pantano F, et al. Cetuximab: from bench to bedside［J］. Curr Cancer Drug Targets, 2010, 10(1): 80−95.

［66］ Wagman L D. Importance of response to neoadjuvant therapy in patients with liver-limited mCRC when the intent is resection and/or ablation［J］. Coin Colorectal Cancer, 2013, 12(4): 223−232.

［67］ Wang Q, Hu W G, Song Q B, et al. BRAF V600E mutation as a predictive factor of anti-EGFR monoclonal antibodies therapeutic effects in metastatic colorectal cancer: a meta-analysis［J］. Chin Med Sci J, 2014, 29(4): 197−203.

［68］ Wasan H, Meade A M, Adams R, et al. Intermittent chemotherapy plus either intermittent or continuous cetuximab for first-line treatment of patients with KRAS wild-type advanced colorectal cancer (COIN-B): a randomised phase 2 trial［J］. Lancet Oncol, 2014, 15(6): 631−639.

［69］ Ye L C, Liu T S, Ren L, et al. Randomized controlled trial of cetuximab plus chemotherapy for patients with KRAS wild-type unresectable colorectal liver-limited metastases［J］. J Clin Oncol, 2013, 31(16): 1931−1938.

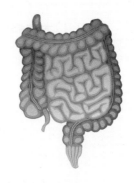

第十四章

大肠癌肝转移的治疗策略

张荣欣　潘志忠

　　令人遗憾的是，有20%～34%的大肠癌患者在确诊时已经出现了肝转移，此外还有更多的患者在接受原发灶的根治性手术后出现了肝转移。死于大肠癌的患者行尸体解剖时发现有超过一半的患者出现了肝转移。因此，如何规范大肠癌肝转移的治疗，为这类患者选择最佳的治疗方式和治疗手段，成为临床实践中首要的问题。本章将重点介绍大肠癌肝转移的外科治疗、化学治疗、放射治疗、介入治疗和免疫治疗方法，并提出MDT模式，以期使更多的晚期大肠癌患者从中获益。

　　[通信作者]　潘志忠，Email: panzhzh@sysucc.org.cn

第一节　大肠癌肝转移概述

大肠癌是中国最常见的肿瘤之一。随着医学的进步，大肠癌的治疗效果越来越好，但是晚期大肠癌的治疗效果差强人意。令人遗憾的是，有20%～34%的大肠癌患者在确诊时已经出现了肝转移，此外还有更多的患者在接受原发灶的根治性手术后出现了肝转移。死于大肠癌的患者行尸体解剖时发现有超过半数的患者存在肝转移。因此，如何规范大肠癌肝转移的治疗，使得更多的晚期大肠癌患者能够从有效的治疗中获益，是我们目前面临的难题。

按照肝转移发生的时间，大肠癌肝转移可分为两类。肝转移发生在大肠癌确诊后6个月以上，属于异时性大肠癌肝转移；如果肝转移发生在确诊同时或者6个月以内，则定义为同时性肝转移。基于目前已有的证据，同时性肝转移相较于异时性肝转移的患者往往预示着病变范围更广、预后更差。异时性肝转移的治疗比较简单，主要针对肝转移瘤进行治疗；而同时性肝转移通常提示肿瘤生物学行为较差，治疗较为复杂。大肠癌出现肝脏转移则预示着疾病已进入晚期阶段，同时也是患者死亡的主要原因。大肠癌肝转移的患者也是最能体现治疗价值的群体，未经治疗的大肠癌肝转移患者的生存期仅为6.9个月，而通过积极治疗最终实现手术R0切除患者的中位生存期甚至能够达到35个月，5年生存率可以达到38%。回顾性研究和荟萃分析表明，单发肝转移的患者，肝转移瘤切除术后5年的生存率可以达到71%。因此，对于即使已经出现了肝转移的患者，如果能够接受手术R0切除，那么仍有可能获得较好的生存时间。

但在临床实践中，并不是每位患者都可以单纯地归类为可手术患者或者不可手术患者，临床上仍有大量患者在确诊大肠癌时已经被判断为不可切除或者潜在可切除，但是通过化疗等手段缩小肿瘤之后，又变为可切除。如何为这类患者选择最佳的治疗方式和治疗手段，成为临床实践中首要的问题。

第二节　大肠癌肝转移的外科治疗

手术同时性切除原发瘤和转移瘤对于已经发生肝转移的患者来说具有非

常重要的意义。能否同时性R0切除原发灶和转移灶是患者能否获得治愈可能的关键。目前的文献报道,接受了原发灶以及转移灶手术切除的患者能够获得20%～38%的5年生存率。因此,如何判断患者能否以及何时进行根治性手术切除,对于患者后续治疗的选择至关重要。

一、肝转移可切除的评判标准

1. 技术上的评判标准

技术上的评判标准:① 所有病灶R0切除后正常肝脏残余体积应该大于30%;② 保留的残肝门静脉和肝动脉血液供应和胆管引流正常,肝左、肝中、肝右三支静脉中,起码有一支或以上的静脉未被肿瘤累及,即手术中可予以保留;③ 所有肿瘤病灶在技术上可以手术完全切除,即R0切除;④ 同时性转移癌,肠道原发灶能够切除。

2. 肿瘤学参考的因素

肿瘤学参考因素如下。① 肝转移瘤数目:目前对于肝转移瘤的数目并没有绝对的限制,但是如果肝转移瘤数目较多的话,则必须局限性分布,如局限在右肝或者至少有2个肝段无肿瘤分布。② 无肝外转移灶,或者肝外转移灶可以R0切除,广泛的肿瘤播散应该列为手术切除禁忌证。③ 患者机体情况:身体一般情况能够耐受手术治疗。④ 社会经济情况以及家庭支持:能够提供医疗所需的支持。

3. 不可切除的评价标准

肿瘤不可切除的评价标准:① 转移瘤不能达到R0切除;② 不能处理所有肝内转移瘤;③ 存在不能R0切除的肝外转移瘤;④ 肝转移瘤切除后三条肝内静脉均不能保留;⑤ 不能保留两个相邻的肝段;⑥ 不能保证残留肝的体积>30%;⑦ 不能保证残余肝进出的血流以及胆管。

4. 潜在可切除的评判标准

潜在可切除的评判标准较为主观,有部分患者因为肿瘤和肝脏重要的结构关系紧密导致切除后不能获得满意的切缘,或者肿瘤切除后不能保证足够的残留肝脏,或者部分患者转移瘤数目过多。这些患者的肝转移瘤在有效的新辅助治疗后有可能转化为可切除。

二、肝转移瘤的手术方式

大肠癌伴有肝转移瘤切除的方式按照治疗顺序和方法可以分为以下几种。

1. 优先处理原发灶的方式

优先处理原发灶的方式也被称为"传统模式"或者"经典模式"。该方式包括：首先手术切除原发灶，之后进行3～6个月的化疗，然后再进行转移灶的切除。按照优先处理原发灶的好处在于可以减少患者在化疗过程中可能出现的原发灶相关症状，也可以减少患者原发灶所引起的症状。但是该策略同样会带来一定程度的不足，比如原发灶手术延后了化疗时间，原发灶手术后转移瘤进展而错失了手术机会。而顺利接受了原发灶优先模式的患者需要在整个治疗过程中接受二次手术打击。据2012年一篇文献报道，仅有不到30%的患者完成了整个治疗过程；而且在现代系统化疗的前提下，原发灶出现相关症状，甚至需要急诊手术处理的比例约为10%，甚至更少。因此，目前多数学者认为对于伴有严重原发灶症状的患者，如严重肠梗阻、出血、穿孔等的患者，应考虑优先处理原发肿瘤，为下一步的化疗或者其他治疗奠定基础。

2. 同期切除的治疗方式

同期切除肝转移瘤以及原发肿瘤的治疗方式也被很多外科医师所接受。同期手术前可以联合新辅助治疗或者不联合。同期切除的优势在于并不会受到分期手术的影响，肉眼可见的肿瘤可以在第一时间接受手术切除，之后再接受化疗。分期手术被缩减为单次手术，既减轻了患者的痛苦，也缩短了治疗间期。但同期手术所面临的风险为肝脏感染的风险，以及肠道手术的吻合口并发症，也有文献报道同期手术后会缩短患者的PFS。基于既往的文献报道，发现同期切除肠原发肿瘤以及较小的肝脏转移瘤，术后并发症的发生率为5%～48%；而同期切除肠原发肿瘤以及较大的肝转移瘤，术后并发症发生率为33%～55%。围手术期的病死率大致可以控制在5%以内。但随着结直肠手术逐渐微创的比例越来越高，同期切除原发灶以及转移灶的手术也变得对身体的打击减轻了很多。对于考虑进行同时性切除原发灶和转移瘤的患者，应该综合考虑患者的年龄、一般情况、伴发病、原发灶手术的复杂性、肝转移瘤数目和分布、医疗条件和医师的经验。对于伴有原发灶症状的患者，如出血、穿孔、梗阻等需要急诊手术处理的患者，应该避免同期手术。

3. 肝脏优先的治疗方式

Mentha等于2008年首次提出一种与之前治疗顺序截然不同的模式，即肝脏优先的治疗策略。肝脏优先策略需要先行3～6个疗程的术前化疗，然后行肝转移瘤切除术，再考虑行原发肿瘤的切除。如果患者原发肿瘤位于直肠，也可以考虑在原发肿瘤切除前行放化疗。该理论的提出是基于目前多数学者认为晚期大肠癌患者的生存主要由肝转移瘤能否接受根治性治疗所决定，而不是原发肿瘤或者其相关的并发症。肝脏优先策略的优势在于让患者更早接受全身化疗,降低转移瘤进展的可能,增加肝转移瘤缩小及转化为可切除的概率。肝脏优先策略的缺点是未能避免原发肿瘤可能出现的相关并发症,包括原发肿瘤的出血、穿孔、梗阻等情况。但是基于既往研究的报道,在有效的化疗支持下,仍然出现原发肿瘤相关并发症的概率不超过10%。化疗后肝转移瘤明显退缩,有可能导致无法对肿瘤进行定位而增加肝切除术的困难,或者巨大的肝转移瘤化疗后退缩,适合切除的"窗口期"较短,一旦出现进展可能丧失手术切除的机会,但此时原发肿瘤不适合同期切除,可优先切除肝脏转移瘤,原发灶切除可以推迟。

4. 提高肝转移瘤切除率的外科手段

对于初始不能切除的肝转移瘤,除了依靠强烈的化疗之外,在外科方面也有一些能够提高肝转移瘤切除率的手段。

(1)门静脉栓塞:对于残余肝不足的患者,可予以门静脉栓塞治疗,3～4周后再次影像学评价肝增大情况以及手术的可能性。阻断荷瘤侧门静脉导致肝叶萎缩,拟保留侧肝脏代偿性增大,体积足够大再行肝切除。肿瘤同时分布于左肝和右肝的患者,可先行一叶肝转移瘤切除术,再行对侧门静脉栓塞,待肝剩余体积增大后,再行第二次肝切除术。门静脉栓塞后,残余肝的体积会出现加速生长。

(2)联合肝脏离断和门静脉结扎的二步肝切除术:首先结扎门静脉右支,在拟断肝平面离断肝实质,同时切除左肝肿瘤。保留侧肝脏离断和门静脉结扎的二步肝切除术有较高的手术风险,应该在大型医疗中心由具有经验的外科医师实施。

(3)联合术中消融:对于多发的位置较深、直径<3 cm的转移瘤可以联合术中消融,既可以提高根治术的切除率,也可以降低术后并发症的风险。肿瘤位于肝实质内,直径<3 cm的转移瘤,消融治疗同样也可以达到根治性的效果。直径在3～5 cm的转移瘤是否消融治疗即可达到根治性的效果,需要根据肿瘤的解剖部位以及有效的消融策略而定。目前已有的证据不推荐直径≥5 cm的转移瘤进行消融治疗。因预期术后残余肝体积过小而无法手术切除的患者,可以先选择切除部分较大的肝转移灶,对剩余直径<3 cm的转移灶进行消融治疗,既可提高切除率,也可以降低术后并发症的风险。

第三节　大肠癌肝转移的化学治疗

化疗在大肠癌肝转移的治疗中起了很重要的作用。转移性大肠癌在初次诊断时往往处于不能切除或者不能直接手术切除的阶段。有部分患者是因为肿瘤过大可能导致手术后残余肝脏体积不足而不能手术，部分患者是因为肿瘤侵犯了周围重要的器官，往往这类患者的肿瘤可以通过有效的化疗转化为可切除。而部分患者由于肿瘤数量较多，导致不能根治性手术，这类患者即使接受了有效的化疗后也难以接受根治性手术，仅能接受姑息治疗来达到延长生命的目的。所以根据治疗目的，化疗可分为以下几类。

一、转化治疗

转化治疗的目的是缩小肿瘤，将评估为不能手术切除的肿瘤转化为可切除。转化治疗往往是以5-FU为基础的化疗方案。Pozz等的研究表明FOLFIRI方案能够使32.5%不可切除的肝转移肿瘤变为可切除，中位疾病进展时间（mTPP）为14.3个月。另外一项NCCTG的Ⅱ期研究中使用FOLFOX作为化疗方案，42例不可切除肿瘤患者接受6个月FOLFOX化疗后，25例出现肿瘤缩小，17例（40%）转化为转移瘤可切除。此外，在一项入组了1 104名患者的大肠癌肝转移研究中，138例接受了含有奥沙利铂方案化疗的患者肿瘤转化为可切除。

在GONO研究以及HORG研究中，可以发现FOLFOXIRI相较于FOLFORI而言，能够提高转移瘤的R0切除率。而如果转化治疗使用FOLFOX或者FOLFIRI方案联合抗-EGFR抑制剂更加能够提高转化率，比如在CELIM研究中，加入西妥昔单抗后，手术切除率能够从32%上升至60%。目前，贝伐珠单抗在以转化为目的的治疗中作用有限。一项纳入了1 400例患者的前瞻性临床研究中，无论贝伐珠单抗联合FOLFOX，还是CapeOX方案都不能从治疗反应率或者肿瘤退缩方面带来更多的益处。

根据《NCCN指南》的推荐，如果考虑以退缩肿瘤为目的转化治疗，可以有限考虑西妥昔单抗；而不能够确定能够转化成功的治疗，也可以考虑使用贝伐珠单抗。对于初始不能够切除的患者，在治疗开始后的每两个月都需要重新评估肿瘤的可切除性。考虑后续可以切除肿瘤的患者还需要关注化疗对肝脏的相关毒性（如肝窦损伤或者脂肪性肝炎）。

二、新辅助化疗

对于部分可以直接行肝脏转移瘤切除的患者，大多数学者推荐进行6个月的围手术期化疗来达到尽量消除微转移灶。2015年发表的一篇荟萃分析纳入了10项临床研究总共1 896例可切除大肠癌肝转移患者,结果显示围手术期化疗能够改善无病生存期(disease free survival, DFS)(HR=0.81; 95% CI: 0.72 ~ 0.91, P=0.007),但是未带来总生存期的改善(HR=0.88; 95% CI: 0.77 ~ 1.01, P=0.07)。对于能够直接接受手术治疗的患者是否应该行新辅助化疗,目前通常的评判标准是根据MSKCC的Fong教授提出的临床风险评分(clinical risk score, CRS),其主要内容包括:原发灶淋巴结瘤转移;转移灶距原发灶出现时间 < 12个月;肝转移瘤 > 1个;肝转移瘤最大径>5 cm; CEA>200 ng/mL。目前认为评分≤2分为低风险组,>2分为高风险组。

术前新辅助化疗的优点包括:及早诊治微小转移灶;判断肿瘤对化疗的反应(具有预后价值,有助于制定术后治疗计划);对于生物学行为恶性的患者可以避免不能带来任何好处的局部治疗。但是术前新辅助治疗的缺点在于:有可能错过了"手术机会的窗口期(window of opportunity)";可能因为肿瘤的早期进展,也可能因为化疗获得完全缓解而使得手术切除范围的确定变得异常困难。最近一项研究表明,通过新辅助化疗部分肝转移病灶获得了影像学上的完全缓解,但是穿刺活检的结果显示大多数原转移瘤的部位仍然有肿瘤细胞的残留。

三、晚期或者转移性疾病的全身治疗

对于不可手术切除也不考虑能够通过化疗来转化为可切除肿瘤的患者,往往需要接受姑息化疗。如果患者能够耐受高强度化疗且肿瘤负荷较大的患者,推荐使用高有效率的化疗方案,尽可能最大限度地迅速退缩肿瘤、缓解症状,优先推荐FOLFIRI/FOLFOX+西妥昔单抗(RAS野生型,左半结肠优先推荐),FOLFOXIRI ± 贝伐珠单抗(右半结肠优先推荐)。而对于肿瘤负荷不大、无临床症状的患者,优先推荐FOLFOX/CapeOX/FOLFIRI ± 贝伐珠单抗或西妥昔单抗(RAS基因野生型)作为初始治疗方案。对于不可切除肝转移,若患者不能耐受高强度化疗,化疗方案可以选择静脉输注氟尿嘧啶/亚叶酸钙或卡培他滨 ± 贝伐珠单抗。

如果在充分的上述初始治疗后,肿瘤达到了稳定或者部分缓解,但是仍然不能切除,或者患者出现了不可耐受的不良反应(如奥沙利铂的神经毒性),则可以考虑对患者进行维持治疗。若初始治疗未包括靶向药物,维持治疗可以考虑选择卡培他滨或者氟尿嘧啶/亚叶酸钙输注。而对于初始治疗后,肿瘤缩小或者稳定且病灶相对局限,可以考虑进行局部治疗,包括手术、消融、介入栓塞等。

第四节　大肠癌肝转移的放射治疗和介入治疗

一、放射治疗

对于肿瘤可切除的肝转移患者，手术往往是首先推荐的治疗方式，但是有部分患者具有手术禁忌证或者不能够耐受较大的手术，主要的原因有：① 转移病灶的大小；② 转移病灶的部位；③ 转移病灶的进展；④ 正常肝体积不足；⑤ 合并症。对于这部分患者立体定向放射治疗（SBRT）是理想可行的方案。

二、介入治疗

有部分患者不适合手术治疗，也不能够通过SBRT治疗达到边缘清晰的毁损性治疗，或者具有SBRT治疗的禁忌证。对于这部分患者可以考虑肝脏的介入治疗。目前常用的介入治疗方式包括肝动脉灌注（hepatic arterial infusion，HAI）、放射性栓塞和经肝动脉插管化疗栓塞（transarterial chemotherapy embolization，TACE）。

1. 肝动脉灌注（HAI）

HAI为在肝动脉置管或者放置一个肝动脉灌注港或者可移植泵，然后利用这个装置进行肝动脉化疗。目前相关研究的结果有限，而且结果尚有一定程度的差异。对于HAI的使用时期也有一定争议，但总体来说HAI作为辅助、新辅助或者转化治疗的策略均有相关的临床研究结果。一项随机对照试验中，肝转移瘤切除术后使用HAI去氧氟尿苷，同时联合静脉5-FU（±LV）全身化疗的患者其2年肝脏无瘤生存率高于单纯化疗组，长期生存率也有优势（但无统计学差异）。也有研究提示，HAI治疗有助于将不可切除的肝转移瘤转化为可切除肿瘤，HAI虽然能够提高转化率，但其是否能够延长生存期，目前尚存在争议。

2. 放射性栓塞

局部的放射性栓塞主要指微球体的动脉栓塞治疗。一项前瞻性的Ⅲ期临床研究结果显示，44例仅有肝转移的大肠癌患者在初始治疗失败后全部接受全身化疗联合放射性栓塞，能够延长PFS（2.1个月 *vs* 4.5个月，*P*=0.03）。然而该疗法对于肝转移瘤进展时间的影响更大（2.1个月 *vs* 5.5个月，*P*=0.003）。自从2015年ASCO会议报道了一项Ⅲ期随机对照试验SIRFLOX［^{90}Y（钇-90）玻璃微球联合FOLFOX ± 贝伐珠单抗］之后，^{90}Y玻璃微球放射性栓塞治疗就受到人们的持续关注，虽然该项目的主要研究终点未能达到，FOLFOX ± 贝伐珠单抗组的OS为10.2个月，^{90}Y组为10.7个月（*HR*=0.93，95% *CI*：0.77 ～ 1.22，*P*=0.43），但是研究组的PFS显著延长（20.5个月 *vs* 12.6个月，*HR*=0.69，95% *CI*：0.55 ～ 0.90，*P*=0.002）。此外，有几项更大宗的临床研究探索了^{90}Y玻璃微球用于标准治疗失败后的大肠癌肝转移，结果显示该项技术是安全的，而且能够带来某些临床获益。虽然目前的证据显示放射性栓塞的毒性相对较低，但是支持其有效性的证据却仅限几项很小型的临床研究，且显示该技术能够影响患者生存的证据非常有限。对于^{90}Y在临床实践中的使用，仍然需要更多的证据以及仔细地甄别和筛选患者。

3. 经肝动脉插管化疗栓塞（TACE）

TACE是通过肝动脉插管栓塞引起血管闭锁并进行局部化疗。一项临床研究应用荷载伊立替康的药物释放载体珠（DEBIRI），结果显示患者的总生存期获益（22个月 *vs* 15个月，*P*=0.031）。2013年的一项荟萃分析结果显示DEBIRI似乎对于大肠癌肝转移患者是安全和有效的，但是仍然需要更多的临床研究来验证。最近一项研究纳入了60例大肠癌肝转移患者，随机接受FOLFOX/贝伐珠单抗或者FOLFOX/贝伐珠单抗+DEBIRI治疗，结果发现DEBIRI能显著改善主要研究终点客观缓解率（ORR），2个月时ORR为78% *vs* 54%（*P*=0.02）。此外，还有一项荷载阿霉素的载体珠的研究，但是主要的支持数据均来自肝癌的几项Ⅱ期临床研究。根据一项系统性回顾研究的结论，目前的数据尚不足以推荐TACE作为大肠癌肝转移的治疗手段，除非是临床研究用途。

第五节　大肠癌肝转移的免疫治疗

2015年在ASCO的会议上，Deng Le博士报道了PD-1抗体免疫治疗晚期大肠癌的最新进展，其研究获得了广泛的关注，也引发了免疫治疗在晚期大肠癌中作用的讨论。

在肿瘤免疫中存在数种免疫节点来调节免疫反应，部分恶性肿瘤通过免疫节点的调节达到免疫耐受的状态。其中一项为大家熟知的免疫节点就是PD-1。

PD-1在激活的T细胞中表达升高，并且提高T细胞通过其受体识别肿瘤细胞的能力，但是PD-1与PD-L1的结合能够使T细胞失去活性。目前认为对于MMR表达缺失（dMMR）的晚期大肠癌患者，使用PD-1抑制剂能够取得比较好的效果，因为失去了错配修复（MMR）功能的肿瘤会产生很多突变，而这类患者往往能够刺激机体的免疫反应识别出"非己"的成分并产生出新抗原。然而，晚期大肠癌中dMMR患者的比例为3.5%～5.5%。以下是目前在晚期dMMR患者中使用PD-1抑制剂的证据。

2016年，在ASCO会议上报道的一项Ⅱ期研究中，dMMR的晚期大肠癌患者有50%的ORR和89%的疾病控制率（DCR），相反，在MMR表达正常（pMMR）组中，ORR为0，DCR为16%。在中位治疗期5.9个月后，dMMR组所有对治疗有反应的患者没有发生进展。dMMR组所有患者的总生存期和PFS未达到，而pMMR组患者的PFS为2.3个月，总生存期为7.6个月。在研究中发现，在所有dMMR组患者中，胚系突变的dMMR患者相较于其他方式出现dMMR的患者对治疗的反应率偏低（ORR：27% *vs* 100%）。

另外一项名为CheckMate-142的临床研究也得出了类似的结论，在该研究中dMMR的患者（59例）及pMMR的患者（23例）均接受了PD-1联合或者不联合CTLA-4抗体的治疗。该研究在2016年ASCO会议上报道，dMMR患者中有13人被证明获得了部分缓解的疗效，mPFS为9.6个月；而在pMMR组中并没有患者达到客观缓解。该研究最新在2017年ASCO GI的会议中报道，在dMMR组中的ORR为31%，mPFS为9.6个月；在治疗12个月后，仍有48%的患者无进展。

虽然现在尚无大规模临床研究结果可以证实PD-1抑制剂在晚期大肠癌治疗中的作用，但是根据目前已有的小规模结果，可以认为dMMR晚期大肠癌患者能够从PD-1抑制剂的治疗中获益，但是其在大肠癌肝转移患者中是否能够起到转化或者维持治疗的效果，尚需要更大型的临床研究来回答。

第六节　大肠癌肝转移的多学科诊疗团队模式

对于大肠癌肝转移的治疗，首选的模式应该是MDT模式。MDT模式即为相对固定的多个临床专科医师定时、定点对某一种疾病患者的诊断、治疗方案进行讨论，制定出最合适、最优的诊治方案，而后再由一个临床专科执行。有报道指出，MDT模式能够明显提高肝转移的切除率（19.6% *vs* 35.2%，*P*<0.05）和3年总生存率（25.6% *vs* 38.2%，*P*<0.05）。MDT模式最早起源于英国，1995年出版的《癌症诊疗政策大纲》完整地提出了MDT的概念，并在乳腺癌领域成功实施，之后在大肠癌、肺癌、妇科肿瘤、上消化道肿瘤中成功效仿。迄今，英国的癌症患者80%都经MDT模式来制订治疗方案。2002年，英国90%的大肠癌患者均接受了MDT模式；2007年，英国将MDT模式纳入国家健康服务计划，制定了相应的国家标准，并且立法要求家庭医师发现疑似大肠癌的患者必须在2周内送往专科医师处会诊，4周内必须完成所有检查，所有患者诊断后必须经过MDT讨论决定治疗方案，确诊31 d内必须进行治疗，违规者将予以相应的处罚。英国实施MDT模式后，大肠癌患者的5年生存率由1997年的3%提升到2007年的20%（加手术），中位总生存期达到36个月。

　　MDT模式迅速在欧美推广。《美国NCCN和欧洲的ESMO共识》对肝转移治疗均推荐由MDT讨论决定。令人遗憾的是，MDT模式在我国尚未广泛推广，包括规范化诊疗的程序、在治疗的关键点进行专家讨论、根据病情制订个体化治疗方案等。

　　大肠癌肝转移是大肠癌常见的表现形式，是最主要的致死原因，如何为患者制定正确的大肠癌治疗目标，选择最适合的治疗方式，帮助患者取得最好的治疗效果，目前来说仍然是一个值得关注的问题。现阶段仍需要推进MDT的诊疗模式，认真执行并推广规范治疗，使更多的患者获益。

-------------------------------- 参 考 文 献 --------------------------------

［ 1 ］ Abdalla E K, Bauer T W, Chun Y S, et al. Locoregional surgical and interventional therapies for advanced colorectal cancer liver metastases: expert consensus statements［J］. HPB (Oxford), 2013, 15(2): 119−130.

［ 2 ］ Aloia T A, Vauthey J N, Loyer E M, et al. Solitary colorectal liver metastasis: resection determines outcome［J］. Arch Surg, 2006, 141(5): 460−467.

［ 3 ］ Andres A, Toso C, Adam R, et al. A survival analysis of the liver-first reversed management of advanced simultaneous colorectal liver metastases: A liver met survey-based study［J］. Ann Surg, 2012, 256(5): 772−779.

［ 4 ］ Bai H, Huangz X, Jing L, et al. The effect of radiofrequency ablation *vs.* liver resection on survival outcome of colorectal liver metastases (CRLM): a meta-analysis［J］. Hepatogastroenterology, 2015, 62(138): 373−377.

［ 5 ］ Bischof D A, Clary B M, Maithel S K, et al. Surgical management of disappearing colorectal liver metastases［J］. Br J Surg, 2013, 100(11): 1414−1420.

[6] Brouquet A, Mortenson M M, Vauthey J N, et al. Surgical strategies for synchronous colorectal liver metastases in 156 consecutive patients: classic, combined or reverse strategy [J]. J Am Coll Surg, 2010, 210(6): 934–941.

[7] Chan D L, Alzahrani N A, Morris D L, et al. Systematic review and meta-analysis of hepatic arterial infusion chemotherapy as bridging therapy for colorectal liver metastases [J]. Surg Oncol, 2015, 24(3): 162–171.

[8] Chen W, Zheng R, Baade P D, et al. Cancer statistics in China, 2015[J]. CA Cancer J Clin, 2016, 66(2): 115–132.

[9] Choti M A, Sitzmann J V, Tiburi M F, et al. Trends in long-term survival following liver resection for hepatic colorectal metastases[J]. Ann Surg, 2002, 235(6): 759–766.

[10] Dawood O, Mahadevan A, Goodman K A. Stereotactic body radiation therapy for liver metastases[J]. Eur J Cancer, 2009, 45(17): 2947–2959.

[11] de Haas R J, Adam R, Wicherts D A, et al. Comparison of simultaneous or delayed liver surgery for limited synchronous colorectal metastases[J]. Br J Surg, 2010, 97(8): 1279–1289.

[12] De Rosa A, Gomez D, Brooks A, et al. "Liver-first" approach for synchronous colorectal liver metastases: is this a justifiable approach[J]. J Hepatobiliary Pancreat Sci, 2013, 20(3): 263–270.

[13] Dudley J C, Lin M T, Le D T, et al. Microsatellite instability as a biomarker for PD–1 blockade[J]. Clin Cancer Res, 2016, 22(4): 813–820.

[14] Fahy B N, Fischer C P. Synchronous resection of colorectal primary and hepatic metastasis [J]. J Gastrointest Oncol, 2012, 3(1): 48–58.

[15] Fong Y, Cohen A M, Fortner J G, et al. Liver resection for colorectal metastases[J]. J Clin Oncol, 1997, 15(3): 938–946.

[16] Gillams A, Khan Z, Osborn P, et al. Survival after radiofrequency ablation in 122 patients with inoperable colorectal lung metastases[J]. Cardiovasc Intervent Radiol, 2013, 36: 724–730.

[17] Grundmann R T. Current state of surgical treatment of liver metastases from colorectal cancer[J]. World J Gastrointest Surg, 2011, 3(12): 183–196.

[18] Hendlisz A, Van den Eynde M, Peeters M, et al. Phase Ⅲ trial comparing protracted intravenous fluorouracil infusion alone or with yttrium–90 resin microspheres radioembolization for liver-limited metastatic colorectal cancer refractory to standard chemotherapy[J]. J Clin Oncol, 2010, 28(23): 3687–3694.

[19] Hickey R, Lewandowski R J, Prudhomme T, et al. ⁹⁰Y radioembolization of colorectal hepatic metastases using glass microspheres: Safety and survival outcomes from a 531–patient multicenter study[J]. J Nucl Med, 2016, 57(5): 665–671.

[20] Jegatheeswaran S, Mason J M, Hancock H C, et al. The liver-first approach to the management of colorectal cancer with synchronous hepatic metastases: a systematic review [J]. JAMA Surg, 2013, 148(4): 385–391.

[21] Kanas G P, Taylor A, Primrose J N, et al. Survival after liver resection in metastatic colorectal cancer: review and meta-analysis of prognostic factors[J]. Clin Epidemiol,

2012, 4: 283-301.

［22］ Kemeny N E, Gonen M. Hepatic arterial infusion after liver resection［J］. N Engl J Med, 2005, 352(7): 734-735.

［23］ Kemeny N. Management of liver metastases from colorectal cancer［J］. Oncology (Williston Park), 2006, 20(10): 1161-1185.

［24］ Kennedy A S, Ball D, Cohen S J, et al. Multicenter evaluation of the safety and efficacy of radioembolization in patients with unresectable colorectal liver metastases selected as candidates for ^{90}Y resin microspheres［J］. J Gastrointest Oncol, 2015, 6(2): 134-142.

［25］ Koopman M, Kortman G A, Mekenkamp L, et al. Deficient mismatch repair system in patients with sporadic advanced colorectal cancer［J］. Br J Cancer, 2009, 100(2): 266-273.

［26］ Lan Y T, Jiang J K, Chang S C, et al. Improved outcomes of colorectal cancer patients with liver metastases in the era of the multidisciplinary teams［J］. Int J Colorectal Dis, 2016, 31(2): 403-411.

［27］ Le D T, Uram J N, Wang H, et al. PD-1 blockade in tumors with mismatch-repair deficiency［J］. N Engl J Med, 2015, 372(26): 2509-2520.

［28］ Lee M T, Kim J J, Dinniwell R, et al. Phase I study of individualized stereotactic body radiotherapy of liver metastases［J］. J Clin Oncol, 2009, 27(10): 1585-1591.

［29］ Lehmann K, Rickenbacher A, Weber A, et al. Chemotherapy before liver resection of colorectal metastases: friend or foe［J］. Ann Surg, 2012, 255(2): 237-247.

［30］ Leonard G D, Brenner B, Kemeny N E. Neoadjuvant chemotherapy before liver resection for patients with unresectable liver metastases from colorectal carcinoma［J］. J Clin Oncol, 2005, 23(9): 2038-2048.

［31］ Levi F A, Boige V, Hebbar M, et al. Conversion to resection of liver metastases from colorectal cancer with hepatic artery infusion of combined chemotherapy and systemic cetuximab in multicenter trial OPTILIV［J］. Ann Oncol, 2016, 27(2): 267-274.

［32］ Lochhead P, Kuchiba A, Imamura Y, et al. Microsatellite instability and BRAF mutation testing in colorectal cancer prognostication［J］. J Natl Cancer Inst, 2013, 105(15): 1151-1156.

［33］ Martin RC, 2nd, Scoggins CR, Schreeder M, et al. Randomized controlled trial of irinotecan drug-eluting beads with simultaneous FOLFOX and bevacizumab for patients with unresectable colorectal liver-limited metastasis［J］. Cancer, 2015, 121(20): 3649-3658.

［34］ Mentha G, Roth A D, Terraz S, et al. "Liver first" approach in the treatment of colorectal cancer with synchronous liver metastases［J］. Dig Surg, 2008, 25(6): 430-435.

［35］ Muratore A, Zorzi D, Bouzari H et al. Asymptomatic colorectal cancer with un-resectable liver metastases: immediate colorectal resection or up-front systemic chemotherapy［J］. Ann Surg Oncol, 2007, 14(2): 766-770.

［36］ Pozzo C, Basso M, Cassano A, et al. Neoadjuvant treatment of unresectable liver disease with irinotecan and 5-fluorouracil plus folinic acid in colorectal cancer patients［J］. Ann Oncol, 2004, 15(6): 933-939.

［37］ Rosenbaum C E, Verkooijen H M, Lam M G, et al. Radioembolization for treatment of salvage patients with colorectal cancer liver metastases: a systematic review［J］. J Nucl

Med, 2013, 54(11): 1890–1895.

[38] Rusthoven K E, Kavanagh B D, Cardenes H, et al. Multi-institutional phase I / II trial of stereotactic body radiation therapy for liver metastases[J]. J Clin Oncol, 2009, 27(10): 1572–1578.

[39] Sasaki K, Margonis G A, Andreatos N, et al. Combined resection and RFA in colorectal liver metastases: stratification of long-term outcomes[J]. J Surg Res, 2016, 206(1): 182– 189.

[40] Saxena A, Bester L, Shan L, et al. A systematic review on the safety and efficacy of yttrium–90 radioembolization for unresectable, chemorefractory colorectal cancer liver metastases[J]. J Cancer Res Clin Oncol, 2014, 140(4): 537–547.

[41] Saxena A, Meteling B, Kapoor J, et al. Is yttrium–90 radioembolization a viable treatment option for unresectable, chemorefractory colorectal cancer liver metastases? A large single-center experience of 302 patients[J]. Ann Surg Oncol, 2015, 22(3): 794–802.

[42] Townsend A, Price T, Karapetis C. Selective internal radiation therapy for liver metastases from colorectal cancer[J]. Cochrane Database Syst Rev, 2009, (4): CD007045.

[43] Tsai M S, Su Y H, Ho M C, et al. Clinicopathological features and prognosis in resectable synchronous and metachronous colorectal liver metastasis[J]. Ann Surg Oncol, 2007, 14(2): 786–794.

[44] Tsoulfas G, Pramateftakis M G. Management of rectal cancer and liver metastatic disease: Which comes first[J]. Int J Surg Oncol, 2012, 2012: 196908.

[45] Van Cutsem E, Nordlinger B, Adam R, et al. Towards a pan-European consensus on the treatment of patients with colorectal liver metastases[J]. Eur J Cancer, 2006, 42(14): 2212–2221.

[46] van Hazel G A, Heinemann V, Sharma N K, et al. SIRFLOX: Randomized phase III trial comparing first-line mFOLFOX6 (plus or minus bevacizumab) versus mFOLFOX6 (plus or minus Bevacizumab) plus selective internal radiation therapy in patients with metastatic colorectal cancer[J]. J Clin Oncol, 2016, 34(15): 1723–1731.

[47] Venderbosch S, Nagtegaal I D, Maughan T S, et al. Mismatch repair status and BRAF mutation status in metastatic colorectal cancer patients: a pooled analysis of the CAIRO, CAIRO2, COIN, and FOCUS studies[J]. Clin Cancer Res, 2014, 20(20): 5322–5330.

[48] Wang Z M, Chen Y Y, Chen F F, et al. Peri-operative chemotherapy for patients with resectable colorectal hepatic metastasis: A meta-analysis[J]. Eur J Surg Oncol, 2015, 41(9): 1197–1203.

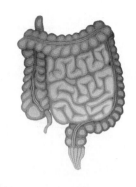

第十五章

液体活检原理及其在大肠癌诊治中的应用

冯　勤　林冬梅

　　近年发展起来的液体活检，主要是以患者的体液作为肿瘤活检的样本，捕捉和检测的对象包括体液中的循环肿瘤细胞(CTCs)、循环肿瘤DNA(ctDNA)和外泌体。与传统的组织活检相比，液体活检具有速度快、样本容易获取、痛苦和风险小、便于重复、实时动态监测等优势。对早期发现肿瘤微转移、指导靶向治疗及疗效和预后判断具有重要意义。肿瘤的特点是高度异质性，肿瘤的异质性体现在同一肿瘤内不同区域的空间异质性，或者是同一患者的原发瘤及其复发灶和转移灶之间的差异(时间异质性)。此外，还有功能异质性和治疗异质性等。由于液体活检是取自全身性循环的分子，理论上液体活检比较容易避免异质性带来的偏差。本章介绍大肠癌诊断和治疗中常见的液体活检技术方法。

[通信作者]　林冬梅，Email: lindm3@163.com

第一节　循环肿瘤DNA在大肠癌诊治中的应用

一、ctDNA 的生物学特点

　　ctDNA存在于细胞质或血清中，为单链或双链DNA，长度为150～200 bp；半衰期短，约为15 min 至数小时（平均约2 h）。1948年，Mandel 和 Metais 首次在健康人血中发现了循环游离 DNA（cell-free DNA，cf-DNA），而癌症患者的循环DNA 于1977年才发现。

　　健康人体内巨噬细胞和溶酶体的清除作用，使其血液中的cfDNA含量维持在较低水平。肿瘤细胞呈指数增长，大量癌细胞播散及坏死所释放的核酸超过机体正常的清除能力，癌症患者ctDNA升高。研究表明，ctDNA具有许多同癌症相关联的特性，比如单核苷酸突变、甲基化改变以及癌症引起的病毒序列，因此被认为是从肿瘤组织中衍生而来。目前认为有三种可能的ctDNA来源：凋亡或坏死的肿瘤细胞、活肿瘤细胞、循环肿瘤细胞。实际上，ctDNA极可能有多种而非一种来源。ctDNA携带着肿瘤细胞中的基因突变和表观遗传学改变，诸如点突变、完整度、序列重排、拷贝数差异、微卫星不稳定（MSI）、杂合性缺失和DNA甲基化等。

二、ctDNA 的检测方法

　　由于肿瘤分离出的DNA质量和数量变化极大，因此需要高特异度和高灵敏度的方法检测ctDNA。ctDNA的检测范围为0.01%～93%。研究者使用许多不同的方法，如：微滴式数字PCR（droplet digital polymerase chain reaction，ddPCR）、基于流式技术的磁珠乳液扩增方法（bead emulsion amplification magnetic，BEAMing）、实时荧光定量PCR及二代测序（NGS）等来定性、定量检测DNA的基因突变以确定ctDNA的存在。

　　ddPCR是通过将一个样本分成几十到几万份，分配到不同的反应单元，每个单元包含一个或多个拷贝的DNA模板，在每个反应单元中分别对目标分子进行PCR扩增，扩增结束后对各个反应单元的荧光信号进行统计学分析，可以实现单分子DNA绝对定量。在超过75%的胰腺癌、子宫癌、大肠癌等患者中使用

ddRCR可检测到ctDNA,在原发性脑癌、肾癌及前列腺癌中的检出率约为50%。BEAMing技术结合了数字PCR和流式细胞仪,每一类DNA分子都会专一地与磁性微珠相连接,通过流式细胞仪检测每个磁珠的荧光标记来分析DNA分子之间的差异。其用于检测血液样品中已知基因突变具有不错的效果,即使在非常低的拷贝数亦是如此。它比大多数竞争技术更敏感,同时也可使拷贝数量化。

实时荧光定量PCR技术,是指在PCR反应体系中加入荧光基团,利用荧光信号积累实时监测整个PCR进程,最后通过标准曲线对未知模板进行定量分析的方法。扩增受阻突变系统(amplification refractory mutation system, ARMS)是基于耐热 Taq DNA聚合酶缺乏 $3' \rightarrow 5'$ 外切校正活性的特点,若引物的 $3'$ 端碱基与模板碱基不互补,则用一般耐热DNA聚合酶无法延伸。因此,根据已知点突变设计出引物,其 $3'$ 端碱基分别与突变和正常的模板碱基互补,从而将某种点突变的模板与正常模板区分开。

由于高通量测序技术的发展,使一次性对几十万到几百万条DNA分子进行序列测定成为可能。近年来,已经有研究者采用NGS法检测非小细胞肺癌血浆中的ctDNA,然而其敏感度低、检测成本高以及对患者选择性强,只适用于少数患者。由于对NGS法的不断改进,基于NGS的新型ctDNA检测方法越来越多。癌症个体化深度测序分析方法(cancer personalized profiling by deep sequencing, CAPP-Seq)利用定制化的突变位点库作为筛选器,对样本进行靶向捕获后再进行NGS,通过在不同级别的肺癌患者中验证,检测ctDNA的灵敏度更高,能检测到低至0.019%的ctDNA水平,特异度可达到96%,突变检出率为0.02%,可以得到满意的检测效果,与全外显子测序相比经济可行。

标记扩增深度测序(tagged-amplicon deep sequencing, TAM-Seq)具有两步扩增,包括预扩增时利用特异性引物进行15个循环的目标区域扩增,再利用通用不同特性的接头标签进行二次扩增,通过双向重复测序提高了测序精度,其突变频率检出率可达2%,具有高灵敏度和特异度,且测序通量高,因此测序时间和成本显著下降。

三、ctDNA在大肠癌中的应用

大肠癌对于男性和女性来说都是全球范围内第三大常见的癌症,大肠癌的早期诊断依赖于简单有效的筛查实验。ctDNA水平对肿瘤高危人群的早期筛查和早期诊断具有重要意义,还可检测肿瘤基因中特定位置的基因缺陷，对临床晚期患者应用靶向药物治疗具有指导意义，并且可以监测预后。

KRAS、*APC* 和 *TP53* 在大肠癌中有很高的突变频率。这些基因在血清或血浆中的变异状态与大肠癌的诊断、预后和治疗反应有关。在大肠癌患者的血清或血浆中，*KRAS* 突变的总体检测率为 25% ～ 50%。晚期患者的 ctDNA 中则检测到更多 *KRAS* 突变。同时，ctDNA 中的 *KRAS* 突变也与患者术后肿瘤复发的风险呈正相关。对于循环中突变 DNA 的分析可以同时监测大肠癌患者对于单克隆抗体疗法的反应，而这使得疗程中反复监测患者成为可能。对 ctDNA 中 *APC* 基因突变的研究主要集中于外显子 15，其是大肠癌中 *APC* 突变的热点。在原发性大肠癌中，*APC* 的突变频率约为 45%。而对于 *TP53* 而言，约 40% 的患者样本被测定出具有这一基因的突变。大部分研究集中在 *TP53* 的外显子 4 和外显子 8，这也是 *TP53* 在大肠癌中最常见的突变区域。针对 *KRAS*、*TP53* 和 *APC* 的基因突变检测，大约在 75% 的大肠癌组织样本中可以检测到至少一个基因突变，然而这些突变大约只能在 45% 的患者血清中检测到。Allegra 等指出，用抗 EGFR 抗体治疗转移性大肠癌时，患者要进行肿瘤基因型测试；当检测出 KRAS 12 或 13 号密码子基因突变时，应避免使用抗 EGFR 抗体治疗，选用 EGFR 单抗（西妥昔单抗或帕尼单抗）治疗有效。在转移性大肠癌患者中使用定量 PCR 检测 ctDNA 中 *KRAS* 突变水平，低水平的 *KRAS* 突变说明使用第三代西妥昔单抗和伊立替康治疗后可以稳定疾病状态。高浓度血浆 *KRAS* 和 *BRAF* 突变提示大肠癌靶向治疗预后不良。

研究发现，*SEPT9* 基因的启动子高甲基化与大肠癌的发展高度相关。基于针对 SEPT9 启动子甲基化的 PCR 回顾性实验发现，SEPT9 启动子甲基化对大肠癌检测的灵敏度为 72% ～ 90%，特异度为 88% ～ 90%。另一项来自美国的研究表明，血浆中甲基化的 SEPT9 DNA 可以筛查 72% 的大肠癌，特异度高达 93%。另外，SEPT9 的甲基化也在大肠癌的癌前病变中被发现。其他与大肠癌有关的生物标志物有 APC、RASSF1A 和上皮钙黏着蛋白，以及血浆中其他新标志物。一项来自德国的研究发现，血清中 *HLTF* 和 *HPP1* 的甲基化与肿瘤的大小、阶段和转移状态显著相关，这两个基因也可以在转移性大肠癌患者中作为预后标志物。

第二节　循环肿瘤细胞在大肠癌诊治中的应用

一、循环肿瘤细胞的生物学特点

循环肿瘤细胞(CTCs)是指能在肿瘤患者外周血中检测的来源于实体肿瘤逃离宿主免疫杀伤后存活的异质性肿瘤细胞。19世纪许多学者发现肿瘤细胞能通过血流传播到远处器官。1869年,Ashworth在癌症患者外周血中发现了与原发灶肿瘤性质相类似的细胞,首次提出了CTCs的概念。1889年,Paget提出了"种子和土壤"假说,解释了肿瘤原发灶与转移灶之间的关系。在原发肿瘤形成和生长的早期,CTCs即可从原发肿瘤脱落,并进入血流循环在远处播散、种植,形成转移灶。

CTCs具有实时监测功能,是一种非侵入性的新型诊断标志,有助于肿瘤微转移的早期发现和预后评估,在治疗监测及个体化治疗中具有重要临床意义。微小残留病变通过高分辨影像学技术无法检测,但能通过高灵敏度和特异度的其他技术在骨髓、淋巴结或血循环中检测出。细针穿刺髂嵴获取的骨髓标本可提示远处器官微小残留病变。然而细针抽取骨髓较抽血更具侵入性,因此外周血CTCs检测可为患者提供一种非侵入性、多次、重复检查的选择,为临床有效管理肿瘤患者提供有价值的参考依据。

二、循环肿瘤细胞的检测技术

CTCs检测分为富集及鉴定两个步骤。富集是指利用肿瘤细胞的大小及密度等物理特性或通过抗原抗体特异性结合从而分选出肿瘤细胞。目前常用的技术包括膜滤过分离法、密度梯度离心法及免疫磁珠分离法等。

膜过滤法是指血流通过孔隙直径约8 μm的滤过膜时,CTCs及较大的血细胞被截取留在滤过膜上从而与血细胞分离,该技术适用于所有类型肿瘤细胞,能够完整保留细胞的生物学特性;但是由于血液中一些直径较大的细胞会留在滤过膜上,而直径较小的CTCs被直接滤过,会出现假阳性或假阴性结果。密度梯度离心法利用CTCs与其他血细胞密度的不同,通过梯度离心分层;缺点是由于各层细胞相互迁移和聚集,容易造成交叉污染。

免疫磁珠分离技术是指将包被特异性抗体的磁珠与细胞表面抗原结合，利用磁场力的吸引富集细胞，该法常利用上皮细胞特异性抗体筛选肿瘤细胞，对于发生上皮间质转化（EMT）的肿瘤细胞缺乏特异性。鉴定是指利用肿瘤细胞核内或表面存在的特异性标志物进行肿瘤细胞的计数和特征分析。常用的技术包括反转录PCR（RT-PCR）、显微荧光镜技术等。RT-PCR技术通过聚合酶链反应扩增出肿瘤细胞相关的转录标志物以证实肿瘤细胞的存在，该方法特异度及敏感度均较高，但是由于细胞形态学被破坏及假阳性率高限制了技术应用。荧光显微技术是指经过荧光标记处理的抗体与特异性抗原结合，在显微荧光镜下直接观察细胞形态。

三、循环肿瘤细胞在大肠癌中的应用

目前有关CTCs与大肠癌预后关系的研究较少，尚缺乏大样本随机临床试验，而且检测技术、检测标准、取样时间及取样量等也参差不齐。血液中的大肠癌CTCs检出数相对其他实体肿瘤少，中位大肠癌检出数1～2个CTCs/7.5 mL血液，转移性前列腺癌为3～5个CTCs/7.5 mL，转移性乳腺癌为6～7个CTCs/7.5 mL，其原因可能是由于大肠癌中CTCs相较于其他肿瘤具有更高的细胞表面黏附分子表达，因此，更容易吸引细胞形成循环肿瘤微栓或者与其他血细胞聚集成团，从而不易被检测出来。由于大肠癌术后复发率及病死率较高，因此，提高早期CTCs检出率非常必要。

目前，根治性大肠癌术后CTCs平均检出率为4%～57%。RT-PCR检出率为22%～57%，RT-PCR相较于其他检测方法具有更高的敏感度，因此更加适用于根治性术后大肠癌检测。

血样量和检测部位不同，CTCs检出率也不同。Lalmahomed等将大肠癌肝转移的患者血液样本量从7.5 mL提高到30 mL，发现30 mL样本量患者CTCs检出率更高。一项大型前瞻性研究比较了CTCs在中心静脉与肠系膜静脉的检出率，发现CTCs在肠系膜静脉中有更高的检出率，而相较于高位直肠癌，低位直肠癌患者的CTCs数目更高，因为低位直肠血液通过髂内静脉直接流入下腔静脉，高位直肠及结肠血液先流入门静脉，提示肝脏门脉系统对于CTCs具有清除和过滤作用。

Thorsteinsson等通过纳入9篇文献的1 525例Ⅰ～Ⅲ期大肠癌患者的荟萃分析显示，CTCs检出率为4%～54%，CTCs提示肿瘤的早期复发以及更差的预后，并与TNM分期有关。Peach等同样通过纳入14篇文献的1 841例根治性大肠癌手术患者的荟萃分析显示,中位随访时间36 ～ 38个月,平均CTCs检出率为33.4%;术后24 h后检测到CTCs是预测肿瘤早期复发的独立因素,但是未发现围手术期出现CTCs与大肠癌预后相关。

第三节　外泌体在大肠癌诊治中的应用

一、外泌体的生物学特点

外泌体(exosome)是一种存在于细胞外的多囊泡体,可通过细胞内吞胞膜向内凹陷形成多泡内涵体,内涵体与细胞膜融合后释放其中的小囊泡。外泌体的直径为30 ～ 150 nm,包含RNA、蛋白质、miRNA、DNA片段等多种成分,在血液、唾液、尿液、脑脊液和母乳等多种体液中均有分布。外泌体最初是20世纪80年代由Johnstone等在研究网织红细胞向成熟红细胞转变过程中发现的由网织红细胞释放出的一种小囊泡。

研究发现外泌体起源于多泡体,以细胞管腔内囊泡的形式存在。细胞的胞吞形成带有外源性抗体的内体小泡,在高尔基体等细胞器的作用下形成早期核内体;早期核内体的囊膜内陷、突入形成多个小囊泡,并选择性接受细胞内的蛋白质、核酸、脂类等成分,最终形成晚期核内体;晚期核内体与细胞膜融合,并将外泌体排出胞外。这是一个连续而又复杂的过程,从内体小泡到成熟外泌体,需要在各细胞器间传递并包装,包括TSG101、ALIX蛋白、CD63、CD81、神经酰胺、胆固醇等。外泌体的排出与其他胞内小泡大致相同,受RAB家族蛋白的调控,敲除细胞的RAB27a和RAB27b蛋白后,外泌体不能排出,且从高尔基体到晚期核内体的囊泡运输不受影响。

外泌体的内容物繁多且复杂,根据《外泌体内容物数据库(第4版)》(http://www.exocarta.org),已经确定有4 563种蛋白质、194种脂质、1 639种mRNA和764种miRNA存在于不同组织和细胞来源的外泌体中。已有的研究发现,多种类型的细胞可分泌外泌体,如抗原提呈细胞(APCs)、树突状细胞(DCs)、B细胞、T细胞、肥大细胞、肠上皮细胞及肿瘤细胞等。

大多数类型的肿瘤,包括黑素瘤、大肠癌、乳腺癌、肺癌和前列腺癌等都可以分泌外泌体。与正常细胞比较,癌细胞分泌的外泌体量更大,这可以作为有效的诊断标志物。研究表明,外泌体可影响肿瘤的转移和进展,涉及调控局部肿瘤微环境和细胞内通信、多药耐药机制、电离辐射诱导旁效应和上皮间质转化（EMT）等方面。肿瘤细胞可通过使用外泌体中的miRNA来改变周围的正常细胞，诱导肿瘤演变功能。例如，增殖、细胞外基质重塑、迁移侵袭、血管形成和转移过程。来源于肿瘤细胞外泌体中的致癌成分可以触发肿瘤发生和转移过程中的信号通路。

二、外泌体的检测技术

外泌体是由活细胞分泌的，它是一种亚细胞成分，主要成分是磷脂双分子和携带的膜性分子。依据形态学和生物化学及提取方式，不同细胞源的外泌体是不同的，这些不同的理化性质有利于外泌体的提取。从体外培养的细胞中分离和提取外泌体的主要方法是高速离心法，这种方法能分离出大的碎片和已经死亡的细胞，然后再通过超速离心法分离提取外泌体；最后利用糖梯度，使脂质囊性质的外泌体漂浮在上面。目前，大多采用超速离心、磁珠免疫捕获、沉淀或过滤的方法，对外泌体进行前期分离。之后，采用电镜分析其大小和形态，采用流式细胞仪分析细胞表面标志物。

在下游分析方面，分离纯化出来的外泌体可以做蛋白，也可以做RNA（miRNA和LncRNA），通过Western blotting和ELISA等方法对蛋白进行分析，或通过定量PCR（qPCR）对miRNA表达谱进行分析，还可以利用NGS开展miRNA及mRNA的研究。

三、外泌体在大肠癌中的应用

外泌体在血液生物标志物方面拥有巨大的潜力和优势，尤其作为肿瘤标志物。首先，外泌体由体内多种细胞分泌，在正常生理和病理情况下均可以从血清、血浆、尿液、腹腔积液、唾液、阴道灌洗液等体液中通过无创性方法获得，对患者的损伤较小。其次，由于外泌体可在体内多种体液中获得，表明外泌体携带的蛋白质及miRNA在体内的稳定性较高。最后，外泌体可以携带蛋白质及miRNA，而不同组织来源的外泌体在组成方面存在差异，其中肿瘤细胞来源的外泌体可以反映肿瘤组织中蛋白质及miRNA的水平，故而通过分析外泌体成分的变化可判断肿瘤的变化。

已有研究发现，结肠癌细胞分泌的外泌体含有上皮细胞黏附分子（epithelial cell adhesion molecule，EpCAM）、封闭蛋白7和CD44，这些分子与肿瘤的进展密切相关。另一项研究发现,转移性大肠癌细胞分泌的外泌体富含与肿瘤转移相关的信号转导分子。结肠癌细胞分泌的外泌体还可通过激活内皮细胞的早期生长反应蛋白1来促进肿瘤的血管生成。此外,大肠癌细胞分泌的外泌体含有27种细胞周期相关的mRNA,可有效促进内皮细胞的生长以及血管形成,从而促进肿瘤的生长和转移。

　　*KRAS*基因在结肠癌患者的突变率为30% ~ 40%,*KRAS*基因突变导致EGFR信号通路持续激活,加速肿瘤细胞的增殖,促进肿瘤细胞的生长和扩散。研究发现,在突变型*KRAS*基因结肠癌细胞分泌的外泌体中含有突变表达的蛋白,外泌体将突变表达的蛋白转移至野生型*KRAS*基因的结肠癌细胞,促进野生型*KRAS*基因结肠癌细胞的生长。日本的研究者近期开发了一种新的高敏感的荧光方法(exo screen)定量外泌体表面膜蛋白,并使用该方法对大肠癌外泌体进行了CD147(用于鉴定大肠癌细胞的表面抗原)的定量,CD147的定量可替代CEA和CA19-9成为新的大肠癌标志物。以上研究均表明外泌体可以作为大肠癌重要的诊断及判断预后的生物标志物。

第四节　问题与展望

一、液体活检的优势

　　与传统的穿刺活检等方法比较,液体活检具有以下独到的优势。① 无创,重复性好。对于晚期或不宜手术患者,可以再次或多次取材,监测肿瘤细胞。② 取样全面,避免肿瘤异质性带来的取样不全。③ 精准:直接获得肿瘤基因组信息,同时用于指导后续靶向治疗。④ 早期血液中获得CTCs和ctDNA有其本身的生物学特性(半衰期都在24 h之内),新鲜且实时。⑤ 多种基因联合筛查可以提高敏感度及特异度。随着分子生物学技术的不断发展与改进,液态活检的检测水平也不断提高,可作为一种有效的非侵入式肿瘤诊断方式评估肿瘤的分子异质性,为肿瘤患者确定靶向治疗药物、评价药物疗效、监测肿瘤发展进程。

二、液体活检存在的问题和展望

　　ctDNA检测通过采集患者外周血,即可获得体内肿瘤细胞的基因组信息,是一种突破性的革新技术。然而，为使该技术最终可以应用到常规临床实践中，目前仍然存在一些问题与挑战需要解决。首先，使用ctDNA作为诊断标志物，非常重要的一点是需要更好地理解ctDNA的生物学特性，包括其与肿瘤组织的各个部分、原病灶、转移病灶等基因组成的关联性。此外，尽管ctDNA的临床相关性已被验证，但是将该技术应用于常规临床实践仍需要进一步证明其分析有效性和临床有效性，并且建立统一的临床标准。同时，以NGS为基础的方法往往用时长、成本高，这为其临床应用带来了困难。但是随着测序技术的进步，测序所需时间会逐渐缩短，成本会进一步降低，因此长远来看ctDNA的液体活检成为临床检验标准更多的是时间问题。ctDNA的液体活检临床应用面临的另外一个困难是检测方法的敏感度有限，尤其面临癌症早期筛查和检测残留病变时。现阶段以NGS为基础的方法敏感度受限于DNA聚合酶的扩增错误率，普遍认为是0.01%。随着三代测序技术的出现，ctDNA的检测不再受限于DNA聚合酶的扩增。总之，随着测序技术的快速发展和对ctDNA生物学及其临床潜力的理解加深，ctDNA终将会在临床实践中得到广泛应用。

截至目前，对CTCs的研究多为临床研究，且大多只停留在外周血CTCs计数的层面，而对其生物学特性以及基因型和表型的变化等基础研究则相对较少，对其更深层次的认识相对不足。临床应用希望更深入了解和挖掘CTCs的分子特性。相关的研究包括：① 对CTCs簇的关注，比起单个CTCs的分子特性，更关注CTCs簇的干性、侵袭性；② 对CTCs捕获、培养，再进行单细胞测序、转录组及蛋白组等基础研究；③ 进行体外培养，建立PDTX药敏模型，指导临床用药决策；④ 研究发现CTCs不仅会扩散转移，也会回到原发肿瘤处，这种特性称为"归巢"，可以利用CTCs归巢的特性设计新的治疗干预方式。对CTCs分子特性的深入研究更有利于我们了解肿瘤的进化。与其说CTCs发展停滞或临床应用受到质疑，不如说CTCs正在等待更深入的临床研究，为精准诊疗发挥更大的作用。

液体活检中外泌体的主要功能是细胞间的信息交流和细胞废物的清除。外泌体中的内容物可以从一个细胞传递至另一个细胞，这可能与大肠癌的发生、进展和转移密切相关。虽然目前大肠癌的诊疗还是以病理组织活检为"金标准"，但是可以预见外泌体作为一种生物标志物，在大肠癌的临床诊疗方面具有重要的研究价值，并在临床检测方面有着巨大的前景和潜力。现有外泌体的研究主要停留在科研阶段，后续的生物标志物开发和验证不多，外泌体的定性和定量研究可能将是个快速发展的领域。而且，目前针对大肠癌患者血清外泌体的研究仍较少，还需通过更多对肿瘤分泌的外泌体的研究和临床试验来获取更多的数据信息，为大肠癌的生物学机制及临床诊疗提供更多有用的标志物和治疗靶点。

-------------------------- 参 考 文 献 --------------------------

[1] Allegra C J. American Society of Clinical Oncology provisional clinical opinion: testing for KRAS gene mutations in patients with metastatic colorectal carcinoma to predict response to anti-epidermal growth factor receptor monoclonal antibody therapy[J]. J Clin Oncol, 2009, 27(12): 2091–2096.

[2] Allen-Mersh T G, McCullough T K, Patel H, et al. Role of circulating tumour cells in predicting recurrence after excision of primary colorectal carcinoma[J]. Br J Surg, 2007, 94(1): 96–105.

[3] Anker P, Mulcahy H, Chen X Q, et al. Detection of circulating tumour DNA in the blood (plasma/serum) of cancer patients[J]. Cancer Metastasis Rev, 1999, 18(1): 65–73.

[4] Balgkouranidou I, Chimonidou M, Milaki G, et al. Breast cancer metastasis suppressor-1 promoter methylation in cell-free DNA provides prognostic information in non-small cell lung cancer[J]. Br J Cancer, 2014, 110(8): 2054–2062.

[5] Bazan V, Bruno L, Augello C, et al. Molecular detection of TP53, K-Ras and p16INK4A promoter methylation in plasma of patients with colorectal cancer and its association with prognosis. Results of a 3–year GOIM (Gruppo Oncologico dell' Italia Meridionale) prospective study[J]. Ann Oncol, 2006, 17(Suppl 7): vii84–vii90.

[6] Braun S, Vogl F D, Naume B, et al. A pooled analysis of bone marrow micrometastasis in breast cancer[J]. N Engl J Med, 2005, 353(8): 793–802.

[7] Breitbach S, Tug S, Simon P. Circulating cell-free DNA: an up-coming molecular marker in exercise physiology[J]. Sports Med, 2012, 42(7): 565–586.

[8] Campitelli M, Jeannot E, Peter M, et al. Human papillomavirus mutational insertion: Specific marker of circulating tumor DNA in cervical cancer patients[J]. PLoS One, 2012, 7(8): e43393.

[9] Cassinotti E, Melson J, Liggett T, et al. DNA methylation patterns in blood of patients with colorectal cancer and adenomatous colorectal polyps[J]. Int J Cancer, 2012, 131(5): 1153–1157.

[10] Chaffer C L, Weinberg R A. A perspective on cancer cell metastasis[J]. Science, 2011, 331(6024): 1559–1564.

[11] Chan K C, Hung E C, Woo J K, et al. Early detection of nasopharyngeal carcinoma by plasma Epstein-Barr virus DNA analysis in a surveillance program[J]. Cancer, 2013, 119(10): 1838–1844.

[12] Chan K C, Jiang P, Chan C W, et al. Noninvasive detection of cancer-associated genome-wide hypomethylation and copy number aberrations by plasma DNA bisulfite sequencing [J]. Proc Natl Acad Sci, 2013, 110(47): 18761–18768.

[13] Chan K C, Jiang P, Zheng Y W, et al. Cancer genome scanning in plasma: detection of tumor-associated copy number aberrations, single-nucleotide variants, and tumoral heterogeneity by massively parallel sequencing[J]. Clin Chem, 2013, 59(1): 211−224.

[14] Chan K C, Lai P B, Mok T S, et al. Quantitative analysis of circulating methylated DNA as a biomarker for hepatocellular carcinoma[J]. Clin Chem, 2008, 54(9): 1528−1536.

[15] Chen T F, Jiang G L, Fu X L, et al. CK19 mRNA expression measured by reverse-transcription polymerase chain reaction (RT−PCR) in the peripheralblood of patients with non-small cell lung cancer treated by chemo-radiation: an independent prognostic factor [J]. Lung Cancer, 2007, 56(1): 105−114.

[16] Chetan B, Mark S, Rebecca J L. Detection of circulating tumor DNA in early-and late-stage human malignancies[J]. Sci Transl Med, 2014, 6(224): 224.

[17] Colombo M, Raposo G, Théry C. Biogenesis, secretion, and intercellular interactions of exosomes and other extracellular vesicles[J]. Annu Rev Cell Dev Biol, 2014, 30: 255−289.

[18] Cristofanilli M, Budd G T, Ellis M J, et al. Circulating tumor cells, disease progression, and survival in metastatic breast cancer[J]. N Engl J Med, 2004, 351(8): 781−791.

[19] Demory Beckler M, Higginbotham J N, Franklin J L, et al. Proteomic analysis of exosomes from mutant KRAS colon cancer cells identifies intercellular transfer of mutant KRAS[J]. Mol Cell Proteomics, 2013, 12(2): 343−355.

[20] Diaz L A Jr, Williams R T, Wu J, et al. The molecular evolution of acquired resistance to targeted EGFR blockade in colorectal cancers[J]. Nature, 2012, 486(7404): 537−540.

[21] Diehl F, Li M, Dressman D, et al. Detection and quantification of mutations in the plasma of patients with colorectal tumors[J]. Proc Natl Acad Sci U S A, 2005, 102(45): 16368−16373.

[22] Diehl F, Schmidt K, Choti M A, et al. Circulating mutant DNA to assess tumor dynamics [J]. Nat Med, 2008, 14(9): 985−990.

[23] Diehl F. Detection and quantification of mutations in the plasma of patients with colorectal tumors[J]. Proc Natl Acad Sci, 2005, 102: 16368−16373.

[24] Freidin M B, Freydina D V, Leung M, et al. Circulating tumor DNA outperforms circulating tumor cells for KRAS mutation detection in thoracic malignancies[J]. Clin Chem, 2015, 61(10): 1299−1304.

[25] Frydrychowicz M, Kolecka-Bednarczyk A, Madejczyk M, et al. Exosomes-structure, biogenesis and biological role in nonsmall-cell lung cancer[J]. Scand J Immunol, 2015, 81(1): 2−10.

[26] Grutzmann R, Molnar B, Pilarsky C, et al. Sensitive detection of colorectal cancer in peripheral blood by septin 9 DNA methylation assay[J]. PLoS One, 2008, 3(11): e3759.

[27] Hannafon B N, Ding W Q. Intercellular communication by exosome-derived microRNAs in cancer[J]. Int J Mol Sci, 2013, 14(7): 14240−14269.

[28] Jahr S. DNA fragments in the blood plasma of cancer patients: quantitations and evidence for their origin from apoptotic and necrotic cells[J]. Cancer Res, 2001, 61: 1659−1665.

[29] Ji H, Greening D W, Barnes T W, et al. Proteome profiling of exosomes derived from

human primary and metastatic colorectal cancer cells reveal differential expression of key metastatic factors and signal transduction components[J]. Proteomics, 2013, 13(109): 1672-1686.

[30] Johnstone R M, Adam M, Hammond JR, et al. Vesicle formation during reticulocyte maturation. Association of plasma membrane activities with released vesicles (exosomes) [J]. J Biol Chem, 1987, 262(19): 9412-9420.

[31] Kopreski M S, Benko F A, Borys D J, et al. Somatic mutation screening: identification of individuals harboring K-ras mutations with the use of plasma DNA[J]. J Natl Cancer Inst, 2000, 92(11): 918-923.

[32] Lalmahomed Z S, Kraan J, Gratama J W, et al. Circulating tumor cell s and sample size: the more, the better[J]. J Clin Oncol, 2010, 28(17): e288-e289.

[33] Lecomte T, Berger A, Zinzindohoué F, et al. Detection of free-circulating tumor-associated DNA in plasma of colorectal cancer patients and its association with prognosis[J]. Int J Cancer, 2002, 100(5): 542-548.

[34] Lecomte T, Ceze N, Dorval E, et al. Circulating free tumor DNA and colorectal cancer[J]. Gastroenterol Clin Biol, 2010, 34(12): 662-681.

[35] Lo Y M, Chan L Y, Lo K W, et al. Quantitative analysis of cell-free Epstein-Barr virus DNA in plasma of patients with nasopharyngeal carcinoma[J]. Cancer Res, 1999, 59(6): 1188-1191.

[36] Marzese D M, Hirose H, Hoon D S. Diagnostic and prognostic value of circulating tumor-related DNA in cancer patients[J]. Expert Rev Mol Diagn, 2013, 13(8): 827-844.

[37] Michaela J H, Danijela J, Evan B. Detection of Tumor PIK3CA Status in Metastatic Breast Cancer Using Peripheral Blood[J]. Clin Cancer Res, 2012, 18(12): 3462-3469.

[38] Mittelbrunn M, Sánchez-Madrid F. Intercellular communication: diverse structures for exchange of genetic information[J]. Nat Rev Mol Cell Biol, 2012, 13(5): 328-335.

[39] Molnar B, Ladanyi A, Tanko L, et al. CircuLating tumor cell clusters in the peripheral blood of colorectal cancer patients[J]. Clin Cancer Res, 2001, 7(12): 4080-4085.

[40] Mouliere F, Rosenfeld N. Circulating tumor-derived DNA is shorter than somatic DNA in plasma[J]. Proc Natl Acad Sci U S A, 2015, 112(11): 3178-3179.

[41] Newman A M, Bratman S V, To J. An ultrasensitive method for quantitating circulating tumor DNA with broad patient coverage[J]. Nat Med, 2014, 20(5): 548-554.

[42] Newton C R, Graham A, Heptinstall L E, et al. Analysis of any point mutation in DNA. The amplification refractory mutation system (ARMS)[J]. Nucleic Acids Res, 1989, 17(7): 2503-2516.

[43] Pack S C, Kim H R, Lim SW, et al. Usefulness of plasma epigenetic changes of five major genes involved in the pathogenesis of colorectal cancer[J]. Int J Colorectal Dis, 2013, 28(1): 139-147.

[44] Pantel K, Alix-Panabières C, Riethdorf S. Cancer micrometastases[J]. Nat Rev Clin Oncol, 2009, 6(6): 339-351.

[45] Peach G, Kim C, Zacharakis E, et al. Prognostic significance of circulating tumour cells following surgical resection of colorectal cancers: a systematic review[J]. Br J Cancer,

2010, 102(9): 1327−1334.

[46] Philipp A B, Stieber P, Nagel D, et al. Prognostic role of methylated free circulating DNA in colorectal cancer[J]. Int J Cancer, 2012, 131(10): 2308−2319.

[47] Ponchel F, Toomes C, Bransfield K, et al. Real-time PCR based on SYBR-Green I fluorescence: an alternative to the TaqMan assay for a relative quantification of gene rearrangements, gene amplifications and micro gene deletions[J]. BMC Biotechnol, 2003, 13(3): 18.

[48] Qiu M, Wang J, Xu Y, et al. Circulating tumor DNA is effective for the detection of EGFR mutation in non-small cell lung cancer: ameta-analysis[J]. Cancer Epidemiol Biomarkers Prev, 2015, 24(1): 206−212.

[49] Rahbari N N, Bork U, Kircher A, et al. Compartmental differences of circulating tumor cells in colorectal cancer[J]. Ann Surg Oncol, 2012, 19(7): 2195−2202.

[50] Robbins P D, Morelli A E. Regulation of immune responses by extracellular vesicles[J]. Nat Rev Immunol, 2014, 14(3): 195−208.

[51] Sausen M, Parpart S, Diaz Jr LA. Circulating tumor DNA moves further into the spotlight [J]. Genome Med, 2014, 6(5): 35.

[52] Schwaederle M, Husain H, Fanta P T, et al. Detection rate of actionable mutations in diverse cancers using a biopsy-free (blood) circulating tumor cell DNA assay[J]. Oncotarget, 2016, 7(9): 9707−9717.

[53] Stroun M, Lyautey J, Lederrey C, et al. About the possible origin and mechanism of circulating DNA[J]. Clin Chim Acta, 2001, 313(1−2): 139−142.

[54] Tauro B J, Greening D W, Mathias R A, et al. Two distinct populations of exosomes are released from LIM1863 colon carcinoma cell-derived organoids[J]. Mol Cell Proteomics, 2013, 12(3): 587−598.

[55] Thorsteinsson M, Jess P. The clinical significance of circulating tumor cells in non-metastatic colorectal cancer-A review[J]. Eur J Surg Oncol, 2011, 37(6): 459−465.

[56] Théry C, Zitvogel L, Amigorena S. Exosomes: composition, biogenesis and function[J]. Nat Rev Immunol, 2002, 2(8): 569−579.

[57] Uen Y H, Lu C Y, Tsai H L, et al. Persistent presence of postoperative circulating tumor cells is a poor prognostic factor for patients with stage Ⅰ−Ⅲ colorectal cancer after curative resection[J]. Ann Surg Oncol, 2008, 15(8): 2120−2128.

[58] van der Vaart M, Pretorius P J. The origin of circulating free DNA[J]. Clin Chem, 2007, 53(12): 2215.

[59] Vlassov A V, Magdaleno S, Setterquist R, et al. Exosomes: current knowledge of their composition, biological functions, and diagnostic and therapeutic potentials[J]. Biochim Biophys Acta, 2012, 1820(7): 940−948.

[60] Vogelstein B, Kinzler K W. Digital PCR[J]. Proc Natl Acad Sci, 1999, 96(16): 9236−9241.

[61] Wang J Y, Hsieh J S, Chang M Y, et al. Molecular detection of APC, K-ras, and p53 mutations in the serum of colorectal cancer patients as circulating biomarkers[J]. World J Surg, 2004, 28(7): 721−726.

［62］ Warren J D, Xiong W, Bunker A M, et al. Septin 9 methylated DNA is a sensitive and specific blood test for colorectal cancer［J］. BMC Med, 2011, 9(24): 133.

［63］ Wong I H, Lo Y M, Zhang J, et al. Detection of aberrant p16 methylation in the plasma and serum of liver cancer patients［J］. Cancer Res, 1999, 59(1): 71–73.

［64］ Yoon Y J, Kim D K, Yoon C M, et al. Egr–1 activation by cancer-derived extracellular vesicles promotes endothelial cell migration via ERK1/2 and JNK signaling pathways［J］. PLoS One, 2014, 9(12): e115170.

［65］ Yoshioka Y, Kosaka N, Konishi Y, et al. Ultra-sensitive liquid biopsy of circulating extracellular vesicles using ExoScreen［J］. Nat Commun, 2014, 5: 3591.

［66］ Yung T K, Chan K C, Mok T S, et al. Single-molecule detection of epidermal growth factor receptor mutations in plasma by microfluidics digital PCR in non-small cell lung cancer patients［J］. Clin Cancer Res, 2009, 15(6): 2076–2084.

［67］ Zhao L, Liu W, Xiao J, et al. The role of exosomes and "exosomal shuttle microRNA" in tumorigenesis and drug resistance［J］. Cancer Lett, 2015, 356(2PtB): 339–346.

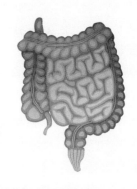

第十六章

大肠癌的分子分型和
大体病理

孙　宇　林冬梅

　　大肠癌是一种高度异质性肿瘤,提高患者生存主要依靠个体化的诊断和治疗。传统的临床病理分期并不能有效区分大肠癌的不同生物学行为,因此基于分子标志物研究为背景的大肠癌分子分型应运而生。1991年,美国国立癌症研究所(NCI)首次提出肿瘤分子分型的概念,肿瘤分子分型是指在基因表达水平上精确区分肿瘤的分子类型,主要通过综合的分子分析技术为肿瘤分类提供更多的信息,从而使肿瘤分类的基础从形态学转向以分子特征为基础的新的分类体系。肿瘤分子分型的研究将促进新的肿瘤相关基因的克隆及功能研究,为肿瘤发生和发展机制的研究提供理论依据,为指导临床进行个体化治疗提供可能的干预靶点。目前普遍认为大肠癌发生和发展在分子生物学层面上主要涉及染色体不稳定(CIN)、微卫星不稳定(MSI)和CpG岛甲基化表型(CIMP)三种机制。

[通信作者] 林冬梅,Email: lindm3@163.com

第一节　大肠癌的发病机制

一、染色体不稳定

大肠癌遗传不稳定的最常见形式是染色体不稳定（CIN），包括染色体拷贝数的获得或缺失（非整倍体），以及染色体结构改变（如易位、重排等）。染色体不稳定涉及大量基因变异，这些基因包括复制检测点、细胞周期检测点、染色体凝集、着丝粒/动粒的结构和功能、中心体与微管形成及动力学、端粒酶等，大肠癌中染色体不稳定常涉及 *APC*、*P53* 及 *SMAD4* 等基因。研究表明85%的大肠癌中存在染色体不稳定，常见的染色体不稳定包括1p和8p的删除、17p和18q的杂合性缺失和20q的扩增。有研究检测大肠癌和腺瘤的染色体变化，结果发现18q的丢失在大肠癌和腺瘤中最为多见，提示18q的丢失是腺瘤-癌演变过程中的早期事件。而这其中的关键事件是源于 *APC* 基因突变导致的Wnt信号通路的高度活化。Wnt通路异常是大多数散发性大肠癌和家族性腺瘤性息肉病的主要特点，其中80%以上来自 *APC* 基因突变，5% ～ 10%源于Wnt通路中其他基因的异常。Wnt通路异常导致增殖与分化失调，从而表现为不典型增生，加之其他抑癌基因的失活进而发展为腺瘤，从腺瘤到浸润性腺癌的发展通常认为与 *TP53* 基因的失活有关。

二、微卫星不稳定

错配修复（*MMR*）基因表达缺失可以引起微卫星不稳定（MSI），主要是微卫星序列碱基对的替换和移码突变。微卫星是由1 ～ 6个核苷酸组成，具有高度多态性的简单串联重复序列，广泛分布于整个基因组DNA序列中。MSI只有在许多细胞都发生同样的改变时才能被检测出，是肿瘤细胞克隆性增殖的一个指标。约15%的大肠癌中存在MSI，遗传性和散发性大肠癌中的MSI通过两种不同机制发生，在Lynch综合征（遗传性非息肉病性大肠癌）中MSI是由 *MMR* 基因的种系突变而引起，*MLH*1与 *MSH*2基因突变占所有 *MMR* 突变的90%。结果携带有 *MMR* 突变的人群一生中患大肠癌的概率超过80%；患子宫内膜癌的概率也大大增加，约为60%。此外，患卵巢癌和胃癌的概率也有增加，分别约为

12% 和 13%。在散发性大肠癌中，*MMR* 基因（主要是 MLH1）主要由于表基因沉默而无法表达，从而引起 MSI。

MMR 缺失引起的大肠癌多位于近端结肠，老年人及女性多见。大肠癌中 *MMR* 缺失常涉及一些抑癌基因，如 *TGF-βR2*、*BAX* 和 β-联蛋白等，这些抑癌基因的功能区中多存在单核苷酸和双核苷酸的重复序列。

Bethesda 工作组推荐使用两个单核苷酸位点（BAT25、BAT26）和三个双核苷酸位点（D2S123、D17S250、D5S346）作为检测 MSI 的标志物。这 5 个位点中检测出至少 2 个位点异常称为高度微卫星不稳定（MSI-H），只有一个位点异常称为低度微卫星不稳定（MSI-L），其余的称为微卫星稳定（MSS）。

MSI 途径大肠癌更容易发生于结肠脾曲的近端，肿瘤分化程度低、黏液细胞癌多见，肿瘤组织中易见到淋巴细胞浸润。MSI 途径大肠癌的原发肿瘤较大，但淋巴结转移和远处转移较少。尽管 MSI 途径大肠癌具有许多预后差的特征，如肿瘤分化程度低、浸润层次较深等，但预后要优于 MSS 大肠癌。MSI-H 在 Ⅱ 期大肠癌中是预后良好的指标，术后患者的 5 年生存率接近 90%。

TCGA 通过对基因组进行二代测序（NGS）将大肠癌分为高频突变（16%）和低频突变（84%）两个亚型，其中 13% 高频突变伴有 MSI，主要表现为 MMR 蛋白的缺失和 CpG 岛的高度甲基化，低频突变患者中大多为 MSS。由于高突变负荷带来的高肿瘤抗原负荷，目前《NCCN 指南》推荐伴有 MSI-H 的晚期大肠癌患者可选择免疫治疗，并且临床前景优良。

部分大肠癌中还存在另一种碱基剪切修复基因即 *MUTYH*、*MYH* 基因的种系突变，*MYH* 基因可以将氧化性损伤产物从基因组 DNA 中剪切修复，存在 *MYH* 基因种系突变的患者临床易发生息肉病，到 60 岁时发生大肠癌的概率接近 100%。临床上结直肠息肉超过 15 枚以上的患者有 1/3 存在 *MYH* 基因突变，目前尚未发现 *MYH* 基因在散发性大肠癌中的突变。

三、DNA 异常甲基化

散发性大肠癌中 MSI 现象的存在主要是由于其 *MMR*（主要是 MLH1）基因沉默，此外部分大肠癌的抑癌基因由于其富含 CpG 岛的启动子序列发生过度甲基化，使基因无法转录进而表达，这种机制称为表观基因沉默（epigenetic silencing）。表观基因沉默目前被认为是抑癌基因失活的另一种方式，在散发性大肠癌中，启动子甲基化很早在正常黏膜就有发生，可能是一种年龄相关性缺陷，但启动子过度甲基化可以促进晚期大肠癌的形成，这种过度甲基化表型称

CpG岛甲基化表型(CIMP)。

四、*RAS*和*BRAF*基因型

近年来,随着精准医疗的发展,肿瘤的基因型与临床治疗和预后的关系逐渐被重视。其中被广泛应用于临床实践中的主要为*RAS*和*BRAF*基因。

BRAF是RAS-RAF-MAP2K(MEK)-MAPK信号通路的一部分,*BRAF V600E*基因突变在大肠癌中占6%～10%,与MSI相关,主要富集于右半结肠癌的老年患者,其中女性多见,且绝大多数与*RAS*基因突变相关。*BRAF*基因突变是显著的预后不良因素。Ⅱ/Ⅲ期大肠癌基因突变与预后分析指出,*BRAF V600E*基因突变患者与*BRAF*野生型患者相比5年生存率明显降低,虽然*BRAF*基因突变富集于MSI-H人群,但是亚组分析中*BRAF*基因突变对不同微卫星状态患者的5年生存率均显示出负性影响。更重要的是,晚期大肠癌患者中位生存时间(9～14个月)和中位PFS(4～6个月)均远低于野生型患者。虽然标准治疗联合抗EGFR单抗方案存在争议,强力化疗联合靶向治疗可能有生存获益,但是目前从整体上仍缺少显著改善*BRAF*基因突变患者生存的有效治疗方案。*KRAS*基因虽然没有明确的预后价值,但是对于抗EGFR单抗的疗效,*KRAS*基因突变是耐药的主要标志。对于*RAS/BRAF*全野生型大肠癌患者接受标准化疗联合西妥昔单抗中位总生存期可达30个月,中位PFS达10个月左右。尤其是近些年对于肝和肺转移灶手术切除理念的改变,以及《ESMO指南》推崇的寡转移病灶的局部毁损性治疗,20%～50%的晚期患者通过局部治疗可以获得长期生存。而局部治疗获益的人群主要是RAS/BRAF全野生型患者。

五、*POLE*和*POLD*1基因

DNA复制的准确性依赖于精确的碱基互补配对、DNA聚合酶的校对功能和复制后的MMR。校对和MMR功能缺失(MMR-D)均会导致突变率的升高。MMR-D在肿瘤中的作用已逐渐明晰并且用于临床治疗的指导。直到2012年,《自然遗传学》(*Nature Genetics*)杂志上的一篇文章才将*POLE/POLD*1基因带入我们的视野。来自牛津大学的研究人员通过对大肠癌家族史人群基因组的测序,发现了两个基因的罕见DNA缺陷与家族性大肠癌的关系。

ESMO大会发布的TCGA的数据显示,大肠癌患者中高频突变的比例占16%,其中77%表现为MSI-H,其他的表现为体系MMR途径和*POLE*基因的异

常,且*POLE*突变患者的基因组突变频率更高,多发生在MSS患者中。这一发现部分解释了临床表型MSI-H与检测结果不一致的现象。*POLE/POLD*1突变的肿瘤组织伴有同时性突变的迅速积累显示了肿瘤发展的一种新机制。几乎全部*POLE/POLD*1突变患者表现为肿瘤突变负荷的增加,甚至是超突变现象。目前在晚期大肠癌研究中,患者只有MSI-H才有可能对抗PD-1治疗敏感。但是*POLE/POLD*1突变带来的更高的肿瘤抗原负荷及免疫细胞浸润和免疫检查点表达的增多,均提示良好的免疫治疗前景。2017年,*JNNC*杂志报道了世界首例*POLE*突变的大肠癌患者接受免疫治疗,该患者的NGS结果显示*POLE V411L*突变和MSS,接受派姆单抗治疗后临床症状改善,CEA趋于正常,影像学显示肿瘤负荷减少,而且患者并没有不能耐受的不良反应。免疫组化显示大量CD8$^+$淋巴细胞浸润且90%以上表达PD-1,肿瘤微环境中非肿瘤细胞PD-L1表达超过99%。

因此,*POLE/POLD*1基因体系突变可能代表着不同于MSI的一种大肠癌的分子亚型,并显示出免疫治疗的前景。

第二节　大肠癌的分子分型

从2007年Jass等根据MSI和CIMP状态并结合临床病理特征对大肠癌进行广泛的分型,至今已有十余年的发展,尤其是人类基因组计划及NGS技术的发展推动了这一进程。2012年,TCGA通过对大肠癌患者的基因组采用NGS技术将大肠癌分为高频突变(16%)和低频突变(84%)两个亚型。2015年,大肠癌分型联盟将六种独立的分类系统进行交叉联合,应用大数据建立大肠癌共识分子亚型(CMS),将大肠癌分为CMS 1～4型和未定型五类,每种亚型具有不同的分子生物学特性,并表现出不同的临床特征。这四种亚型的特点可以归结为以下几个方面。CMS 1型(MSI+免疫特点,占14%):高突变率、MSI、强免疫活性;CMS 2型(经典型,占37%):上皮性、染色体不稳定、经典的Wnt和Myc信号途径激活;CMS 3型(代谢型,占13%):上皮性、代谢调节异常;CMS 4型(间质型,占23%):TGF-β激活占主导,具有间质浸润及血管再生的特点;还有13%的大肠癌不能明确地归结为上述四种亚型,因具有多种亚型间重叠的特点,代表了肿瘤内部的异质性,统称为CMS 5型。

具体来说,CMS 1型大肠癌表现为高频突变但体系拷贝数改变少见,其中包含大部分MSI肿瘤并且有DNA MMR缺失。这种修复能力缺失主要与其广泛的高甲基化状态相关。除此之外，CMS 1型大肠癌表达更多与免疫浸润有关的基因，主要包括Th1型细胞和细胞毒性T细胞，同时具有很强的免疫逃逸活性，这也是MSI大肠癌显示出的特点。从临床病理特征和预后来看，CMS 1型大肠癌主要集中在女性右半结肠，常表现为更高的组织病理学分级，复发后生存明显降低。

相比较于CMS 1型大肠癌，CMS 2～4型都具有高度染色体不稳定性。

CMS 2型大肠癌原癌基因拷贝数的增加及抑制基因拷贝数的减少在四种亚型中最常见，表现为上皮分化及Wnt、Myc通路的显著上调，这是大肠癌发生的经典途径。该亚型主要发生在左半结肠和直肠，复发后生存优于其他亚型。

CMS 3型大肠癌具有区别于其他染色体不稳定性肿瘤的全基因及表观遗传学特点，主要表现为：体系拷贝数改变较少；接近30%的高频突变率，且与MSI状态相重叠；低度CpG岛甲基化表型发生率较高，占据基因甲基化的中位水平；而且该亚型表现出多种代谢特点，这与*KRAS*基因突变诱导的代谢适应相一致。并没有发现特殊的基因突变、体系拷贝数变化或信号通路异常与某一亚型密切相关。通过分析基因表达的数据对不同的CMS亚型有更好的生物学理解。

CMS 4型肿瘤表现出上皮间质转化（*EMT*）基因的显著上调，这与TGF-β信号通路、血管新生和基质重塑信号通路以及补体系统的激活有关。除此之外，CMS 4型肿瘤组织表达与基质浸润有关的基因、过表达细胞外基质蛋白，并与非肿瘤细胞高度混合。在临床上，该亚型表现为更高的TNM分期、更差的总生存率和无复发生存率。

基于基因表达水平的大肠癌分子分型的确定，从分子水平上归纳了大肠癌的同质性和异质性，探讨了大肠癌发生和发展的驱动事件，有助于加深对这种疾病的理解并推动药物治疗策略的发展。

第三节　大肠癌的大体病理

大肠癌定义为结肠或直肠的恶性上皮性肿瘤，目前WHO诊断标准为腺癌类型只有在显微镜下侵犯肠壁黏膜肌层以下时才可诊断为癌，当肿瘤局限于黏膜上皮或固有层而未侵犯黏膜肌层达黏膜下时,不具有转移的潜能,因此称之为高级别上皮内瘤变或高级别黏膜内瘤变更为恰当。大肠癌约50%发生在直肠、乙状结肠区域,近几十年来发现癌的发生部位有向结肠近端迁移的趋势。

一、大体特征

大体检查的特点是由发现肿瘤时其所处的自然阶段所决定,根据肿瘤累及肠壁的深度,大肠癌可分为早期癌和进展期癌。

1. 早期大肠癌

癌细胞穿透结直肠黏膜肌层浸润至黏膜下层,但未累及固有肌层,无论有无淋巴结转移,称为早期大肠癌(pT1)。上面定义中已经提到黏膜上皮重度异型增生或癌组织浸润固有膜,以及不能判断浸润深度的病变称为高级别上皮内/黏膜内瘤变。为更好地预测肿瘤预后,建议对早期大肠癌的黏膜下层浸润深度进行测量并分级,即SM1(黏膜下层浸润深度≤1 mm)和SM2(黏膜下层浸润深>1 mm)。

早期大肠癌大体分类可分为以下三型。① 息肉隆起型(Ⅰ型):又可进一步分为有蒂型(Ⅰp)、广基型(Ⅰs)两个亚型。② 扁平隆起型(Ⅱ型):肿瘤如分币状隆起于黏膜表面,此型中多数为"黏膜下层癌"。③ 扁平隆起伴溃疡型(Ⅲ型):肿瘤如小盘状、边缘隆起、中心凹陷,此型均为"黏膜下层癌"。

2. 进展期大肠癌

当癌浸润已超越黏膜下层而达肠壁肌层或浆膜层时称进展期大肠癌。按肿瘤生长特性大体分型可分为四型:隆起型、溃疡型、浸润型和胶样型。隆起型和溃疡型预后好,浸润型和胶样型预后差。① 隆起型:肿瘤呈结节状、息肉状或菜花状隆起,有蒂或呈广基。切面可见肿瘤与周围组织境界较清楚,浸润较为浅表局限。若肿瘤表面坏死,形成溃疡但溃疡底部高于周围黏膜水平而形如盘状者则又可称为盘状隆起亚型。② 溃疡型:当肿瘤溃疡深达肌层或以上时属此大体亚型。③ 浸润型:肿瘤向肠壁内各层弥散浸润,使局部肠壁增厚,但表面常无明显溃疡或隆起。肿瘤可累及肠管全周,常伴纤维组织异常增生,有时致肠管周径明显缩小,形成环状狭窄。此时若行肠镜往往会受阻于此狭窄处,只得在此处钳取活检,但因取材较浅,常不能获得肿瘤黏膜肌层以下深部浸润的组织,从而难以诊断为癌。相比而言,此型预后较差。④ 胶样型:肿瘤外形不一,或隆起,或伴有溃疡形成,但外观及切面均呈半透明胶冻状。此型大多为黏液腺癌或印戒细胞癌,预后差。

二、组织病理学特征

结肠肿瘤中90%～95%属于腺癌组织学类型，常见病理学亚型为乳头状腺癌、管状腺癌、黏液腺癌、印戒细胞癌、未分化癌、腺鳞癌、鳞状细胞癌等，管状腺癌又可根据其管状结构分化程度分为高分化、中分化和低分化腺癌。大部分直肠和结肠腺癌形成腺样结构，腺样结构的大小和形态存在差异。多数结直肠腺癌CK7阴性，CK20阳性，表达CDX2。部分肿瘤CK20阴性，可能表现为MSI-H，而CDX2表达与微卫星状态并无关联。

1. 乳头状腺癌

癌细胞为柱状上皮，排列成细乳头状，乳头内间质很少，多为高分化型。乳头状腺癌预后较好。

2. 管状腺癌

为腺癌中最常见的类型，癌组织排列成腺管状。根据其分化程度可分为高、中及低分化3级。高分化指癌细胞分化好，肿瘤几乎均由腺管组成；中分化指癌细胞分化较差，肿瘤大部分可见癌形成的腺管结构；低分化指癌细胞分化最差，肿瘤大部分为实性条索或小巢，癌形成的腺管结构较少，少于癌组织的1/3。

3. 黏液腺癌

黏液腺癌是一种特殊类型的大肠癌，其细胞外黏液形成大的黏液湖，黏液内漂浮肿瘤细胞，形成腺泡状、巢状或单个散在，包括印戒细胞等。根据定义，肿瘤成分中50%以上为细胞外黏液称为黏液腺癌，上皮的成熟程度决定分化。肿瘤成分中50%以下为黏液诊断为具有黏液成分的癌。黏液腺癌占大肠癌的15%，最常发生在直肠，其预后比普通类型的腺癌稍差。多数黏液腺癌为MSI-H，组织学为低级别；而微卫星稳定（MSS）或低度微卫星不稳定（MSI-L）黏液腺癌的组织学类型多为高级别。

4. 印戒细胞癌

印戒细胞癌是一种罕见类型的大肠癌，通常累及年轻人。根据定义，50%以上的癌细胞存在明显细胞质内黏液称为印戒细胞癌，典型者黏液挤压并使核移位。印戒细胞癌可出现在黏液腺癌的黏液湖中，或缺乏细胞外黏液，呈弥漫性浸润。大约1/3的病例呈现MSI-H。肿瘤细胞少于50%的印戒细胞诊断为伴印戒细胞癌的腺癌。转移倾向于发生在淋巴结、腹膜表面和卵巢，而不是肝。扩散方式主要是腹膜播散，预后极差。在做出结直肠原发性印戒细胞癌的诊断前，要考虑胃或乳腺的原发癌转移到结直肠的可能性。在一些产生黏液的结直肠腺癌病例中,细胞外黏液和细胞内黏液混合存在,形成混合性黏液-印戒细胞癌。印戒细胞癌成分越多,预后越差。因此,对于黏液性肿瘤,特别指出印戒细胞癌的存在及其占比是很有必要的。

5. 髓样癌

通常发生于女性的盲肠和右半结肠。这种罕见的亚型具有片状分布、泡状核、核仁明显及丰富红染胞质、上皮内淋巴细胞浸润等特点,几乎总存在MSI-H且预后较好。

6. 微乳头状腺癌

已被发现存在于大约20%的结直肠腺癌中,具有乳腺、膀胱和肺中描述过的同名肿瘤形态特征,即小簇状肿瘤细胞位于间质形成的类似血管的空隙中。这种模式也可见于普通型大肠癌中,与淋巴血管浸润和淋巴结转移相关,因此生存率降低。

7. 腺鳞癌

这种不常见的肿瘤既有鳞状细胞癌的特点,又有腺癌的特点;腺癌部分一般分化较好,而鳞癌部分则一般分化较差(恶性高)。但不包括伴有小灶状的鳞状上皮分化的腺癌。腺鳞癌的患者比例为0.6%,单纯性鳞状细胞癌极为罕见。

三、组织病理学分级

以腺体形成比例为基础,传统上将结直肠腺癌分为高、中、低分化及未分化。未分化腺癌似乎存在矛盾,而保留未分化癌(4级)为排除性诊断,为没有腺体形成、不产生黏液,或神经内分泌、鳞状及肉瘤样分化的恶性上皮性肿瘤。组织学分级仅适用于非特殊类型的腺癌;其他亚型具有独特的预后意义,不再分级。

大肠癌具有异质性,应按照分化最低的成分进行分级。肿瘤浸润前缘是评估级别较好的部位,但存在分化差的小灶或散在单个细胞,这是肿瘤出芽形成的;有些是癌性腺体尚未形成,已经证明其出现与浸润行为相关。

四、癌前病变

1. 腺瘤

腺瘤定义为存在异型增生的上皮。组织学特点为细胞核大且深染、不同程度的细胞梭形、复层并缺乏极向。依据腺体结构的复杂程度、细胞分层程度及核异型程度可将异型增生分为低级别与高级别,高级别异型增生中可有局灶浸润。

结直肠腺瘤大体可分为三类:隆起型、扁平型及凹陷型。

管状腺瘤常为隆起型、呈球形并有蒂,或为扁平型。显微镜观察异型增生的腺体结构占腺腔表面的80%。绒毛状结构定义为腺体的长度超过正常结直肠黏膜的2倍。叶状或指状突起被覆异型增生的腺上皮,超过腺腔表面的80%。管状绒毛状腺瘤定义为管状与绒毛状结构混合,不同研究采纳的比例不同,一般绒毛状结构为25% ~ 75%。

腺瘤的某些特征与癌的同步或延时发生相关。体积较大(直径≥1 cm)、更大比例的绒毛状结构、伴高级别上皮内肿瘤/异型增生的腺瘤,称为高级别腺瘤,平坦凹陷型腺瘤尽管具有较低的KRAS突变率但表现为更高的恶变率。腺瘤直径≥20 mm、具有更多绒毛管状结构、近端结肠、多发性腺瘤(5个或更多)或男性患者更容易发展成为高级别腺瘤或癌。

2. 锯齿状病变

锯齿状病变为一组异质性病变,特征为上皮成分显示为锯齿状结构,包括增生性息肉、无蒂锯齿状腺瘤/息肉和传统型锯齿状腺瘤。

3. 幼年性息肉

散发性幼年性息肉常发生于儿童。息肉有丰富的间质,通常由水肿样的炎性肉芽组织组成,围绕囊性扩张且包含黏液的腺体。腺体被覆立方上皮或柱状上皮,并伴反应性改变。

幼年性息肉病综合征患者的幼年性息肉,常具有叶状生长方式,较散发性息肉间质稍少、扩张腺体更多、增生的小腺体(微管方式)更多。散发性幼年性息肉内罕见异型增生,但幼年性息肉病综合征患者发生大肠癌的风险增加。

4. Peutz–Jeghers 息肉

Peutz–Jeghers息肉是一种错构瘤胃肠道息肉,多累及小肠,并发皮肤黑色素沉积,是遗传性综合征——Peutz–Jeghers综合征(PJS)的一部分。

------------------------------ **参 考 文 献** ------------------------------

[1] Baba Y, Nosho K, Shima K, et al. Relationship of CDX2 loss with molecular features and prognosis in colorectal cancer[J]. Clin Cancer Res, 2009, 15(14): 4665–4673.

[2] Bourdais R, Rousseau B, Pujals A, et al. Polymerase proofreading domain mutations:

New opportunities for immunotherapy in hypermutated colorectal cancer beyond MMR deficiency［J］. Crit Rev Oncol Hematol, 2017, 113: 242-248.

[3]　Cancer Genome Atlas Network. Comprehensive molecular characterization of human colon and rectal cancer［J］. Nature, 2012, 487(7407): 330-337.

[4]　Cancer Genome Atlas Research Network. Comprehensive molecular characterization of human colon and rectal cancer［J］. Nature, 2012, 487(7407): 330-337.

[5]　Cohen R, Cervera P, Svrcek M, et al. BRAF-mutated colorectal cancer: What is the optimal strategy for treatment［J］. Curr Treat Options Oncol, 2017, 18(2): 9.

[6]　Di N F, Martini M, Molinari F, et al. Wild-type BRAF is required for response to panitumumab or cetuximab in metastatic colorectal cancer［J］. J Clin Oncol, 2008, 26(35): 5705-5712.

[7]　Diaz L A Jr, Le D T. PD-1 blockade in tumors with mismatch-repair deficiency［J］. N Engl J Med, 2015, 373(20): 1979.

[8]　Elez E, Argilés G, Tabernero J. First-line treatment of metastatic colorectal cancer: Interpreting FIRE-3, PEAK, and CALGB/SWOG 80405［J］. Curr Treat Options Oncol, 2015, 16(11): 52.

[9]　Fariña-Sarasqueta A, van Lijnschoten G, Moerland E, et al. The BRAF V600E mutation is an independent prognostic factor for survival in stage II and stage III colon cancer patients ［J］. Ann Oncol, 2010, 21(12): 2396-2402.

[10]　Gavin P G, Colangelo L H, Fumagalli D, et al. Mutation profiling and microsatellite instability in stage II and III colon cancer: an assessment of their prognostic and oxaliplatin predictive value［J］. Clin Cancer Res, 2012, 18(23): 6531-6541.

[11]　Gong J, Wang C, Lee P P, et al. Response to PD-1 blockade in microsatellite stable metastatic colorectal cancer harboring a POLE mutation［J］. J Natl Compr Canc Netw, 2017, 15(2): 142-147.

[12]　Greenson J K, Huang S C, Herron C, et al. Pathologic predictors of microsatellite instability in colorectal cancer［J］. Am J Surg Pathol, 2009, 33(1): 126-133.

[13]　Guinney J, Dienstmann R, Wang X, et al. The consensus molecular subtypes of colorectal cancer［J］. Nat Med, 2015, 21(11): 1350-1356.

[14]　Hetman S J, Ronksley P E, Hilsden R J, et al. Prevalence of adenomas and colorectal cancer in average risk individuals: a systematic review and meta-analysis［J］. Clin Gastroenterol Hepatol, 2009, 7(12): 1272-1278.

[15]　Huang K H, Chen J H, Wu C W, et al. Factors affecting recurrence in node-negative advanced gastric cancer［J］. J Gastroenterol Hepatol, 2009, 24(9): 1522-1526.

[16]　Kirchner T, Reu S. Development of molecular-pathologic entities of colorectal cancer［J］. Pathologe, 2008, 29 (Suppl 2): 264-269.

[17]　Lambert R, Kudo S E, Vieth M, et al. Pragmatic classification of superficial neoplastic colorectal lesions［J］. Gastrointest Endosc, 2009, 70(6): 1182-1199.

[18]　Leopoldo S, Lorena B, Cinzia A, et al. Two subtypes of mucinous adenocarcinoma of the colorectum: clinicopathological and genetic features［J］. Ann Surg Oncol, 2008, 15(5): 1429-1439.

[19] Lim S B, Jeong S Y, Min R L. Prognostic significance of microsatellite instability in sporadic colorectal cancer[J]. Int J Colorectal Dis, 2004, 19(6): 533-537.

[20] Lochhead P, Kuchiba A, Imamura Y, et al. Microsatellite instability and BRAF mutation testing in colorectal cancer prognostication[J]. J Natl Cancer Inst, 2013, 105(15): 1151-1156.

[21] Martínez M E, Baron J A, Lieberman D A, et al. A pooled analysis of advanced colorectal neoplasia diagnoses after colonoscopic polypectomy[J]. Gastroenterology, 2009, 136(3): 832-841.

[22] Morita T, Tomita N, Ohue M, et al. Molecular analysis of diminutive, flat, depressed colorectal lesions: are they precursors of polypoid adenoma or early stage carcinoma[J]. Gastrointest Endosc, 2002, 56(5): 663-671.

[23] Müller M F, Ibrahim A E, Arends M J. Molecular pathological classification of colorectal cancer[J]. Virchows Archiv, 2016, 469(2): 1-10.

[24] Ogawa T, Yoshida T, Tsuruta T, et al. Tumor budding is predictive of lymphatic involvement and lymph node metastases in submucosal invasive colorectal adenocarcinomas and in non-polypoid compared with polypoid growths[J]. Scand J Gastroenterol, 2009, 44(5): 605-614.

[25] Okoń K, Zazula M, Rudzki Z, et al. CDX-2 expression is reduced in colorectal carcinomas with solid growth pattern and proximal location, but is largely independent of MSI status [J]. Pol J Pathol, 2004, 55(3): 9-14.

[26] Palles C, Cazier J B, Howarth K M, et al. Germline mutations affecting the proofreading domains of POLE and POLD1 predispose to colorectal adenomas and carcinomas[J]. Nat Genet, 2013, 45(2): 136-144.

[27] Phipps A I, Limburg P J, Baron J A, et al. Association between molecular subtypes of colorectal cancer and patient survival[J]. Gastroenterology, 2015, 148(1): 77-87.

[28] Pietrantonio F, Petrelli F, Coinu A, et al. Predictive role of BRAF mutations in patients with advanced colorectal cancer receiving cetuximab and panitumumab: a meta-analysis[J]. Eur J Cancer, 2015, 51(5): 587-594.

[29] Popat S, Hubner R, Houlston R S. Systematic review of microsatellite instability and colorectal cancer prognosis[J]. J Clin Oncol, 2005, 23(3): 609-618.

[30] Popovici V, Budinska E, Bosman F T, et al. Context-dependent interpretation of the prognostic value of BRAF and KRAS mutations[J]. BMC Cancer, 2013, 13: 439.

[31] Roth A D, Tejpar S, Delorenzi M, et al. Prognostic role of KRAS and BRAF in stage II and III resected colon cancer: results of the translational study on the PETACC-3, EORTC 40993, SAKK 60-00 trial[J]. J Clin Oncol, 2010, 28(3): 466-474.

[32] Shlien A, Campbell B B, de Borja R, et al. Combined hereditary and somatic mutations of replication error repair genes result in rapid onset of ultra-hypermutated cancers[J]. Nat Genet, 2015, 47(3): 257-262.

[33] Siegel R L, Miller K D, Jemal A. Cancer statistics, 2016[J]. CA Cancer J Clin, 2016, 66(1): 7-30.

[34] Sinicrope F A, Shi Q, Smyrk T C, et al. Molecular markers identify subtypes of stage III

colon cancer associated with patient outcomes［J］. Gastroenterology, 2015, 148(1): 88−99.

［35］ Stadler Z K, Battaglin F, Middha S, et al. Reliable detection of mismatch repair deficiency in colorectal cancers using mutational load in next-generation sequencing panels［J］. J Clin Oncol, 2016, 34(18): 2141−2147.

［36］ Stang A, Kluttig A. Etiologic insights from surface adjustment of colorectal carcinoma incidences: an analysis of the U. S. SEER data 2000−2004［J］. Am J Gastroenterol, 2008, 103(11): 2853−2861.

［37］ Van Cutsem E, Cervantes A, Adam R, et al. ESMO consensus guidelines for the management of patients with metastatic colorectal cancer［J］. Ann Oncol, 2016, 27(8): 1386−1422.

［38］ Wang L C, Lee H C, Yeung C Y, et al. Gastrointestinal polyps in children［J］. Pediatr Neonatol, 2009, 50(5): 196−201.

［39］ Wang L M, Kevans D, Mulcahy H, et al. Tumor budding is a strong and reproducible prognostic marker in T3N0 colorectal cancer［J］. Am J Surg Pathol, 2009, 33(1): 134−141.

［40］ 鞠海星.大肠癌的遗传异质性与分子分型［J］.中华结直肠疾病电子杂志,2015,(4): 17−20.

［41］ 刘申香,成红艳,李苏宜.大肠癌分子分型临床研究进展［J］.中国肿瘤,2010,19(4): 255−261.

［42］ 韦青,王晰程,沈琳.BRAF突变晚期大肠癌的治疗进展［J］.临床肿瘤学杂志,2016,21 （3）: 282−286.

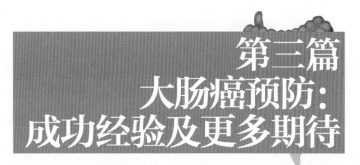

第三篇
大肠癌预防：
成功经验及更多期待

第十七章

中国大肠癌的流行病学
变化与防治策略

蔡三军　廉　朋　刘方奇

　　近30年来，我国大肠癌的发病率以每年3%左右的速度上升，这个比例在部分发达城市高达4%。我国的大肠癌发生率和病死率在世界范围内居中等水平，随着中国经济发展带来的疾病谱的变化，预计大肠癌的发病率还将继续上升，其病死率持续高位，大肠癌将成为危害中国居民健康的主要恶性肿瘤。近年来，由于我国加强了大肠癌规范性和MDT模式的推广和应用，医疗条件的改善，以及早期患者的比例增加，大肠癌的治疗效果有了极大的改善。研究表明，大肠癌的一级预防起了35%的作用；二级预防起了53%的作用；而诊治的改善仅占11%。因此，如何提高大肠癌的防治水平，值得我们认真思考。

[通信作者]　蔡三军，Email: caisanjun@gmail.com

第一节　中国大肠癌的发病现状

根据WHO相关数据，2012年总计1 400万新发癌症病例，820万人死于癌症，在75岁之前癌症患病率达到18.5%，癌症病死率达到10.5%。在过去的20年间，癌症新发病例数增加了70%。在男性中最常见的前五位癌症分别是肺癌、前列腺癌、大肠癌、胃癌和肝癌；在女性中则为乳腺癌、大肠癌、肺癌、宫颈癌和胃癌。总体来看，大肠癌发病率仅次于肺癌和乳腺癌，位居恶性肿瘤发病的第三位。

随着经济的快速发展，我国居民的生活方式、饮食结构、期望寿命和医疗条件等得到了明显的改善，疾病谱和肿瘤谱亦有了很大的改变。大肠癌的发病率上升明显，20世纪80年代我国大肠癌粗发病率仅13.48/10万，而2012年大肠癌的粗发病率上升至37.6/10万，增长近3倍。根据上海市较完整的肿瘤流行病学资料显示，1962年时大肠癌粗发病率为8.7/10万，位居第七位；而到了2012年大肠癌的粗发病率高达56/10万，居恶性肿瘤发病率第二位。近30年来，国内大肠癌的发病率以每年3%左右的速度上升，这个比例在部分发达城市高达4%。目前世界范围内，我国的大肠癌发病率和病死率水平居中等。随着我国经济发展带来的疾病谱变化，大肠癌发病率还将继续上升，其病死率持续高位，是危害我国居民健康的主要恶性肿瘤之一，应引起重视。

一、大肠癌的发病率及病死率

中国的流行病学调查显示：2010年，依据登记覆盖人群15 840余万人的估算（其中城市人口占58.35%，农村人口占41.45%）：全国估计新发恶性肿瘤病例约309万，死亡病例196万，肺癌、乳腺癌、胃癌、肝癌、食管癌、大肠癌、宫颈癌是我国常见的恶性肿瘤；全国恶性肿瘤发病率为235.23/10万（男性268.65/10万，女性200.21/10万），**如图17-1-1和图17-1-2**所示。

依据最新的国家癌症中心数据，陈万青教授报道：2013年，全国肿瘤登记中心共收集到全国347个登记处提交的肿瘤登记资料，覆盖人口共226 494 490人。全国恶性肿瘤发病第一位的是肺癌，每年新发病例约73.3万；按发病例数顺位，其次为胃癌、肝癌和大肠癌和女性乳腺癌。其中男性发病第一位是肺癌，其次

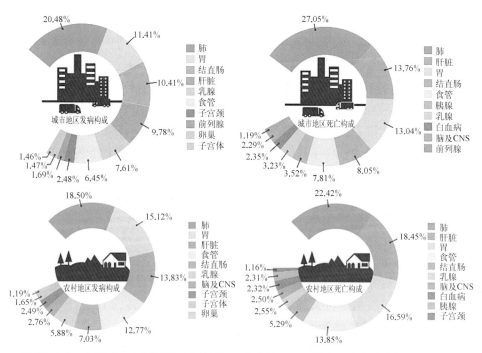

图 17-1-1　中国城市（上图）和农村地区（下图）前十位恶性肿瘤的发病率和病死率构成

注：CNS 表示中枢神经系统（central nervous system）

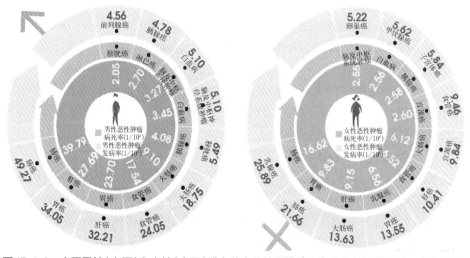

图 17-1-2　中国男性（左图）和女性（右图）排名前十位的恶性肿瘤发病率（外圈）及病死率（内圈）

为胃癌、肝癌、大肠癌和食管癌；女性发病第一位的是乳腺癌，其次为肺癌、大肠癌、胃癌和甲状腺癌。城市地区恶性肿瘤发病第一位的是肺癌，每年发病约39.9万，其次为大肠癌、胃癌、女性乳腺癌和肝癌。

全国恶性肿瘤死亡第一位的是肺癌，其次为肝癌、胃癌、食管癌和大肠癌。其中男性恶性肿瘤死亡第一位为肺癌，其次为肝癌、胃癌、食管癌和大肠癌；女性恶性肿瘤死亡第一位也是肺癌，其次为胃癌、肝癌、大肠癌和乳腺癌。

目前我国大肠癌发病率和病死率均高于世界中等水平，但低于发达国家；与亚洲其他国家相比，低于日本、新加坡和韩国，而高于伊朗、老挝和印度等国家。

二、中国大肠癌流行病学特点

1. 城市和农村差异显著

2009年，城市地区大肠癌发病率为35.78/10万（男性为39.35/10万，女性为32.15/10万）；农村地区大肠癌发病率为16.40/10万（男性为18.20/10万，女性为14.53/10万）。城市地区大肠癌发病率、中标率、世标率、累积率和截缩率均高于农村地区。2003—2007年，中国城市和农村地区大肠癌发病率和病死率均有明显差异，城市明显高于农村。城乡粗发病率比为2.38∶1，而粗死亡率为1.90∶1。城市地区大肠癌新发病例和死亡病例分别占全部癌症发生和死亡病例的11.93%和9.03%，而在农村仅为5.46%和4.15%。

2. 性别差异

2009年，72个登记处共报告大肠癌新发病例25 159例，其中男性14 000例，粗发病率为32.38/10万；女性11 159例，粗发病率为26.42/10万，男性略高于女性。

3. 部位差异

2003—2007年中国大肠癌的发病和死亡构成中，以结肠癌为主，结肠癌略高于直肠癌；城市地区结肠癌在发病和死亡构成中所占比例略高于直肠癌，在农村地区直肠癌比例高于结肠癌。

4. 年龄别发病率和病死率

根据2009年数据，大肠癌发病率在0～39岁处于较低水平，40岁后快速升高，80～84岁达到高峰，85岁后有所下降。2003—2007年，病例汇总也显示类似规律：大肠癌年龄别发病率和病死率均呈现随年龄的增长而上升的趋势。病死率在85岁以上年龄组达到高峰。40岁以下各年龄组人群男性与女性发病率及病死率差别不大，均处于较低水平；40岁以上各年龄组男性发病率和病死率均高于女性，如图17-1-3和图17-1-4所示。

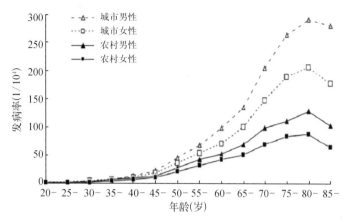

图 17-1-3 2009 年的年龄别发病率和病死率

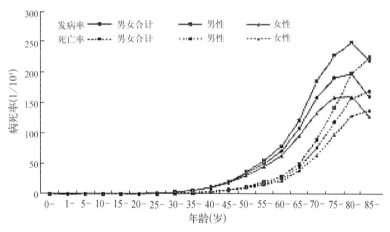

图 17-1-4 2003—2007 年的年龄别发病率和病死率

第二节 大肠癌的流行病学变化

大肠癌是一个与生活方式明显相关的肿瘤。20世纪70年代后期,我国经济迅速发展,人民生活水平和生活方式发生了显著变化,大肠癌的流行病学特点也随之发生变化。

20世纪80年代初,我国大肠癌的流行病学具有如下特点。① 发病年龄偏低:欧美发达国家的中位发病年龄为65 ～ 69岁;而我国大约为45岁,其中30岁以下患者占10% ～ 15%。② 低位直肠癌多见:70%的大肠癌位于距离肛门

8 cm以内。③ 合并血吸虫病常见。但近20年来，大肠癌的流行病学发生了显著变化，具体如下所述。

一、发病率及病死率显著升高

发病率和病死率均呈现平稳上升趋势，1988—2007年的20年间，北京市、上海市、林州市、启东市发病率呈增长趋势，北京市1988—1997年以2.61%的速度增长。2003—2007年间全国发病率以3.33%的速度增长，城市地区比农村地区增长快（6.03% *vs* 2.59%）；病死率以3.05%的速度增长，城市地区比农村地区增长慢（2.34% *vs* 5.72%）。

上海市2003—2007年的大肠癌粗发病率和病死率分别为43.35/10万和22.42/10万，发病率居恶性肿瘤的第二位。据广州市疾病预防控制中心2012年发布的数据，广州市居民大肠癌发病率突破了45/10万，发病率由10年前居各种肿瘤的第五位上升至第二位，病死率上升至第三位。综合以上数据，可以看出我国大肠癌发病率已经和世界平均水平相当，在发达地区已经接近或达到高发国家的水平。

二、性别发病率和病死率的变化

中国大肠癌男、女比例近20年来发生明显变化。由20世纪80年代1.50∶1到20世纪90年代为1.26∶1，女性比例明显升高（$P < 0.05$）。北京地区1993—1997年结肠癌发病率男性为9.8/10万，女性为10.3/10万；病死率男性为5.1/10万，女性为5.7/10万。20世纪90年代女性结肠癌发病率和病死率均比男性高。在城市中，男性和女性大肠癌发病率基本接近，1998—2002年北京市大肠癌发病率男性为24.2/10万，女性为23.3/10万；上海市男性为40.7/10万，女性为40.4/10万。2003年，中国33个市县近5 000万人口的恶性肿瘤死亡年度报告中，有1/3市县的结肠癌病死率女性等同或超过男性，直肠癌病死率也有8个市县女性等同或超过男性。

三、发病年龄构成变化

随着我国人口老龄化的进展，大肠癌的中位发病年龄明显上升，从1985—1989年的50.2岁上升至2000—2004年的58.6岁，上升了8.4岁。李明等报告20世纪80年代我国大肠癌平均发病年龄为56.83岁，而20世纪90年代为59.66岁。

上海市的大肠癌中位发病年龄为61岁；广州市结肠癌中位发病年龄为66岁，直肠癌为65岁；天津市1981—2000年统计结肠癌发病中位年龄为64岁。与20世纪70年代相比，30岁以下大肠癌患者发病例数和比例均有明显降低，80岁以上患者比例和绝对数值升高显著。

四、肿瘤部位变化

李明等分析了我国1980—1999年有关大肠癌的文献资料，发现肿瘤分布部位在20年间发生了明显变化。20世纪80年代和90年代，最常发生部位均在直肠；随着时间的推移，直肠癌所占比例显著下降，横结肠和升结肠癌所占比例明显上升。上海市疾病预防控制中心报道：1970年结肠癌占30%～40%，直肠癌占60%～70%；2010年，结肠癌占59.4%，直肠癌占40.6%。许岸高等报道，广东省直肠癌占大肠癌的比例从1985—1989年的64.8%下降至2000—2004年的49.7%，右半结肠癌所占比例从18.0%上升至28.7%。

大肠癌发病率持续上升、病死率持续高位、发病部位改变以及高龄患者增加都值得引起重视，在发病率和病死率的问题上应注意预防，在发病部位和发病年龄上应注意治疗方法的选择和改进。

第三节 大肠癌的治疗效果

我国三次全死因调查数据表明，中国大肠癌的粗病死率在稳步上升，从1973—1975年的4.17/10万，逐步上升至1990—1992年的5.30/10万和2004—2005年的7.25/10万，2004—2005年的大肠癌粗病死率较1990—1992年上升了36.79%。近年来，虽然我国大肠癌的治疗效果有了很大的改善，但发病率不断升高以及中晚期患者比例仍然较高导致大肠癌的病死率持续高位。在欧美主要的发达国家，大肠癌相对生存率明显高于我国，美国大肠癌的5年生存率为65%左右。2005年，WHO报道我国大肠癌5年生存率近32%，而北美为61%，相比较差距巨大。近年来，由于我国加强了大肠癌规范性和MDT模式的推广和应用，医疗条件的改善，以及早期患者的比例增加，我国大肠癌的治疗效果有了极大的改善。汇总国内外的大肠癌资料显示，我国大肠癌的治疗结果有了明显改善（见表17-3-1）。

表 17-3-1　中国与发达国家大肠癌患者 2005—2009 年的年龄标化净生存率比较

国　　家	结肠癌（%）	直肠癌（%）
美　国	64.7	64.0
中　国	54.6	53.2
日　本	64.4	60.3
奥地利	63.0	62.1
德　国	64.6	62.1

注：净生存率（以因肿瘤死亡为死亡，将因非肿瘤死亡作失访处理的校正的观察生存率）

　　我国一项大规模研究对超过 1 万例确诊为大肠癌的患者进行随访，其 5 年生存率为 47.2%，国内不同地区的大肠癌治疗效果也不尽相同，其中城市患者的 5 年生存率已超过 50%，但农村患者仍不足 40%。上海市大肠癌患者 5 年相对生存率已达 70.86%，早期大肠癌（临床病理分期为 I 期）患者的 5 年相对生存率可达 97.57%～98.88%；浙江省的大肠癌患者 5 年相对生存率为 58.73%。

第四节　大肠癌的防治

一、大肠癌的发病现状和诊治现状

　　大肠癌患者的发病现状和诊治现状存在以下特点：① 发病率持续上升；② 病死率持续高位；③ 生存率差距较大。

　　美国大肠癌防治研究给了我们一个明确的启示：大肠癌是可防可治的。该研究基于 SEER 数据库，报道了 1975—2006 年美国九地区标化病死率和 5 年生存率变化情况，数据显示大肠癌患者的发病率连续 30 年下降，年均 3%；病死率连续 30 年下降，年均 2.5%；5 年生存率从 50% 提高到 64%。研究的归因分析表明：大肠癌的一级预防起了 35% 的作用；二级预防起了 53% 的作用；而诊治的改善仅占 11%。面对这样的数据，我们不得不认真思考怎样开展大肠的防治。

二、大肠癌的三级预防

大肠癌的发生和发展是一个漫长的过程,80%以上的大肠癌从正常上皮到增生、腺瘤形成、癌变、进展直至晚期癌症,多数需要10～15年的过程,这就给我们提供了极好的机会进行大肠癌的防治。恶性肿瘤的三级预防是20世纪80年代提出的策略,一级预防即病因预防;二级预防是指早期发现、早期诊断、早期治疗,即"三早";三级预防是指针对临床患者的最佳诊疗。

1. 积极开展大肠癌的一级预防

大肠癌一级预防的价值在美国的研究中已经得到证实。我们可以在以下几个方面做工作:① 改变饮食结构,包括减少高蛋白、高脂肪及精细饮食,减少腌炸、烟熏食物,增加蔬菜、水果、粗粮;② 改善生活方式,包括减少吸烟和过量饮酒、加强运动、减少肥胖;③ 积极治疗大肠癌的癌前病变,主要是大肠腺瘤;④ 适当应用钙、硒、阿司匹林等化学预防剂的应用。一级预防需要大量的宣传和推广工作,同时也需要持久推动,使人们有充分的认识,才能落实到行动上。

针对阿司匹林在大肠癌高风险人群中的作用有CAPP1和CAPP2两项大规模临床试验。其中CAPP1检测了阿司匹林在FAP患者中的作用,研究者发现口服阿司匹林的患者腺瘤检测有缩小的趋势,且有统计学意义。CAPP2发现HNPCC患者口服阿司匹林(600 mg/d,中位时间25个月),55.7个月后发生大肠癌的风险明显降低。

2. 积极开展大肠癌的二级预防

大肠癌的二级预防主要是筛查和普查,欧美发达国家的实践已经证实:在人群中进行积极的大肠癌筛查可降低其发病率和病死率,并改善患者的预后。自20世纪80年代开始,大肠癌的筛查和普查研究结果证实其价值后,欧美发达国家分别在20世纪90年代即开始了大肠癌的大规模筛查,可以看到筛查后大肠癌患者的病死率降低13%～33%。美国20世纪70年代开展大肠癌筛查,适龄人群的筛查率不断上升,至2010年大肠癌的筛查率达到66%,大肠癌患者的病死率从1976—2014年下降了51%,效果非常明确。

我国大肠癌的筛查由郑树教授在20世纪80年代开始探索;2003年,中国大肠癌协作组完成了《遗传性大肠癌的筛查指南》;2007年,张苏展教授领衔了国家"十五"计划的"早诊早治大肠癌研究";2007年,蔡三军教授在上海开展了大肠癌的社区筛查研究,后推广成为上海市的重大公共服务项目,目标人群400万,进展顺利,已有300余万人完成了初次筛查。目前,国内上海、广州、大连等地均开始了大肠癌筛查，这将改变我国大肠癌的发病版图，极大地降低大肠癌的发病率和病死率。

3. 积极开展大肠癌的三级预防

大肠癌的三级预防是临床医师最主要的工作。临床工作的重要指标是：① 规范诊治，包括规范的术前诊断、规范的治疗计划设计和规范的治疗三个方面；② MDT模式是指综合大肠癌相关的多个学科共同进行治疗计划设计，使患者获得最佳治疗方案。这些年，大肠癌规范化MDT模式在国家卫生健康委员会和各专业委员会的推动下取得了很大的进步，但与先进国家比较仍有差距，需要继续努力。

------------------------------ **参 考 文 献** ------------------------------

[1] Burn J, Bishop D T, Chapman P D, et al. A randomized placebo-controlled prevention trial of aspirin and/or resistant starch in young people with familial adenomatous polyposis[J]. Cancer Prev Res (Phila), 2011, 4(5): 655−665.

[2] Burn J, Gerdes A M, Macrae F, et al. Long-term effect of aspirin on cancer risk in carriers of hereditary colorectal cancer: an analysis from the CAPP2 randomised controlled trial[J]. Lancet, 2011, 378(9809): 2081−2087.

[3] Edwards B K, Ward E, Kohler B A, et al. Annual report to the nation on the status of cancer, 1975−2006, featuring colorectal cancer trends and impact of interventions (risk factors, screening, and treatment) to reduce future rates[J]. Cancer, 2010(116): 544−573.

[4] Ferlay J, Shin HR, Bray F, et al. Estimates of worldwide burden of cancer in 2008: GLOBOCAN 2008[J]. Int J Cancer, 2010, 127(12): 2893−2917.

[5] Inadomi J M. Screening for Colorectal Neoplasia[J]. N Engl J Med, 2017, 376(16): 1599−600.

[6] McGuire S. World Cancer Report 2014. Geneva, Switzerland: World Health Organization, International Agency for Research on Cancer, WHO Press, 2015[J]. Adv Nutr, 2016, 7(2): 418−419.

[7] Siegel R L, Miller K D, Jemal A. Cancer statistics, 2015[J]. CA Cancer J Clin, 2015, 65(1): 5−29.

[8] 蔡三军.循证结直肠肛管学[M].上海：上海科学技术出版社,2016.

[9] 曹卡加，马国胜，刘奕龙，等.广州市2000—2002年大肠癌的发病率分析[J].癌症，2009,28(4): 441.

[10] 陈琼，刘志才，程兰平，等.2003—2007年中国大肠癌发病与死亡分析[J].中国肿瘤，2012,21(3): 179−182.

[11] 陈万青，张思维，孔灵芝，等.中国部分市县2003年恶性肿瘤死亡年度报告[J].中国肿瘤,2007,16(8): 586.

［12］陈万青,张思维,曾红梅,等.中国2010年恶性肿瘤发病与死亡［J］.中国肿瘤,2014,23（1）: 1-10.

［13］陈万青,郑荣寿,张思维,等.2013年中国老年人群恶性肿瘤发病和死亡分析［J］.中国肿瘤,2017,39（1）: 60-66.

［14］陈竺.全国第三次死因回顾抽样调查报告［M］.北京: 中国协和医科大学出版社,2008.

［15］龚杨明,吴春晓,张敏璐,等.上海人群大肠癌生存率分析［J］.中国癌症杂志,2015（25）7: 497-504.

［16］李德录,吴春晓,郑莹,等.上海市2003—2007年大肠癌发病率和病死率分析［J］.中国肿瘤,2011,20（6）: 413-418.

［17］李泓澜,高玉堂,郑莹,等.上海市区居民1973—2005年大肠癌发病趋势分析［J］.中华预防医学杂志,2009,43（10）: 875-879.

［18］李玲,王启俊,祝伟星,等.北京市结肠癌危险因素的病例对照研究［J］.中国肿瘤临床,2003,30（8）: 556-558.

［19］李明,顾晋.中国大肠癌20年来发病模式的变化趋势［J］.中华胃肠外科杂志,2004,7（3）: 214-217.

［20］罗胜兰,胡如英,龚巍巍,等.浙江省2005—2010年大肠癌生存率分析［J］.中华流行病学杂,2013,（34）12: 1194-1197.

［21］汪建平.重视大肠癌流行病学研究［J］.中国实用外科杂志,2013,33（8）: 622-624.

［22］王宁,孙婷婷,陈万青,等.中国2009年大肠癌发病和死亡资料分析［J］.中国肿瘤,2013,22（7）: 515-520.

［23］许岸高,姜泊,钟旭辉,等.广东地区近20年大肠癌临床特征的变化趋势［J］.中华医学杂志,2006,86（4）: 272-275.

［24］张思维,陈万青,孔灵芝,等.中国部分市县1998—2002年恶性肿瘤的发病与死亡［J］.中国肿瘤,2006,15（7）: 430-448.

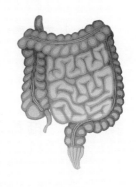

第十八章

大肠癌筛查及预测——
简易准确的粪便检查

温启邦[1],陈建华[2],蔡旻光[1]

　　粪便隐血筛查大肠癌在70年前就已开展但不被重视。胃肠科专家认为大肠癌筛查以大肠镜检查为第一优先,但大肠镜检查每万人约有3.8人发生肠穿孔或出血的风险。粪便免疫化学试验(FIT)与大肠镜筛查比较,具有价格便宜、无不良反应、简单方便、不必休假的优点,因此,FIT在民众的接受度及欢迎度方面有明显优势。本章讨论本议题的重要性有两方面:一是大肠癌在中国的发病率已跃居所有消化道癌症首位。二是早期筛查预防肠癌有便宜、简单且有效的方法,尤其是FIT结果,阳性能量化预测癌症概率;阴性则可报佳音,可不做大肠镜检查。

[通信作者]　温启邦,Email: cwengood@nhri.org.tw

第一节　推荐以粪便免疫化学试验为主的大肠癌筛查法

一、大肠癌筛查在东亚地区的重要性

2015年中国台湾地区的资料显示：大肠癌发病总人数为15 579人，占所有癌症发病人数的15%，发病率排名第一，其他依次为肺癌（13 086人）、乳癌（12 360人）及肝癌（11 420人）。每3名大肠癌患者中会有1名死亡，死亡总人数为5 687人；病死率在所有癌症中位居第三，第一和第二位分别为肺癌和肝癌（**见图18-1-1**）。

癌症名称	发病人数	占比（%）	男性	女性	癌症名称	发病人数	占比（%）
大肠癌	8 968	16			乳癌	12 360	25
肝癌	7 884	14			大肠癌	6 611	14
肺癌	7 680	14			肺癌	5 426	11
口腔癌	6 965	12			肝癌	3 536	7
前列腺癌	5 106	9			甲状腺癌	2 729	6
食管癌	2 415	4			子宫癌	2 440	5
胃癌	2 351	4			皮肤癌	1 755	4
皮肤癌	2 044	4			胃癌	1 498	3
膀胱癌	1 510	3			子宫颈癌	1 485	3
非霍奇金淋巴瘤	1 425	3			卵巢癌	1 434	3
总计	56 642	100			总计	48 514	100
癌症名称	死亡人数	占比（%）	男性	女性	癌症名称	死亡人数	占比（%）
肺癌	5 884	20			肺癌	3 348	19
肝癌	5 586	19			肝癌	2 672	15
大肠癌	3 212	11			大肠癌	2 475	14
口腔癌	2 445	8			乳癌	2 141	12
食管癌	1 680	6			胃癌	868	5
胃癌	1 458	5			胰腺癌	862	5
前列腺癌	1 231	4			子宫颈癌	661	4
胰腺癌	1 086	4			卵巢癌	529	3
非霍奇金淋巴瘤	716	2			非霍奇金淋巴瘤	473	3
白血病	620	2			白血病	429	2
总计	28 776	100			总计	18 053	100

图18-1-1　2015年中国台湾地区十大癌症发病人数及死亡人数

近30年来，中国台湾地区男性大肠癌的发病人数增长了9倍，新发病例数从1981年的937人增加到2011年的8 140人，其中60～64岁发病人数是原来的4倍，70～74岁发病人数是原来的5倍（**见图18-1-2**）。这种快速三级跳式的增加，是典型的环境因素造成的，而非基因的先天因素。审视所有生活形态的因素，都找不出与大肠癌有强烈相关而近来连年跳跃增多的危险因子，最可能的原因是筛查次数的增加。2004年，中国台湾地区实施50～69岁民众定量粪便免疫化学试验（FIT）检测，提供免费筛查，每两年一次，已有超过100万名符合筛查条件的民众接受筛查。结果显示FIT筛查使筛查组的癌症死亡风险降低10%。这是世界上首次呈现以FIT进行大规模筛查可以有效降低大肠癌患者病死率的研究报告。

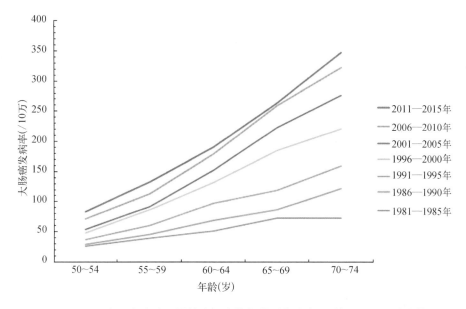

图18-1-2　中国台湾地区男性大肠癌的年龄别发病率，总体呈明显上升趋势

　　令人担忧的是，虽然筛查大幅增加，但是台湾地区大肠癌患者的病死率仍继续上升（见图18-1-3）。大肠癌患者病死率在健保前20年无明显变化；自1995年健保实施后，使大肠镜筛查渐渐普及，病死率却不断增加（1995—2005年）；其后又因推广FIT肠癌筛查，病死率再度攀高。例如，1991之后的20年内，65～69岁大肠癌患者病死率增加了2.5倍（每10万人从30人增加到80人）。这是纯增加而非人口老化的结果，病死率增加的现象让筛查的好处无法显现。

　　多个临床-对照试验研究均证明FIT筛查会降低约30%的大肠癌病死率。虽然努力筛查会使发病率暂时增加，但经早期诊疗，照理会使晚期癌症患者的存活率提升，病死率降低。数据显示：0～Ⅰ期大肠癌治疗5年存活率高达80%以上，Ⅲ期大肠癌5年存活率则不到60%。为什么中国台湾地区大肠癌患者的病死率走向与美国的经验相反，经大肠镜筛查后美国大肠癌患者的病死率几十年来持续下降，但是中国台湾地区大肠癌患者的病死率并未因筛查而下降。究其原因，应是FIT筛查普及率不够高，仅20%左右。虽然中国台湾地区50岁以上的500多万人全数获邀，但来检查的只有20%，有80%的民众未接受筛查。

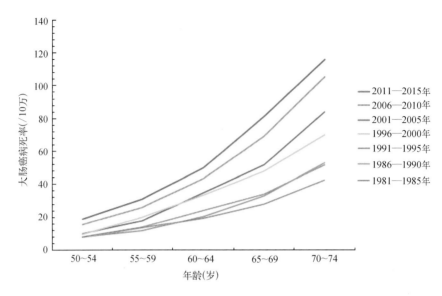

图 18-1-3　中国台湾地区男性大肠癌的年龄别病死率，总体呈明显上升趋势

二、大肠癌在美国的长期发展趋势

与中国台湾地区的表现不同，美国大肠癌发病率与病死率总体呈明显下降趋势（图 18-1-4）。2017 年美国新发生大肠癌 13.6 万例，发病率居肿瘤第三位；死亡 5 万例，5 年存活率为 65%，也就是说每 3 例大肠癌患者中 5 年内死 1 例。人一生中患大肠癌的概率男性为 4.5%，女性为 4.2%，占所有癌症发生和死亡各 8%

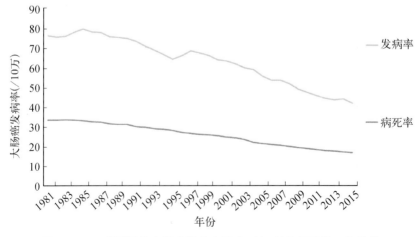

图 18-1-4　美国男性大肠癌发生率及病死率，总体呈明显下降趋势

左右；50岁以上每年下降2%，但50岁以下却不降反升。据推测，50岁以下人群中发病率增加是因为未建议行大肠癌筛查之故。

美国大肠癌筛查以大肠镜优先，辅以粪便隐血试验（FOBT），两者均为第一线选项。但大肠镜价格昂贵，筛查前的准备又很麻烦，要大量饮用泻药清肠，又可能需要不同深度的麻醉，更有出血和肠穿孔风险（USPSTF资料显示每万人中有3.8人发生）。大肠镜可对全结肠进行检查，对于息肉、良性瘤均可做预防性摘除，不但可发现大肠癌，尚可作预防性摘除治疗，而且做一次，可有10年的功效。FIT应每1～2年重做，不但麻烦也会被遗忘。何况医师与民众对FIT的结果，尤其是正常（阴性）是否可靠、保证无癌症信心不足，甚至认为是穷人没钱才做FIT。

胃肠科专家认为大肠癌筛查以大肠镜检查为第一优先。然而，FIT与大肠镜筛查比较，具有以下优点。首先，价格便宜，在美国每次FIT费用约为20美元（中国台湾地区为3美元），每年做一次，10年做10次也仅需200美元；而做一次大肠镜检查需要花费1 000美元（中国台湾地区为60美元），两者费用差别可达20～50倍。其次，FIT无不良反应，而大肠镜检查每万人中有3.8人发生肠穿孔或出血。最后，FIT简单方便，不必为此休假。因此，FIT在民众接受度及欢迎度方面有明显优势。

除美国以外，全球大多数国家对全民大肠癌筛查策略主要采用新型的FIT，FIT阳性者辅以大肠镜检查。所有大肠癌筛查临床试验证明，只有FOBT对减少大肠癌死亡是有效的，连大肠镜都尚未以临床试验证实其效果，这是FIT呈现阳性的作用。FIT阳性有量化数值，其浓度代表致癌率；而被一般人忽略、轻视的FIT阴性的作用好到可以取代大肠镜，这将是本文重点讨论的内容。讨论本议题的重要性来自以下两方面。首先，大肠癌在中国两岸的发生率已跃居所有消化道癌症之首位的理由及重要性。其次，早期筛查预防大肠癌有便宜、简单且有效的方法，尤其是FIT结果，阳性能量化预测癌症概率；阴性则可报佳音，免除大肠镜检查；此特质，较少为医学界所知。

粪便隐血筛查大肠癌，70年前就已开展但不被重视，英文统称为occult blood for stool，旧式粪便隐血检查称guaiac test，它与FIT差别很多。旧式粪便隐血检查缺点综合如下：① 结果只有阳性与阴性，没有量化数值；② 假阳性高，结果不能肯定，常需要重复检查，削弱其阳性价值；③ 检查前3 d，禁食肉类，因动物肉中的血会影响结果。新式FIT有诸多优点：① 检查前饮食习惯不需改变，因FIT对动物血液无反应，只针对人类血红蛋白特有的基因；② 结果可以量化，不但有阴性（<100 ng/mL）与阳性（≥100 ng/mL）两种，对量

结果与大肠癌发生率成正比，此关系包括FIT ≥ 100 ng/mL 和FIT<100 ng/mL 的结果，阳性结果FIT值为100 ～ 2 500 ng/mL。FIT值越高，大肠癌风险越高。各地制订FIT正常值切点有弹性，但多数均以 100 ng/mL 以上为阳性。更有人强调FIT>100 ng/mL 是相当于以 ≥ 20 μg 血红蛋白/g粪便才是正确表达浓度的方式。在中国台湾地区，大肠癌发病率在所有癌症中排名第一，且近年来持续增加；大肠癌患者的病死率也持续上升；而大肠癌是可筛查的，早期发现可减少疾病死亡，筛查的推动应是关注公共卫生人士想要加强的。美国大肠癌的筛查建议见**表 18-1-1**，供参考。

表 18-1-1　美国大肠癌的筛查建议

对于50 ～ 75岁人群在下述两项中择一而进行
第一线筛查
（1）每10年做大肠镜检查1次，或
（2）每年做FIT（若FIT>100视为阳性，接着做大肠镜）
第二线筛查
（1）每5年做CT结肠镜检查
（2）每3年做FIT DNA检查
（3）每5年做乙结肠镜检查1次
美国筛查的对象：50 ～ 75岁者，每年做1次FIT
中国台湾地区的筛查对象：50 ～ 75岁者，每2年做1次FIT

三、FIT在大肠癌筛查中的具体应用

1. FIT阳性结果的解读

FIT最主要目的是利用癌症出血的特性寻找大肠癌。平均每20人一生中有1人会得大肠癌，风险不低。在大肠癌筛查中，以发现1例大肠癌需筛查人数（number needed to scope, NNS）这一指标评估一项筛查手段的效率。每20人一生中有1人会得大肠癌，计作NNS=20，但这是指终身风险；如在年龄>50岁时筛查，5年内癌症的患病率明显增加。如果不做FIT，50岁以上人群直接做大肠镜检查，NNS为84，即找到1例癌症患者要检查84人。也就是说，中国台湾地区的

大型资料结果显示,在50岁以上有较高患癌风险的人群中,筛查84人会有83人检查结果是正常的,未发现癌症。如能先做FIT,当FIT呈阳性时再做大肠镜,则84名50岁以上人群中FIT阳性者会有5人,因此需做大肠镜的只有5人。如果受检者刚好都是50岁,需筛查150人才能发现1例大肠癌患者(NNS=150)。因此,不同年龄段人群患癌概率不同。对于这么多的无效筛查,大肠镜筛查有点大材小用,从某种程度上可认为是浪费宝贵资源。美国大肠镜检查的单次医疗费用,至少为1 000美元,因此推算要找到1例大肠癌需花费8.3万美元。

　　至于FIT阳性时,患者患大肠癌的概率有多少?估计一般医师都不知道。本研究基于中国台湾地区美兆健检的资料,追踪过程约8年,以简单方法呈现大肠癌的不同风险。以NNS表示患大肠癌的风险,发现其依不同年龄而不同(见图18-1-5)。各年龄段人群大肠癌筛查阳性结果大不相同。当没有筛查时,总体而言50岁以上人群在本研究追踪时间内每筛查84人会有1例大肠癌;当FIT为阴性时,50岁以上人群每筛135人会有1例大肠癌;当FIT为阳性时,50岁以上人群每筛查12人会有1例大肠癌(表18-1-2)。

表 18-1-2　找到1例大肠癌所需FIT筛查人数

年龄(岁)	总人数	FIT 阳性	FIT 阴性
20～39	1 682	156	1 457
40～49	338	42	377
50～59	135	18	191
60～69	65	10	92
≥70	46	8	63
≥50	84	12	135

2. FIT 阳性与阴性的差别

　　继续分析图18-1-5,用NNS作风险评估可以看出,以60～69岁年龄段人群为例,不做筛查,约有1/65的风险在8年内患大肠癌;但是若FIT阳性(≥100 ng/mL),大肠癌风险则成为1/10。如果FIT值为800 ng/mL,大肠癌风险为1/6。相反,若FIT阴性,则大肠癌风险为1/92。故FIT阳性者(1/10)大肠癌风险是FIT阴性者(1/92)的9倍。这些风险高低可辅助说明是否要立即做大肠镜检查。大肠癌风险随着年龄增加而增加,每增加10岁风险加倍。比如,40～49岁

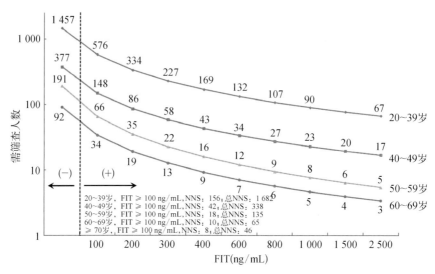

图18-1-5　大肠癌需筛查人数（NNS）与患者年龄和FIT浓度的关系

年龄段FIT阳性者NNS为42,50 ～ 59岁年龄段FIT阳性者NNS为18,60 ～ 69岁年龄段FIT阳性者NNS为10。因此,60 ～ 69岁年龄段FIT阳性者大肠癌风险是40 ～ 49岁年龄段FIT阳性者的4倍。

3. 大肠癌的危险因子

美国癌症协会描述大肠癌风险除不可改变的年龄与家族史以外,还包括肥胖、不运动、吃红肉、吸烟及酗酒。在这些因子中,风险只是稍高而并非高很多。再讨论中国台湾地区最近30年民众生活习惯的变化,若有改变只是微幅增加。可以理解,筛查人数越多,大肠癌患者发现越多;很多筛查发现的早期大肠癌应较易根治。令人不解的是,中国台湾地区大肠癌患者的病死率也如发病率一样持续增加,并未下降,但其大肠癌的危险因子与美国癌症协会的发布相近。综合结果如下:年龄,60 ～ 69岁人群是40 ～ 49岁人群的4.86倍;性别,男性是女性的1.45倍;吸烟,长期大量吸烟(>30包/年)是不吸烟者的1.46倍;喝酒,经常喝酒者(>100 g/周)是不喝酒者的1.42倍;不运动,不运动者是轻度运动者的1.14倍;肥胖,BMI ≥ 25 kg/m² 者是BMI为18.5 ～ 24.9 kg/m² 者的1.16倍;家族大肠癌史,有家族史者是无家族史者的1.99倍;黑便,经常黑便者是没有黑便者的1.14倍;便秘,大便习惯有改变者是无改变者的1.73倍;糖尿病,有糖尿病者是无糖尿病者的1.25倍;高血压,有高血压病者是无高血压病者的1.24倍;贫血,有轻度贫血者是无贫血者的1.16倍,有重度贫血者是无贫血者的2.25倍;CEA ≥ 5 ng/mL 者是CEA<5 ng/mL 者的1.85倍;C反应蛋白(C-reactive protein,

CRP)，CRP ≥ 5 mg/L 者是 CRP<5 mg/L 者的 1.39 倍。以上共计 14 项。高龄仍是最大风险，贫血应是晚期大肠癌的后果。高血压、糖尿病、吸烟、喝酒虽然都有风险，但都不是很强的因素，增额风险都 <50%。值得一提的是血液中的生化指标 CEA 与 CRP。CRP 是炎症指数，不是特异性针对大肠癌，但升高仍是警讯；CEA 升高对大肠癌的风险虽高，接近 2 倍，但比起 FIT 就差一大截。FIT 达 10、20 倍，甚至 40、80 倍，在不同年龄段都可见到。也就是说，FIT 筛查的作用遍及于各年龄段。

第二节　粪便免疫化学试验阴性的价值

一、连续 FIT 阴性大肠癌风险持续降低

临床上，当 FIT 阳性时，会建议受检者做大肠镜检查。大部分阴性受检者被告知"没事"，阴性结果就失去随访。在告诉阴性者"没事"时，医师自己并没有把握，也怀疑是否真的完全没有大肠癌的风险。医师是否会后悔为何当初不劝他做大肠镜呢？实际存在的问题是：FIT 阴性若不能保证无风险或降低大肠癌风险，做 FIT 的价值又何在？本研究就要解答这个问题，FIT 阴性者大肠癌风险是否降低，能降低多少。根据中国台湾地区统计资料，对于 50 岁以上无 FIT 筛查的一般人群，大肠癌患病率为 153.8/10 万。对有 FIT 筛查的人群，若 FIT 阴性，大肠癌风险为 94.9/10 万；若 FIT 阳性，则为 1 058/10 万。根据以上数据，可按以下方法理论演绎第一轮 FIT 阴性后去掉的风险：第一轮 FIT 阴性者为 94%，FIT 阳性者为 6%，假设 FIT 阴性者患癌风险为 A，则 FIT 阳性者患癌风险约为 10A。但因 FIT 阳性只有 6%，所以第一轮 FIT 筛查结果为：1=10A×6%+A×94%，演化为 1=0.6A+0.94A=1.54A，A=1/1.54=65%，去除 FIT 阳性后，FIT 阴性者患癌风险只剩 65%，理论上就降低 35%。

延伸本研究，根据下述观察事实：FIT 阳性者风险高，比 FIT 阴性者高 9 ～ 10 倍；FIT 连续筛查有一个特点，即每次筛查时，各人患癌风险不一样。因为每次 FIT 筛查，FIT 阳性均做大肠镜；没有 FIT 阳性，下一轮 FIT 筛查者均为阴性，风险大大降低。进行 FIT 筛查，阴性是常态，阳性只占少数，为 4% ～ 6%，而 FIT 阴性第一轮高达 94%，第二轮至第九轮 FIT 阴性仍保持 80% ～ 85%。根据上述观察，每一轮筛查结束后都要去除 FIT 阳性，所以第二轮时去除 FIT 阳

性的风险比FIT阴性者高9～10倍,但人数只占4%～6%。实际观察发现,筛查前大肠癌发生率为126.5/10万。第一轮筛查后去除FIT阳性者,剩余的FIT阴性者癌症风险为80.1/10万,与最初相比,减少37%〔(126.5～80.1)/126.5〕,与理论推估的很接近(**见图19-2-1**)。筛查1次FIT阴性者,癌症发生风险降低37%;筛查2次FIT阴性者,癌症发生风险降低47%;筛查3次FIT阴性者,癌症发生风险降低67%;筛查4次FIT阴性者,癌症发生风险降低77%;筛查5次FIT阴性者,癌症发生风险降低90%。癌症的发生率会因重复得到的FIT阴性而使风险下降。类似地,癌症的病死率也会因重复得到FIT阴性而使死亡风险下降。筛查1次FIT阴性者,癌症死亡风险降低33%;筛查2次FIT阴性者,癌症死亡风险降低58%;筛查3次FIT阴性者,癌症死亡风险降低80%;筛查4次FIT阴性者,癌症死亡风险降低91%;筛查5次FIT阴性者,癌症死亡风险降低96%。

FIT筛查阴性1次,大肠癌风险可降低37%,这是因为通过FIT筛查将FIT阳性者与FIT阴性者分开,由原来的1.27/1 000分为7.77/1 000的FIT阳性与0.80/1 000的FIT阴性,即大肠癌患病风险自1.27/1 000降到0.80/1 000,下降37%。第二次筛查FIT阴性,大肠癌风险两次可降低47%。理由是通过FIT筛查又将FIT阳性者与FIT阴性者分开,由原来的0.80/1 000分为6.54/1 000的FIT阳性与0.67/1 000的FIT阴性,依此类推(**见图18-2-1**)。

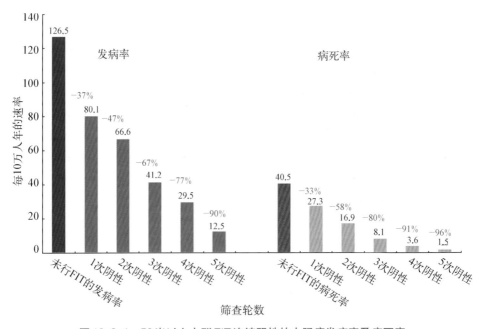

图18-2-1　50岁以上人群FIT连续阴性的大肠癌发病率及病死率

二、如何看待假阴性或期间癌

　　一般人期待做完大肠镜，大肠镜会把大肠从头到尾（包括直肠、乙状结肠、降结肠、横结肠、升结肠和盲肠）全部检查完毕，遇有癌症可当场或延后切割。对于良性腺性肿瘤或息肉，大肠镜不但有筛查的功能，更有斩草除根预防癌症的功能。因此，大家对大肠镜期待很高，认为是一劳永逸最安全、最放心的筛查及预防法。大肠镜因为费用大、操作有风险、术前准备不易，所以专家建议每10年做1次大肠镜检查。与大家的期待相反，做完大肠镜检查10年内大肠癌的风险并不是零。理由主要有两方面，首先是检查者因漏诊未发现癌症；其次是检查后又新长出的癌症。综合多篇文献报道，大肠镜检查阴性后，10年内假阴性（false negative）或期间癌（interval cancer）如下：大肠镜可减少65%的大肠癌，这个数字相当于FIT阴性重复3～4的结果。筛查3次FIT阴性，癌症发生风险降低67%；筛查4次FIT阴性，癌症发生风险降低77%。

第三节　将粪便免疫化学试验延伸至50岁以下人群

　　现阶段，美国对大肠癌的筛查都是从50岁开始，10年一次大肠镜或每年一次FIT。主要理由：其一为50岁以下人群大肠癌发生率低；其二为对50岁以下人群采用大肠镜筛查的费用与风险超过因筛查找到少数癌症能减少其死亡的好处。之前美国因对40～49岁人群不建议筛查，该年龄段大肠癌发病率反而持续增加。年轻人的大肠癌发现时都较晚且较严重，可能与不做筛查有关。50岁以下人群如果全部做大肠镜检查，因风险低，能发现的大肠癌病例数少，每338名受检者才找到1例癌症患者，浪费资源。但若先以FIT筛查，对风险高的FIT阳性者再做大肠镜，则筛查有效性就大为提高。FIT阳性的40～49岁人群的大肠癌风险，高过50～54岁但FIT阴性者。40～49岁FIT阳性者中NNS由338下降为42，即每42人就有1例大肠癌患者，此与50～54岁不做FIT者相比，概率高很多，后者NNS是182。即使40～44岁FIT阳性者中NNS由479下降为69，每69人就有1例大肠癌患者，都比50～54岁年龄段人群大肠癌发病率低（见图18-3-1）。

　　资料显示，根据FIT结果可以算出40～44岁及45～49岁人群相对50～54岁未做FIT筛查人群的大肠癌发生风险。结果前者的风险显著高于后者，意味着若后者作为指南建议要做大肠镜筛查的人群时，前者更有理由被建议做FIT筛查，进而做大肠镜检查（见图18-3-2）。

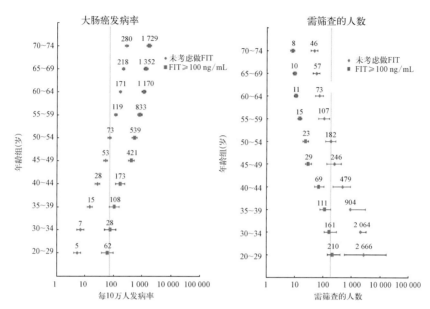

图18-3-1　不同年龄组的大肠癌发病率（左）和大肠癌需筛选人数（右）

注：红点表示FIT≥100 ng/mL，蓝点表示所有人，直线表示50～54岁组的数值

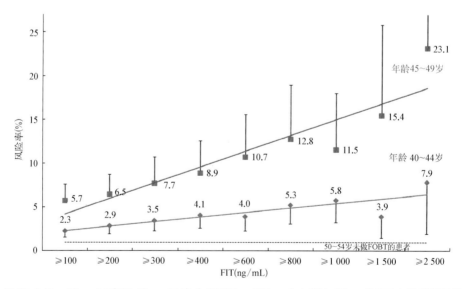

图18-3-2　40～44岁及45～49岁人群FIT≥100 ng/mL者与50～54岁未接受FIT筛查者患大肠癌的相对风险

注：红色为45～49岁接受FIT筛查者根据不同FIT水平的大肠癌相对风险，蓝色为40～44岁接受FIT筛查者不同FIT水平的大肠癌相对风险，黑色代表50～54岁未接受FIT筛查人群肠癌风险，作为比较基线

----------------------------- 参 考 文 献 -----------------------------

［ 1 ］ American Cancer Society. Colorectal cancer risk factors. 2017. https: //www. cancer. org/ cancer/colon-rectal-cancer/causes-risks-prevention/risk-factors. html［ 2017−05−31 ］.

［ 2 ］ Chen C H, Tsai M K, Wen C P. Extending colorectal cancer screening to persons aged 40 to 49 years with immunochemical fecal occult blood test: A prospective cohort study of 513, 283 individuals［ J ］. J Clin Gastroenterol, 2016, 50(9): 761−768.

［ 3 ］ Chen C H, Wen C P, Tsai M K. Fecal immunochemical test for colorectal cancer from a prospective cohort with 513, 283 individuals: Providing detailed number needed to scope (NNS) before colonoscopy［ J ］. Medicine (Baltimore), 2016, 95(36): e4414.

［ 4 ］ Chiu H M, Chen S L, Yen A M, et al. Effectiveness of fecal immunochemical testing in reducing colorectal cancer mortality from the One Million Taiwanese Screening Program ［ J ］. Cancer, 2015, 121(18): 3221−3229.

［ 5 ］ Rex D K, Boland C R, Dominitz J A, et al. Colorectal cancer screening: Recommendations for physicians and patients from the U. S. Multi-Society Task Force on colorectal cancer ［ J ］. Gastroenterology, 2017, 153(1): 307−323.

［ 6 ］ Shaukat A, Mongin S J, Geyser M S, et al. Long-term mortality after screening for colorectal cancer［ J ］. N Engl J Med, 2013, 369(12): 1106−1114.

［ 7 ］ Siegel R L, Miller K D, Jemal A. Cancer Statistics, 2017［ J ］. CA Cancer J Clin, 2017, 67(1): 7−30.

［ 8 ］ Taiwan Cancer Registry. Cancer statistics. 2017.［ EB/OL ］http: //tcr. cph. ntu. edu. tw/ main. php?Page=N2［ 2017−05−31 ］.

［ 9 ］ Whitlock E P, Lin J S, Liles E, et al. Screening for colorectal cancer: a targeted, updated systematic review for the U. S. Preventive Services Task Force［ J ］. Ann Intern Med, 2008, 149(9): 638−658.

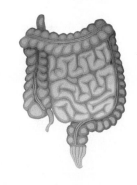

第十九章

大肠癌的筛查方法与选择策略

张苏展

　　大肠癌筛查需要在大肠肿瘤进展到难以治愈阶段前及时发现肿瘤并进行治疗,其最终目的是减少大肠癌的发生或提高大肠癌患者的总体生存率。肿瘤筛查从本质上看仍然属于诊断范畴,因此,在诊断试验中具有重要意义的评价指标同样适用于肿瘤筛查。本章阐述大肠癌筛查方法的评价标准、常用大肠癌筛查方法及大肠癌筛查方法的选择策略。

[通信作者]　张书展,Email: zhangscy@tom.com

第一节 大肠癌筛查方法的评价标准

一、成本-效果比的评价

成本和产生结果量化的评价在卫生经济学教科书中有成本与效用、效果、效益等解释。但对于大肠癌筛查来说，成本可将其算作完成整个筛查过程所需的人力、物力量化成等值的货币量。产生的结果可以用筛查发现肿瘤的类型和数量、大肠癌发病率和病死率降低的程度，以及更复杂的质量调整生命年等作为指标。此处统一称之为"成本-效果比"，它是人群大肠癌筛查方法最重要的评价指标。需要注意的是：大肠癌筛查的成本-效果比评价主要用于不同筛查方法之间的比较，它可以证明一种筛查方法是否比另一种更好，但并不能说明一种筛查方法是否值得去实施。理论上说，任何能达到大肠癌筛查目的，即降低大肠癌发病率和（或）病死率的方法都值得去实施，因为生命是无价的。但如果有多种筛查方法都能达到大肠癌筛查的最终目标，则需要依靠成本-效果比的评价去选择更优秀的方法。

WHO宏观经济和卫生委员会建议将一个地区的国内生产总值（gross domestic product, GDP）折算为2005年国际元为单位的值，与成本-效果比值做比较，认为可以对某项措施是否值得实施做出一定评价。当成本-效果比值小于人均GDP时为极具成本效果，当成本-效果比值在1～3倍人均GDP时为具有成本效果，当成本-效果比值超过3倍人均GDP时为不符合成本效果。国家卫计委农村癌症早诊早治专家委员会提出将早期发现成本系数（early detection cost index, EDCI）作为卫生经济学评价的简化指标，并定义为发现早期病例平均费用与人均GDP的比值。影响EDCI的主要因素为人均GDP和发现早期病例的平均费用，后者又与筛查方案的效率有关，检出率及早诊率越高，发现的早期病例越多，发现早期病例的平均费用则越低。筛查方案的检出率及早诊率反映筛查方案的有效性，人均GDP反映社会经济发展水平。因此，EDCI将筛查方案的有效性和社会经济发展水平有机整合在一起，EDCI越小，筛查花费的成本越小，筛查及早诊、早治方案也愈有效。

二、特异度和敏感度的评价

对于大肠癌筛查来说,目前筛查方法的敏感度和特异度仍然是一对矛盾的综合体。当一种方法有较高的敏感度时,其特异度往往较差;而当其特异度较好时,则敏感度会有所降低,这种现象在多种方法联用时尤其明显。出现这种状况归根到底是因为现有技术方法对大肠癌的鉴别能力仍然不足,而且不同技术方法间缺乏互补性。敏感度评价的是筛查方法是否容易遗漏肿瘤,遗漏得越少敏感度越高;特异度则主要评价筛查方法是否把正常看错成肿瘤,看错得越少特异度越高。对于个人来说,敏感度可能更重要,而对于人群筛查则特异度指标十分关键。

三、筛查大肠癌与筛查癌前病变

多数大肠癌前期存在较长时间的腺瘤病变阶段,这是大肠癌与其他恶性肿瘤的一个显著区别。早期大肠癌筛查一般仅指筛查出癌,而较少关注腺瘤。但近年来随着临床证据的不断积累,研究人员发现筛查出腺瘤的作用与筛查出大肠癌同样重要,甚至可能有更好的效果。有证据证明,摘除腺瘤不仅能降低大肠癌患者的病死率,而且能降低发病率。因此,评价一种大肠癌筛查方法的优劣不仅要关注其对大肠癌的筛查能力,而且要关注其对腺瘤的筛查能力。

第二节　大肠癌筛查的常用方法

一、粪便隐血试验

粪便隐血试验对诊断多种消化道出血性疾病有重要价值,其中用于大肠癌筛查的作用最为显著。粪便隐血是指消化道少量出血,肉眼不见血色,少量红细胞被消化分解后显微镜下无法识别,只有用更敏感的方法才能发现出血的存在,故称之为隐血。大便隐血检测从技术方法上可分为化学法和免疫法两大类,化学法以红细胞中血卟啉可与某些化学物质相结合产生特殊颜色为基础,而免疫法则以血红蛋白特异性抗原抗体相结合为基础。化学法粪便隐血试验以检测物颜色变化为基础,对检测物中含有血卟啉量的要求相对较多;而且化学反应显色的血卟啉在不同物种间缺乏特异度,动物血液中的血卟啉也能发生反应;维生素C等非血卟啉物质也能与这些化学物质产生显色反应。因此,化学法粪便隐血试验存在较多干扰因素,目前应用已越来越少。以抗原抗体反应为基础的免疫法粪便隐血试验则干扰因素较少,其敏感度显著高于化学法。免疫法粪便隐血试验根据检测技术的不同有胶体金法、免疫反向凝集法、酶联免疫检测、流式荧光检测法和乳胶凝集法等。不同技术能达到的对血红蛋白的敏感度大致相同,但在检测稳定性和抗干扰能力上可能会有所区别。目前,在大肠癌筛查市场中,以胶体金粪便隐血试纸最为常见,基于乳胶凝集法的粪便隐血自动定量检测在国外也有广泛应用。

1. 胶体金试纸粪便隐血定性检测

胶体金试纸一般采用抗体夹心法,利用血红蛋白抗原抗体反应将胶体金颗粒聚集在一起,聚集的胶体金颗粒显示出暗红或酒红颜色。反应液中血红蛋白的含量、抗体的特异度、胶体金颗粒的大小、抗体的浓度等因素均可对胶体金试纸是否显色及显示颜色的浓度产生影响。胶体金粪便隐血检测试纸的优点不仅在于其较高的检测敏感度,而且在于其经济性和便捷性,一次检测只需极少量的耗材和抗体。检测过程十分简单,一般人员经简单指导即能完成检测并判读结果。胶体金试纸的缺点在于其是一种定性检测方法,无法测得出血量的多少,而只能以阳性或阴性表述。从理论上看,胶体金试纸粪便隐血检测所测得胶体金显色条带颜色浓度与检测样品中血红蛋白含量相关。样品中血红蛋白含量高者测得胶体金条带颜色相对较深,含量少者则颜色较淡。但胶体金颗粒显色不仅与抗原含量相关,而且也受颗粒直径、颗粒分布、抗体稳定性、抗体分布等因素相关。因此,虽然理论上胶体金试纸可能具有半定量的功能,但这对胶体金试纸产品本身的稳定型提出了很高要求。一种胶体金粪便隐血试纸是否具有隐血半定量的能力,仍然需要与更高精度的定量检测方法进行比较方可确认。

胶体金粪便隐血试纸在20世纪90年代开始便有较多应用,在过去的近30年中,胶体金粪便隐血检测试纸用于大肠癌筛查的效果经常与化学法粪便隐血进行比较。在大多数筛查效果的对比试验中,胶体金试纸对大肠癌的敏感度较化学法粪便隐血检测有显著提升。胶体金试纸对大肠癌敏感度多处在70%～80%,甚至更高;而化学法粪便隐血检测敏感度一般在50%～60%,较少有超过70%者。而在筛查特异度上,胶体金试纸与化学法粪便隐血差异并非十分显著,因化学法本身有较高的特异度,两者对大肠癌的特异度一般均在90%以上。

2. 乳胶凝集法隐血自动定量检测

基于乳胶凝集法的粪便隐血自动定量检测在根本原理上与胶体金试纸并无

显著差别,其差异主要体现在对检测过程的标准化和检测稳定性上。自动定量检测将从粪便采样器中采取检测样本直到给出检测结果的整个过程交由自动化控制的机器完成。仪器所用试剂有标准样品定期做校调,检测过程中的实际样品量、检测温度、湿度以及结果定量都能做到最大限度的标准化,因此检测结果能维持稳定。除此以外,保证粪便隐血试验结果准确可靠的还体现在粪便采样器上。

粪便采样对于粪便隐血试验来说是一个关键的问题。因血红蛋白在很多情况下无法稳定保存,特别在出血量或血红蛋白含量较少的情况下。目前,大多数厂家将粪便保存在含有液体的采样瓶中。采样瓶中的液体大多为用于生物学实验的磷酸盐缓冲液和少许的防腐剂。但即使是磷酸盐缓冲液,仍无法稳定保存血红蛋白,通常常温下24 h可有50%的血红蛋白被降解。因此,如何保存血红蛋白使其在被检测前尽量减少降解是一个值得研究的问题。自动定量粪便隐血试验要完成对粪便中血红蛋白的定量,有另一个关键的前提是其定量的是粪便中的血红蛋白,而不是粪便溶液瓶中的血红蛋白。此时,在自动定量检测仪中实际被检测粪便量成为一个关键值。目前,我国大多数粪便隐血试验检测剂生产厂家将粪便隐血检测结果单位描述为纳克血红蛋白每毫升检测液(ng/mL),实际上这是一个非常错误的概念。欧美等相关大肠癌筛查指南中早已指出粪便隐血试验的测得值单位必须为微克血红蛋白每克固体粪便(μg Hb/g),而不是ng/mL。粪便隐血试验结果单位的改变将隐血检测回归其本质,而使粪便隐血检测真正做到定量。

关于胶体金试纸与自动定量粪便隐血检测在筛查大肠癌中的效果比较,目前相关研究数据仍不足。但从大量的已报道非直接对比数据中可观察到,自动定量粪便隐血试验对大肠癌的敏感度可能高于普通胶体金试纸,较多研究观察到敏感度在80%～90%。

自动定量粪便隐血检测可将隐血测得结果给出具体的连续变量数值。根据划定不同数值的阳性阈值可调节需要进一步检查的人数,从而调节筛查敏感度和特异度指标。自动定量粪便隐血检测所测得的血红蛋白数值高低虽然与大肠癌患者早、中、晚期有一定联系,但并非绝对相关,测得血红蛋白值较低者也可能是中晚期大肠癌患者,而测得高值者完全可能是正常个体。

3. 化学显色粪便隐血定性检测

化学法粪便隐血检测所用化学试剂常见有愈创木脂、联苯胺、氨基比林等。血卟啉作为目标检测物不像血红蛋白那样不稳定,在干燥条件下可较长时间保存。但由于其检测过程存在较多干扰因素,受检者需在检测前进行饮食控制,目前已较少应用。美国有厂家研制出较常规化学法粪便隐血检测敏感度更高的化学法检测试剂,但并未得到更广泛应用。

二、结肠镜

结肠镜以高精度的图像呈现将整个大肠从直肠到回盲部的结构清楚展示在人眼前，肠壁息肉和肿物一目了然，通过放大和染色等技术更可观察到外形平坦的肠道新生物。因此，结肠镜是目前筛查大肠癌的金标准。如果将诊断技术和筛查技术加以区分，结肠镜可能并不属于筛查技术。结肠镜作为一种筛查技术是医疗资源进一步充足和人群保健水平进一步提升的体现。正常个体行结肠镜检查从结直肠肿瘤角度看能对个体产生最大的保护作用。其筛查敏感度和特异度相对于其他手段几乎均为100%。国际上已有多项试验证明结肠镜筛查不仅可降低大肠癌患者的病死率，而且可降低40%的发病率。

结肠镜更广泛应用于大肠癌筛查的阻力来自技术本身和个体本身。结肠镜可以归类为一种有创检查，因其检查过程中可能会出现较为严重的不适，有些个体甚至无法承受此类不适而被迫中途停止检查。结肠镜检查前所需的肠道准备也为其带来了不便。但随着近年来麻醉镇静技术的进步，麻醉下结肠镜检查逐渐被大众所接受。结肠镜检查本身所带来的恐惧已显著减轻，以结肠镜为大肠癌筛查手段的人数可能会越来越多。

多项研究结果显示，大肠癌一般风险人群每十年行一次结肠镜检查可起到很好的保护作用，但这种保护是基于对大肠癌的预防而不是对结直肠腺瘤的预防，而且这种保护并不是绝对的。在大肠癌筛查中有一个被称为"间期癌"的概念，大肠癌筛查意义上的间期癌是指尽管在前一次结肠镜检查时没有发现任何肿瘤，但在相隔时间不长的后一次结肠镜检查时发现大肠癌。间期癌的出现可能由于第一次结肠镜检查技术上的失误或者可能由于个体本身的因素出现快速生长的肿瘤。波兰一项大规模试验发现，结直肠间期癌发生率为1/4 450人年，我国浙江嘉善县大肠癌筛查示范区中结直肠间期癌发生率亦为1/4 000人年。有研究表明结直肠间期癌发生率与内镜医师结肠镜下腺瘤检出率有关，内镜下腺瘤检出率高的个体发生间期癌概率相对较低。可见，结肠镜检查质量是导致间期癌的重要因素。

除结肠镜外，国外有部分地区采用乙状结肠镜或乙状结肠镜与粪便隐血联合进行大肠癌筛查，有研究表明也可达到降低大肠癌患者病死率的效果。国内20世纪70年代在海宁开展以直肠镜和直肠指检为手段的筛查也观察到了筛查后若干年内直肠癌发病率和病死率的下降。

三、问卷风险评估

问卷高危因素调查用于大肠癌筛查是基于大肠癌患者群存在一些显著的特征,年龄越大发病率越高,男性发病率高于女性,有明显大肠癌家族史者、多发腺瘤患者易发大肠癌,吸烟人群大肠癌风险增高。通过问卷调查确认个体是否存在结直肠发病率高危因素,对存在高危因素的个体进一步检查,而将不存在高危因素的个体判为一般风险人群暂不予干预。问卷调查的优点在于简单易行,同时能起到一定的教育功能,使普通百姓了解到大肠癌的高危因素,促使更多群众接受大肠癌筛查。

但可能由于问卷调查所涉及高危因素对大肠癌实际发病的影响仍然较小,且存在多种干扰因素,高危因素问卷调查在大肠癌筛查中所能起到的实际作用仍然很小。大量被问卷调查判定为高危人群的个体结肠镜检查后无任何发现,而同时有很多被判定为一般风险人群的个体被检出大肠癌。许多复杂的高危因素问卷其实际效果仍然不及将年龄作为单一高危因素的筛查效果。过于强调高危因素问卷调查必然会影响更有效的粪便隐血检测的效果,假设一个群体在开展大肠癌筛查时,其粪便隐血检测未达到饱和时就增加问卷调查,问卷调查必然会稀释粪便隐血筛查产生的相对较高的肿瘤检出率,其结果便是很多用于筛查的结肠镜变成了无效检查。只有当粪便隐血检测达到饱和时,对粪便隐血检测阴性者进一步进行高危因素问卷调查,此时的应用可能更合适。

四、CT模拟结肠镜

CT模拟结肠镜利用高速薄层CT采集清洁肠道图像,再通过图像三维重构将肠道结构模拟成一个完整的三维图像。CT模拟结肠镜自20世纪90年代首次出现以来得到快速发展,三维建模图像清晰度不断增高。目前,对直径0.6 cm以上的肠道肿瘤已有较好的筛查能力,但对更小的息肉和扁平息肉则仍难以观察。CT模拟结肠镜的优点在于其是一种无创检查,虽然仍需要高质量的肠道清洁准备,但较结肠镜显然更容易被接受。CT模拟结肠镜的缺点除了无法准确观察小息肉外,容易受肠道准备和异常机构影响而出现假阳性结果,多次检查存在过量辐射风险,三维建模技术要求高等因素也阻碍了CT模拟结肠镜的推广。目前,CT模拟结肠镜在我国应用较少,人力、设备等医疗资源缺乏和较高的成本可能是无法推广的主要因素。

五、新型分子筛查技术

近年来，随着肿瘤分子生物学的发展，多种大肠癌分子标志物被发现。人们希望通过检测这些新型分子标志物更准确地识别尚未出现症状的大肠癌患者。在这些新型标志物应用中，以美国一公司研发的基于粪便DNA检测结合粪便隐血的试剂盒影响最大。该试剂盒用一个专用的塑料桶收集粪便，桶内含专用保存液，含粪便的收集桶可通过快递寄送到专门的检测中心。收集桶内的粪便被分为两份。一份用于酶联免疫法检测粪便血红蛋白含量，另一份则从中提取人细胞基因组DNA。以肌动蛋白（actin）为内参对照定量检测DNA中*KRAS*突变以及*NDRG4*、*BMP3*等基因甲基化，最后将血红蛋白和DNA检测结果输入一个计算公式，获得一个结果得分。当得分大于某一阈值时判定为阳性，需进一步行结肠镜检查。该试剂盒已获得美国FDA认证，并在美国老年人医保中获得部分医疗保险报销支持。尽管目前已有两个较大规模试验证明该试剂盒相较于单纯粪便隐血检测能获得更高的敏感度，其对大肠癌的敏感度为92%，对进展期腺瘤敏感度为46%，但其特异度较单纯粪便隐血检测显著降低。因此，该试剂盒可能并没有给大肠癌筛查技术带来实质性的进步，其应用效果仍然局限于敏感度和特异度的互相消长中。

除该试剂盒外，检测血液中游离DNA *SEPTIN*9基因甲基化筛查大肠癌的试剂盒也得到美国FDA批准；国内也有企业引进美国*SEPTIN*9甲基化检测并通过SFDA临床试验，部分医疗机构已在开展该检测。但*SEPT*9甲基化应用于大肠癌筛查的效果明显逊于粪便隐血或粪便DNA检测试剂盒，现有《大肠癌筛查临床指南》也并未推荐将*SEPT*9甲基化检测作为筛查方法。德国一家公司将粪便丙酮酸激酶同工酶2（PKM2）蛋白检测应用于大肠癌筛查取得了独立于粪便隐血检测外的较好效果，目前国内已有公司引进该技术并开展临床试验。粪便PKM2蛋白和粪便隐血试验结合筛查可能会有较好的效果。

第三节　大肠癌筛查方法的选择策略

大肠癌筛查对于个人和作为整体的人群在筛查目标和目的上并无显著不同，即在筛查中检出所有进展期腺瘤和早期癌，最终达到预防或近似治愈大肠癌的目的，但却在方法选择标准和策略上有着较多差别。人群筛查往往由政府或机构发起，利用的是有限的资源，其考虑更多的是整体效果，因此更关注筛查方法的经济便捷性和成本-效果比的最优化。而个人筛查则可能对成本的关注度低些,而更关注方法的准确性。不同社会和经济条件,甚至不同性格的个体对大肠癌筛查的要求也会不同。有的人愿意接受有一定痛苦,但相对准确的筛查方法;但有的人宁愿不筛查,也不愿意接受有痛苦的检查。

　　对于个人来说,诊断性结肠镜检查是大肠癌筛查敏感度和特异度评价的"金标准",应是当前最佳的大肠癌筛查方法。诊断性结肠镜不包括有较大创面的治疗,实际上是较为安全的。从国家卫计委自2007年以来实施的农村大肠癌早诊早治项目经验来看,在20余万例诊断性结肠镜检查中,仅发生过1例因为心脏原因引起结肠镜检查急救事故和1例检查后老年人跌倒事故,并未发现结肠镜检查(不包括镜下有创治疗)本身引起出血、穿孔等严重肠道并发症。

　　对于有组织的人群筛查来说,粪便隐血试验仍然是最为有效和经济的筛查方法。粪便隐血试验对大肠癌的敏感度可达结肠镜的60% ～ 80%,甚至更高;而其特异度一般均能在90%以上。近年来出现的运用新型分子标志物的大肠癌筛查方法,虽然宣称有比粪便隐血试验更高的敏感度,但均以筛查特异度降低为代价,在成本-效果比上无法与粪便隐血试验相匹敌。

　　但是对于那些不愿意接受结肠镜检查,也不愿意检查粪便隐血试验的人来说,如果有一种筛查方法能使其关注自己的大肠癌风险,并最终接受筛查,则都是值得去做的方法。

------------------------------ **参 考 文 献** ------------------------------

[1] Allison J E, Sakoda L C, Levin T R, et al. Screening for colorectal neoplasms with new fecal occult blood tests: Update on performance characteristics[J]. J Natl Cancer Inst, 2007, 99(19): 1462-1470.

[2] Brenner H, Altenhofen L, Hoffmeister M. Sex, age, and birth cohort effects in colorectal neoplasms: a cohort analysis[J]. Ann Intern Med, 2010, 152(11): 697-703.

[3] Brenner H, Hoffmeister M, Arndt V, et al., Gender differences in colorectal cancer: implications for age at initiation of screening[J]. Br J Cancer, 2007, 96(5): 828-831.

[4] CChurch T R, Wandell M, Lofton-Day C, et al. Prospective evaluation of methylated SEPT9 in plasma for detection of asymptomatic colorectal cancer[J]. Gut, 2014, 63(2): 317-325.

[5] Cheng J, Chen Y, Wang X, et al. Meta-analysis of prospective cohort studies of cigarette smoking and the incidence of colon and rectal cancers[J]. Eur J Cancer Prev, 2015, 24(1): 6-15.

[6] Citarda F, Tomaselli G, Capocaccia R, et al. Efficacy in standard clinical practice of colonoscopic polypectomy in reducing colorectal cancer incidence[J]. Gut, 2001, 48(6): 812-815.

[7] Corley D A, Jensen C D, Marks A R, et al. Adenoma detection rate and risk of colorectal cancer and death［J］. N Engl J Med, 2014, 370(14): 1298−1306.

[8] Fraser C G. A future for faecal haemoglobin measurements in the medical laboratory［J］. Ann Clin Biochem, 2012, 49(Pt 6): 518−526.

[9] Goodwin J S, Singh A, Reddy N, et al. Overuse of screening colonoscopy in the medicare population［J］. Arch Intern Med, 2011, 171(15): 1335−1343.

[10] Grazzini G, Visioli C B, Zorzi M, et al. Immunochemical faecal occult blood test: number of samples and positivity cutoff. What is the best strategy for colorectal cancer screening ［J］. Br J Cancer, 2009, 100(2): 259−265.

[11] Halloran S P, Launoy G, Zappa M, et al. European guidelines for quality assurance in colorectal cancer screening and diagnosis. First edition — Faecal occult blood testing［J］. Endoscopy, 2012, 44 (Suppl 3): SE65−SE87.

[12] Hol L, van Leerdam M E, van Ballegooijen M, et al. Screening for colorectal cancer: randomised trial comparing guaiac-based and immunochemical faecal occult blood testing and flexible sigmoidoscopy［J］. Gut, 2010, 59(1): 62−68.

[13] Hundt S, Haug U, Brenner H. Comparative evaluation of immunochemical fecal occult blood tests for colorectal adenoma detection［J］. Ann Intern Med, 2009, 150(3): 162−169.

[14] Imperiale T F, Ransohoff D F, Itzkowitz S H, et al. Multitarget stool DNA testing for colorectal-cancer screening［J］. N Engl J Med, 2014, 370(14): 1287−1297.

[15] Johnson C D, Chen M H, Toledano A Y, et al. Accuracy of CT colonography for detection of large adenomas and cancers［J］. N Engl J Med, 2008, 359(12): 1207−1217.

[16] Kaminski M F, Regula J, Kraszewska E, et al. Quality indicators for colonoscopy and the risk of interval cancer［J］. N Engl J Med, 2010, 362(19): 1795−1803.

[17] Lee J K, Liles E G, Bent S, et al. Accuracy of fecal immunochemical tests for colorectal cancer: systematic review and meta-analysis［J］. Ann Intern Med, 2014, 160(3): 171−181.

[18] Levi Z, Rozen P, Hazazi R, et al. A quantitative immunochemical fecal occult blood test for colorectal neoplasia［J］. Ann Intern Med, 2007, 146(4): 244−255.

[19] Levin B, Lieberman D A, McFarland B, et al. Screening and surveillance for the early detection of colorectal cancer and adenomatous polyps, 2008: a joint guideline from the American Cancer Society, the US Multi-Society Task Force on Colorectal Cancer, and the American College of Radiology［J］. CA Cancer J Clin, 2008, 58(3): 130−160.

[20] Meng W, Bi X W, Bai X Y, et al. Barrier-focused intervention to increase colonoscopy attendance among nonadherent high-risk populations［J］. World J Gastroenterol, 2009, 15(31): 3920−3925.

[21] Oremek G M, Gerstmeier F, Sauer-Eppel H, et al. Pre-analytical problems in the measurement of tumor type pyruvate kinase (tumor M2−PK)［J］. Anticancer Res, 2003, 23(2A): 1127−1130.

[22] Selby J V, Friedman G D, Quesenberry C P Jr, et al. A case-control study of screening sigmoidoscopy and mortality from colorectal cancer［J］. N Engl J Med, 1992, 326(10): 653−657.

[23] 董志伟,乔友林,王贵齐,等.癌症早诊早治工作评价指标的探讨［J］.中国肿瘤,2010, 19(10): 633−638.

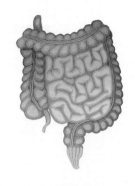

第二十章

大肠癌的化学预防

蔡三军　李清国

　　早在两千多年前，我国《黄帝内经》中就提出"上医治未病"的医学观点，折射出"防大于治"的科学思想。1981年，WHO指出：1/3的癌症是可以预防的；1/3的癌症是可以治愈的；1/3的癌症经过有效的治疗可以延长生命，提高生存质量。可见，肿瘤的预防是非常重要的。对于大肠癌而言，其从正常肠上皮组织进展为大肠癌是多基因、多阶段演变的过程，经历了一系列分子生物、生理生化及组织病理学改变，这为化学预防大肠癌提供了治疗的靶点。多数大肠癌来源于腺瘤性息肉，大约1/3的人群在60岁前至少会在肠道内出现一枚以上息肉，从腺瘤的形成到癌变至少经历10年的时间，这给大肠癌的化学预防留取了充足的时间。

［**通信作者**］　蔡三军，Email: caisanjun@gmail.com

第一节　大肠癌化学预防疗效评估

化学预防是用天然或人工合成的化合物来预防、抑制或逆转恶性肿瘤的形成和发展，是预防大肠癌的研究热点。化学预防的效果需要长时间的观察来证实，一种有效的化学预防的方法能够使疾病的发生率和病死率都出现下降。但对大肠癌来讲，从腺瘤的形成到恶变至少有10年的时间，期间可能因为大肠癌的筛查或其他原因行肠镜检查发现结肠息肉而行息肉切除影响了化学预防的效果评估，因此，需要确定一个更直接可靠的研究终点来评估大肠癌化学预防的疗效。

选择合理的研究终点来评估化学预防的效果是很有争议和挑战的事情。很多研究终点都是基于经验性或专家共识。因此，美国癌症研究协会（American Association for Cancer Research，ACCR）一直在积极寻找大肠癌化学预防科学的评估方法，希望这种评估方法能够在不同的研究指标之间有可比性，充分显示化学预防的效果。然而，目前还没有发现理想化的评估方法，一般而言，化学预防的方法或者是对局限于上皮内肿瘤（不典型增生）治疗效果的评估主要依赖于对肿瘤发病率的影响。

对大肠癌化学预防来讲，腺瘤形成是一个比较容易接受的评估化学预防效果的指标。把对腺瘤形成的影响作为研究的终点是有一定科学依据的。首先，几乎所有的大肠癌都始发于腺瘤。结直肠腺瘤和腺癌有很多相似的分子病理改变的致病因素，因此，腺瘤和腺癌可能有类似的病原学基础。其次，在可手术治疗的人群中，腺瘤发生率的变化可以部分反映大肠癌发生率和病死率的改变。一项国际腺瘤协作组织长期的前瞻性研究显示，腺瘤摘除后可使大肠癌患者的长期死亡风险降低53%。小鼠大肠癌诱导模型中显示有些化学预防药物对大肠癌形成的整个过程中都有作用。在人体，非甾体抗炎药（nonsteroidal antiinflammatory drug，NSAID）对大肠癌形成的全过程，包括从异常隐窝病灶的出现，以及形态学可见的病变、腺瘤、癌变、肿瘤相关的死亡都有积极的防治作用。最后，既往有十多年将腺瘤作为观察终点的化学预防的经验。对腺瘤形成的抑制也是美国FDA观察塞来昔布（西乐葆）对家族性腺瘤性息肉病（FAP）化学预防效果最主要的感兴趣的终点事件。

第二节 大肠癌化学预防药物的发现

一、发现化学预防药物的途径

一般通过以下三种途径来发现潜在的化学预防药物。

（1）通过分析流行病学数据，特别是大宗病例的观察性研究。最经典的阿司匹林对大肠癌的化学预防作用就是通过这种方式发现的。对于随机对照试验次要研究终点的分析是发现化学预防药物的另一个方法，共轭雌激素（conjugated equine estrogens，CEE）和醋酸甲羟孕酮（medroxyprogesterone acetate，MPA）对大肠癌的化学预防作用就是通过这种方法发现的。"妇女健康倡议（Women's Health Initiative，WHI）"初始主要的研究终点是激素替代治疗对冠心病的防治作用，但附带发现了这种激素替代治疗与多种恶性肿瘤发生的关系。因为部分单纯从流行病学分析出来的和大肠癌化学预防潜在的药物在后续的随机对照试验中不能被证实（如 β-胡萝卜素、α-生育酚），目前越来越倾向于筛选多证据支持的化学预防药物。

（2）通过化学药物或基因编辑动物模型诱导大肠癌模型检测化学预防药物。通过给予实验动物化学预防药物后对比异常隐窝病变、可见肠黏膜改变、腺瘤、肿瘤等形成的数量或大小的变化，了解分子生物学机制，并且可以初步了解药物的安全性。既往关于钙剂和COX-2抑制的动物实验显示了与和人体实验结果的高度一致性，但目前缺乏标准化的动物致病模型，并且不少在动物体内显示出较好预防效果的药物还没有在人体进行临床研究。

（3）来源于对大肠癌发生、发展的分子病理学机制的了解而确定的潜在治疗靶点。如通过体外实验研究确认干预的靶点、干预药物的浓度、影响分子和下游机制等。

二、化学预防的靶基因

一个理想的化学预防的靶基因应该符合以下条件。
（1）在肿瘤组织和正常组织存在明显的差异表达。
（2）该靶基因有重要的生物学功能。
（3）该靶点在肿瘤组织中高表达，因为在体内对目的基因实现沉默较过表达相对容易实现。

（4）药物容易达到相应的靶点。

（5）至少在疾病模型中通过干预靶基因可以降低肿瘤的发病率和患者的病死率，减少肿瘤负荷等。

第三节　大肠癌的化学预防药物

在过去的30年中很少有化学预防药物被美国FDA批准应用于临床。这主要是因为缺乏有效性验证或生物学标志物指导临床应用，并且化学预防是一个长期的过程，药物的不良反应及患者的依赖性等也影响了化学预防的实施。塞来昔布是迄今为止美国FDA批准的唯一用于FAP化学预防的药物，但因在后续的严格设计的临床试验中未能肯定其化学预防作用，2011年FDA撤回了该适应证。

已经有许多随机对照试验来评估大肠癌化学预防药物的效果，包括对腺瘤再发率，或大肠癌发病率和病死率的影响。但大多数临床试验并没达到预期效果。目前被广泛研究的大肠癌化学预防药物基本可归为五类，即抗氧化剂硒、钙、激素、NSAID、二十碳五烯酸（EPA）。表20-3-1概述了这五类化学预防药物的RCT研究与结果。

表20-3-1　RCT研究评估五类化学预防药物对腺瘤或大肠癌预防效果的概况

作者 （发表时间）	干预措施	队　列	主要结果
Wactawski-Wende等 （2006年）	500 mg钙+200 IU维生素D3（2次/d）组 vs 安慰剂组（7年）	40个妇女健康倡议中心的36 282名绝经妇女	大肠癌发病率：HR=1.08，95%CI：0.86～1.34，P=0.51
Lippman等 （2009年）	口服硒（200 μg/d，源于L-硒代蛋氨酸）+配对的维生素E安慰剂组 vs 维生素E（400 IU/d醋酸生育酚）+配对的硒安慰剂组 vs 硒+维生素E组 vs 安慰剂组（7～12年）	35 533名 ≥50岁（非洲裔美国人）或血清PSA ≤4 ng/mL和直肠指诊排除前列腺癌 ≥55岁（高加索人）	大肠癌发病率：维生素E，HR=1.09（0.69～1.73），P>0.05；硒，HR=1.05（0.66～1.67）；硒+维生素E，HR=1.28（0.82～2.00），P>0.05。大肠癌病死率：维生素E，HR=1.30（0.44～3.83），P>0.05；硒，HR=1.00（0.32～3.16），P>0.05；硒+维生素E，HR=1.49（0.52～4.28），P>0.05

（续表）

作者 （发表时间）	干预措施	队　列	主要结果
Hulley 等 （2002 年）	0.625 mg/d结合雌激素+2.5 mg/d MPA组 *vs* 安慰剂组（4年）	2 763 名有冠状动脉疾病的绝经妇女，平均年龄67岁	大肠癌发病率：*HR*（未校正的意向性治疗）=0.81（0.46 ～ 1.45）；*HR*（校正，接受治疗）=0.58（0.25 ～ 1.35）
Rossouw等 （2002 年） Chlebowski 等（2004 年）	结合雌激素 0.625 mg/d+MPA 2.5 mg/d组 *vs* 安慰剂组（5.2年）	16 608 名健康绝经妇女，50 ～ 79岁	大肠癌发病率：*RR*=0.63（0.43 ～ 0.92）；更新诊断时大肠癌的分期：76.2% *vs* 48.5%，*P*=0.004
Anderson 等 （2004 年）， Ritenbaugh 等（2008 年）	结合雌激素 0.625 mg/d组 *vs* 安慰剂组（7.1年）	10 738 名健康绝经的子宫切除妇女；50 ～ 79	大肠癌发病率：*RR*=1.08（0.75 ～ 1.55）；更新大肠癌诊断后的生存：*RR*=1.34（0.58 ～ 3.19）
Gann 等 （1993 年）	隔日 325 mg阿司匹林组或安慰剂组（5年）	22 071 名40 ～ 84岁的男医师	大肠癌发病率：*RR*=1.15（0.80 ～ 1.65）；原位癌和息肉：*RR*=0.86（0.68 ～ 1.10）
Cook 等 （2005 年）	隔日 100 mg阿司匹林组 *vs* 安慰剂组（10年）	39 876 名年龄≥45岁的美国妇女，无癌症、心血管疾病或其他严重慢性病史	大肠癌发病率：*RR*=0.97（0.77 ～ 1.24）
Flossman 等 （2007 年）	UK–TIA 300 ～ 500 mg/d组 *vs* 安慰剂组（1 ～ 7年）；阿司匹林 300 ～ 1 500 mg/d组 *vs* 无阿司匹林组（5 ～ 6年）	UK–TIA：2 449 名受试者，平均年龄60.3岁，男性占73%；英国医师阿司匹林试验：5 139名受试者，平均年龄61.6岁	大肠癌发病率：*HR*=0.74（0.56 ～ 0.97），*P*=0.02；10年后观察到效果
Baron 等 （1999 年）	钙 3.0 g/d组 *vs* 安慰剂组（4年）	930 名有腺瘤病史患者	腺瘤发病率：*RR*=0.81（0.67 ～ 0.99），*P*=0.04；腺瘤数目：*RR*=0.76（0.60 ～ 0.96），*P*=0.02

（续表）

作者 （发表时间）	干预措施	队　列	主要结果
Bonithon-Kopp 等 （2000年）	钙2.0 mg/d 组 vs 卵叶车前果壳 3.8 mg/d组 vs 安慰剂组（3年）	655名有腺瘤病史的患者，年龄35～75岁	腺瘤发病率：钙2.0 mg/d组 $RR=0.66$（0.38～1.17），$P=0.16$；卵叶车前果壳 3.8 mg/d组 $RR=1.67$（1.01～2.76），$P=0.042$
Clark 等 （1996年）	硒200 μg/d组 vs 安慰剂组（6.4年）	1 312名有皮肤癌病史的患者	大肠癌发病率：$RR=0.42$（0.18～0.95），$P=0.03$
Thompson 等 （2016年）	分别口服硒（200 μg/d）、塞来昔布（400 mg/d），或两者联合使用，以安慰剂组为对照	1 631例40～80岁肠镜下息肉摘除后人群	结肠息肉发病率：$RR=1.03$（0.91～1.16），$P=0.68$；进展期腺瘤（腺瘤直径>10 mm、绒毛状腺瘤、重度不典型增生腺瘤）发生率：$RR=0.82$（0.71～0.96），$P=0.01$
Baron 等 （2003年）	阿司匹林81mg/d组 vs 325 mg/d组 vs 安慰剂组（3年）	1 211名有腺瘤病史的患者	腺瘤发病率：81 mg/d组 $RR=0.81$（0.69～0.996）；325 mg/d组 $RR=0.96$（0.81～1.13）。高级别腺瘤发生率：81 mg/d组 $RR=0.59$（0.38～0.92）；325 mg/d组 $RR=0.83$（0.55～1.23）
Sandler 等 （2003年）	阿司匹林325 mg/d组 vs 安慰剂组（3年）	635名有早期大肠癌切除史患者	腺瘤发病率：$RR=0.65$（0.46～0.91）；到第一次腺瘤延长的时间
Benamouzig 等，（2003年） Benamouzig 等（2012年）	赖氨酸脱羧酶 160～300 mg/d组 vs 安慰剂组（4年）	291名有腺瘤史的患者	复发腺瘤：$RR=0.73$（0.52～1.04），$P=0.08$；复发腺瘤直径 ≥5 mm：$RR=0.44$（0.24～0.82），$P=0.01$；4年随访：至少有一个复发腺瘤的患者比例、息肉负荷、至少有一个高级别复发腺瘤比例：$P>0.05$
Logan 等 （2008年）	阿司匹林300 mg/d+叶酸0.5 mg/d组 vs 安慰剂组	939名有腺瘤史的患者，平均年龄57.8岁（27.6～74.6岁）	腺瘤复发：$RR=0.79$（0.63～0.99）；高级别腺瘤：$RR=0.63$（0.43～0.91）

（续表）

作者 （发表时间）	干预措施	队 列	主要结果
Burn 等（2011年）CAPP-1	阿司匹林600 mg/d和/或抗性淀粉（30 g/d）组 vs 安慰剂组（1～12年）	206名家族性腺瘤性息肉病的患者；10～21岁	息肉数目：$RR=0.77$（$0.54～1.10$）；息肉最大径：3.0 mm vs 6.0 mm，$P=0.02$
Burn 等（2011年）CAPP-2	600 mg阿司匹林组 vs 阿司匹林安慰剂组 vs 30 g抗性淀粉组 vs 淀粉安慰剂组（达4年）	937名Lynch综合征患者	到第一次发生大肠癌时间：$HR=0.63$（$0.35～1.13$），$P=0.12$；对于完成2年干预的患者，$HR=0.41$（$0.19～0.86$），$P=0.02$；$IRR=0.37$（$0.18～0.78$），$P=0.008$
Steinbach 等（2000年）	塞来昔布200 mg/d或800 mg/d组 vs 安慰剂组（6个月）	77名家族性腺瘤性息肉病的患者	息肉数目：800 mg/d组减少28%（$P=0.003$）；息肉负荷：800 mg/d组降低30.7%（$P=0.001$）
Arber 等（2006年）	塞来昔布400 mg/d组 vs 安慰剂组	1 561名有腺瘤病史的患者	腺瘤复发：$RR=0.64$（$0.56～0.75$），$P<0.001$；高级别腺瘤：$RR=0.49$（$0.33～0.73$），$P<0.001$
Bertagnolli 等（2006年）	塞来昔布400 mg/d或800 mg/d组 vs 安慰剂组（3年）	2 035名有腺瘤病史患者	一个或更多的腺瘤复发：400 mg/d组$RR=0.67$（$0.59～0.77$），$P<0.001$；800 mg/d组$RR=0.55$（$0.48～0.64$），$P<0.001$
Labayle 等（1991年）	舒林酸300 mg/d组 vs 安慰剂组（2个阶段，每个阶段4个月，中间隔1个月的冲洗阶段）	10名有结肠切除和回肠直肠吻合史的直肠息肉患者	息肉退缩：诱导息肉完全退缩（$n=6$）或近乎完全退缩（$n=3$），$P<0.01$
Giardiello 等（1993年）	舒林酸300 mg/d组 vs 安慰剂组（9个月）	22个家族性腺瘤性息肉病的患者，包含有18个结肠切除史患者	息肉数目：减少44%（$P=0.014$）；息肉直径：缩小35%（$P<0.001$）
Nugent 等（1993年）	舒林酸组 vs 安慰剂组	24名家族性腺瘤性息肉病的患者，有预防性结肠切除和高级别十二指肠息肉病史	上皮细胞增殖、息肉退缩、十二指肠和直肠退缩趋势：$P=0.003$、$P=0.12$和$P=0.01$

（续表）

作者 （发表时间）	干预措施	队　列	主要结果
Ladenheim 等 （1995年）	舒林酸150 mg（2次/d）组 vs 安慰剂组（4个月）	44名有零星结肠息肉的无症状患者	息肉退缩、息肉直径：均 $P>0.05$
Giardiello 等 （2002年）	舒林酸150 mg组或300 mg/d组 vs 安慰剂组（4年）	41名家族性腺瘤性息肉病基因型但是表型不受影响的患者；8～25岁	腺瘤发生率、腺瘤数目和直径：$P=0.54$、$P=0.69$ 和 $P=0.17$
Meyskens FL Jr 等（2008年）	口服DFMO 500 mg或舒林酸150 mg（1次/d）组 vs 对应的安慰剂组（36个月）	375名有腺瘤切除病史患者	1个或更多的腺瘤复发：$RR=0.30（0.18～0.49）$，$P<0.001$；高级别腺瘤：$RR=0.085（0.011～0.65）$，$P<0.001$；多腺瘤：$RR=0.055（0.0075～0.41）$，$P<0.001$
West 等（2010年）	EPA胶囊配方（游离脂肪酸2 g/d）组 vs 安慰剂组（6个月）	58名家族性腺瘤性息肉病患者，年龄≥18岁，有结肠切除和回肠直肠吻合史	息肉数目：降低22.4%（$P=0.012$）；息肉直径降低29.8%（$P=0.027$）

注："主要结果"均为干预组 vs 安慰剂组

一、硒

1976年，由Shamberger等报道了硒对肿瘤的预治作用，但后续的系列研究并未能就其对大肠癌或腺瘤的预防作用达成一致结论。如WHI的病例-对照研究发现，硒在女性患者中并不是大肠癌的一个保护性因素。但Clark等发现，补充硒元素可以降低大肠癌58%的发病风险。最近的SELECT研究发现，无论单独口服硒，还是联合维生素E口服都不会降低大肠癌的发生率。Thompon等认为硒并不能减少结肠息肉的发生，但对进展期腺瘤（腺瘤直径>10 mm、绒毛状腺瘤、重度不典型增生腺瘤）有中度的预防作用。

二、钙

钙预防大肠癌有充分的生物学理论基础。钙能够隔绝肠腔内胆汁和脂肪酸对大肠黏膜诱发癌变的作用,并且能够通过调节蛋白激酶C的活性、稳定膜结构和改变*KRAS*突变状态来抑制上皮增殖。

大部分队列观察研究认为,钙摄取与息肉复发或大肠癌发生风险呈负相关。两项基于中等风险人群(有腺瘤病史)的随机对照试验证实了钙在腺瘤复发中的保护作用。最近一项研究探讨了钙联合维生素D对WHI中绝经妇女大肠癌发病风险的影响,通过对研究对象7年随访之后,作者认为在这一人群中,补充钙与维生素D对大肠癌发病风险并没有影响。但该研究随访时间相对较短,可能还不足以观察到化学预防的效果,进一步的随访仍在进行中。

最近一项随机对照试验(NCT00153816)报道每天补充维生素D_3(1 000 IU)、钙剂(1 200 mg)或两者联合使用,在随访3～5年后并没有降低结直肠腺瘤发生的风险。进一步亚组分析发现,维生素D_3的防治效果可能与其受体的基因多态性有关。

三、激素替代治疗

激素替代治疗(hormone replacement therapy, HRT)可缩小大肠癌,其生物学机制主要基于可直接或间接地减少有毒性的次级胆汁酸的产生,并抑制胰岛素样生长因子1(IGF-1)的活性。此外,雌激素信号通路在大肠癌中的作用尚不明确,但近期研究发现 β-雌激素受体(β-estrogen receptor)的表达缺失与晚期大肠癌的发生相关,并可增加大肠癌患者的死亡风险。

大量回顾性研究发现,女性绝经后应用HRT可降低大肠癌及腺瘤的发生风险。荟萃分析证实HRT使用者患大肠癌的风险可减少11%～20%。WHI组织的回顾性研究及欧洲癌症前瞻性调查(European Prospective Investigation into Cancer, EPIC)却未发现HRT治疗与大肠癌风险有明显的相关性。虽然EPIC的雌激素单药组及WHI研究中各亚组样本量较小,但需要指出的是,EPIC研究中雌孕激素联合用药组的样本量是现有研究中最大的,其结果也并未显示与大肠癌的发生有明显相关。与之前研究不同的是,WHI和EPIC研究中HRT的治疗时间较短,研究者推测这可能是导致其阴性发现的原因之一。

至今共有三项有关HRT与大肠癌风险相关性的随机对照试验,三项研究均检测了雌孕激素联合用药,仅有一项研究探究了无对抗雌激素单药的作用。Rossouw等首先报道了一项WHI随机对照试验的初步研究结果,发现健康绝经后女性联合应用雌孕激素后大肠癌发生率降低了37%。这项临床研究的更新结果证实了这项发现,但同时提出HRT使用中发现的大肠癌较安慰剂组中发现的大肠癌分期较晚（局部晚期或转移性大肠癌，76.2% *vs* 48.5%，*P*=0.004），这使HRT对大肠癌风险的保护作用变得复杂。WHI的回顾性研究也未获得肯定的证据，该研究并未发现联合用药对于大肠癌的发生和发展有明显作用。心脏及雌/孕激素替代治疗研究（heart and estrogen/progestin replacement study，HERS）旨在测试雌孕激素联合治疗在患冠心病的绝经后女性中的作用，HERS Ⅱ的后续随访监测中发现共有21例大肠癌患者，联合雌孕激素治疗的绝经后女性患大肠癌的相关风险比为0.81（0.46～1.45），并无统计学意义。第三项随机对照试验检测了无对抗雌激素治疗在子宫切除的绝经后女性中的作用，发现其并未降低大肠癌发生风险（*HR*=1.08，95% *CI*: 0.75～1.55）。Ritenbaugh等更新了该项研究的结果，证实了其阴性结果，并提出雌激素组与安慰剂组的累积死亡风险无统计学差异。

总体来讲，随机对照试验发现并不支持HRT可降低大肠癌的发生风险。尽管大量回顾性研究发现HRT的保护性作用，但具体药物配伍、剂量及最佳治疗时间的选择仍不清楚。虽然现有研究表明HRT的不良反应超出其对大肠癌的化学预防作用，但它的应用前景激发了大量HRT保护作用机制的相关研究，为推动HRT在预防大肠癌风险的应用起到了重要作用。

四、非甾体抗炎药

非甾体抗炎药（NSAIDs）是具有最多循证医学依据的大肠癌及腺瘤的化学预防药物。支持NSAIDs对大肠癌化学预防作用的研究高度一致。尽管其具体机制尚未完全明确，NSAIDs相关作用中所涉及信号通路的相关研究已有较大进展。研究最多的NSAIDs是阿司匹林和昔布类药物，都是通过抑制一种或两种环氧合酶，即COX-1和COX-2来发挥作用。环氧合酶的主要作用是在炎症反应中产生前列腺素，NSAID的抑制作用可通过抑制环氧合酶抑制细胞增殖、诱导凋亡、促进免疫监视并减少新血管形成。有研究表明，COX-2在大肠癌及其他肿瘤的癌前病变和癌病灶中表达升高，并与预后较差相关。除了依赖COX的作用，很多研究提示NSAID也可通过其他与COX无关的机制发挥作用。

五、阿司匹林

大量的动物学及流行病学证据表明，阿司匹林对大肠癌的发展和腺瘤的复发具有防护作用。同时也有研究提示这种保护作用是剂量依赖的，并与治疗的时间相关。至今，阿司匹林和大肠癌关系相关的随机对照试验共有10项，同时还有其他有关阿司匹林预防冠心病的随机对照试验研究将其对大肠癌的化学预防作用作为第二研究终点。

最近的临床试验测试了阿司匹林在大肠癌高风险（FAP或HNPCC患者）和中风险（有大肠癌或腺瘤家族史）人群中的作用。CAPP1和CAPP2临床试验分别检测了阿司匹林对FAP和HNPCC患者的作用。CAPP1研究发现，阿司匹林（600 mg/d）对腺瘤数量无明显作用；相较于安慰剂组，口服阿司匹林组患者的腺瘤有缩小趋势，且有统计学意义。CAPP2研究发现，口服阿司匹林（600 mg/d）组患者在中位时间25个月，HNPCC组患者在中位时间55.7个月后发生大肠癌的风险明显降低。CAPP2的研究者认为，基于他们的研究，建议所有HNPCC患者常规使用阿司匹林进行化学预防。基于上述结果，《NCCN指南》推荐在HNPCC患者中常规采用阿司匹林进行化学预防，但具体剂量和维持时间还不确定。另一项研究CAPP3也正在开展，旨在比较不同剂量阿司匹林的作用，有望为阿司匹林最佳预防剂量提供参考。

共有四项随机对照试验探究了阿司匹林在大肠癌中等风险人群中的作用。三项研究主要针对有腺瘤家族史的患者，另一项则针对有大肠癌家族史的患者。所有研究的首要研究重点是腺瘤复发，治疗和随访时间为1～3年。四项研究结果均显示：相较于安慰剂组，阿司匹林可显著降低腺瘤复发风险及高危腺瘤发生风险。其中一项研究更新报道了4年随访结果，发现服用1年阿司匹林的化学预防作用并不能持续4年。研究者认为1年和4年随访结果的差异归因于统计学因素，随着随访时间的延长，失访人群高达32%。此外，阿司匹林在腺瘤发展自然病程中的作用可能被误解，阿司匹林起到的是"抗肿瘤"或"抑制增殖"的作用，而并非真正的化学预防作用。这也说明，阿司匹林是否具有真正的化学预防作用需要更长的随访时间证实。另有四项随机对照试验主要针对普通人群的大肠癌预防。其中两项是众所周知的WHI研究和医师健康研究（the Physician's Health Study, PHS）。WHI和PHS研究使用了低剂量或中等高剂量的阿司匹林，分别为100 mg隔日或325 mg隔日口服5年。两项研究均未发现阿司匹林对大肠癌的发生有明显预防作用，这可能与剂量较低以及随访时间较短有关。另外两项样本量较小的研究，英国短暂性脑缺血发作阿司匹林（the United-Kingdom Transient Ischemic Attack Aspirin, UK-TIA）实验及英国医师阿司匹林实验，使用了更高剂量的阿司匹林，分别为300～500 mg/d持续服用1～7年及300～1 500 mg/d持续服用5～6年。两项研究10年随访后发现，阿司匹林对于大肠癌发生有显著的预防作用，且可持续5年以上。需要指出的是，这些研究最初均旨在研究阿司匹林在心血管疾病中的作用,而非大肠癌。但对临床试验资料中针对大肠癌的发生率重新分析,发现与很多回顾性研究结果一致,高剂量长时间服用阿司匹林可预防大肠癌的发生。最近一项针对低剂量阿司匹林预防心血管疾病临床试验的荟萃分析证实了低剂量阿司匹林对大肠癌有化学预防作用,且可持续约10年。

在大肠癌术后人群中,较多的证据表明低剂量阿司匹林可减少肿瘤的复发和肿瘤相关的死亡。如一项包括23 162例的队列观察研究发现,患者诊断大肠癌后口服阿司匹林可以改善肿瘤特异性生存期($HR=0.85$; 95% CI: $0.79 \sim 0.02$)和总体生存期($HR=0.95$, 95% CI: $0.90 \sim 1.01$)。有研究认为结直肠肿瘤中$PIK3CA$基因突变与口服阿司匹林化学预防效果有关。基于这些证据,《NCCN指南》推荐在大肠癌患者中口服低剂量阿司匹林,作为减少肿瘤复发和肿瘤相关死亡的二级预防。但因阿司匹林有造成出血的风险,《NCCN指南》建议临床医师和大肠癌患者充分讨论沟通后再决定是否实施阿司匹林的化学预防。

在所有的NSAID中,阿司匹林可以说是在大肠癌化学预防中最有应用前景的。早在2007年,美国预防服务工作组(USPSTF)提出不应常规使用阿司匹林预防大肠癌。但2015年9月发表的最新指南中,该工作组提出低剂量阿司匹林(在美国为81 mg/d)可预防包括大肠癌在内的慢性病。其中50 ~ 59岁年龄段、未来10年发生心血管疾病风险超过10%的人群中,推荐等级为B,即高度或中度风险人群肯定存在中到高度获益。在60 ~ 69岁年龄段、未来10年内心血管疾病风险超过10%的人群中,推荐等级为C,即至少中度风险人群肯定存在轻度获益。

六、非阿司匹林类非甾体抗炎药

随机对照试验表明选择性COX-2受体抑制剂(COXIBS)和舒林酸作为另外两种NSAID可以在大肠癌化学预防中发挥一定的作用。COXIBS可以选择性地阻断COX-2受体,避免由于COX-1受体阻断所带来的胃肠道不良反应。塞来昔布是首个进行随机对照试验研究的COXIBS。在一项纳入了83例家族性腺瘤性息肉病(FAP)的随机对照试验中,口服塞来昔布400 mg×2次/d 6个月的FAP患者与安慰剂对照组相比,腺瘤数目和腺瘤负荷分别下降了28%和31%。随后,研究者们在散发性腺瘤人群中又相继开展了PreSAP和APC两项临床试验。在分别经过2.5年和3年的持续治疗后,塞来昔布被证明可以明显降低进展期腺瘤的发生率以及减少腺瘤的复发。然而,APC试验发现接受塞来昔布治疗的患者相比对照组患者发生心血管事件的风险高出2～3倍。这种因塞来昔布所致的心血管事件发生风险的增加在之前的关于另外一种COXIBS——罗非考昔的临床研究中就已经被发现了，也正因如此，罗非考昔被迫从市场中撤回。随后的数据证明塞来昔布所引起的心血管事件主要发生在那些具有心血管疾病高危发病风险的人群中。然而，由于大肠癌和心血管疾病的发生通常有着相同的风险因子，因此塞来昔布现阶段尚不被推荐用于大肠癌的化学预防。但是，最近的一项Ⅰ期临床研究发现，在年龄为10～14岁的儿童FAP中，逐渐增加塞来昔布的用量被证明是安全、可耐受的，并能有效减少腺瘤的数量。

现阶段，关于另外一种非阿司匹林类、非COXIBS类NSAID——舒林酸的随机对照试验的数据仍然有限。目前，有4项小型的临床研究在大肠癌高危人群FAP患者中进行了舒林酸的临床试验。当作为一级预防时，APC基因突变的人群在接受了4年舒林酸预防性用药后，相比于安慰剂组，两组人群在腺瘤的产生数量、大小方面并无统计学差异。然而，作为二级预防时，舒林酸可以减少FAP患者的腺瘤数目和大小。另外两项分别来自英国和法国的随机对照试验同样证明，舒林酸可以显著促进直肠腺瘤的退缩。然而，必须注意的是以上4项临床试验所纳入的样本量非常少，最少的一项仅10例。

对于既往有腺瘤史的中等危险人群，一项小型的临床试验表明经过4个月的舒林酸治疗并不能影响腺瘤的进展。

在动物模型中，NSAID与二氟甲基鸟氨酸（DFMO）的协同作用可以明显抑制大肠癌细胞的增殖能力，具有良好的化学预防前景。在随后进行的一项纳入了375例患者的随机对照试验中，舒林酸和DMFO的联合使用明显减少了腺瘤的复发。尽管药物的联合作用早被临床前研究证明，但这是首个证实了低剂量药物联合可达到显著治疗效果的临床试验。

目前，仍然有不少研究NSAID对大肠癌化学预防作用的随机对照试验正在进行中。其中，两项试验将研究舒林酸和DFMO联合使用对FAP和Ⅰ～Ⅲ期大肠癌患者的预防及治疗作用（NCT01483144和NCT01349881）；另有两项研究在大肠癌高危人群中研究DFMO联合阿司匹林或者塞来昔布的作用（NCT00983580和NCT00033371）。

七、二十碳五烯酸

大量的基于大肠癌动物模型的临床前研究表明，单独使用二十碳五烯酸（eicosapentaenoic acid，EPA）或者与二十二碳五烯酸（DHA）联用可以降低

20% ~ 50%的肿瘤发生率,或减少30% ~ 70%肿瘤数量。然而,关于EPA可以减少大肠癌发病风险的循证学依据并不一致。最近的一项荟萃分析表明,尚无充分证据证明Ω-3脂肪酸可以降低肿瘤发病率。在其中纳入的包含了11种肿瘤类型的20项研究中,只有一项研究认为Ω-3脂肪酸可以降低大肠癌发病风险,17项研究认为两者无关。然而,基于之前强有力的临床前研究的结果,一项纳入了55例FAP患者的随机对照试验发现接受了6个月二十碳五烯酸游离脂肪酸(eicosapentaenoic acid-free fatty acid,EPA-FFA)治疗的患者,对比安慰剂治疗组,腺瘤数目和腺瘤的体积分别缩小了22%和30%。两组患者的不良反应相当,并且作者认为在一定程度上EPA-FFA治疗效果与塞来昔布相仿。基于这些在高危FAP患者中的研究成果,EPA也许能在低危人群中同样发挥重要作用,但这一假设仍然需要进一步临床研究。

八、去氧胆酸

熊去氧胆酸是一种可以降低结肠内次级胆汁酸——脱氧胆酸(DCA)含量的胆汁酸盐。次级胆汁酸特别是DCA已经被证明可以促进大肠癌的发生。一项纳入了1 286例既往有腺瘤患者的大型临床试验表明,熊去氧胆酸并不能减少总体的腺瘤复发,但其确实能够降低39%高级别上皮内瘤变的复发。进一步分析发现,熊去氧胆酸可以明显减少男性进展期腺瘤的发生,但不能在女性患者中发挥作用。因此,作者认为熊去氧胆酸可以用于男性进展期腺瘤的预防。另一项随机对照试验发现,接受高剂量DCA[28 ~ 30 mg/(kg·d)]治疗的溃疡型结肠炎和原发性硬化性胆管炎患者的结直肠腺瘤发生风险明显增加。在该项研究中去氧胆酸的剂量是在之前大肠癌腺瘤患者中使用的3倍,并且入组患者均患有结直肠炎,这引起了人们对其用于大肠癌化学预防的担忧。因此,熊去氧胆酸的化学预防作用仍然需要更加有力的证据。

目前,被批准用于治疗癌前病变或降低癌症发病风险的药物仅有12种。在这些药物中,仅有塞来昔布被暂时批准作为家族性腺瘤性息肉病患者的大肠癌化学预防。然而,后续的验证性研究未能肯定其防治作用。在我国,大肠癌发病率逐年上升,大肠癌从腺瘤形成到癌变有一个较长的时间,为化学预防提供了可能。因此,迫切需要在Ⅲ期随机对照试验中发现额外的具有高效和安全性的化学预防药物,并积极探索这些化学预防药物的作用机制,寻找防治效果的预测指标。化学预防药物的联合使用或一些新兴药物(如姜黄素等)都可能在大肠癌化学预防中有良好的前景。

参 考 文 献

［ 1 ］ Amaral J D, Castro R E, Sola S, et al. p53 is a key molecular target of ursodeoxycholic acid in regulating apoptosis［ J ］. J Biol Chem, 2007, 282(47): 34250–34259.

［ 2 ］ Amaral J D, Viana R J, Ramalho R M, et al. Bile acids: regulation of apoptosis by ursodeoxycholic acid［ J ］. J Lipid Res, 2009, 50(9): 1721–1734.

［ 3 ］ Anderson G L, Limacher M, Assaf A R, et al. Effects of conjugated equine estrogen in postmenopausal women with hysterectomy: the Women's Health Initiative randomized controlled trial［ J ］. JAMA, 2004, 291(14): 1701–1712.

［ 4 ］ Arber N, Eagle C J, Spicak J, et al. Celecoxib for the prevention of colorectal adenomatous polyps［ J ］. N Engl J Med, 2006, 355(9): 885–895.

［ 5 ］ Bains S J, Mahic M, Myklebust T A, et al. Aspirin as secondary prevention in patients with colorectal cancer: An unselected population-based study［ J ］. J Clin Oncol, 2016, 34(21): 2501–2508.

［ 6 ］ Baron J A, Barry E L, Mott L A, et al. A trial of calcium and vitamin D for the prevention of colorectal adenomas［ J ］. N Engl J Med, 2015, 373(16): 1519–1530.

［ 7 ］ Baron J A, Cole B F, Sandler R S, et al. A randomized trial of aspirin to prevent colorectal adenomas［ J ］. N Engl J Med, 2003, 348(10): 891–899.

［ 8 ］ Barry E L, Peacock J L, Rees J R, et al. Vitamin D receptor genotype, vitamin D_3 supplementation, and risk of colorectal adenomas: A randomized clinical trial［ J ］. JAMA Oncol, 2017, 3(5): 628–635.

［ 9 ］ Benamouzig R, Deyra J, Martin A, et al. Daily soluble aspirin and prevention of colorectal adenoma recurrence: one-year results of the APACC trial［ J ］. Gastroenterology, 2003, 125(2): 328–336.

［ 10 ］ Benamouzig R, Uzzan B, Deyra J, et al. Prevention by daily soluble aspirin of colorectal adenoma recurrence: 4-year results of the APACC randomised trial［ J ］. Gut, 2012, 61(2): 255–261.

［ 11 ］ Bertagnolli M M, Eagle C J, Zauber A G, et al. Five-year efficacy and safety analysis of the adenoma prevention with celecoxib trial［ J ］. Cancer Prev Res (Phila), 2009, 2(4): 310–321.

［ 12 ］ Bertagnolli M M, Eagle C J, Zauber A G, et al. Celecoxib for the prevention of sporadic colorectal adenomas［ J ］. N Engl J Med, 2006, 355(9): 873–884.

［ 13 ］ Bibbins-Domingo K; U. S. Preventive Services Task Force. Aspirin use for the primary prevention of cardiovascular disease and colorectal cancer: U.S. preventive services task force recommendation statement［ J ］. Ann Intern Med, 2016, 164(12): 836–845.

［ 14 ］ Bonithon-Kopp C, Kronborg O, Giacosa A, et al. Calcium and fibre supplementation in prevention of colorectal adenoma recurrence: a randomised intervention trial. European Cancer Prevention Organisation Study Group［ J ］. Lancet, 2000, 356(9238): 1300–1306.

［ 15 ］ Burn J, Bishop D T, Chapman P D, et al. A randomized placebo-controlled prevention trial of aspirin and/or resistant starch in young people with familial adenomatous polyposis[J]. Cancer Prev Res (Phila), 2011, 4(5): 655-665.

[16] Burn J, Gerdes A M, Macrae F, et al. Long-term effect of aspirin on cancer risk in carriers of hereditary colorectal cancer: an analysis from the CAPP2 randomised controlled trial[J]. Lancet, 2011, 378(9809): 2081-2087.

[17] Chan A T, Giovannucci E L, Meyerhardt J A, et al. Long-term use of aspirin and nonsteroidal anti-inflammatory drugs and risk of colorectal cancer[J]. JAMA, 2005, 294(8): 914-923.

[18] Chan A T, Ogino S, Fuchs C S. Aspirin use and survival after diagnosis of colorectal cancer [J]. JAMA, 2009, 302(6): 649-658.

[19] Chlebowski R T, Wactawski-Wende J, Ritenbaugh C, et al. Estrogen plus progestin and colorectal cancer in postmenopausal women[J]. N Engl J Med, 2004, 350(10): 991-1004.

[20] Clark L C, Combs G F Jr, Turnbull B W, et al. Effects of selenium supplementation for cancer prevention in patients with carcinoma of the skin. A randomized controlled trial. Nutritional Prevention of Cancer Study Group[J]. JAMA, 1996, 276(24): 1957-1963.

[21] Cockbain A J, Toogood G J, Hull M A. Omega-3 polyunsaturated fatty acids for the treatment and prevention of colorectal cancer[J]. Gut, 2012, 61(1): 135-149.

[22] Cook N R, Lee I M, Gaziano J M, et al. Low-dose aspirin in the primary prevention of cancer: the Women's Health Study: a randomized controlled trial[J]. JAMA, 2005, 294(1): 47-55.

[23] Cooper K, Squires H, Carroll C, et al. Chemoprevention of colorectal cancer: systematic review and economic evaluation[J]. Health Technol Assess, 2010, 14(32): 1-206.

[24] Delellis Henderson K, Duan L, Sullivan-Halley J, et al. Menopausal hormone therapy use and risk of invasive colon cancer: the California Teachers Study[J]. Am J Epidemiol, 2010, 171(4): 415-425.

[25] Domingo E, Church D N, Sieber O, et al. Evaluation of PIK3CA mutation as a predictor of benefit from nonsteroidal anti-inflammatory drug therapy in colorectal cancer[J]. J Clin Oncol, 2013, 31(34): 4297-4305.

[26] Eaton J E, Silveira M G, Pardi D S, et al. High-dose ursodeoxycholic acid is associated with the development of colorectal neoplasia in patients with ulcerative colitis and primary sclerosing cholangitis[J]. Am J Gastroenterol, 2011, 106(9): 1638-1645.

[27] Fang Y J, Lu Z H, Wang F, et al. Prognostic impact of ERbeta and MMP7 expression on overall survival in colon cancer[J]. Tumour Biol, 2010, 31(6): 651-658.

[28] Flossmann E, Rothwell PM; British Doctors Aspirin Trial and the UK-TIA Aspirin Trial. Effect of aspirin on long-term risk of colorectal cancer: consistent evidence from randomised and observational studies[J]. Lancet, 2007, 369(9573): 1603-1613.

[29] Friis S, Poulsen A H, Sorensen H T, et al. Aspirin and other non-steroidal anti-inflammatory drugs and risk of colorectal cancer: a Danish cohort study[J]. Cancer Causes Control, 2009, 20(5): 731-740.

[30] Gerner E W, Meyskens F L Jr, Goldschmid S, et al. Rationale for, and design of, a clinical trial targeting polyamine metabolism for colon cancer chemoprevention[J]. Amino Acids,

2007, 33(2): 189−195.

［31］ Giardiello F M, Hamilton S R, Krush A J, et al. Treatment of colonic and rectal adenomas with sulindac in familial adenomatous polyposis［J］. N Engl J Med, 1993, 328(18): 1313−1316.

［32］ Giardiello F M, Yang V W, Hylind L M, et al. Primary chemoprevention of familial adenomatous polyposis with sulindac［J］. N Engl J Med, 2002, 346(14): 1054−1059.

［33］ Grau M V, Sandler R S, McKeown-Eyssen G, et al. Nonsteroidal anti-inflammatory drug use after 3 years of aspirin use and colorectal adenoma risk: observational follow-up of a randomized study［J］. J Natl Cancer Inst, 2009, 101(4): 267−276.

［34］ Hildebrand J S, Jacobs E J, Campbell P T, et al. Colorectal cancer incidence and postmenopausal hormone use by type, recency, and duration in cancer prevention study II ［J］. Cancer Epidemiol Biomarkers Prev, 2009, 18(11): 2835−2841.

［35］ Hull M A. Omega−3 polyunsaturated fatty acids［J］. Best Pract Res Clin Gastroenterol, 2011, 25(4−5): 547−554.

［36］ Hulley S, Furberg C, Barrett-Connor E, et al. Noncardiovascular disease outcomes during 6. 8 years of hormone therapy: Heart and Estrogen/progestin Replacement Study follow-up (HERS II)［J］. JAMA, 2002, 288(1): 58−66.

［37］ Jacobs E J, Thun M J, Bain E B, et al. A large cohort study of long-term daily use of adult-strength aspirin and cancer incidence［J］. J Natl Cancer Inst, 2007, 99(8): 608−615.

［38］ Johnson J R, Lacey J V Jr, Lazovich D, et al. Menopausal hormone therapy and risk of colorectal cancer［J］. Cancer Epidemiol Biomarkers Prev, 2009, 18(1): 196−203.

［39］ Labayle D, Fischer D, Vielh P, et al. Sulindac causes regression of rectal polyps in familial adenomatous polyposis［J］. Gastroenterology, 1991, 101(3): 635−639.

［40］ Ladenheim J, Garcia G, Titzer D, et al. Effect of sulindac on sporadic colonic polyps［J］. Gastroenterology, 1995, 108(4): 1083−1087.

［41］ Li H, Kramer P M, Lubet R A, et al. Effect of calcium on azoxymethane-induced aberrant crypt foci and cell proliferation in the colon of rats［J］. Cancer Lett, 1998, 124(1): 39−46.

［42］ Li P, Wu H, Zhang H, et al. Aspirin use after diagnosis but not prediagnosis improves established colorectal cancer survival: a meta-analysis［J］. Gut, 2015, 64(9): 1419−1425.

［43］ Liao X, Lochhead P, Nishihara R, et al. Aspirin use, tumor PIK3CA mutation, and colorectal-cancer survival［J］. N Engl J Med, 2012, 367(17): 1596−1606.

［44］ Lippman S M, Klein E A, Goodman P J, et al. Effect of selenium and vitamin E on risk of prostate cancer and other cancers: the Selenium and Vitamin E Cancer Prevention Trial (SELECT)［J］. JAMA, 2009, 301(1): 39−51.

［45］ Logan R F, Grainge M J, Shepherd V C, et al. Aspirin and folic acid for the prevention of recurrent colorectal adenomas［J］. Gastroenterology, 2008, 134(1): 29−38.

［46］ Lynch P M, Ayers G D, Hawk E, et al. The safety and efficacy of celecoxib in children with familial adenomatous polyposis［J］. Am J Gastroenterol, 2010, 105(6): 1437−1443.

［47］ MacLean C H, Newberry S J, Mojica W A, et al. Effects of omega−3 fatty acids on cancer risk: a systematic review[J]. JAMA, 2006, 295(4): 403−415.

[48] Meyskens F L Jr, McLaren C E, Pelot D, et al. Difluoromethylornithine plus sulindac for the prevention of sporadic colorectal adenomas: a randomized placebo-controlled, double-blind trial[J]. Cancer Prev Res (Phila), 2008, 1(1): 32−38.

[49] Nugent K P, Farmer K C, Spigelman A D, et al. Randomized controlled trial of the effect of sulindac on duodenal and rectal polyposis and cell proliferation in patients with familial adenomatous polyposis[J]. Br J Surg, 1993, 80(12): 1618−1619.

[50] Perez M J, Briz O. Bile-acid-induced cell injury and protection[J]. World J Gastroenterol, 2009, 15(14): 1677−1689.

[51] Prentice R L, Pettinger M, Beresford S A, et al. Colorectal cancer in relation to postmenopausal estrogen and estrogen plus progestin in the Women's Health Initiative clinical trial and observational study[J]. Cancer Epidemiol Biomarkers Prev, 2009, 18(5): 1531−1537.

[52] Ritenbaugh C, Stanford J L, Wu L, et al. Conjugated equine estrogens and colorectal cancer incidence and survival: the Women's Health Initiative randomized clinical trial[J]. Cancer Epidemiol Biomarkers Prev, 2008, 17(10): 2609−2618.

[53] Rossouw J E, Anderson G L, Prentice R L, et al. Risks and benefits of estrogen plus progestin in healthy postmenopausal women: principal results from the Women's Health Initiative randomized controlled trial[J]. JAMA, 2002, 288(3): 321−333.

[54] Rothwell P M, Fowkes F G, Belch J F, et al. Effect of daily aspirin on long-term risk of death due to cancer: analysis of individual patient data from randomised trials[J]. Lancet, 2011, 377(9759): 31−41.

[55] Rudolph A, Toth C, Hoffmeister M, et al. Expression of oestrogen receptor beta and prognosis of colorectal cancer[J]. Br J Cancer, 2012, 107(5): 831−839.

[56] Solomon S D, Wittes J, Finn P V, et al. Cardiovascular risk of celecoxib in 6 randomized placebo-controlled trials: the cross trial safety analysis[J]. Circulation, 2008, 117(16): 2104−2113.

[57] Steinbach G, Lynch P M, Phillips P K, et al. The effect of celecoxib, a cyclooxygenase-2 inhibitor, in familial adenomatous polyposis[J]. N Engl J Med, 2000, 342(26): 1946−1952.

[58] Takata Y, Kristal A R, King I B, et al. Serum selenium, genetic variation in selenoenzymes, and risk of colorectal cancer: primary analysis from the Women's Health Initiative Observational Study and meta-analysis[J]. Cancer Epidemiol Biomarkers Prev, 2011, 20(9): 1822−1830.

[59] Thompson P A, Ashbeck E L, Roe D J, et al. Selenium supplementation for prevention of colorectal adenomas and risk of associated type 2 diabetes[J]. J Natl Cancer Inst, 2016, 108(12): 152.

[60] Thompson P A, Wertheim B C, Roe D J, et al. Gender modifies the effect of ursodeoxycholic acid in a randomized controlled trial in colorectal adenoma patients[J]. Cancer Prev Res (Phila), 2009, 2(12): 1023−1030.

[61] Tsilidis K K, Allen N E, Key T J, et al. Menopausal hormone therapy and risk of colorectal

cancer in the European Prospective Investigation into Cancer and Nutrition[J]. Int J Cancer, 2011, 128(8): 1881−1889.

[62] Wactawski-Wende J, Kotchen J M, Anderson G L, et al. Calcium plus vitamin D supplementation and the risk of colorectal cancer[J]. N Engl J Med, 2006, 354(7): 684−696.

[63] Wargovich M J, Allnutt D, Palmer C, et al. Inhibition of the promotional phase of azoxymethane-induced colon carcinogenesis in the F344 rat by calcium lactate: effect of simulating two human nutrient density levels[J]. Cancer Lett, 1990, 53(1): 17−25.

[64] West N J, Clark S K, Phillips R K, et al. Eicosapentaenoic acid reduces rectal polyp number and size in familial adenomatous polyposis[J]. Gut, 2010, 59(7): 918−925.

[65] Zauber A G, Winawer S J, O'Brien M J, et al. Colonoscopic polypectomy and long-term prevention of colorectal-cancer deaths[J]. N Engl J Med, 2012, 366(8): 687−696.

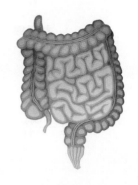

第二十一章

肠道炎症与肠道肿瘤

兰 平　何晓生

　　肿瘤发生的病因目前尚未明确,多数研究集中在基因改变、环境因素以及自身免疫状态的改变。炎症与肿瘤之间的关系早已成为学者们研究的重点,已经明确的是,炎症不仅在肿瘤的发生中起着重要的作用,而且还影响着肿瘤的发展与预后。大肠癌大多源于结直肠息肉,其中以腺瘤性息肉为主,而肠道长期慢性炎症可以导致肠道炎性肉芽肿的形成,具有潜在恶变的特点。在肠道炎症与肠道肿瘤的关系中以炎性肠病尤为突出,本章以炎性肠病为例阐述肠道炎症与肠道肿瘤的关系。

[通信作者] 兰平,Email: lanping@mail.sysu.edu.cn

第一节　炎性肠病与大肠癌的流行病学研究

炎性肠病（IBD）是一种病因未知、可累及全消化道、不可控且不可逆的非特异性炎症疾病，20世纪90年代以来发病率逐年增加，目前成为消化系统的重大疾病。IBD患者发生大肠癌并不罕见，是属于IBD的严重并发症之一。最近文献也证实了IBD患者不仅发生大肠癌的风险增加，基于长期免疫抑制治疗和潜在的炎症状态，其发生肠外恶性肿瘤的风险也增加了。随着IBD患者数量的逐步庞大以及老龄化，肿瘤的发生不可避免。虽然IBD癌变只占大肠癌的1% ～ 2%，却是IBD患者主要的死亡原因。IBD相关大肠癌存在特殊的病理学特征，表现为黏液性，多发生于结肠近端，多个癌变病灶共存的可能性更高。虽然目前暂无证据表明合并炎症性肠病的大肠癌患者预后更差，但最近有研究发现晚期大肠癌患者合并IBD者生存期更短。目前，对IBD的癌变机制、预防措施及肿瘤发生以后的监测治疗策略尚未达成统一认识。

众所周知，IBD总体发病率逐年上升，癌变是其中一个严重的致死并发症，但因很多研究纳入患者的群体和人数不同，随访时间有异，IBD癌变的发生率报道并不一致。Eaden等在2001年进行了一项荟萃分析，综合了116项研究，发现溃疡性结肠炎癌变发生率约为3.7%；全结肠型溃疡性结肠炎癌变发生率明显更高，约为5.4%。目前大多数专家认为，克罗恩病癌变发生率与溃疡性结肠炎接近。国内尚未有大型流行病学研究报道IBD发生率及其癌变的发生率。2008年，上海交通大学医学院附属瑞金医院对513例IBD患者进行分析显示，溃疡性结肠炎癌变发生率为1.65%（4/242），另有4例形成癌前病变，271例克罗恩病患者未发现癌变。然而，由于病例较少，尚认为此类证据不足。IBD癌变具有多种高危因素，包括发病年龄、病程、病变范围、炎性程度、合并原发性硬化性胆管炎等。1990年，Ekbom等根据发病年龄将IBD患者分为六组（年龄 < 15岁、15 ～ 30岁、30 ～ 40岁、40 ～ 50岁、50 ～ 60岁、≥ 60岁），发现癌变发生率呈现0.5倍的递减，提示发病年龄越早，癌变发生率越高。Eaden等分析了2001年以前的数据，确诊IBD后10、20、30年的癌变发生率分别为2%、8%、18%。2006年，Lakatos等对723例IBD患者随访30年，癌变发生率略低，IBD 10、20、30年的癌变发生率分别为0.6%、5.4%、7.6%。数据差异可能与研究设计类型、纳入的IBD患者数量及研究年代相关，但两者都提示随着病程的延长，IBD癌变发生率逐渐

上升。Ekbom 等报道直肠炎、左侧结肠炎、全结肠炎的癌变发生率分别为 1.7%、2.8%、14.8%，提示炎性病变范围越广泛，癌变危险性越高。而 Gupta 等也提出炎症程度越重，癌变发生率越高。儿童的 IBD 病变范围以及炎症程度往往比成人更严重、病程更长，部分解释了为何发病年龄越早，癌变发生率越高的原因。原发性胆管炎中约 90% 合并 IBD，而 IBD 患者中仅有 5% 合并原发性胆管炎。Shetty 等的研究显示，合并原发性硬化性胆管炎的 IBD 患者癌变危险性比一般 IBD 患者高 3.2 倍。病程 10 年和 20 年的患者癌变发生率分别为 14% 和 31%，明显高于一般 IBD 患者，癌变部位通常发生在右半结肠，且恶性程度更高。综上，IBD 癌变的高危因素可以总结为：发病年龄早、病程长、累及病变范围大和程度严重，以及合并原发性硬化性胆管炎。

第二节　炎性肠病发生大肠癌的机制

近年来大肠癌的发病机制研究取得了喜人的结果，由此发现了多种靶向治疗的药物，结合多学科协作治疗模式，大大提高了大肠癌的整体治疗效果以及使晚期大肠癌得到部分有效的控制。然而，IBD 发生大肠癌仍与散发性结肠癌存在不同。既往文献已明确，散发性结肠癌的病理发展过程为正常→腺瘤→癌，而 IBD 癌变的病理发展过程为炎症→低度异型增生→高度异型增生→癌，提示 IBD 癌变的发病机制与散发性结肠癌有所不同。

一、基因改变

目前，肿瘤学理论认为恶性肿瘤的发生与抑癌基因（如 *APC*、*KRAS*、*p53*）突变导致本身的失活有关。不同的是，散发性结肠癌在癌变早期 *APC* 发生突变启动癌变，中期 KRAS 突变促进癌变，而晚期 *p53* 突变使病变进一步发展。而在 IBD 癌变过程中，*p53* 突变却发生在早期，甚至在病理还未发现异型增生时便出现突变；*APC* 突变发生在晚期，而 *KRAS* 突变率相对较低，且作用相对较小。这一基因改变过程的不同，在形态学上表现为绒毛状腺瘤与炎性肉芽肿的差异。CpG 岛是指脱氧核糖核酸 DNA 中富含 C-G 碱基对的片段，通常位于基因的启动子和第一外显子区域。CpG 岛超甲基化能使抑癌基因失活，从而促进肿瘤的发生与进展。Azuara 等在 32 例 IBD 相关肿瘤患者的病理组织检测中发现，78%

的病理组织出现CpG岛超甲基化，明显高于正常对照组。IBD癌变过程中DNA错配修复基因（*hMLH*1基因）发生超甲基化，从而使DNA错配修复（MMR）功能障碍，导致微卫星不稳定（MSI）。CpG岛超甲基化也与MSI状态相关，CpG岛超甲基化可以导致MSI。已经明确的是，MSI-H患者的预后相对较佳，而且对于新兴治疗模式免疫治疗的效果也相对较佳。但此类患者是否对免疫治疗有效仍需要证据佐证。miRNA是长度为20～24个核苷酸的单链非编码核糖核酸（RNA），参与转录后基因表达的调控，在IBD癌变过程中出现miRNA调控紊乱。相比正常结肠组织，IBD结肠组织的miRNA-9、16、21、23、30等表达升高，miRNA-25、188等表达下降。在IBD非典型增生组织中发现，miRNA-31、192、200等表达升高，miRNA-122、155等表达下降。表达失调的miRNA通过与mRNA的3′端非翻译区结合调控相关基因表达，在IBD癌变过程中发挥作用。例如，上调的miRNA-21可以抑制凋亡相关蛋白PDCD4的表达，抑制细胞凋亡，促进IBD癌变。

二、炎症信号通路

IBD癌变区别于散发性结肠癌的重要特点之一是IBD本身的炎症信号在癌变过程中起着重要的作用。IBD的炎症环境通过以下三个方面促进癌变：① 微环境中活性氧及活性氮可导致DNA突变，诱发细胞癌变。② 炎症环境中促进增殖与抑制凋亡的通路过度激活，促使肿瘤形成。③ 炎症创造了有利于细胞持续生长、血管生成、肿瘤细胞迁移和侵袭的环境，促进肿瘤发展及转移。以下列举数个比较典型且研究较深入的炎症信号。

1. 肿瘤坏死因子 α

肿瘤坏死因子 α（TNF-α）是重要的炎症因子，在炎症病程中扮演着促进炎症的角色。TNF-α通过介导NK细胞和CD8$^+$T细胞杀伤肿瘤细胞，抑制肿瘤生长。然而Popivanova等在小鼠IBD癌变模型的研究中，发现癌变组织中TNF-α表达明显上调，敲除TNF-α受体的小鼠或使用TNF-α抗体均可明显降低肿瘤的数量和大小。而上调TNF-α可促进内皮细胞的增殖以及招募炎症细胞，从而促进血管形成，参与肿瘤形成及发展。总体来说，IBD慢性炎症的环境中，TNF-α的促肿瘤效应超过了其抑制效应。

2. 雷帕霉素靶蛋白

雷帕霉素靶蛋白（mTOR）是磷酸肌醇-3-激酶相关激酶（PIKK）家族中的成员，在细胞代谢、生长、凋亡、增生及分化等过程中起重要作用。在炎症环境中,部分炎性介质(如TNF-α、LPS等)可通过磷酸化IKK-β,使mTOR的抑制结节硬化症复合物(TSC)失活,从而激活TSC、mTOR通路。IBD患者肠壁中有大量炎症因子浸润,其TSC、mTOR通路异常激活;同时,激活的mTOR通路可以活化激酶信号转导和转录活化因子(STAT3)通路,提示两者间存在互话,而异常激活的TSC、mTOR通路可促使炎症介质释放,两者间相互促进,形成正反馈调节。目前有关mTOR在IBD癌变过程中的研究正在进行中,初步结果提示IBD癌变过程中mTOR通路被活化,而抑制mTOR通路可以抑制IBD癌变。

3. NF-κB信号通路

NF-κB信号通路在促进炎症和肿瘤方面发挥中心作用。炎症因子如TNF-α、IL-6等可以激活NF-κB,而活化的NF-κB可以反过来促进TNF-α、IL-6等细胞因子的表达,维持并加剧炎症水平;同时,活化的NF-κB可以通过抑制JNK激酶的活化等途径抑制细胞凋亡、促进细胞增殖,促使肿瘤形成。在小鼠IBD癌变模型中,炎症及相关癌变的结肠黏膜中可发现NF-κB表达上调,而抑制NF-κB信号通路则可明显减少结肠炎症以及肿瘤的形成;基因敲除*IKKβ*(NF-κB的上游分子,可激活NF-κB信号通路)小鼠肿瘤形成的数量明显减少。提示NF-κB信号通路在IBD中不仅可以维持炎症水平,还参与IBD的癌变。

第三节 炎性肠病发生大肠癌的监测策略

在IBD患者的整个治疗过程中,不仅可通过其临床表现、血液指标进行疗效判断,结肠镜检查也是疗效判断的一个重要手段。对IBD患者进行结肠镜检查的另一个重要目标是希望早期发现癌前或癌性病变,降低患者的病死率。然而,是否对IBD患者进行常规的结肠镜监测仍然存在争议。以往认为对IBD患者进行常规结肠镜监测并无生存获益;相反,结肠镜对于炎症的结肠具有潜在风险,肠道穿孔和活检后肠道出血风险较普通人群高。最近,美国麻省总医院一项纳入6 823例IBD患者的研究发现,3年内经结肠镜检查的IBD患者大肠癌发生率较3年内无结肠镜检查的IBD患者低(1.6% *vs* 2.7%),这组患者中近期6个月至3年经结肠镜检查者大肠癌病死率低(*OR*=0.34;95% *CI*: 0.12 ~ 0.95)。这项研究将引发人们对IBD患者常规结肠镜监测的思考。从患者的获益上看,熟练内镜专科医师的结肠镜监测对患者并没有造成太多的副损伤,可以密切观察结肠炎症的变化,是可推荐的。因此,具有高危因素的IBD患者就是大肠癌的重点监测人群,具体监测策略如下。

一、监测时限的确定

对于广泛性结肠炎患者(病变累及脾曲近端者)和累及超过1/3结肠的克罗恩病患者,指南推荐其在发病8年后即开始接受内镜检查,并保持每1～2年一次的规律性结肠镜监测。对于左侧病变的患者(病变位于脾曲远端),监测可选择在发病后15年开始;连续两次结肠镜监测阴性的患者可将结肠镜监测间隔时间延长至1～3年;伴发原发性硬化性胆管炎的患者发生恶性肿瘤的风险更高,因此对这类患者推荐坚持每年进行内镜监测,即使之前的监测结果为正常。

二、活检样本的要求

结肠镜监测的内容包括结肠内有无息肉样病变、肿块、狭窄或炎症周围明显不规则黏膜。美国胃肠病学会和欧洲ECCO组织推荐的内镜监测包括各段结肠(右半结肠、横结肠、左半结肠、乙状结肠)4个象限内各取2份活检,共32份随机活检样本,分别装至4个样本杯中。最少32份的随机活检样本被证实对发现不典型增生有80%～90%的敏感度。若发现结肠内存在息肉样病变、肿块、狭窄或炎症周围明显不规则黏膜亦需进行定向活检。最近,日本学者Watanabe等针对溃疡性结肠炎随机活检和定向活检进行了一项随机对照试验,纳入246例患者,活检阳性率分别为9.4%和11.3%,两者差异无统计学意义($CP>0.05$);更重要的是,活检花费时间较长、患者难以耐受,而确认癌变的组织都在既往或现存炎症之处,随机活检的样本均未发现存在癌变。这可能会改变当今对结肠镜活检的理论支持。

三、监测新技术的应用

现代结肠镜已经出现更易发现病变的新技术,即使肠壁表现为扁平。放大染色靶向活检技术主要应用染色剂或染料(如靛蓝胭脂红或亚甲蓝),以提高标准检查技术无法发现的微小黏膜改变的检出率。同时,该技术也可以结合包括窄带成像和激光共聚焦显微内镜等先进图像处理功能进一步增加不典型增生区域的发现率。2005年,Hurlstone等对两组共700例溃疡性结肠炎患者行色素内镜或普通肠镜检查,分别找出69个和24个异型增生病灶,显示了色素内镜的优势。共聚焦内镜检查可以原位、实时观察黏膜的组织学改变,不仅发现病变,还可提示病变的类型。Kiesslich等发现,共聚焦内镜检查出异型增生的灵敏度为普通内镜检查的4.8倍。虽然这些技术前景乐观,但在广泛推荐之前仍需要更进一步的实用性探讨和研究中心以外更广泛的经验积累。

第四节　炎性肠病发生大肠癌的临床治疗策略

一、外科治疗

与散发大肠癌病例不同的是,IBD-CRC可能是遵循从正常上皮逐渐发展成低度不典型增生、重度不典型增生、侵袭性癌的发展规律,而表现为低度不典型增生时常常容易被忽略。对于已经发生大肠癌、伴有非腺瘤性异型增生相关病变或肿块(dysplasia-associated lesion or mass, DALM)、高度不典型增生的IBD患者,全结直肠切除术是公认的手术术式。然而,我们发现,既往因其他适应证而行结肠切除的IBD患者中,43%～50%伴发癌变。一项经典研究评估了10个前瞻性队列,包括1 225名接受结肠镜监测的病例,其中24例发现了高度不典型增生的患者中10例(42%)在随后的结肠切除术中发现了同时存在的癌症。无独有偶,圣马克医院监测随访项目中发现25%(2/8)高度不典型增生因未选择手术而发展为大肠癌。因此,欧洲ECCO组织提出对溃疡性结肠炎结肠镜的监测力度需要加强,另一方面对溃疡性结肠炎手术的适应证是否放宽需要重新考虑,特别是发现低度不典型增生后的处理。溃疡性结肠炎肠道由低度不典型增生进展为高度不典型增生的发生率为0～53%。最近一项荟萃分析发现了508例伴有扁平低度不典型增生的DALM患者,癌变风险为9倍(OR=9.0,95% CI:4～20.5)。即便是低度不典型增生,伴有狭窄者其伴有癌变的概率相对较高,发生率为20%～24%。同时,11.7%的患者因不典型增生和癌变而行结肠切除术,结果发现大肠癌已经处于杜克C或D期。目前,对于溃疡性结肠炎出现低度不典型增生者是否需要接受手术治疗仍然存在争议。早期手术可以避免癌变的发生风险,但带来的是生活质量可能下降。MDT模式需要针对IBD个体做出个体化的考虑,充分告知患者持续内镜监测与外科治疗相比各自潜在的风险和获益,由治疗团队和患者共同商榷选择。

有关IBD相关性大肠癌手术方式的摸索过程与IBD本身手术方式的发展基本一致，IBD相关性大肠癌手术方式是基于对散发性结肠癌和溃疡性结肠炎治疗的基础上而实施的。IBD患者即便行结肠切除术仍会发生不典型增生，然而由于术后缺乏监测，很少有证据直指其发生率。溃疡性结肠炎的结肠病变处理有以下术式：永久回肠造口、回直肠吻合及回肠储袋肛管吻合。一项荟萃分析对比了以上三种术式术后出现不典型增生的发生率，发现永久回肠造口（2.1%）、回直肠吻合（2.4%）比回肠储袋肛管吻合（0.5%）发生大肠癌的机会增加，最后归纳为结直肠发生的高危因素是既往有大肠癌病史或有残留直肠。

随着对这个疾病的认识加深，IBD相关性大肠癌的特点逐渐崭露，肿瘤易于多发、残留直肠是肿瘤的高发位置、术前分期普遍偏低，因此手术方式常常选择全结直肠切除。与普通溃疡性结肠炎手术不同的是，伴发有不典型增生和癌变者需要按照肿瘤根治原则，包括淋巴结清扫和供应血管的根部结扎。患者总希望能完成消化道重建，却并非所有患者可以如愿。根治是第一要义，若肿瘤可能位于直肠远端、累及肛管括约肌，保肛不能获得足够的远切缘，只能实施腹会阴联合切除。无论选择何种方式，只要肿瘤并未侵犯邓氏筋膜，应充分考虑对邓氏筋膜的保留和神经保护，以确保术后功能的恢复。

二、放疗

炎症与肿瘤之间的处理存在着矛盾性。单从肿瘤方面考虑，肿瘤位于Ⅲ期或Ⅳ期，通常需要选择术前放疗或化疗，期待术前降期获得更好的根治。然而，对于一个处于炎症活动期的IBD患者来说，术前放化疗可能导致肠道出血量更大。对行回肠储袋肛管吻合术的患者来说，术后放化疗会对储袋的功能产生不良影响，甚至导致储袋的失败。而术后盆腔放疗对直肠低前切除术后的肠管功能也可能造成影响。Taylor等通过治疗家族性腺瘤性息肉病（FAP）时发现，辅助放疗确实对储袋的功能造成一定的不良影响。Remzi等强烈不推荐对储袋的患者实施术后辅助放疗，即便是术后发现直肠存在恶性肿瘤的情况。如果患者并非处于炎症活动期，而从肿瘤的判断需要选择放疗，则建议在术前执行。如果肿瘤确实需要放疗，而患者IBD状态处于活动期，这时折中的办法就是先行结肠全切除+直肠残端封闭术，术后再追加放疗，随后再进行消化道重建。最近，Chang等总结了他们的经验，57例IBD相关性大肠癌接受了放疗，与未接受放疗的IBD相关性大肠癌患者相匹配，发现放疗者其术后出血、伤口愈合不良和盆腔感染会增加，但总生存期方面略显优势。而IBD相关性大肠癌与散发大肠癌同时接受放疗相比,合并IBD者出现消化道症状和伤口愈合不良较多,而总生存期并无差别。因此,选择合适的病例进行术前辅助放疗,对IBD相关性大肠癌患者来说有生存获益。

三、化疗

IBD相关性大肠癌患者术后是否需要辅助治疗值得商榷。由于术前分期的低估,从肿瘤角度看IBD相关性大肠癌患者往往需要辅助化疗。然而化疗可能导致储袋功能的异常,从侧面影响患者术后身体功能的恢复,从而导致肿瘤的恶化。对于已行根治术并进行回肠储袋肛管吻合者,建议使用化疗标准剂量。据报道,化疗后有1/3的患者承受着Ⅲ～Ⅳ度腹泻,特别是克罗恩病患者,这决定于剩余小肠的长度和功能。由于化疗药物的不良反应或IBD本身的病情恶化,IBD患者出现腹泻的概率很高。

在化疗药物选择方面,推荐使用持续泵入单药5-FU,或联合使用奥沙利铂。必须避免使用伊利替康,因为该药会导致严重腹泻,甚至诱发脓毒血症的出现。当化疗后出现腹泻时,一般使用氨基水杨酸可以控制。也有学者开始关注IBD相关性大肠癌耐药敏感基因的表达。227例克罗恩病结肠炎中33例发生了癌变,发现其野生型BRAF占97%,野生型NRAS为100%,MMS为94%,6例存在KRAS突变。CCF的一项研究收集了1994—2010年65例接受辅助化疗的IBD相关性大肠癌患者,因资料不齐仅有44例进入研究,其中29例合并溃疡性结肠炎,14例合并克罗恩病,1例为非确定性肠炎。结果发现10例(23%)IBD相关性大肠癌患者出现复发,与非IBD相关性大肠癌(34例,占19%)患者相当,其无病生存率的HR为0.60(P=0.074),总生存率的HR为0.87(P=0.58)。由此得知,联合辅助化疗的IBD相关性大肠癌患者的预后与散发性大肠癌患者相近。

第五节　炎性肠病发生大肠癌的药物预防

IBD癌变的机制尚未明了,但基本认为炎症是导致癌变的重要因素。通过药物控制IBD的炎症水平、预防IBD癌变,是研究者追求的目标。目前使用的药物有5-氨基水杨酸类(5-ASA)、非甾体抗炎药(NSAID)等。有关5-ASA预防IBD癌变的作用尚无统一认识。Tang等研究发现,使用5-ASA可以将IBD癌变风险降低97.6%；但Nguyen等系统评价对四项非对照观察性研究的分析发现，使用5-ASA并不能降低IBD癌变的风险。然而，该系统评价纳入的研究之间异质性过大，结果可靠性有待进一步分析。在IBD癌变的研究中，对于阿司匹林和NA-NSAID类药物是否可以阻止IBD向肿瘤进展，Burr等做了一项荟萃分析，发现服用NA-NSAID者发生癌变的 *OR* 值为0.80（95% *CI*：0.39～1.21），服用阿司匹林者发生癌变的 *OR* 值为0.66（95% *CI*：0.06～1.39）。研究间差异很大，目前缺乏高质量文章，因此无法定论。抗糖皮质激素、硫唑嘌呤、6-巯基嘌呤等免疫抑制剂、抗TNF-α单克隆抗体等诱导IBD缓解效果显著，但长期使用的安全性仍有待进一步深入证实，尤其是生物制剂。零星报道发现可能会增加非黑色素瘤皮肤癌、淋巴瘤等恶性肿瘤的风险，用于预防IBD癌变则需要慎重选择。最近多个研究发现，使用叶酸和他汀类药物亦可减少IBD癌变的发生。随着IBD的发病率逐年上升，IBD癌变的病例也逐渐增多。目前，其癌变机制尚未完全清楚，药物预防亦未得到共识，密切监测成为对高危患者最重要的干预手段。为了更好地控制IBD癌变，需要在IBD癌变的发病机制研究中投入更多努力，并早日转化为临床应用。

上文主要围绕IBD发生大肠癌的流行病学、发病机制、监测和治疗策略以及预防策略进行讨论。目前，IBD相关性大肠癌患者在国内仍不多见，但随着病程的迁延，这类患者也将逐年增加，治疗经验也在积累当中。肠道非特殊炎症也可能与肿瘤的发生、发展及预后有关。有学者发现，因吻合口瘘导致的肠道局部炎症可能会增加大肠癌的局部复发风险，预示即便肠道泛性炎症也可能影响肿瘤的预后。当然，这个结论仍存在争议。未来，相信随着生物信息、大数据分析等技术的进步将逐步揭示炎症与肿瘤的关系。

参 考 文 献

[1] Ananthakrishnan A N, Cagan A, Cai T, et al. Colonoscopy is associated with a reduced risk for colon cancer and mortality in patients with inflammatory bowel diseases[J]. Clin Gastroenterol Hepatol, 2015, 13(2): 322-329.

[2] Azer S A. Overview of molecular pathways in inflammatory bowel disease associated with colorectal cancer development[J]. Eur J Gastroenterol Hepatol, 2013, 25(3): 271-281.

[3] Azuara D, Rodriguez M F, de Oca J, et al. Novel methylation panel for the early detection of neoplasia in high-risk ulcerative colitis and crohn's colitis patients[J]. Inflamm Bowel Dis, 2013, 19(1): 165-173.

[4] Bongartz T, Sutton A J, Sweeting M J, et al. Anti-TNF antibody therapy in rheumatoid

arthritis and the risk of serious infections and malignancies: systematic review and meta-analysis of rare harmful effects in randomized controlled trials[J]. JAMA, 2006, 295(19): 2275-2285.

[5] Bregnbak D, Mortensen C, Bendtsen F. Infliximab and complications after colectomy in patients with ulcerative colitis[J]. J Crohn's Colitis, 2012, 6(3): 281-286.

[6] Burr N E, Hull M A, Subramanian V. Does aspirin or non-aspirin non-steroidal anti-inflammatory drug use prevent colorectal cancer in inflammatory bowel disease[J]. World J Gastroenterol, 2016, 22(13): 3679-3686.

[7] Chang B W, Kumar A M, Koyfman S A, et al. Radiation therapy in patients with inflammatory bowel disease and colorectal cancer: risks and benefits[J]. Int J Colorectal Dis, 2015, 30(3): 403-408.

[8] Claessen M M, Lutgens M W, van Buuren H R, et al. More right-sided IBD-associated colorectal cancer in patients with primary sclerosing cholangitis[J]. Inflamm Bowel Dis, 2009, 15(9): 1331-1336.

[9] Claessen M M, Vleggaar F P, Tytgat K M, et al. High lifetime risk of cancer in primary sclerosing cholangitis[J]. J Hepatol, 2009, 50(1): 158-164.

[10] Deng L, Zhou J F, Sellers R S, et al. A novel mouse model of inflammatory bowel disease links mammalian target of rapamycin-dependent hyperproliferation of colonic epithelium to inflammation-associated tumorigenesis[J]. Am J Pathol, 2010, 176(2): 952-967.

[11] Derikx L A, Nissen L H, Smits L J, et al. Risk of neoplasia after colectomy in patients with inflammatory bowel disease: A systematic review and meta-analysis[J]. Clin Gastroenterol Hepatol, 2016, 14(6): 798-806.

[12] Dugum M, Lin J, Lopez R, et al. Recurrence and survival rates of inflammatory bowel disease-associated colorectal cancer following postoperative chemotherapy: a comparative study[J]. Gastroenterol Rep (Oxf), 2017, 5(1): 57-61.

[13] Eaden J, Abrams K, McKay H, et al. Inter-observer variation between general and specialist gastrointestinal pathologists when grading dysplasia in ulcerative colitis[J]. J Pathol 2001, 194(2): 152-157.

[14] Fasseu M, Tréton X, Guichard C, et al. Dynamic changes in the expression of MicroRNA-31 during inflammatory bowel disease-associated neoplastic transformation[J]. Inflamm Bowel Dis, 2011, 17(1): 221-231.

[15] Fasseu M. Identification of restricted subsets of mature microRNA abnormally expressed in inactive colonic mucosa of patients with inflammatory bowel disease[J]. PLoS One, 2010, 5(10): e13160.

[16] Goessling W, Mayer R J. Systemic treatment of patients who have colorectal cancer and inflammatory bowel disease[J]. Gastroenterol Clin N Am, 2006, 35(3): 713-727.

[17] Greten F R, Arkan M C, Bollrath J, et al. NF-kappaB is a negative regulator of IL-1beta secretion as revealed by genetic and pharmacological inhibition of IKK beta[J]. Cell, 2007, 130(5): 918-931.

[18] Gumaste V, Sachar D B, Greenstein A J. Benign and malignant colorectal strictures in ulcerative colitis[J]. Gut, 1992, 33(7): 938-941.

[19] Gupta R B. Histologic inflammation is a risk factor for progression to colorectal neoplasia in ulcerative colitis: a cohort study[J]. Gastroenterology, 2007, 133(4): 1099–1105.

[20] Kiesslich R, Hoffman A, Neurath M F. Colonoscopy, tumors, and inflammatory bowel disease-new diagnostic methods[J]. Endoscopy, 2006, 38(1): 5–10.

[21] Lakatos L, Mester G, Erdelyi Z, et al. Risk factors for ulcerative colitis-associated colorectal cancer in a Hungarian cohort of patients with ulcerative colitis: results of a population-based study[J]. Inflamm Bowel Dis, 2006, 12(3): 205–211.

[22] Lakatos L, Mester G, Erdelyi Z, et al. Risk factors for ulcerative colitis-associated colorectal cancer in a Hungarian cohort of patients with ulcerative colitis: results of a population-based study[J]. Inflamm Bowel Dis, 2006, 12(3): 205–211.

[23] Laplante M, Sabatini D M. mTOR signaling at a glance[J]. J Cell Sci, 2009, 122(Pt 20): 3589–3594.

[24] Lennerz J K, van der Sloot K W, Le L P, et al. Colorectal cancer in Crohn's colitis is comparable to sporadic colorectal cancer[J]. Int J Colorectal Dis, 2016, 31(5): 973–982.

[25] Lin W W, Karin M A. cytokine-mediated link between innate immunity, inflammation, and cancer[J]. J Clin Invest, 2007, 117(5): 1175–1183.

[26] Ludwig K, Fassan M, Mescoli C, et al. PDCD4/miR–21 dysregulation in inflammatory bowel disease-associated carcinogenesis[J]. Virchows Arch, 2013, 462(1): 57–63.

[27] Lukas M. Inflammatory bowel disease as a risk factor for colorectal cancer[J]. Dig Dis, 2010, 28(4–5): 619–624.

[28] Lundby L, Krogh K, Jensen V J, et al. Long-term anorectal dysfunction after postoperative radiotherapy for rectal cancer[J]. Dis Colon Rectum, 2005, 48(7): 1343–1349.

[29] Ma J, Meng Y, Kwiatkowski D J, et al. Mammalian target of rapamycin regulates murine and human cell differentiation through STAT3/p63/Jagged/Notch cascade[J]. J Clin Invest, 2010, 120(1): 103–114.

[30] Maroun J A, Anthony L B, Blais N, et al. Prevention and management of chemotherapy-induced diarrhea in patients with colorectal cancer: a consensus statement by the Canadian Working Group on Chemotherapy-Induced Diarrhea[J]. Curr Oncol, 2007, 14(1): 13–20.

[31] Merchea A, Wolff B G, Dozois E J, et al. Clinical features and oncologic outcomes in patients with rectal cancer and ulcerative colitis: a single-institution experience[J]. Dis Colon Rectum, 2012, 55(8): 881–885.

[32] Naito A, Mizushima T, Takeyama H, et al. Feasibility of chemotherapy in patients with inflammatory bowel disease-related gastrointestinal cancer[J]. Hepatogastroenterology, 2014, 61(132): 942–946.

[33] Nguyen G C, Gulamhusein A, Bernstein C N. 5–aminosalicylic acid is not protective against colorectal cancer in inflammatory bowel disease: a meta-analysis of non-referral populations[J]. Am J Gastroenterol, 2012, 107(9): 1298–1304.

[34] O'Connor P M, Lapointe T K, Beck P L, et al. Mechanisms by which inflammation may increase intestinal cancer risk in inflammatory bowel disease[J]. Inflamm Bowel Dis, 2010, 16(8): 1411–1420.

[35] Pedersen N, Duricova D, Elkjaer M, et al. Risk of extra-intestinal cancer in inflammatory

bowel disease: meta-analysis of population-based cohort studies［J］. Am J Gastroenterol, 2010, 105(7): 1480−1487.

［36］ Pittayanon R, Rerknimitr R. Role of digital chromoendoscopy and confocal laser endomicroscopy for gastric intestinal metaplasia and cancer surveillance［J］. World J Gastrointest Endosc, 2012, 4(10): 472−478.

［37］ Popivanova B K, Kitamura K, Wu Y, et al. Blocking TNF-alpha in mice reduces colorectal carcinogenesis associated with chronic colitis［J］. J Clin Invest, 2008, 118(2): 560−570.

［38］ Rapozo D C, Grinmann A B, Carvalho A T, et al. Analysis of mutations in TP53, APC, K-ras, and DCC genes in the non-dysplastic mucosa of patients with inflammatory bowel disease［J］. Int J Colorectal Dis, 2009, 24(10): 1141−1148.

［39］ Remzi F H, Preen M. Rectal cancer and ulcerative colitis: does it change the therapeutic approach［J］. Colorectal Dis, 2003, 5(5): 483−485.

［40］ Ross H, Steele S R, Varma M, et al. Practice parameters for the surgical treatment of ulcerative colitis［J］. Dis Colon Rectum, 2014, 57(1): 5−22.

［41］ Rutter M D, Saunders B P, Wilkinson K H, et al. Thirty-year analysis of a colonoscopic surveillance program for neoplasia in ulcerative colitis［J］. Gastroenterology, 2006, 130(4): 1030− 1038.

［42］ Rutter M D, Saunders B P, Wilkinson K H, et al. Thirty-year analysis of a colonoscopic surveillance program for neoplasia in ulcerative colitis［J］. Gastroenterology, 2006, 130(4): 1030−1038.

［43］ Setshedi M, Epstein D, Winter TA, et al. Use of thiopurines in the treatment of inflammatory bowel disease is associated with an increased risk of non-melanoma skin cancer in an at-risk population: a cohort study［J］. J Gastroenterol Hepatol 2012;27(2): 385−389.

［44］ Takagi T, Naito Y, Mizushima K, et al. Increased expression of microRNA in the inflamed colonic mucosa of patients with active ulcerative colitis［J］. J Gastroenterol Hepatol, 2010, 25 (suppl 1): 129−133.

［45］ Tang J, Sharif O, Pai C, et al. Mesalamine protects against colorectal cancer in inflammatory bowel disease［J］. Dig Dis Sci, 2010, 55(6): 1696−1703.

［46］ Taylor B A, Wolff B G, Dozois R R, et al. Ileal pouch-anal anastomosis for chronic ulcerative colitis and familial polyposis coli complicated by adenocarcinoma［J］. Dis Colon Rectum, 1988, 31(5): 358−362.

［47］ Wang S, Liu Z, Wang L, et al. NF-kappaB signaling pathway, inflammation and colorectal cancer［J］. Cell Mol Immunol, 2009, 6(5): 327−334.

［48］ Watanabe T, Ajioka Y, Mitsuyama K, et al. Comparison of Targeted *vs* random biopsies for surveillance of ulcerative colitis-associated colorectal cancer［J］. Gastroenterology, 2016, 151(6): 1122−1130.

［49］ Øresland T, Bemelman W A, Sampietro G M, et al. European evidence based consensus on surgery for ulcerative colitis［J］. J Crohns Colitis, 2015, 9(1): 4−25.

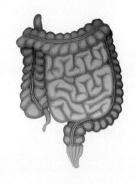

第二十二章

遗传性大肠癌

张苏展

　　约有20%的大肠癌患者存在大肠癌家族史，然而只有5%～10%的大肠癌明确为可遗传的基因突变导致的遗传性大肠癌，即这些基因通过卵子或精子传递使得所有胚胎细胞都含有突变基因，故称为胚系突变。遗传性大肠癌综合征是指一系列可引起遗传性大肠癌的疾病，携带相应胚系突变的人群患大肠癌的风险显著高于普通人群，可分为Lynch综合征、家族性腺瘤性息肉病（FAP）、MYH相关性息肉病（MAP）、黑斑息肉综合征（PJS）和幼年型息肉综合征（juvenile polyposis syndrome，JPS）等。遗传性大肠癌综合征的早期，准确诊断并寻找血缘关系家属中有无相关基因突变携带者，可帮助医务人员及时采取干预及筛查措施，提高遗传性大肠癌患者的根治率，降低患者及携带者的病死率。本章将详细讨论遗传性大肠癌的筛查、诊治及预防，并介绍最新研究进展。

[通信作者]　张书展，Email: zhangscy@tom.com

第一节 Lynch 综 合 征

　　根据结直肠息肉数量，遗传性大肠癌综合征通常被分为息肉性（通常数十、数百或更多）和非息肉性（包括无息肉或少量息肉），胚系突变检测结果将其进行更精确地分类（表22-1-1）。发病率见图22-1-1。Lynch综合征曾经被称为遗传性非息肉病性大肠癌（HNPCC），是外显率较高的常染色体显性遗传的遗传性肿瘤综合征，患大肠癌及其他部位肿瘤的风险较正常人群显著升高。Lynch综合征引起的大肠癌占所有大肠癌的2%～4%，是最常见的遗传性大肠癌综合征。目前已证实的致病基因为错配修复（*MMR*）基因家族中的*MLH*1、*MSH*2、*MSH*6或*PMS*2基因。此外，*EPCAM*基因缺失导致MSH2启动子高度甲基化并引起MSH2沉默也可引起Lynch综合征。其中*MLH*1和*MSH*2种系突变占所有Lynch综合征基因突变的80%～90%。而MMR可纠正DNA复制、基因重组过程中产生或外源性损伤造成的碱基错配、插入及缺失。

表22-1-1　遗传性大肠癌综合征的分类

非息肉性综合征

Lynch综合征

　　*MLH*1胚系突变、*MSH*2胚系突变、*MSH*6胚系突变、*PMS*2胚系突变、*EPCAM*胚系突变

Lynch样综合征

家族性大肠癌X型

息肉性综合征

家族性腺瘤性息肉病：*APC*基因胚系突变

　典型家族性腺瘤性息肉病（FAP）

　轻表型家族腺瘤性息肉病（attenuated FAP，AFAP）

*MYH*基因相关性息肉病（MAP）：*MYH*基因胚系突变

黑斑息肉综合征（PJS）

幼年型息肉综合征（JPS）

锯齿状息肉综合征（serrated polyposis syndrome，SPS）

*PTEN*胚系突变相关错构瘤综合征

*POLE*或*POLD*1基因胚系突变相关息肉病

其他病因未明的结肠腺瘤性息肉病

注：引自Vasen H F, Tomlinson I, Castells A. Clinical management of hereditary colorectal cancer syndromes [J]. Nat Rev Gastroenterol Hepatol, 2015, 12(2): 88–97.

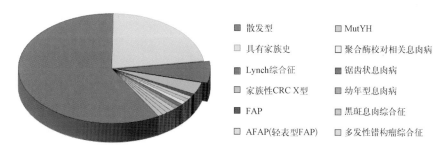

图22-1-1 大肠癌各类型发病率

注：引自Lynch H T, Lynch P M, Lanspa S J, et al. Review of the Lynch syndrome: history, molecular genetics, screening, differential diagnosis, and medicolegal ramifications[J].Clin Genet. 2009, 76(1): 1-18.

一、临床特征

Lynch综合征患者有其独特的临床病理特征,具体表现为:① 发病年龄较早,中位年龄约为44岁;② 肿瘤多位于近端结肠;③ 原发大肠癌明显增多;④ 肠外恶性肿瘤如胃癌、子宫内膜癌和胰腺癌等发病率高,某一基因突变引起不同肿瘤患病风险不同;⑤ 低分化腺癌和黏液腺癌常见,且伴有淋巴细胞浸润或淋巴样细胞聚集;⑥ 肿瘤呈膨胀性生长,而非浸润性生长;⑦ 预后好于散发性大肠癌。此外,不同基因胚系突变引起的Lynch综合征患者的患癌风险不同(表22-1-2)。我国多个医疗单位的研究表明,中国人Lynch综合征的临床病理特点与欧美人相似。

表22-1-2　70岁以上Lynch综合征患者与普通人群的患癌风险

肿瘤部位	普通人群风险（%）	MLH1或MSH2突变		MSH6突变		PMS2突变	
		HR（%）	平均发病年龄（岁）	HR（%）	平均发病年龄（岁）	HR（%）	平均发病年龄（岁）
结肠	5.5	52～82	44～61	10～22	54	15～20	61～66
子宫内膜	2.7	25～60	48～62	16～26	55	15	49
胃	<1	6～13	56	≤3	63	+	70～78
卵巢	1.6	4～24	42.5	1～11	46	+	42

（续表）

肿瘤部位	普通人群风险（%）	MLH1或MSH2突变		MSH6突变		PMS2突变	
		HR（%）	平均发病年龄（岁）	HR（%）	平均发病年龄（岁）	HR（%）	平均发病年龄（岁）
肝胆	<1	1～4	50～57	无报道	无报道	+	无报道
尿路	<1	1～7	54～60	<1	65	+	无报道
小肠	<1	3～6	47～49	无报道	54	+	59
脑/中枢神经系统	<1	1～3	<50	无报道	无报道	+	45
皮脂腺肿瘤	<1	1～9	无报道	无报道	无报道	无报道	无报道
胰腺	<1	1～6	无报道	无报道	无报道	无报道	无报道

注：+表示胃癌、卵巢癌、尿路肿瘤、小肠癌和脑部肿瘤等发病率合计为6%

引自 Helwick C, Goodman A. NCCN Clinical Practice Guidelines in Oncology (NCCN Guidelines®): 2017 Guidelines.

二、筛查与诊断

1. 筛查标准

已有数套标准用于筛查Lynch综合征，如Amsterdam标准Ⅰ、Amsterdam标准Ⅱ和改良版Bethesda标准。2003年，在结合中国国情和国人Lynch综合征的临床特点基础上，中国抗癌协会大肠癌专业委员会提出了中国人Lynch综合征筛查标准（表22-1-3）。由于Amsterdam标准Ⅰ未将Lynch综合征其余相关肿瘤包括在内，故后推出Amsterdam标准Ⅱ，近50%符合Amsterdam Ⅱ标准的家族存在MMR基因突变，然而这个标准错失了近68%的Lynch综合征患者。虽然另一种筛查方法，即在对70岁以上且符合Bethesda标准和所有初诊年龄<70岁的大肠癌患者进行胚系检测有更高的敏感度，但仍会错失4%的Lynch综合征患者，因而最新的《NCCN遗传性/家族高风险评估：大肠癌》推荐在所有初诊的大肠癌中行免疫组化或微卫星不稳定（MSI）检测，以降低漏诊率。

表 22-1-3　Lynch 综合征筛查标准

Amsterdam 标准 Ⅰ
　　至少 3 名亲属患有大肠癌，并满足下列所有标准
　　Ⅰ A. 其中 1 人应为其他 2 人的一级亲属
　　Ⅰ B. 至少连续 2 代受累
　　Ⅰ C. 至少 1 人发病年龄 <50 岁
　　Ⅰ D. 除外家族性腺瘤性息肉病（FAP）
　　Ⅰ E. 肿瘤需经病理学证实

Lynch 综合征筛查标准

改良版 Bethesda 标准
　　满足下列任一情况时需对患病个体的肿瘤检测 MSI
　　A. 大肠癌初诊年龄 <50 岁
　　B. 存在同时性或异时性，结直肠及其他 Lynch 综合征相关肿瘤，无论初诊年龄
　　C. 初诊年龄 <60 岁的大肠癌患者存在 MSI-H 组织学特点（存在肿瘤浸润淋巴细胞、克罗恩样淋巴细胞反应、黏液/印戒分化，或髓样生长方式）
　　D. 大肠癌患者有 1 名及以上一级亲属患有 Lynch 综合征相关肿瘤，其中 1 名肿瘤初诊患者年龄 <50 岁
　　E. 大肠癌患者有 2 名及以上一级或二级亲属患有 Lynch 综合征相关肿瘤，无论初诊年龄

中国人 Lynch 综合征筛查标准
　　家系中至少有 2 名组织病理学明确诊断的大肠癌患者，其中至少 2 人为一级亲属关系，并且符合以下任一条件
　　A. 至少 1 人为多发性大肠癌患者（包括腺瘤）
　　B. 至少 1 名大肠癌初诊患者年龄 <50 岁
　　C. 家系中至少 1 人患 Lynch 综合征相关肠外恶性肿瘤（包括胃癌、子宫内膜癌、小肠癌、输尿管癌、肾盂癌、卵巢癌和肝胆管系统癌）

2. 分子筛查

错配修复（*MMR*）基因突变分子筛查有两种方式：免疫组化检测 MMR 蛋白有无缺失；检测微卫星不稳定（MSI）情况。

（1）免疫组化：*MMR* 突变引起相应的 MMR 蛋白表达缺失，免疫组化提示任一 MMR 蛋白（MLH1、MSH2、MSH6、PMS2）缺失即为 MMR 缺陷（dMMR）。若仅有 MLH1 蛋白表达缺失或 MLH1 蛋白合并 PMS2 缺失时，需排除 *BRAF V*600*E* 基因突变或 MLH1 启动子区高甲基化，以排除散发性大肠癌。而后进行胚系突变检测，拟检测基因首选免疫组化结果中缺失的 MMR 蛋白对应的基因。

（2）MSI：微卫星序列是存在于细胞基因组中的 1 ~ 6 bp 的简单重复串

联DNA序列，通过改变DNA结构或与特异性蛋白结合而发挥基因调控作用。MMR系统功能异常时，微卫星出现的复制错误得不到纠正并不断累积，使微卫星序列长度或碱基组成发生改变，称为微卫星不稳定（MSI）。

检测MSI常用的位点由单/双核苷酸位点构成。常用的是5个单核苷酸标记位点BAT-25、BAT-26、MONO-27、NR-21和NR-24，根据位点长度发生改变的数量诊断：≥2个位点长度改变则为MSI-H；1个位点长度改变为低微卫星不稳定（MSI-L）；0个位点长度改变为微卫星稳定（MSS）。

3. 明确诊断

对于拟行胚系突变检测的受检者，通常选择唾液内脱落细胞、血液白细胞或其余正常组织，行 *MLH*1、*MSH*2、*MSH*6、*PMS*2 和 *EPCAM* 基因检测，其中任一基因胚系突变即可确诊为Lynch综合征。极少数患者是由于可遗传的 *MLH*1 基因或 *MSH*2 基因甲基化引起。符合Amsterdam标准，但肿瘤组织免疫组化提示无MMR蛋白表达缺失、*MSS*、无胚系 *MMR* 基因或 *EPCAM* 基因突变的大肠癌患者称为家族性大肠癌Ⅹ型；符合Amsterdam标准，且肿瘤组织免疫组化提示有MMR蛋白表达缺失或MSI-H，但无胚系 *MMR* 基因或 *EPCAM* 基因突变的大肠癌为Lynch样综合征。

三、预防、监测随访及治疗

研究发现阿司匹林可以降低Lynch综合征胚系突变携带者的肿瘤发病率，但是适宜剂量和治疗持续时间目前尚不清楚，且使用阿司匹林可能伴随出血等风险。对于Lynch综合征胚系突变携带者，建议20～25岁开始行结肠镜检查，若家族中结肠癌初诊年龄<25岁，则携带者筛查初始年龄较此初诊年龄提前2～5年，每1～2年复查。对于未患大肠癌且能定期随访监测的胚系突变携带者，不建议行预防性结肠切除术；若不能定期随访监测，可以考虑预防性手术。

对于子宫内膜癌和卵巢癌筛查，或许可考虑30～35岁以后每年行子宫内膜活检、经阴道超声或CA125监测，出现异常子宫出血时须重视和行相应检查；对于35～45岁且不再准备生育的女性，可以考虑行预防性子宫及双侧附件切除。对于胃癌和小肠癌筛查，可以考虑从30～35岁开始每3～5年进行胃十二指肠镜检查（检查至远端十二指肠或空肠）。对于肾盂癌和输尿管癌筛查，30～35岁开始每年尿液分析。

对于早期可手术的大肠癌患者，推荐行全结肠切除联合回盲部-直肠吻合术；对已失去手术机会大肠癌患者，按照常规治疗。Lynch综合征患者患同时性或异时性大肠癌和其他肿瘤概率较高,因此仍需定期筛查大肠癌及其他肿瘤。

　　对于Lynch综合征患者的血缘亲属,可行相关遗传风险评估和遗传咨询,考虑对有风险的亲属进行相关基因检测以明确有无携带Lynch综合征胚系突变,若为Lynch综合征需定期监测随访。

第二节　家族腺瘤性息肉病

　　家族腺瘤性息肉病(FAP)是一种遗传性常染色体显性且外显率极高的遗传综合征,是由于APC基因胚系突变造成的,在大肠癌中仅占1%。APC基因位于染色体5q21,息肉病的严重程度与APC基因中的突变位点相关,位于基因5′端、3′端、外显子9区域突变与轻表型家族性腺瘤性息肉病(AFAP)相关,结直肠息肉数通常小于100枚;而其余位点突变结直肠息肉数一般在100枚以上,为经典型家族腺瘤性息肉病(CFAP)。大多数FAP患者具有大肠癌/息肉或其他肿瘤家族史;但有25%～30%的患者没有上述家族史,由APC胚系突变是新发突变引起的,即父母双方均无此胚系突变,但精子、卵子或受精卵发生突变,导致由此发育而成的个体带有此胚系突变。

一、临床特征

1. 经典型家族腺瘤性息肉病(CFAP)

　　通常在十几岁至三十几岁患者的结直肠遍布数百上千枚腺瘤(图22-2-1),息肉出现时患者平均年龄为15岁,95%的患者在35岁前出现结直肠息肉。结直肠息肉在儿童期和青少年期常无症状,腺瘤增多、增大可有便血(黑便)、贫血、腹泻、便秘、腹痛或腹部肿块等。如果不及时治疗,几乎都会在腺瘤性息肉出现后10年发展为

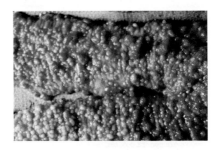

图22-2-1　CFAP结肠术后标本

大肠癌,大部分患者在40～50岁前发展为大肠癌。

　　CFAP也可以出现胃息肉和小肠息肉,胃息肉是在结直肠息肉之后的第二大常见病变,主要发生在胃底,病理为腺瘤或错构瘤;50%～90% CFAP存在

十二指肠腺瘤性息肉,主要位于第二和第三段,可堵塞胰管和胆管,引起胰腺炎和胆囊炎。消化道外症状包括视网膜色素上皮先天性肥大、表皮样囊肿、骨瘤、硬纤维瘤、筛状-桑椹样改变的乳头状甲状腺癌、肝母细胞瘤和多生牙等。CFAP结直肠外肿瘤患病风险见**表22-2-1**。

表22-2-1　CFAP结直肠外肿瘤患病风险

恶性肿瘤	患病风险倍数 (与普遍人群相比)	终身患病风险(%)
硬性纤维瘤	852.0	15.0
十二指肠癌	330.8	3.0 ~ 5.0
甲状腺癌	7.6	2.0
脑部恶性肿瘤	7.0	2.0
肝母细胞瘤	847.0	1.6

注:引自 Galiatsatos P, Foulkes WD. Familial adenomatous polyposis[J]. Am J Gastroenterol, 2006, 101(2): 385-398.

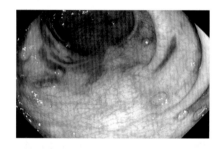

图22-2-2　AFAP肠镜所见

注:引自 Vasen H F, Tomlinson I, Castells A. Clinical management of hereditary colorectal cancer syndromes[J]. Nat Rev Gastroenterol Hepatol, 2015, 12(2): 88-97.

2. 轻表型家族腺瘤性息肉病(AFAP)

AFAP较CFAP恶性程度较低,息肉为10 ~ 100枚(**图22-2-2**),通常位于近端结肠,直肠较少,会被误诊为散发性腺瘤。AFAP患者出现息肉的年龄较晚,平均为44岁;息肉出现后10 ~ 15年可发展为大肠癌,诊断为大肠癌的平均年龄为56岁。胃腺瘤和十二指肠腺瘤也较常见,胃癌、乳腺癌和肝母细胞瘤也有报道,而其他消化道外临床表现少见。AFAP患者常无大肠癌、息肉或其他肿瘤家族史。

二、筛查及诊断

建议下列人群行*APC*基因胚系突变检测:结直肠累计有10枚或以上息肉病史的患者,已知家族中存在*APC*基因胚系突变和患韧带样纤维瘤病、肝母细胞瘤、筛状-桑椹样改变的乳头状甲状腺癌的患者。若发现*APC*基因5′端、3′端、外显子9区域突变,即可诊断为AFAP; *APC*其余位点突变则为CFAP。相应的,其血缘亲属应行相关遗传风险评估和遗传咨询,考虑对有风险的亲属进行*APC*基因胚系突变检测。若未发现*APC*基因胚系突变,则首选*MYH*基因胚系突变检测,因为其引起的MYH相关性息肉病临床表现与FAP较相似。若患者未发现*APC*或*MYH*基因胚系突变,对此家系中另一名患病家族成员行*APC*或*MYH*基因的突变检测,如果另一患病家族成员发现基因突变,那么之前那名患者处理等同于已知突变的患者。如果家系中患病成员均无*APC*或*MYH*基因胚系突变,可行其他遗传性结直肠息肉性综合征相关基因胚系突变检测。

三、预防、治疗及监测随访

药物预防方面,研究显示塞来昔布可以降低FAP患者腺瘤的发生率,但是增加了心血管事件;舒林酸可能促进FAP息肉退缩;ω-3多不饱和脂肪酸-鱼油脂肪乳可以起到化学预防的作用;依氟鸟氨酸联合舒林酸预防FAP也在进行Ⅲ期临床试验。总之,目前没有批准用于预防FAP的药物。

FAP大肠癌预防性手术方面,如果发现*APC*基因突变,推荐每年进行肠镜检查人群:CFAP在10岁以上人群,AFAP在18岁以上人群;一旦发生息肉,建议外科干预或肠镜下息肉摘除。由于FAP患者癌症的发生风险在前30年内迅速升高,常常需要行预防性全大肠切除,然而结直肠切除的时间取决于个体或者家系其他患者腺瘤的数量、是否癌变和患者意愿等。无论CFAP,还是AFAP,处于儿童和青少年且腺瘤数量较少的患者,在适当的外科评估及咨询的前提下,可以暂缓手术,同时行息肉切除,每年行结肠镜检查,直到达到适当的心理年龄再接受结直肠切除术。同样,对年龄>21岁且瘤荷较小的AFAP,也可以先考虑肠镜下息肉摘除和肠镜随访。FAP及AFAP有以下三种手术方式:全大肠切除及回肠储袋-肛管吻合、全结肠切除并回肠-直肠吻合和全大肠切除并永久性回肠造口。对CFAP患者,全大肠切除及回肠储袋-肛管吻合是优选治疗,因为它同时避免大肠癌的发生。对AFAP患者,优先考虑全结肠切除并回肠-直肠吻合。FAP患者结直肠术后随访:保留了直肠的患者应每6～12个月接受内镜下直肠检查。如果整个大肠被切除,那么回肠储袋或者回肠造口每1～3年就应接受内镜检查;如果发现大的扁平息肉伴组织学绒毛样和(或)高级别上皮内瘤变,则随访频次应该增加到每6个月1次。

有超过90%的CFAP患者会出现十二指肠腺瘤性息肉。根据组织学特征将十二指肠腺瘤性息肉分为Spigelman 0～Ⅳ级,级别越高发生十二指肠癌的概率也越高，因此上消化道内镜检查频率随着级别升高而升高：0至Ⅰ级，每5年一次；Ⅱ级，每3年一次；Ⅲ级，每1～2年一次；Ⅳ级，每3～6个月一次。十二指肠腺瘤性息肉可考虑行内镜下处理去除，但是推荐对Ⅳ级息肉、浸润性癌及组织学高级别病变者或者不能内镜下处理的息肉行外科评估。筛查十二指肠腺瘤性息肉同时筛查胃部息肉。

CFAP患腹腔内硬性纤维瘤的风险是普通人群的850倍，大多数出现在结肠切除术后5年内，进展期的硬性纤维瘤病有较高的并发症发生率和病死率。建议术后每年体检时常规腹部触诊。如果家族中有症状性的硬性纤维瘤病，建议结肠切除术后1～3年行腹部CT或者MRI检查，如无阳性结果5～10年后再行腹部CT或者MRI检查。如果有提示性的症状出现，则应尽快行腹部影像学检查。

CFAP患者患甲状腺癌绝大多数为女性，《NCCN指南》建议20岁前开始每年行甲状腺体检。其他FAP相关肿瘤筛查意义尚不明确。

对于AFAP患者除大肠癌外其余肿瘤的筛查，只推荐每年行常规体检和甲状腺检查。另外，对残存直肠和上消化道患者的随访同CFAP患者。

第三节　其他遗传性大肠癌

一、MYH相关性息肉病（MAP）

MAP是一种常染色体隐性遗传综合征，*MYH*基因双等位基因胚系突变导致DNA复制过程中G:C突变为T:A。大多数MAP患者的息肉可遍布全结肠，一般息肉数>10枚，2/3患者的息肉数≤100枚，约1/3患者的息肉数>100枚，少数患者息肉数1 000枚。约一半以上的患者初诊时即为大肠癌，息肉和大肠癌一般在40～70岁时出现，发病的中位年龄为45～59岁。约10% MAP患者患胃底腺息肉，但胃癌的发生率较普通人群没有明显增加；17%的患者有十二指肠息肉病，5%的MAP患者发展为十二指肠腺癌。若家族中没有明确胚系突变，MAP与FAP临床表现较为相似，因此对于有10枚以上息肉可行*APC/MUTYH*胚系突变检测明确诊断；MAP是常染色体隐性遗传，因此可以参考家族中的遗传特点，选择适当患者先行*MYH*胚系突变检测。若家族中明确胚系突变，应对患者行已知基因突变检测。息肉切除已经无法控制时，可行全结肠切除并回肠-直肠吻合；若患者直肠有较多息肉无法切除控制时，可以考虑全大肠切除及回肠储袋-肛管吻合。*MYH*双等位基因突变携带者可以从25 ~ 30岁开始行结肠镜随访，如果阴性则每2 ~ 3年复查；上消化道镜及侧视十二指肠镜检查可从30 ~ 35岁开始，可参考FAP。

二、锯齿状息肉综合征（SPS）

符合以下经验性标准至少一项者可临床诊断为SPS：① 乙状结肠近端至少有5枚锯齿状息肉，其中2枚以上直径>10 mm；② 一级亲属患锯齿状息肉病者发现乙状结肠近端任意数目的锯齿状息肉；③ 全结肠分布的任意大小的至少20枚锯齿状息肉。目前，未发现*SPS*的致病基因。在SPS家族中，只有不到5%成员患SPS。但有研究发现，与普通人群相比，SPS患者的一级亲属中大肠癌的发生率增加约5倍。对SPS患者监测的建议：每1 ~ 3年进行结肠镜检查；在初级亲属中至少进行一次结肠镜检查，以排除息肉病的存在；一级亲属应在40岁或在比家族中最早的大肠癌患者初诊年龄小10岁时开始筛查，若未发现息肉则每5年检查一次；息肉直径>3 mm时应摘除。

三、黑斑息肉综合征（PJS）

PJS是常染色体显性遗传疾病，大多数PJS病例是由于*STK*11（*LKB*1）基因突变而发生，主要表现为胃肠错构瘤息肉。虽然PJS息肉往往比FAP少，但是它们往往较大。PJS息肉常伴随着在嘴唇、颊黏膜、外阴、手指和脚趾的雀斑或色素沉着，在生命早期出现，但在成年期间往往会褪色。患者具有以下两项以上表现时可临床诊断为PJS：① 小肠有2枚或以上具有PJS特征的错构瘤样息肉；② 唇、口腔、鼻、眼、生殖器或手指皮肤黏膜色素沉着；③ 具有PJS家族史。约12.5%的PJS患者患消化道恶性肿瘤。PJS患者一生中患乳腺癌风险为45% ~ 50%，结肠癌风险为39%，小肠癌风险为13%，胰腺癌风险为11% ~ 36%，肺癌风险为15% ~ 17%，还有患其他恶性肿瘤的风险。NCCN建议PJS患者应从十几岁开始每2 ~ 3年行结肠镜和上消化道镜检查，25岁左右开始每年一次临床乳房检查，从8 ~ 10岁开始每2 ~ 3年行小肠检查；还需监测胰腺癌、肺癌和妇科肿瘤。

四、幼年型息肉综合征（JPS）

JPS是发病率很低的常染色体显性遗传性疾病，在儿童期通常表现为结直肠的多发性错构瘤性息肉，其组织学特征表现为含大量炎症细胞的水肿固有层和由具有反应性变化的柱状上皮形成的囊状扩张腺体。符合以下标准至少一项者可临床诊断为JPS：结肠中至少有3～5枚幼年型息肉；全胃肠道多发幼年型息肉；有JPS家族史者伴任意数目的幼年型息肉。BMPR1A和SMAD4基因胚系突变在JPS患者中各占25%，SMAD4突变患者更具侵袭性的表型，胃息肉和胃癌的频率更高，也可能发展为遗传性出血性毛细血管扩张症。建议从15岁开始行结肠镜和上消化道内镜检查；如果发现息肉，应每年重复结肠镜检查；如果没有发现息肉，每2～3年结肠镜检查1次。对SMAD4胚系突变的患者，应考虑筛查遗传性出血性毛细血管扩张症，可行胸部X线检查以评估有无动静脉畸形，其他检查包括脑MRI和肝脏超声。

约有20%的大肠癌患者有家族史，虽然有新的相关基因胚系突变不断被发现，然而只有少部分最终被确诊为遗传性大肠癌，很多患者未能找到家族聚集原因，这其中不排除有些是目前未知的胚系突变造成的，如何诊断管理这些患者及家系需要进一步研究。此外，我国遗传性大肠癌数据较少，尚不知中国人群是否存在与外国不一样的、特有的临床、预后和胚系突变特征；我国遗传性大肠癌筛查随访监测体系规范亟须确定，以更好地对此部分人群进行早筛查、早诊断和早治疗，延长生存期并改善生活质量；预防恶性肿瘤的发生和及时治疗，从而降低社会在恶性肿瘤诊治上财力、人力和物力的支出。

------------------------------ **参 考 文 献** ------------------------------

[1] Barnetson R A, Tenesa A, Farrington S M, et al. Identification and survival of carriers of mutations in DNA mismatch-repair genes in colon cancer[J]. N Engl J Med, 2006, 354(26): 2751-2763.

[2] Beggs A D, Latchford A R, Vasen H F, et al. Peutz-Jeghers syndrome: a systematic review and recommendations for management[J]. Gut, 2010, 59(7): 975-986.

[3] Boland C R, Goel A. Microsatellite instability in colorectal cancer[J]. Gastroenterology, 2010, 138(6): 2073-2087.

[4] Bresalier R S, Sandler R S, Quan H, et al. Cardiovascular events associated with rofecoxib in a colorectal adenoma chemoprevention trial[J]. N Engl J Med, 2005, 352(11): 1092-1102.

[5] Brosens L A, van Hattem A, Hylind L M, et al. Risk of colorectal cancer in juvenile polyposis[J]. Gut, 2007, 56(7), 965-967.

[6] Bülow S, Björk J, Christensen I J, et al. Duodenal adenomatosis in familial adenomatous polyposis[J]. Gut 2004, 53(3): 381-386.

［7］ Cleland J G. Does aspirin really reduce the risk of colon cancer［J］. Lancet, 2012, 379((9826)): 1586.

［8］ Cruz-Correa M, Hylind L M, Romans K E, et al. Long-term treatment with sulindac in familial adenomatous polyposis: a prospective cohort study［J］. Gastroenterology, 2002, 122(3): 641-645.

［9］ Faughnan M E, Palda V A, Garcia-Tsao G, et al. International guidelines for the diagnosis and management of hereditary haemorrhagic telangiectasia［J］. J Med Genet, 2011, 48(2): 73-87.

［10］ Francisco I, Albuquerque C, Lage P, et al. Familial colorectal cancer type X syndrome: Two distinct molecular entities［J］. Fam Cancer, 2011, 10(4): 623-631.

［11］ Friedl W, Uhlhaas S, Schulmann K, et al. Juvenile polyposis: massive gastric polyposis is more common in MADH4 mutation carriers than in BMPR1A mutation carriers［J］. Hum Genet, 2002, 111(1): 108-111.

［12］ Galiatsatos P, Foulkes W D. Familial adenomatous polyposis［J］. Am J Gastroenterol, 2006, 101(2): 385-398.

［13］ Gammon A, Jasperson K, Kohlmann W, et al. Hamartomatous polyposis syndromes［J］. Best Pract Res Clin Gastroenterol, 2009, 23(2): 219-231.

［14］ Guillem J G, Wood W C, Moley J F, et al. ASCO/SSO review of current role of risk-reducing surgery in common hereditary cancer syndromes［J］. J Clin Oncol, 2006, 24(28): 4642-4660.

［15］ Haanstra J F, de Vos Tot Nederveen Cappel W H, Gopie J P, et al. Quality of life after surgery for colon cancer in patients with Lynch syndrome: partial versus subtotal colectomy ［J］. Dis Colon Rectum, 2012, 55(6): 653-659.

［16］ Half E, Bercovich D, Rozen P. Familial adenomatous polyposis［J］. Orphanet J Rare Dis, 2009, 4: 22.

［17］ Hampel H, Frankel W L, Martin E, et al. Feasibility of screening for Lynch syndrome among patients with colorectal cancer［J］. J Clin Oncol, 2008, 26(35): 5783-5788.

［18］ Hazewinkel Y, Tytgat K M, van Eeden S, et al. Incidence of colonic neoplasia in patients with serrated polyposis syndrome who undergo annual endoscopic surveillance［J］. Gastroenterology, 2014, 147(1):, 88-95.

［19］ Hendriks Y M, de Jong A E, Morreau H, et al. Diagnostic approach and management of Lynch syndrome (hereditary nonpolyposis colorectal carcinoma): a guide for clinicians［J］. CA Cancer J Clin, 2006, 56(4): 213-225.

［20］ Jankowski J, Barr H, Moayyedi P. Does aspirin really reduce the risk of colon cancer?［J］. Lancet, 2012, 379(9826): 1586-1587.

［21］ Jasperson K W, Kanth P, Kirchhoff A C, et al. Serrated polyposis: colonic phenotype, extracolonic features, and familial risk in a large cohort［J］. Dis Colon Rectum, 2013, 56(11): 1211-1216.

［22］ Katz L H, Burton-Chase A M, Advani S, et al. Screening adherence and cancer risk perceptions in colorectal cancer survivors with Lynch-like syndrome［J］. Clin Genet, 2016, 89(3): 392-398.

[23] Kempers M J, Kuiper R P, Ockeloen C W, et al. Risk of colorectal and endometrial cancers in EPCAM deletion-positive Lynch syndrome: a cohort study[J]. Lancet Oncol, 2011, 12(1): 49−55.

[24] Knudsen A L, Bisgaard M L, Bülow S. Attenuated familial adenom-atous polyposis (AFAP). A review of the literature[J]. Fam Cancer, 2003, 2(1): 43−55.

[25] Kwon J, Sun C, Peterson S, et al. Cost-effectiveness analysis of preven-tion strategies for gynecologic cancers in Lynch syndrome[J]. Cancer, 2008, 113(2): 326−335.

[26] Lamlum H, Al Tassan N, Jaeger E, et al. Germline APC variants in patients with multiple colorectal adenomas, with evidence for the particular importance of E1317Q[J]. Hum Mol Genet, 2000, 9(15): 2215−2221.

[27] Lindor N M, Petersen G M, Hadley D W, et al. Recommendations for the care of individuals with an inherited predisposition to Lynch syndrome: a systematic review[J]. JAMA, 2006, 296(12): 1507−1517.

[28] Lowry K P, Lee J M, Kong C Y, et al. Annual screening strategies in BRCA1 and BRCA2 gene mutation carriers: a comparative effectiveness analysis[J]. Cancer, 2012, 118(8): 2021−2023.

[29] Lynch H T, Fitzgibbons R Jr. Surgery, desmoid tumors, and familial adenomatous polyposis: Case report and literature review[J]. Am J Gastroenterol, 1996, 91(12): 2598−2601.

[30] Nieuwenhuis M H, Vogt S, Jones N, et al. Evidence for accelerated colorectal adenoma — carcinoma progression in MUTYH-associated polyposis[J]. Gut, 2012, 61(5): 734−738.

[31] Petersen G M, Slack J, Nakamura Y. Screening guidelines and premorbid diagnosis of familial adenomatous polyposis using linkage[J]. Gastroenterology, 1991, 100(6): 1658−1664.

[32] Provenzale D, Gupta S, Ahnen D J, et al. Genetic/Familial High-Risk Assessment: Colorectal Version 1. 2016, NCCN Clinical Practice Guidelines in Oncology[J]. J Natl Compr Canc Netw, 2016, 14(8): 1010−1030.

[33] Rozen P, Samuel Z, Rabau M, et al. Familial adenomatous polyposis at the Tel Aviv Medical Center: demographic and clinical features[J]. Fam Cancer, 2001, 1(2): 75−82.

[34] Schmeler K M, Lynch H T, Chen L M, et al. Prophylactic surgery to reduce the risk of gynecologic cancers in the Lynch syndrome[J]. N Engl J Med, 2006, 354(3): 261−269.

[35] Soravia C, Berk T, Madlensky L, et al. Genotype-phenotype correlations in attenuated adenomatous polyposis coli[J]. Am J Hum Genet, 1998, 62(6): 1290−1301.

[36] Spigelman A D, Williams C B, Talbot I C, et al. Upper gastrointestinal cancer in patients with familial adenomatous polyposis[J]. Lancet, 1989, 2(8666): 783−785.

[37] Syngal S, Brand R E, Church J M, et al. ACG clinical guideline: Genetic testing and management of hereditary gastrointestinal cancer syndromes[J]. Am J Gastroenterol, 2015, 110(2): 223−262.

[38] Tomlinson I P, Houlston R S. Peutz-Jeghers syndrome[J]. J Med Genet, 1997, 34(12): 1007−1011.

[39] Umar A, Boland C R, Terdiman J P, et al. Revised Bethesda Guidelines for hereditary nonpolyposis colorectal cancer (Lynch syndrome) and microsatellite instability[J]. J Natl

Cancer Inst 2004, 96(4): 261－268.

[40] Vasen H F, Mecklin J P, Khan P M, et al. The International Collaborative Group on hereditary non-polyposis colorectal cancer (ICG－HNPCC)[J]. Dis Colon Rectum, 1991, 34(5): 424－425.

[41] Vasen H F, Stormorken A, Menko F H, et al. MSH2 mutation carriers are at higher risk of cancer than MLH1 mutation carriers: a study of hereditary nonpolyposis colorectal cancer families[J]. J Clin Oncol, 2001, 19(20): 4074－4080.

[42] Vasen H F, Möslein G, Alonso A, et al. Guidelines for the clinical management of familial adenomatous polyposis (FAP)[J]. 2008, Gut, 57(5): 704－713.

[43] Vogt S, Jones N, Christian D, et al. Expanded extracolonic tumor spectrum in MUTYH-associated polyposis[J]. Gastroenterology, 2009, 137(6): 1976－1985.

[44] West N J, Clark S K, Phillips R K, et al. Eicosapentaenoic acid reduces rectal polyp number and size in familial adenomatous polyposis[J]. Gut, 2010, 59(7): 918－925.

[45] Win A, Parry S, Parry B, et al. Risk of metachronous colon cancer following surgery for rectal cancer in mismatch repair gene mutation carriers[J]. Ann Surg Oncol, 2013, 20(6): 1829－1836.

[46] Win A K, Walters R J, Buchanan D D, et al. Cancer risks for relatives of patients with serrated polyposis. Am J Gastroenterol[J]. 2012, 107(5): 770－778.

[47] Xicola R M, Llor X, Pons E, et al. Performance of different microsatellite marker panels for detection of mismatch repair-deficient colorectal tumors[J]. J Natl Cancer Inst, 2007, 99(3): 244－252.

[48] Yang K Y, Caughey A B, Little S E et al. A cost-effectiveness analysis of prophylactic surgery versus gynecologic surveillance for women from he-reditary non-polyposis colorectal cancer (HNPCC) families[J]. Fam Cancer, 2011, 10(3): 535－543.

[49] 金黑鹰,颜宏利,马修强,等.中国人遗传性非息肉病性大肠癌相关肿瘤谱及累计发病风险[J].第二军医大学学报,2004,25(2): 133-135.

[50] 全国遗传性大肠癌协作组.中国人遗传性大肠癌筛查标准的实施方案[J].中华肿瘤杂志,2004,26(3): 191-192.

[51] 王鲁平,徐升.结直肠MUTYH-相关息肉病及其与大肠癌的关系[J].诊断病理学杂志,2011,18(6): 404-406.

[52] 袁瑛,曹文明,蔡善荣,等.中国人遗传性非息肉病性大肠癌家系的临床表型分析[J].中华肿瘤杂志,2006,28(1): 36-38.

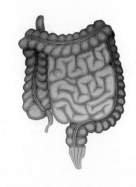

第二十三章

大肠癌患者的生存全程管理

彭建宏　潘志忠

　　根据《2015年中国肿瘤登记年报》资料显示，在2000—2011年的11年间大肠癌成为我国发病率上升最快的恶性肿瘤之一。2015年，我国大肠癌新发病例数和死亡人数分别高达37.6万和19.1万，已超过美国；大肠癌患者总体病死率位居所有恶性肿瘤的第五位。大肠癌具有早期发现治疗效果好、外科切除可获得治愈机会、对常用化疗药物以及放射治疗反应率高等特点，诊疗全过程涉及多个学科，治疗手段复杂多样，合理应用可明显提高预后。然而，目前各学科沟通不足，对大肠癌发生和发展过程、诊治和康复随诊尚缺乏全局考虑。较早前，中山大学肿瘤医院万德森教授提出贯穿大肠癌防治康复各个阶段的全程管理的理念，目的是为结直肠患者制定全程管理的方案，提高诊治水平，延长患者的生存期并改善生活质量。基于这一点，本章围绕大肠癌的预防、精确诊断、MDT模式、康复随诊和临终关怀，全方位阐述大肠癌患者的生存全程管理。

[通信作者]　潘志忠，Email: panzhzh@sysucc.org.cn

第一节　大肠癌患者全程管理的内涵

全程管理是对个体或群体的某种疾病的发生、发展和结局全面监测，分析和评估，提供疾病诊治，并对疾病危险因素进行干预以及病前、病中、病后全程管理。全程管理的核心内容在于根据肿瘤发生和发展规律、患者特性制定长期系统的个体管理计划，依靠多学科团队在不同阶段施行最适当的诊治以及良好的康复治疗，以求达到最佳的效果和更好的生活质量。

因此，大肠癌的全程管理需着眼于对肿瘤患者从早期诊断、综合治疗、康复随访到临终关怀的一系列疾病发展过程的介入、干预和指导，根据患者的肿瘤生物学特性，整合各学科专业技术优势，准确评估病情，为肿瘤患者制定一整套基于循证医学下的个体化诊疗方案；同时指导计划有序实施，避免过度或重复治疗，各种诊疗措施及时衔接大大节省经济和时间成本，提高医疗效率。全程管理应践行生物—心理—社会的先进医学模式，在努力提高患者远期生存的同时，注重改善患者的生活质量，体现人文关怀，满足患者的心理及社会需求。

第二节　大肠癌的预防和诊断

一、大肠癌重在预防

大肠癌的发生是多因素作用的结果，遗传因素、饮食习惯以及体力活动在大肠癌的发病过程中扮演着重要角色。目前业界普遍认为高脂、高肉食、低纤维饮食及低体力活动与大肠癌的发生密切相关。与性别、年龄、种族、遗传等因素不同，饮食和生活方式是可以通过人为改变的。WHO曾提出预防大肠癌的十六字方针，即"合理膳食、适量运动、戒烟限酒、心理平衡"。然而，目前国内大部分人群缺乏对大肠癌一级预防的意识，未能持之以恒地坚持健康的饮食习惯及生活方式。对群众进行防癌健康教育宣传工作，把防癌意识深入人心，建立健康饮食习惯及生活方式，形成良好的社会氛围，大肠癌的发病率有望从根本上得到控制。

　　根据癌变的多阶段、多步骤理论,大肠癌的发生需经过启动、促癌和进展三个重要阶段。大肠癌多以腺瘤开始,发展过程较长,可达10余年。如能及早发现癌前病变(腺瘤、家族性腺瘤性息肉病、溃疡性结肠炎等),及时干预处理(息肉摘除),可阻断其恶变并发展为大肠癌。流行病学研究显示,早期大肠癌的治疗效果很好,5年生存率可达90%以上。因此,开展对无症状人群大肠癌的早期筛查,是降低大肠癌发病率和病死率的最重要的措施。目前用于大肠癌筛查的方法手段多样,主要包括高危因素问卷调查、常规直肠指检、粪便隐血试验(FOBT)和结肠镜检查。西班牙一项人群筛查研究表明,经早期筛查诊断的大肠癌患者比已有症状诊断的大肠癌患者有更高的5年总生存率(86.3% *vs* 72.1%,*P*<0.05),同时有更低的肿瘤复发率(73.4% *vs* 88.3%,*P*<0.05)。英国的UKFSST大型多中心随机对照试验纳入170 034例受试者,研究结果显示仅一次软式乙状结肠镜检查干预后的大肠癌发病率和病死率分别降低了35%和41%,同时证实乙状结肠镜可以继续为大肠癌患者提高诊断率和降低死亡率提供实质性的保护,保护作用至少持续17年。可见,筛查不仅能够减少大肠癌的发生,还可使大肠癌患者获得早诊早治的机会。

二、治疗需要精确诊断

　　目前诊断大肠癌的"金标准"仍为病理学诊断,但病理学诊断只是定性诊断,指导治疗还是远远不够的。精准分期是指导有效治疗的前提。临床用于大肠癌分期的常规影像学检查主要包括超声显像(直肠腔内超声、内镜超声或超声造影)、CT、MRI和正电子发射计算机体层摄影(PET-CT)检查。伴随着影像学检查技术的不断进步,传统解剖学分期也相应得到细化。以直肠癌为例,AJCC/UICC第七版的《TNM临床分期》并未对T3期直肠癌进行明细划分。已有研究表明,对于无区域淋巴结转移的T3期直肠癌,其浸润深度与预后相关,肿瘤浸润越深,预后越差。北美放射协会(RSNA)则对T3期直肠癌采用新的标准进行影像学分期,按照肿瘤侵犯超过直肠固有肌层的最远距离细分为T3a期(<5 mm)、T3b期(5～10 mm)、T3c期(>10 mm)。术前应利用高分辨率MRI仔细评估直肠肿瘤浸润程度,对于T3期患者应细分成亚组制订个体化治疗方案:T3a期患者可单纯手术治疗或采用低强度的放化疗方案;T3b期及T3c期患者应继续进行常规的术前放化疗,以降低其复发、转移的风险。

　　2016版《ESMO指南》根据疾病特征维度将大肠癌肝转移分成寡转移性疾

病和广泛转移性疾病两大类。所谓寡转移一般定义为某种肿瘤转移过程的中间状态，即介于局限性原发瘤与广泛性转移瘤之间的生物侵袭性较温和的阶段，一般数量有限且局限于一个器官。寡转移分类的提出带来了治疗策略的更新，即从可手术切除为中心的治疗模式转变为以无疾病状态为中心的治疗策略。同时，新分类标准更加强调包括射频消融、立体定向放射治疗及肝动脉灌注化疗等非手术局部治疗的重要性。

2016年10月6日，AJCC第8版《癌症分期系统》在美国芝加哥发布，并确定2018年1月1日在全球启动执行。第8版分期系统在细化的解剖学TNM分期系统基础上，引入了预后和预测因素概念，推荐以肿瘤沉积、血清癌胚抗原水平、肿瘤退缩评分、环周切缘、血管淋巴管浸润、神经周围浸润、MSI状态、*KRAS*及*NRAS*基因状态和*BRAF*基因状态作为预后风险和疗效预测指标，并确定其循证医学证据等级。由此可见，非解剖因素的分子标志物在大肠癌分期诊断中的重要性正逐步提升。

近年来，有研究者根据分子生物学特征，将大肠癌归纳为四种各具特征的共识分子亚型（CMS）：① CMS 1型（MSI免疫型，占14%），表现为高突变性、MSI及免疫高度活化；② CMS 2型（经典型，占37%），表现为上皮细胞分化，Wnt和Myc信号通路显著激活；③ CMS 3型（代谢型，占13%），表现为上皮细胞分化，明显的代谢失调；④ CMS 4型（间质型，占23%），表现为TGF-β显著激活，间质浸润及血管新生。进一步分析，CMS分型与预后之间存在显著关联，发现CMS 4型肿瘤与其他三种亚型相比，其总生存率和无复发生存率更低；CMS 2型患者复发后的生存率较其他三种亚型更高，而CMS 1型的复发后生存率最低。CMS分型是目前最有影响力的大肠癌分子分型系统，具有清楚的肿瘤生物学行为的判读性，有望为大肠癌患者精准分层和基于分子分型的靶向治疗提供理论基础。

第三节　大肠癌的多学科诊疗团队模式

大肠癌的综合治疗涉及多个临床学科，传统的"一对一"诊疗模式难以满足最优的治疗策略要求。MDT模式是践行大肠癌规范化诊疗的最佳模式。所谓的MDT是一种多个学科参与并长期磨合的诊治模式，各学科需要对疾病发生和发展的规律、疾病异质性的认识、相关信息的掌握程度、诊疗规范的理解程度以及对应治疗策略的制定等方面达成一致共识,体现诊疗过程的个体化与精准化。它是长期而连续的,目标是确保最佳疗效及安全性,最大程度保证生活质量,避免过度、不足和无效治疗。实施MDT能够延长大肠癌患者的生存期。英国的一项人群研究于2006—2007年入组586例大肠癌患者,结果表明通过MDT模式治疗的患者有更高的5年总生存率(52.2% *vs* 33.6%,*P*<0.001)和5年肿瘤相关生存率(63.1% *vs* 48.2%,*P*<0.001),但仅在转移性大肠癌患者中获益。最近我国台湾地区一项流行病学研究纳入了25 766名大肠癌患者,平均随访35.1个月后,同样发现MDT模式能够使大肠癌患者生存获益,而转移性大肠癌患者的获益更大。

一、MDT模式的建立

要实施MDT模式必须先建立起相对固定的多学科专家团队,包括结直肠科(胃肠外科)、肿瘤内科、放疗科、肝胆外科、介入科、影像科、内镜诊断科、病理科等专家;如有条件,也可包括生物治疗科、超声诊断科专家及专业的造口治疗师和心理治疗师等。同时应该满足其他MDT组织架构:确定召集人(首席专家),对MDT项目全权负责,主持并参与讨论,合理分配讨论时间;分配记录员,负责对MDT会诊全程记录,包括讨论专家的发言和最终建议;确定秘书(协调员)协助召集人进行MDT的全程操作,包括会诊前准备、会诊中协调、会诊后跟踪。除此之外,医疗机构应提供MDT场地及必要的检查及会诊设施,而规范化的肿瘤评估及治疗决策流程是保证MDT实施质量的重要管理保障。

多学科专家可根据患者的肿瘤病期、身体情况和就医条件,明确治疗目的(治愈还是姑息、根治抑或减状手术),将患者进行分类治疗。以大肠癌肝转移为例,2016版《ESMO晚期/转移性大肠癌诊疗指南》进一步规范了其分类治疗的策略。以病期维度进行考量,针对寡转移性疾病,应积极采取包括手术或者介入治疗在内的局部治疗方式,力求达到治愈性的无疾病状态;但对于广泛性转移性疾病,其目标是要达到疾病的最大控制,治疗模式则以全身化疗为主。以患者状况维度进行考量,根据年龄、体力状态、器官功能及合并症等情况将其分为临床适合和不适合治疗两类,且在这两类之间还存在临床不适合但仍能从临床治疗中获益的中间类别,继而根据患者分组制定后续诊疗策略。当然也应考虑其他情况,比如因为经济状况、家庭支持、医保状况、医疗资源或治疗手段的可获得性等,因为临床实践中这些因素明显制约着治疗决策。

二、MDT 的局限性

然而，MDT并非十全十美，本身也有局限性，团队人员对患者的病情信息掌握不全以及对疾病认识不足，往往会将降低MDT的质量。目前，我国MDT普及率低，推广过程尚存在不够规范及质量不高的问题，这直接影响MDT的作用和对患者的疗效。笔者考虑其中原因为团队、场所、时间间隔、流程未达到MDT的要求，从而导致MDT实践不规范，因此推广面临严峻挑战。为了改善我国MDT在肝转移大肠癌诊疗中执行难、质量低的现状，笔者单位牵头组织国内大肠癌诊治专家撰写了《中国大肠癌肝转移MDT临床实践共识》。该共识为MDT模式提供了可操作性的实践蓝本，有望推动我国大肠癌肝转移MDT模式实践规范化的发展。

第四节　大肠癌患者的随访与生活质量评估

一、大肠癌患者的随访

根治性手术和辅助化疗之后应对大肠癌患者进行定期监测，目的是及早发现可根治性切除的复发转移病灶和早期未浸润的异时性多原发肿瘤。一项纳入18个结肠癌辅助治疗大样本试验共20 898例病例的荟萃分析结果表明：肿瘤复发高峰发生在原发瘤手术根治性切除后的最初2年内。目前2017版《NCCN指南》推荐对于非转移性结肠癌患者接受根治性治疗后的监测包括：每3～6个月进行一次病史询问、体格检查以及CEA检测并持续2年，然后每6个月一次直至满5年；腹和盆腔超声、胸部X线片检查每3个月一次持续2年，然后每6个月一次直至满5年。在手术切除后1年左右进行肠镜检查，每3年重复一次。如果术前因为肿瘤梗阻导致肠镜检查无法通过者，每3～6个月重复肠镜检查；一旦肠镜发现晚期腺瘤（绒毛状息肉，息肉直径>1 cm或高级别上皮内瘤变），则应1年内重复肠镜检查。对于高危Ⅱ～Ⅲ期患者推荐最初5年每年行胸、腹、盆腔CT检查。不推荐PET-CT作为常规随访监测的手段。

对于大肠癌肝转移灶治疗后达到无疾病状态者，62%的患者最终术后复发,其中75%的患者集中在术后2年内复发,而肝内复发是最常见的复发形式之一。因此,肝内复发病灶的早期发现是术后随访的重要环节,目的是为了再次争取肝切除或局部治疗,改善预后。虽然《NCCN指南》推荐该类患者更频繁的检查,即患者在结束辅助治疗的2年内每3～6个月行胸、腹、盆腔CT增强扫描一次,然后每6～12个月一次,总共5年;然而荟萃分析研究发现腹盆增强MRI和增强CT发现肝转移灶敏感度分别是81.1%和74.8%,特异度分别为97.2%和95.6%,增强MRI对于判断肝转移灶的敏感度明显优于增强CT(OR=0.66;95% CI:0.55～0.80;P<0.000 1)。另一项荟萃研究也发现增强MRI判断直径<10 mm转移灶的敏感度比增强CT更高,对早期发现肝切除术后复发具有更重要的临床意义。笔者认为鉴于MRI具有多角度、多方位、多参数、高软组织分辨率等优势,其动态对比增强和扩散加权成像等功能尚可提供肿瘤灌注、组织器官微观结构和功能改变的信息,对鉴别肝脏良恶性病变有一定作用,应推荐为结肠癌肝转移根治术后首选的影像学检查。

二、大肠癌患者的生活质量评估

对大肠癌治疗不仅要提高患者的生存率和降低肿瘤复发率,而且要重视其生活质量评估。因此,有必要对每位患者进行治疗后的生活质量调查。其中最重要的手段是采用生活质量评分量表对生活质量进行量化评估。目前,针对大肠癌患者生活质量的特异量表主要来自欧洲癌症研究与治疗组织研制的EORTC QLQ-CR38量表和美国结局研究与教育中心研制的癌症治疗评价系统的大肠癌量表(FACT-C V4.0),它们均被广泛应用。QLQ-CR38共有38个条目,包括4个功能维度(7个条目)和8个症状维度(31个条目)。功能维度评估患者的身体形象、性功能、性乐趣和对未来的看法,症状维度包括化疗不良反应、胃肠道症状、性问题、排尿问题、排便问题以及与人工肛门有关的问题,其中有1个单独的症状条目评估关于体质量下降的问题。而FACT-C包含36个项目,采用5分制的李克特量表评分,考量的内容包括4个主成分:社会关系评估、心理健康评估、情感状况评估和生理功能评估,同时还有一个附加关注。这些量表于各国本土化以后,衍生出适合该国国情和患者身体状况的量表。利用大肠癌患者的生活质量评估工具代替主观判断,能更准确评价大肠癌患者生活质量状态,有助于给予更合理的对症支持措施。

第五节　大肠癌患者的术后康复治疗

患病全过程中患者的负性情绪变化很大,已有研究表明癌症患者普遍存在抑郁、焦虑、绝望等心理障碍,这些心理障碍会降低患者对术后的抗应激能力,阻碍身体功能的恢复,从而降低对后续治疗的依从性,甚至会缩短生存期。患者经历了艰辛的手术、化疗或及放疗等综合治疗后,身体和心理都受到不同程度的打击,甚或出现自杀念头,亟须医护人员疏导。研究表明,予以抗抑郁的心理治疗后可有效减缓心理焦虑,提高社会适应性,促进术后机体功能恢复,最终提高生活质量。

大肠癌经过外科为主的综合治疗后,患者会有多种功能不同程度受损,如肠道功能(便频、便秘、失禁)、排尿功能(尿痛、尿频、失禁或尿潴留等)和性功能(阳痿、不能射精、性冷漠等),这些均需要医护人员认真处理。特别对于需要永久性造口的患者,除了承受手术带来的创伤,还需面对造口带来的身体形态和功能改变的心理压力,或合并造口并发症(造口脱垂、回缩、造口旁疝、造口周围炎、出血、水肿、坏死等),这些都影响患者的正常生活。医护人员除了对症处理之外,还需予以全程的心理辅导,促进患者恢复正常生活的自信心。

有证据表明结肠癌治疗后,患者的某些生活习惯,比如戒烟、保持体重指数(BMI)、经常锻炼身体,或者保持某种饮食习惯,能改善结肠癌治疗后的预后。最近一项大宗人群研究表明,闲时体力活动与病死率以及大肠癌相关病死率降低相关($HR=0.75$, 95% CI: $0.61 \sim 0.91$)。红肉和精加工肉类摄入与非转移性大肠癌康复患者病死率之间的关联,得到了癌症预防研究 II 营养队列的近期分析结果的印证,经常摄入此类食物者,大肠癌相关病死率将会升高($RR=1.79$, 95% CI: $1.11 \sim 2.89$)。因此,应该鼓励大肠癌生存患者终身保持健康的体重;采取积极锻炼的生活方式,每天保持30 min中等强度的体力活动;制定合理的饮食计划,强调多吃植物类食物,同时限制酒精摄入并戒烟。

2017版《NCCN指南》推荐服用低剂量阿司匹林作为"癌症二级预防"的措施,可有效减少罹患大肠癌患者根治术后的肿瘤复发。这个证据首次来自哈佛大学麻省总医院著名学者陈志辉研究小组的研究,他们发现阿司匹林对结肠癌术后复发的预防可能与 PIK3CA 基因突变有关。2015年,荷兰莱登大学(Leiden University)医学院在欧洲癌症大会(European Cancer Conference, ECC)

上公开报道的研究结果也显示,癌症确诊后常规服用阿司匹林能显著改善来源于整个消化道癌症的预后,其中大肠癌患者的获益最大。因此,对于接受大肠癌根治术后的患者,给予低剂量的阿司匹林有望成为术后康复治疗的新策略。

第六节　大肠癌患者的姑息治疗与临终关怀

大肠癌的治疗并不一定都能获得成功,病情进展较快以及病期较晚的患者已无法获得根治性治愈的机会。对于该类患者,应用强烈的治疗手段不仅不能有效延长患者的生存,反而会严重影响患者的生活质量。当前,肿瘤学界奋斗的目标是基于以人为本的宗旨,致力于提高生活质量和延长生存期。因此,WHO对肿瘤工作的"肿瘤预防、早期诊断、早期治疗"的任务已改为"肿瘤预防、早期诊断、综合治疗、姑息治疗"的四项任务。姑息治疗是大肠癌全程管理中不可忽视的重要部分。

一、姑息治疗

WHO提出姑息治疗的定义主要是针对伴有致命性疾病的患者,全面提高他们的生活质量,通过早期认识、准确评估以及对疾病及其他躯体、社会、心理及精神等各种问题的治疗,来达到预防和缓解这些痛苦的目的。研究表明,姑息手段治疗晚期大肠癌有助于改善患者的生存质量,甚至延长生存期。瑞典及荷兰的人群匹配评分回顾性研究发现,姑息切除原发灶能使晚期大肠癌患者生存获益,接受姑息性手术的患者能获得近6个月总生存期的延长。对于不可切除转移性大肠癌,在一线治疗后对治疗良好应答的患者辅以治疗强度相对较弱的维持治疗直至疾病进展,有助减轻化疗的不良反应,增加患者对治疗的耐受性。2016年,中山大学肿瘤防治中心徐瑞华教授牵头制定了第一部适合我国国情的《大肠癌维持治疗指南》,使该模式受到越来越多国内同行的关注。

在进行姑息治疗时,应掌握下列原则:姑息治疗应尽早地用于疾病的早期,与放疗、化疗相结合;缓解疼痛及其他造成痛苦的症状;肯定生命,并把死亡看成一个正常的过程;对死亡既不延长也不促进;对患者全身心照顾,使其尽可能主动生活;给家属提供一个支持系统,妥善地照顾患者,正确处理后事;提高生活质量可能对疾病过程起到正面的影响。

二、临终关怀

对于进入癌症终末期的患者，临终关怀是一种特殊的服务。临终关怀的目的是希望帮助癌症终末期患者了解死亡，进而接纳死亡的事实；提高生存质量，维护人的尊严；同时给予病患家属精神支持，给予他们承受所有事实的力量，进而坦然地接受一切即将面对的问题。在此阶段，应停止毒性较大的化疗，治疗重点是减轻或控制疼痛、防治并发症（感染、褥疮、失禁、伤口护理）和支持治疗（保持良好体力及精神状态）。缓解临终患者的身心痛苦，维护生命尊严，增强临终生理、心理适应能力，解除死亡恐惧与不安，体会社会和亲人的关注，安详离世。

在大肠癌患者生存的全程管理过程中，医师要充分认识疾病的发生、发展规律，强调大肠癌的早诊、早治。合理运用各种诊断检查，综合解剖因素及肿瘤分子标志物特征，进行精准分期，指导治疗方案的制定。医务人员需综合各相关学科进展知识，形成全程管理的理念，在诊疗之初应谋划全局，充分发挥MDT模式的优势，保证治疗计划有序且有效实施。关注治疗后患者的康复治疗情况，定期随访给予患者全程的健康行为指导。强调临床疗效的同时，应客观评估患者的生活质量。对于病期较晚无法获得治愈的患者，则推行以人为本的原则，推行姑息治疗和临床关怀服务，缓解患者的身心痛苦，维护生命的尊严。大肠癌全程管理不仅立足于个体，使患者临床获益最大化，更应关注疾病在人群中发展的时空变化，采取宏观干预措施，例如开展社区大肠癌筛查以及防癌宣传，才能从根本上阻断其上升趋势，从长远的层面上为人类造福。

------------------------------ **参 考 文 献** ------------------------------

[1] Arrieta O, Angulo L P, Nunez-Valencia C, et al. Association of depression and anxiety on quality of life, treatment adherence, and prognosis in patients with advanced non-small cell lung cancer[J]. Ann Surg Oncol, 2013, 20(6): 1941−1948.

[2] Atkin W S, Edwards R, Kralj-Hans I, et al. Once-only flexible sigmoidoscopy screening in prevention of colorectal cancer: A multicentre randomised controlled trial[J]. Lancet, 2010, 375(9726): 1624−1633.

[3] Birgisson H, Pahlman L, Gunnarsson U, et al. Late adverse effects of radiation therapy for rectal cancer — a systematic overview[J]. Acta Oncol, 2007, 46(4): 504−516.

[4] Chen W, Zheng R, Baade P D, et al. Cancer statistics in China, 2015[J]. CA Cancer J Clin, 2016, 66(2): 115−132.

[5] de Jong M C, Pulitano C, Ribero D, et al. Rates and patterns of recurrence following curative intent surgery for colorectal liver metastasis: An international multi-institutional analysis of 1669 patients[J]. Ann Surg, 2009, 250(3): 440-448.

[6] D'Angelica M, Kornprat P, Gonen M, et al. Effect on outcome of recurrence patterns after hepatectomy for colorectal metastases[J]. Ann Surg Oncol, 2011, 18(4): 1096-1103.

[7] Ell K, Xie B, Quon B, et al. Randomized controlled trial of collaborative care management of depression among low-income patients with cancer[J]. J Clin Oncol, 2008, 26(27): 4488-4496.

[8] Floriani I, Torri V, Rulli E, et al. Performance of imaging modalities in diagnosis of liver metastases from colorectal cancer: A systematic review and meta-analysis[J]. J Magn Reson Imaging, 2010, 31(1): 19-31.

[9] Guinney J, Dienstmann R, Wang X, et al. The consensus molecular subtypes of colorectal cancer[J]. Nat Med, 2015, 21(11): 1350-1356.

[10] Hellman S, Weichselbaum R R. Oligometastases[J]. J Clin Oncol, 1995, 13(1): 8-10.

[11] Hsu Y H, Kung P T, Wang S T, et al. Improved patient survivals with colorectal cancer under multidisciplinary team care: A nationwide cohort study of 25, 766 patients in Taiwan [J]. Health Policy, 2016, 120(6): 674-681.

[12] Kaur H, Choi H, You Y N, et al. MR imaging for preoperative evaluation of primary rectal cancer: Practical considerations[J]. Radiographics, 2012, 32(2): 389-409.

[13] Kelly M J, Lloyd T D, Marshall D, et al. A snapshot of MDT working and patient mapping in the UK colorectal cancer centres in 2002[J]. Colorectal Dis, 2003, 5(6): 577-581.

[14] Kroenke K, Theobald D, Wu J, et al. The association of depression and pain with health-related quality of life, disability, and health care use in cancer patients[J]. J Pain Symptom Manage, 2010, 40(3): 327-341.

[15] Liao X, Lochhead P, Nishihara R, et al. Aspirin use, tumor PIK3CA mutation, and colorectal-cancer survival[J]. N Engl J Med, 2012, 367(17): 1596-1606.

[16] McCullough M L, Gapstur S M, Shah R, et al. Association between red and processed meat intake and mortality among colorectal cancer survivors[J]. J Clin Oncol, 2013, 31(22): 2773-2782.

[17] Mengual-Ballester M, Pellicer-Franco E, Valero-Navarro G, et al. Increased survival and decreased recurrence in colorectal cancer patients diagnosed in a screening programme [J]. Cancer Epidemiol, 2016, 43: 70-75.

[18] Miller K D, Siegel R L, Lin C C, et al. Cancer treatment and survivorship statistics, 2016 [J]. CA Cancer J Clin, 2016, 66(4): 271-289.

[19] Miyoshi M, Ueno H, Hashiguchi Y, et al. Extent of mesorectal tumor invasion as a prognostic factor after curative surgery for T3 rectal cancer patients[J]. Ann Surg, 2006, 243(4): 492-498.

[20] Munro A, Brown M, Niblock P, et al. Do Multidisciplinary Team (MDT) processes influence survival in patients with colorectal cancer? A population-based experience[J]. BMC Cancer, 2015, 15: 686.

[21] Niekel M C, Bipat S, Stoker J. Diagnostic imaging of colorectal liver metastases with CT,

MR imaging, FDG PET, and/or FDG PET/CT: A meta-analysis of prospective studies including patients who have not previously undergone treatment[J]. Radiology, 2010, 257(3): 674–684.

[22] Picon A I, Moore H G, Sternberg S S, et al. Prognostic significance of depth of gross or microscopic perirectal fat invasion in T3 N0 M0 rectal cancers following sharp mesorectal excision and no adjuvant therapy[J]. Int J Colorectal Dis, 2003, 18(6): 487–492.

[23] Sargent D, Sobrero A, Grothey A, et al. Evidence for cure by adjuvant therapy in colon cancer: Observations based on individual patient data from 20, 898 patients on 18 randomized trials[J]. J Clin Oncol, 2009, 27(6): 872–877.

[24] Schiffmann L, Wedermann N, Gock M, et al. Intensified neoadjuvant radiochemotherapy for rectal cancer enhances surgical complications[J]. BMC Surg, 2013, 13: 43.

[25] Seretis C, Mankotia R, Goonetilleke K, et al. Quality assessment of decision-making in colorectal cancer multidisciplinary meetings[J]. J Buon, 2014, 19(4): 913–916.

[26] Siegel R L, Miller K D, Jemal A. Cancer statistics, 2016[J]. CA Cancer J Clin, 2016, 66(1): 7–30.

[27] Simon K. Colorectal cancer development and advances in screening[J]. Clin Interv Aging, 2016, 11: 967–976.

[28] Song M, Garrett W S, Chan A T. Nutrients, foods, and colorectal cancer prevention[J]. Gastroenterology, 2015, 148(6): 1244–1260.

[29] Sprangers M A, Te V A, Aaronson N K. The construction and testing of the EORTC colorectal cancer-specific quality of life questionnaire module (QLQ-CR38). European Organization for Research and Treatment of Cancer Study Group on Quality of Life[J]. Eur J Cancer, 1999, 35(2): 238–247.

[30] Tarantino I, Warschkow R, Worni M, et al. Prognostic relevance of palliative primary tumor removal in 37, 793 metastatic colorectal cancer patients: A Population-Based, propensity Score-Adjusted trend analysis[J]. Ann Surg, 2015, 262(1): 112–120.

[31] Van Cutsem E, Cervantes A, Adam R, et al. ESMO consensus guidelines for the management of patients with metastatic colorectal cancer[J]. Ann Oncol, 2016, 27(8): 1386–1422.

[32] Walker J, Hansen C H, Martin P, et al. Integrated collaborative care for major depression comorbid with a poor prognosis cancer (SMaRT Oncology-3): A multicentre randomised controlled trial in patients with lung cancer[J]. Lancet Oncol, 2014, 15(10): 1168–1176.

[33] Walter V, Jansen L, Knebel P, et al. Physical activity and survival of colorectal cancer patients: Population-based study from Germany[J]. Int J Cancer, 2017, 140(9): 1985–1997.

[34] Xu R H, Shen L, Li J, et al. Expert consensus on maintenance treatment for metastatic colorectal cancer in China[J]. Chin J Cancer, 2016, 35: 13.

[35] Yoo H J, Kim J C, Eremenco S, et al. Quality of life in colorectal cancer patients with colectomy and the validation of the Functional Assessment of Cancer Therapy-Colorectal (FACT–C), Version 4[J]. J Pain Symptom Manage, 2005, 30(1): 24–32.

[36] 't Lam-Boer J, Van der Geest L G, Verhoef C, et al. Palliative resection of the primary

tumor is associated with improved overall survival in incurable stage IV colorectal cancer: A nationwide population-based propensity-score adjusted study in the Netherlands[J]. Int J Cancer, 2016, 139(9): 2082−2094.

［37］黄海珊, 张静平, 邓小梅.刍议建设有中国特色的临终关怀[J].医学与社会, 2006, (9): 36−38.

［38］彭健宏, 潘志忠.大肠癌肝转移精准治疗进展[J].中国肿瘤临床, 2016, (24): 1078−1082.

［39］彭健宏, 张彩霞, 方清靖, 等.饮食、体力活动与大肠癌[J].广东医学, 2016, (22): 3331−3333.

［40］万德森.确立大肠癌防治康复全程管理的理念[J].中华肿瘤杂志, 2014, 36(2): 81−84.

［41］姚宏伟, 吴鸿伟, 刘荫华.美国癌症联合委员会第八版大肠癌分期更新及其"预后和预测"评价体系[J].中华胃肠外科杂志, 2017, 20(1): 24−27.

第四篇
大肠癌转化研究的方法

第二十四章

生物样本库的建设和管理

刘 坤

　　生物样本库英文名为Biobank,《中国医药生物技术协会生物样本库标准(试行)》中其定义是"规范化收集、保存和处置离体生物样本的机构,为人类健康、疾病诊断与药物研发等生物医学研究提供资源"。美国国立癌症研究所(NCI)将样本库定义为用于研究人类生物样本、相关数据、数据储存的实体及相关流程和政策的集合。生物样本库是标准化收集、处理、保存、应用健康和疾病生物体的生物大分子、细胞、组织和器官样本(包括人体器官组织、全血、血浆、血清、生物体液或DNA、RNA、蛋白)以及与这些生物样本相关的临床、病理、治疗、随访、知情同意资料及其质量控制、信息管理与应用系统。生物样本库是融合生物样本实体、生物分子信息以及样本表型数据的综合资源,对于开展人类疾病预测、诊断、治疗研究具有不可替代的重要作用。转化医学的兴起和发展对生物样本资源的迫切需求与日俱增,生物样本库从传统的单中心模式跃升到多中心网络化和国家级统筹发展的层次。

[通信作者] 刘坤,Email: lookiere@126.com

第一节　国内外生物库的建设和管理现状

当今精准医学与转化医学备受关注并进入迅速发展期,而生物样本库作为基础研究、临床转化医学研究以及精准医疗战略实施的基石与桥梁,在疾病预防、预测及个体化治疗方面必将发挥越来越重要的作用。

随着分子生物学、转化医学的快速发展,导致对大规模、高质量的生物样本库需求的快速增长,因此,生物样本库的建设和应用获得了世界上发达国家和众多研究机构、生物医药企业的高度重视,将其视为发展生物医疗领域核心竞争力的战略举措。欧美发达国家投入了大量资金建立大型样本库,80%是以大学或政府为主导的商业化运营模式,已形成信息化、网络化和产业化。在国外已经形成了一些超大规模的国家级生物样本库,可达到几十万人甚至上百万人的级别,如英国的 UK Biobank、瑞典的 Lifegene 等。美国组织库协会(American Association of Tissue Banks, AATB),拥有 1 100 个独立会员和 100 多个子会员组织库,并与加拿大的组织样本库构成网络,实现生物样本资源共享。因此,形成了比较完善的生物样本系统工程的研究成果转化平台,具有总成本低、效率高、转化周期短的特点。

国内虽然于 1988 年在国际原子能机构的支持下成立了山西数据库,1994 年建立了中华民族永生细胞库,后来陆续又发展了广州库、泰州库、上海库和国家基因库等。但是当前对医疗及研究机构的库存样本和资源开发利用仍较少,受多因素影响,存在标准不统一、管理不规范、信息化程度不够、资源难以共享等问题,与发达国家有一定差距。由于转化医学的兴起,国家逐步重视生物样本库的建设,我国政府预计到 2030 年总投入人民币 600 亿元开展精准医学研究与实践。作为支撑转化医学的重要基石,生物样本库需要进一步改进和完善,在生物样本类型、内容构成、样本规模、标准规范、质量控制、伦理保护、资源共享等方面满足转化医学的需求。

一、生物样本库建设应遵循的标准体系和原则

1. 流程标准化

生物样本库的建设应遵循标准化的流程,贯彻样本的采集标准、保存标准、信息录入标准,通过标准化的流程,明确每个过程的任务、执行者、控制条件及接

口约束,从而为整个标准体系的建立提供一个统一的框架。

2. 操作标准化

在生物样本库建设的每个业务过程,针对样本资源的流转和处理,应制定更加精细的操作标准,如在入组环节,应明确界定入组条件;在样本采集阶段,应全面定义样本采集的时间、部位、大小和方法等。只有遵循了这些共同的操作标准,才有可能保证生物样本各种状态的一致性。

3. 数据标准化

数据标准化要求对生物样本相关的各种表型数据、生物分子数据的定义、表达、值域范围进行统一的规定,以保证这些数据的一致性;在数据标准化方面,应尽可能借引国际上成熟的数据标准,如SNOMED、ICD9/10、LIONC和DICOM等。

4. 质量控制

建立完善的质量控制体系是生物样本库建设不可缺少的重要基础工作。各样本库所使用的标准作业程序(standard operation procedure,SOP)缺乏循证的支持,大家更多的是凭感觉和经验进行标准的收集和处理,样本质量难以进行客观评价。

建立高水平的生物样本库质量控制体系迫切要求加大生物样本质量保证方面的研究,正如美国NCIOBBR(The NCI's Office of Biobanking and Biospecimen Research)以及欧洲SPIDIA(Standardisationand Improvement of Generic Preanalytical Tools and rocedures for *In-Vitro* Diagnostics)所做的那样,识别质量风险因素、完善质量追踪系统、建立的SOP以及量化质量评价手段(如组织分析、质量Biomarker等)是保证生物样本质量的关键。

5. 知情同意

生物样本库更多的是面向未来的研究提供相关资源,对生物标本的处理和利用充满了不确定性,因此要实现传统意义上的知情同意不太现实。但过于开放的知情同意,又可能带来难以预料的伦理问题和争议。所以,分层的知情同意(由捐赠者事先选择样本的应用范围)或第三方监督下的开放式知情同意成为生物样本收集时可以考虑的两种选择。

二、生物样本库的标准化建设

1. 伦理审查

样本采集前,应向科学技术管理委员会与伦理委员会提交样本采集方案。

科学技术管理委员会审查通过后,伦理委员会召开会议审阅讨论该申请。伦理委员会应建立工作程序,所有会议及其决定均应有书面记录,签发书面意见。此外,对研究风险应进行评估,建立和完善安全高效的信息管理系统并推动"泛化同意"的概念,在实践中进一步强化尊重的伦理原则意识,实施完善事先知情同意预授权制度。

2. 知情同意

知情同意是指捐赠者获取足够的信息能够自主地决定是否向样本库捐赠样本和个人信息,以及是否同意样本和信息用于未来科学研究。所有关于捐赠样本的信息资料必须通俗易懂,便于捐赠者或其代理人作出决定。捐赠者有权撤回知情同意,并要求销毁样本库里未使用的样本及相关数据。

3. 样本的采集和处理

(1)血液样本:遵循《全国临床检验操作规程(第3版)》,用真空采血管(抗凝管和促凝管)采集捐赠者血液样本。将抗凝管或促凝管放入冷冻离心机中,4 ℃下2 000×g离心10 min;促凝管经离心后分为血清和血凝块,抗凝管经离心后分为上层血浆、中层白膜层和下层红细胞,均予以每管200 ～ 500 μL分装。血液样本应在24 h内处理和保存。

(2)组织样本:① 大体组织:大体组织样本的采集应尽量缩短组织缺血时间,尽量于大体样本离体30 min内取材。取材完毕后的组织,若作为新鲜冷冻样本,则每块组织大小一般为0.5 cm×0.5 cm×0.5 cm,质量尽量保证在250 mg以上,放入液氮内速冻后深低温冷冻保存,可用于DNA、RNA和蛋白质的提取。若用于制作石蜡样本,则每块组织大小一般为1.0 cm×1.0 cm×0.4 cm,10%甲醛溶液固定,石蜡包埋,可切片染色后用于复诊。采集的组织也可用RNAlater溶液保存,最佳切割温度包埋处理。② 穿刺活检组织:穿刺活检样本受手术热缺血等前处理影响因素少,是非常珍贵的临床样本。将取出的小块组织直接装入预先准备好装有10%甲醛溶液或RNAlater溶液的样本管中。③ 尿液样本:当前大多数生物样本库所采用的尿液直接冻存于-80 ℃冰箱的方法,需要占用大量的空间,非常浪费资源,且样本长期保存和反复冻融常常造成尿液成分的降解。下面推荐一种尿液膜上保存的方法。将尿液样本于4 ℃下5 000×g离心30 min,取尿液上清20 mL,加入10 mL磷酸盐缓冲液混匀,通过合适的滤纸和孔径0.2 μm的硝酸纤维膜真空抽滤。过滤完毕后,吹干或晾干,用真空封装装置将硝酸纤维膜封装于真空、无菌袋中。④ 唾液样本:唾液样本可用于药物测试、人类免疫缺陷病毒检测或激素水平的监测和提取DNA。采样装置包括脱脂棉签、聚丙烯涂层的聚乙醚签及石蜡咀嚼刺激物。若直接把唾液吐到容器里,就要求容器开口要大,便于采集样本。唾液可以等体积分装或离心,产生的上清和沉淀可以分析和(或)单独存放。⑤ 粪便样本:粪便样本易采集、廉价,与肠道疾病关系密切,一般用于胃肠道微生物组学、寄生虫学、胃肠道上皮脱落细胞的基因组学研究。粪便样本中加入适量生理盐水,于振荡器上振荡至粪便完全溶解;$3\,000 \times g$ 离心 10 min,转移上清于新的离心管中,进行核酸或其他生物大分子的抽提。

(3)样本的保存:处理好的样本需选择适合保存温度的设备,并记录样本保存的状态和位置。保存的样本应进行实时追踪和定期核对,并对其保存的内部和外部环境进行监控。不同类型样本及其保存要求见表24-1-1。

表24-1-1 样本及其保存要求

样 本 类 型	保 存 要 求
血清/血浆/白膜层/红细胞/血凝块	-80 ℃超低温冰箱
冷冻样本	-196 ℃～-140 ℃液氮罐
石蜡样本	4 ℃～-20 ℃石蜡柜
尿液样本	直接冻存:-80 ℃超低温冰箱 膜上保存:4 ℃,低温冰箱
粪便样本	冷冻干燥:4 ℃～-20 ℃石蜡柜
唾液样本	-80 ℃超低温冰箱
DNA	-80 ℃超低温冰箱
RNA	-130 ℃超低温冰箱
蛋白质	-80 ℃超低温冰箱
细 胞	-196 ℃～-140 ℃液氮罐

(4)样本的运输与使用:研究者需如实填写并递交生物样本使用申请及研究方案的摘要,分别进行科学审查和伦理审查;审查通过后,生物样本库方可准予办理样本和相关资料的出库。每个样本库的样本使用规范、规定和原则不同,因而各自的申请流程也可能不同。

所有生物样本被视为具有潜在生物危害风险,样本的包装和运输应严格遵循国家的相关规定。低温运输是样本转运的首要条件,冷藏样本需要用足够的冰块或冰袋将样本温度维持在2 ℃～ 8 ℃；低温保存的样本需要在干冰或液氮的保护下进行运输。

（5）样本的清理与销毁：对没有利用价值或者捐赠者要求销毁的样本进行清理和销毁，可以节约存储空间及能源、减低样本保存成本。待销毁的样本应作为医疗废弃物，严格依照相关法律法规进行销毁。样本信息管理系统应做好相关记录。

（6）质量管理：质量是生物样本库的核心与关键，生物样本库的目的是在相应的法律法规和伦理框架下提供高质量的样本、信息和服务。实现生物样本库方针目标，有效地开展各项质量管理活动，生物样本库应建立完善的质量管理体系。质量保证和质量控制是质量管理体系的重要组成部分，应贯穿于整个样本库运营过程的始终。

（7）信息化管理：生物样本库的信息化管理包括日常保存的样本信息以及与样本相关的临床信息管理，是样本库建设中的重要组成部分，也是样本库科学管理和样本资源科学利用的关键。但我国目前已有的样本库信息化程度不高，信息及数据的采集由纸质资料提供，再由样本库工作人员手动输入，属于医疗行业内的"劳动密集型"。这种模式不仅费时费力，且其流程更是加大了人为错误的概率，使得大量医学数据的转化有效性不足，无法满足高通量生物医学数据分析的需求。再者，国内已有样本库的形式更趋同于一个具备简单存储功能的样本"仓库"，对样本的科学研究显得很薄弱，更是无法对转化医学作出应有的贡献。因此，全面加强样本库的信息化管理十分必要。

第二节　大肠癌生物样本库的建设和管理实践

一、组织机构健全

建立与业务相适应的组织结构，部门设置能满足生物样本的采集、接收、处理、贮存、分发、转运、质量管理等功能的需求。该组织应包括样本库管理委员会、专家委员会、伦理委员会、样本库职能部门（样本管理、信息管理、质量管理）；有专人分别主管生物样本库的业务和质量，业务主管和质量主管缺席时，指定适当的人员代行其职；工作流程合理清晰，并确保员工清楚理解工作流程；设立明确的岗位职责。

二、组织人员及要求

大肠癌生物样本库负责人应具有高等学校本科以上学历；接受过生物样本库管理相关培训，并具有生物样本管理经验和能力。样本库的管理人员应具有大肠癌相关的临床知识培训，了解大肠癌组织标本的收集和存储特点；并经过相关培训，获得《岗前培训考核合格证》。

三、建筑设施及要求

大肠癌生物样本库应是独立和封闭的，选址应充分考虑样本安全，场地应进行合理的规划，以符合样本库工作流程；应设置门禁系统及库存区域设置监控设备，包括影像监控、设备监控及环境监控（贮存区室温控制不超过25 ℃，相对湿度40%～60%，液氮区加配氧浓度监控）。关键设备均有设备标签、运行状态标识及维护校验标识，制定生物样本采集、处理、贮存过程中关键设备发生故障时的应急预案，明确应急措施、相互关联部门及人员职责。应急备用关键设备的管理要求与常规设备相同。

四、样本库管理

样本的采集和使用应由伦理审查委员会进行伦理审查工作，制定伦理审查流程并有相应工作记录。进行任何样本的采集都必须取得捐赠者的知情同意，除非权威的伦理委员会根据适当的法律法规确定可以豁免；捐赠者有权撤回知情同意，并要求销毁样本库里未使用的样本及相关数据。针对样本库整体流程制定保密性制度，确保个人隐私信息得到妥善保护，从而不对患者治疗带来负面影响。

样本采集和处理的程序、方法符合国家相关规定，无国家规定标准的程序和方法应经过确认。需特别注意：样本采集和保存时间、样本采集处理方法、样本有唯一明确的标识，同时严格按照采集和处理过程的SOP进行操作。记录内容规范、完整（参考SPREC）、真实，记录可通过电子文档或者手写两种方式实现，可追溯，并有操作执行人员签字。

五、信息管理

建立和使用生物样本库信息管理系统，采取有效措施保证信息安全。制定用户授权程序,控制不同用户对数据的查询、录入、更改的权限,避免非授权人员对管理信息系统的侵入和更改。详细记录操作者所有登录和操作活动的日期、时间和内容(系统自带功能)。建立和实施生物样本标识管理程序,样本标签至少包括唯一编号(识别码),所有标签样品应存档。建立和实施记录管理程序。记录必须完整,记录应包括从采集申请、审核、捐赠者知情同意、原始记录、采集、接收、处理、储存、质检、发放和运输的整个过程,并保证可追溯性。操作者和审核者应签署全名。

六、质量管理体系

建立库内样本的质量检测程序文件,并按规定的频次进行样本质量检测。标准操作规程内容完整,格式规范化。建立和实施质检样本接收和处理程序,包括样本的质量要求,固体样本、液体样本可参考SPREC要求收集,核对样本标识和信息,有样本接收和处理记录。检测后的样本及相关切片、图像等应进行适当的保留,以便有疑问时进行复核。样本销毁记录应包括销毁的数量、方式和相应责任人。

每年至少召开两次质量分析会议;建立和实施内部检查程序,每年内部检查至少一次;内部检查应覆盖生物样本库所有过程和部门;每次审核后形成审核报告。

综上,高质量、高水准的生物样本是人类重大疾病基因组、功能基因组、蛋白质组等基础、临床研究与分子诊断标志物、药物靶点研发、健康研究的最珍贵资源与关键环节,也是众多研究成果快速实现产业化,即"转化医学"应用到临床如疾病预测、早期诊断、分子分型与个性化治疗、预后评估的重要保证,毫无疑问也是生物医药产业自主创新体系中至关重要的环节与保证,更是生物医药产业发展的重要基石和源泉。近年来,我国大肠癌的发病率呈逐年上升趋势,随着基础和临床应用研究的发展,大肠癌的治疗手段已经由传统的手术治疗模式发展为放疗、化疗、靶向治疗、介入治疗、免疫治疗和手术治疗相结合的多学科生物综合治疗模式,积累了大量的临床诊疗疾病信息,开展大肠癌生物样本库的建设有利于建立大肠癌临床诊疗信息数据库,在大数据的信息中进行分层研究分析,有利于大肠癌精准治疗的研究和开展。

-------------------------------- 参 考 文 献 --------------------------------

［ 1 ］ Karimi-Busheri F. Biobanking in the 21st Century［M］. Berlin: Springer, 2015.

［ 2 ］ Meslin E M, Cho M K. Research ethics in the era of personalized medicine: updating sciences contract with society［J］. Public Health Genomics, 2010, 13(6): 378-384.

［ 3 ］ 杜莉莉.生物样本库的标准化建设［J］.转化医学杂志,2016,5(6): 324-326.

［ 4 ］ 贺晶,白杨,欧阳昭连.我国Biobank建设及管理现状研究［J］.中国医疗器械信息, 2016,1(1): 21-26.

［ 5 ］ 蒋辉,李红英,李振良,等.我国生物样本库建设与成果转化焦点问题思考［J］.医学与哲学,2017,2(38): 31-34.

［ 6 ］ 林敏,姜岩,张亚南,等.生物样本库及样本应用现状［J］.现代肿瘤医学,2016,9(24): 1490-1493.

［ 7 ］ 王晓明.生物样本库与转化医学研究［J］.转化医学研究,2011,1(2): 44-55.

［ 8 ］ 张雷,李海燕,王晓民,等.生物样本库与转化医学研究［J］.转化医学研究(电子版), 2011,1(2): 44-45.

［ 9 ］ 中国医药生物技术协会.中国医药生物技术协会生物样本库标准: 试行［J］.中国医药生物技术,2011,6(1): 71-79.

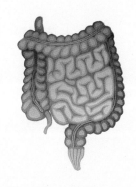

第二十五章

医联体框架下大肠癌社区化管理的组织形式与实现方法

何永刚

医联体是区域医疗联合体的简称,是将同一个区域内的医疗资源整合在一起,通常由一个区域内的三级医院与二级医院、社区医院、村医院组成的一个医疗联合体。目的是为了解决百姓看病难的问题,小病在基层医院解决,不用再挤进三级医院。

国家卫生主管部门提出了医联体建设的四种主要组织模式,指导各地开展医联体建设工作,其包括城市医疗集团、县域医共体、专科联盟及远程医疗协作网。这四种组织模式的适用范围有所侧重,定位和功能互为补充。在大城市,医联体的组织模式以城市医疗集团及专科联盟为主。

[通信作者] 何永刚,Email: 13901977600@163.com

第一节 医联体及大城市医联体的组织形式

一、建设医联体的必要性

医联体是区域医疗联合体的简称，是将同一个区域内的医疗资源整合在一起，通常由一个区域内的三级医院与二级医院、社区医院、村医院组成的一个医疗联合体；目的是为了解决百姓看病难的问题；小病在基层医院解决，不用再挤进三级医院。组建医联体是为解决看病难做出的重要举措，是深化医改的重要内容。国内对建立医联体的尝试可能最早始于1999年。当年上海瑞金医院推行集团化改革，通过资产重组、管理输出、技术协作等方式，与五家医疗机构进行了跨地区、跨级别、跨部门的医院重组。2011年，上海先后启动了"瑞金-卢湾联合体"及"新华-崇明医联体"试点，对医疗资源的共享和协同、各级医疗机构之间更为紧密的分工合作机制等进一步探索。医联体建设的全面铺开则是由前卫生部部长陈竺在2013年初在全国卫生工作会议上提出的。截至2016年底，全国共有205个地级以上城市（占地级以上城市总数的60.8%）开展医联体试点。习近平总书记在全国卫生与健康大会上明确提出，分级诊疗制度是五项基本医疗卫生制度之首，要大力推进。构建分级诊疗制度是重构我国医疗卫生服务体系、提升服务效率的根本策略，是"十三五"深化医药卫生体制改革的重中之重。构建多种形式医联体，正是推动分级诊疗制度落地的有效载体。《2017年政府工作报告》明确要求：全面启动多种形式的医疗联合体建设，三级公立医院要全部参与并发挥引领作用，建立促进优质医疗资源上下贯通的考核和激励机制，增强基层服务能力，方便群众就近就医。2017年4月26日，《国务院办公厅关于推进医疗联合体建设和发展的指导意见》（国办发〔2017〕32号）文件发布，对我国医疗机构未来的发展方向做出了重大的再布局，影响极为深远。文件明确2017年全面启动多种形式的医联体建设试点，提出组建三级、二级公立医院及政府办基层医疗卫生机构全部参与的多种形式的医联体。

二、医联体的组织模式及成功案例

国家卫生主管部门提出了医联体建设四种主要组织模式，指导各地开展医联体建设工作。这四种主要模式包括城市医疗集团、县域医共体、专科联盟及远程医疗协作网。这四种组织模式的适用范围有所侧重，定位和功能互为补充。在大城市，医联体的组织模式以城市医疗集团及专科联盟（专科医联体）为主。如前面所说的"瑞金-卢湾联合体"及"新华-崇明医联体"。在专科医联体打造上，上海瑞金血液病医联体成功走出了一步。2016年3月，上海首个专科医联体"上海瑞金血液病医联体"成立。它联合上海市第九人民医院、新华医院、中医医院、北站医院、徐汇区中心医院、杨浦区中心医院的血液科，对每家成员单位创新开展"亚专业＋医联体"分工，患者在上海瑞金医院进行诊断和首次治疗后，至相应成员单位接受后续治疗。2017年10月，血液病医联体升级，上海瑞金医院与全国28家医院签约，全国首个血液专科医联体正式启动。优质医疗资源辐射全国，包括在河北雄安新区、西藏日喀则、新疆喀什等地，血液病患者能接受与上海瑞金医院血液科同样的诊疗方案。如今更多这样的专科医联体正依靠上海各大医院的优势学科不断建立。

国家卫生健康委员会副主任李斌指出：医联体是建立分级诊疗制度的重要抓手，使大的医院能够舍得放、基层机构能够接得住、老百姓能够原意到基层去看病。在城市医联体采用"1＋X"模式，由一家三甲医院牵头，联合若干城市二级医院、康复医院、护理院及社区卫生服务中心的形式。专科医联体与"1＋1＋1"签约服务的关系将越来越亲密，以区县为主导、以信息化平台为支撑、以家庭医师制度为纽带、以管理协作为抓手，以技术、人员、流程方面的业务整合为切入点，构建公立医院与基层医疗卫生机构紧密的分工协作机制，助力分级诊疗。

第二节　大肠癌社区化管理的目标及内容

一、大肠癌社区化管理的目标

大肠癌社区化管理的首要目标是减少疾病的发生率，努力提高早期诊断率。2006年第42届ASCO大会产生的共识是恶性肿瘤与冠心病、高血压、糖尿病有着类同性，都属可控、可治的慢性病。另一方面，将肿瘤归为慢性病意味着是病理变化缓慢、病程长、短期内不能治愈或终身不能治愈的疾病。因此，对恶性肿瘤应当按慢性疾病进行管理。肿瘤发病率在我国呈现井喷式的增长。尽管医学技术不断进步，医师队伍越来越庞大，而肿瘤患者却越来越多，值得认真反思。

《"健康中国2030"规划纲要》阐述了全民健康的战略目标。其中就有到2030年，实现全人群、全生命周期的慢性病健康管理，总体癌症5年生存率提高15%。党的十九大报告也指出，要为人民群众提供全方位、全周期健康服务。因此，大肠癌社区化管理首要目标体现在对疾病的一级及二级预防，即减少疾病的发生率、加强筛查、提高早期诊断率。

大肠癌是由多种致病因素引起的消化道肿瘤。除了西方化的饮食习惯、环境因素、吸烟饮酒、缺乏锻炼等可控外在因素外，也有家族遗传史等固有风险因素。国家及地方政府已经从大健康教育层面，通过各种媒体，包括移动互联网，启动癌症预防知识的教育宣传。但由于普通人群对医学信息的判断及理解能力的差异，一些信息可能会被误解、误导。另外，国民总体健康生活方式的养成，也非一朝一夕可以实现。因此，防癌健康教育需要持续及深入，也需要更多形式及效果评估。针对不同年龄、不同患癌风险的人群，风险干预及筛查的策略是不同的，因此需要更多具备专业癌症预防知识的人员参与个体化及精准化的预防。社区医疗服务机构及全科医师应该成为这一领域的主要实践者。

大肠癌社区化管理的另一个重要目标是降低病死率，努力提高大肠癌生存者的生活质量，帮助其恢复社会功能，并进行终身健康管理。当一个人从被诊断患有癌症起，直至其生命的有生之年，均被认为是癌症生存者（cancer survivor）。美国癌症生存者数量从1971年的300万人增加到2016年的1 550万人。许多癌症生存者经受长期疾病带来的身体及精神上的痛苦。大肠癌生存者从诊断、手术、术后辅助治疗一般经历半年到一年时间，主要在三级医院的专科完成，然后根据医师要求定期随访。专科医师更多关注疾病本生所需的医学随访，如针对复发转移的监测，而对癌症生存者的心理康复及社会功能重塑等需求无法顾及，而这种诉求是伴随他们整个生命周期的，应当得到足够重视。因此，对大肠癌生存者全生命周期的健康管理的医疗服务需求，仅靠三级医院的服务系统显然是不够的，社区医疗机构应该逐渐承担生命周期的健康管理服务工作。

二、大肠癌社区化管理的内容

1. 推进以社区为主导的大肠癌筛查，早期发现大肠癌

发达国家的经验告诉我们，筛查可以使大肠癌发生率下降，也能降低病死率。最新资料表明，过去十年，美国大肠癌发病率以每年3%的速度下降，这主

要得益于筛查,尤其是结肠镜检查的普及。美国推荐年龄50岁以上人群进行结肠镜筛查,2000年比例只有21%,但2015年已经上升到60%。结直肠肿瘤从良性发展到恶性,通常需要10～15年,如果能在早期发现并行手术切除,治愈率可达90%以上。结肠镜等筛查手段能有效发现早期肿瘤,正是它的普及,使美国大肠癌的发病率明显降低。我国大肠癌发病率自2000年以来呈稳定增加趋势,但大肠癌筛查普及率仍较低,50岁以上人群接受结肠镜检查的比例仅15%。所以,我国大肠癌筛查水平与发达国家水平相比还有较大差距。目前,用于大肠癌筛查的手段包括粪便免疫化学试验(FIT)、结肠镜及粪便DNA检测。中国临床肿瘤学会推荐的筛查策略是对FIT阳性人群行结肠镜检查。2012年11月,上海市重大公共卫生项目——社区居民大肠癌筛查项目正式启动实施。项目第一轮实施期间,超过100万居民参加了初筛查查,检出大肠癌病例1 960人,早期比例达52.8%,是筛查前上海市平均水平的4.36倍,同时还检查出了各类癌前病变。

我国卫生经费尚不充足,从国情角度来说尚无法制定对一定年龄以上公民定期进行医保覆盖的结肠镜筛查的制度。FIT简便、无创、低廉,目前仍是全球公认的主要筛查手段,但其假阳性率高。目前普遍采取的筛查策略是对FIT阳性的筛查者建议行结肠镜检查。尽管如此,已有的经验表明通过结肠镜检查FIT阳性者的发现率仍较低。另外,结肠镜检查需要复杂的准备和具备专门技术的医师,会对受检者造成不适,不少居民对其存在排斥心理,因此需要新型、无创的大肠癌筛查方法。其中研究较多的是粪便DNA检测技术。粪便DNA检测的生物学基础是细胞脱落现象的持续存在。据估计,正常成人每天有10亿个上皮细胞脱落进入肠腔,而大肠癌细胞由于生物学行为的改变,细胞间的黏附作用减弱,更易于脱落,使在粪便中收集到大量细胞完全成为可能。目前,对粪便DNA中 *NDRG4*、*BMP3*、波形蛋白、*SDC2* 等基因的甲基化被作为重要的大肠癌筛查标志物进行研究。美国预防服务工作组(USPSTF)在2016年更新的《大肠癌筛查指南》中,指明除了结肠镜及FIT外,推荐将每1～3年一次的粪便DNA检测作为可选的筛查手段,这是粪便基因检测首次作为官方推荐常规筛查手段应用在大肠癌的筛查中。许多研究表明,甲基化与大肠癌的发生和发展有着紧密的联系。最近,Niu等以粪便中SDC2甲基化水平作为标志物,用于中国人大肠癌的筛查研究,发现当特异度为93.3%时,有81.1%的结肠癌和58.2%的腺瘤被检测出来。粪便DNA检测兼具早期、无创和高检出率的优点,由于无须肠道准备,又能兼顾全结肠,是一种新型的大肠肿瘤筛查手段。可以相信,今后会有更多类似的手段帮助社区医师更容易地做出该如何进一步处理的决定。

2.医联体框架下大肠癌生存者的全生命周期社区化管理

大肠癌生存者对治疗后癌症康复的医疗服务需求，远超出目前我们所能提供的。大肠癌患者在经过手术及辅助治疗后，会被建议定期随访。尽管他们更希望在原来的治疗医院并由原来的主治医师继续为他们提供这样的后续医疗服务，但随着癌症生存者数量的逐渐增多，这种服务需求越发难以满足。社区医师通过自身的提高和角色转变，可以成为这种服务的主要提供者。国外有研究对比了大肠癌术后患者在外科医师随访和在家庭医师处随访，两者按照同样的方式对大肠癌患者进行术后随访，患者的生存指标无差异。研究证实，术后健康的生活方式、适当的锻炼、化疗以外的药物辅助治疗均可以不同程度地改善大肠癌患者的预后。社区医师不但可以按标准的计划完成大肠癌的术后随访，还更有机会对大肠癌生存者提供健康生活方式的指导。已有的研究表明，运动锻炼可以降低大肠癌患者的病死率，健康饮食也可以改善大肠癌患者的预后。Ⅲ期大肠癌生存者中，多食水果蔬菜、全麦类、鱼类，少吃红肉，可以减少肿瘤复发，延长生存期。

除了对癌症生存者进行健康生活方式教育外，社区的全科医师可以通过药物干预大肠癌的风险。现已知阿司匹林除了可减少健康人群中大肠癌的发生率（一级预防），还可以改善大肠癌患者的预后，延长术后患者的生存期。主要证据之一来自哈佛大学麻省总医院的研究，他们发现阿司匹林对结肠癌术后复发的预防作用可能与 *PIK3CA* 基因突变有关。来自荷兰的最新研究结果显示，癌症确诊后常规服用阿司匹林能显著改善来源于整个消化道的癌症，尤其是大肠癌患者的生存情况。由新加坡国立癌症中心牵头的ASCOLT研究是目前该领域中最受关注的随机对照试验之一，该研究针对接受了起码4个月5-FU为基础的辅助化疗（放疗不限）的Ⅱ/Ⅲ期大肠癌，标准治疗结束以后，随机接受阿司匹林200 mg/d或安慰剂治疗，共3年。该研究拟入组超过1 000例患者，目前已经入组超过2/3，中国有多家中心参与ASCOLT研究。在前瞻性随机对照试验的结果尚未出来以前，《NCCN指南》里已加入该项内容，这一不寻常的做法也说明业界对这阿司匹林改善大肠癌预后的作用充满信心。这一百年老药能否在大肠癌防治中发挥更大的作用，值得拭目以待。

综上，社区医师不但可以个体化地对大肠癌生存者进行健康生活方式的指导，还可以实施能改善预后的药物治疗。随着医联体建设的普遍化及深入化，医联体内各级医院的分工和职责也将进一步明确。上述这些先进的有依据的医疗服务内容，既丰富了社区基层医疗服务的内涵，同时能更好地满足癌症生存者的健康看护需求。

第三节　大肠癌社区化管理的基础及实现方式

　　医联体建设中应将肿瘤慢病社区化管理作为重要内容之一。通过技术帮扶、双向转诊,逐步完善分级诊疗,力争让患者不出社区就能享受到二、三级医院的医疗服务。从顶层设计来说,政府应为落实"预防为主"方针提供政策支撑。政府不仅要向医院购买疾病治疗服务,还要购买疾病和健康管理服务。今后医联体框架内社区卫生服务中心将更多承担肿瘤患者的管理及康复治疗的重要作用。

　　实现医联体中大肠癌全程管理的障碍有很多,主要有上下级医院分工不明确,患者看病的自主性较强,重诊断治疗、轻预防的观念尚未改变,上下级医院双向转诊机制还未能有效实施,医疗信息沟通和传输的障碍,社区化大肠癌管理的政策经费的落实等。要实现医联体内大肠癌社区化管理,做好以下基础工作显得十分重要。

一、信息系统基础

　　应努力实现不同层级医院的数据链打通,做到信息共享。信息无法全面对接,是目前制约医联体内上下联动的主要障碍之一。这种障碍的产生,不仅是技术层面的问题,更是观念转变的问题,即患者在一个医院接诊时产生的数据和信息的所有权及使用权的问题。即便在发达国家也未实现医院间的数据有效对接。医联体在建设和发展中,应实现检查结果互认,医学影像、检查检验服务一体化。可以在二级或三级医院完成,也可由具备资质的独立的第三方医学检验机构完成。这些资料既应该得到专科医师的承认,也要能及时反馈至社区医师。医疗信息是提升疾病治疗及后续健康管理的重要依据,对其所有权和使用权的主体应是患者。医院应该在征得患者授权的情况下,在一定程度上将患者医疗信息向参与疾病后期健康管理相关的医疗机构释放。医联体建设中如能打破这一信息沟通的壁垒,将奠定癌症生存者全程管理的关键基础。医联体内数据共享的范围和程度可根据实际情况和条件逐渐增加。大肠癌患者在上一级医院的诊治信息,包括检验检查信息、治疗经过及评估应在医联体内的医院内无缝对接。同样，癌症生存者在下一级医疗机构接受的随访及健康管理服务的信息也应能通过网络系传至上级医院。当患者在转诊，哪怕是自行转诊时，上级医院接诊的专科医师可以方便快速地获得这些信息，有助于对后续处理制定方案。

二、基层医疗服务人员获取继续教育的机会

党的十九大报告指出，要加强基层医疗卫生服务体系和全科医师队伍建设。卫生主管部门及基层医疗机构应该积极为社区医师创造、提供肿瘤健康管理服务的必要条件。对有志于癌症生存者健康管理服务的社区医师，应为他们提供学习和深造的机会，给予政策性收入补助。增加职业认同感、服务范围及能力。社区医师的服务内容不应仅限于在诊室配药或上门量血压等基础性工作。在涉及预防及慢病管理的领域，应主动开展符合需要的医疗服务。三级医院的专科医师应帮助社区医师设计疾病预防及健康管理的研究课题，并使后者成为研究的主要承担者或参与者。例如，大肠癌中约5%属于遗传性肿瘤，来自一些遗传性大肠癌综合征，如家族性腺瘤性息肉病（FAP）、Lynch综合征等。来自这些家族的成员具有发生大肠癌的高危风险。对于这部分人群，仅提供一般性的健康教育是不够的，应有针对性地提供早筛、早诊的医学建议。另外，中国人群遗传性大肠癌易感位点还未得到系统研究，需要发现这些新知识。新的基因检测平台，如NGS技术平台能对遗传性大肠癌进行诊断及鉴定，也有机会发现新的致病遗传位点，相关基因检测产品已经面世，且检测成本越来越低。一方面，正确使用这些先进的基因检测产品，需要一定的知识更新，在专科医师的指导下，可以在社区得到更广泛的运用；另一方面，社区全科医师完全可以通过培训或自主学习获得必要的知识储备及更新，利用这些先进的手段为高危人群提供更先进、更可靠的健康咨询的服务。

三、通过家庭医师签约制度实现个体化的大肠癌生存者管理

2017年5月，国家卫计委进一步发出《关于做实做好2017年家庭医师签约服务工作的通知》，要求各省（区、市）在85%以上的地市开展家庭医师签约服务工作，签约服务人群覆盖率达到30%以上，老年人、孕产妇、儿童、残疾人以及高血压、糖尿病、结核病等慢性疾病和严重精神障碍患者等重点人群签约服务覆盖率达到60%以上。通过签约，家庭医师团队为签约居民提供基本医疗、公共卫

生和约定的健康管理服务。对癌症生存者的康复及全生命周期的健康管理也应纳入家庭医师专项签约服务的重要内容,如此可以延伸社区医疗卫生服务的范围及内涵。"健康中国2030"纲领要求投入更多力量于疾病预防,因此卫生管理部门应考虑在政策及资金方面对社区层面的大肠癌预防给予更多支持。

四、医联体框架内,社区卫生机构可以成为肿瘤健康大数据收集的重要平台

医联体中信息共享和数据交流是双向的,尽管各自对数据的使用目标及挖掘能力有所不同,但目标是共同受益,并最终让医疗服务对象更多受益。这种受益不仅体现在让服务对象在疾病的不同阶段和状态中在相应层级的医疗机构获得最合适的处理,也体现在促进节约医疗资源、节省医保费用。由于一个区域医联体组织涉及多家医院,覆盖居民少则数万,多则数十万、上百万,因此基于医联体的临床和预防医学研究中,处于基层的社区卫生中心可发挥采集生物学、社会心理、疾病治疗效果等信息的重要作用,从这个意义上来说,社区卫生中心也是疾病大数据收集的重要平台。

综上,在发展中的医联体内,社区医疗服务机构及家庭医师不但将在大肠癌预防及筛查中发挥主要作用,而且将为大肠癌生存者提供全方位的健康管理服务。后者的服务目前较少能在三级医院获得,而其对癌症生存者的生存期及生存质量产生重要影响。这些医学服务不但包含对肿瘤复发监测的基本医疗内容,还包括对癌症生存者健康生活方式的干预和心理康复的指导。在未来有效的医联体中,社区医师的服务内容将明显延伸,在上级医院的专业指导及先进的互联网及人工智能技术支持下,在社区或家庭采用先进、安全、无创的手段对大肠癌生存者做全程健康管理。

------------------------------ **参 考 文 献** ------------------------------

[1] Chen W, Zheng R, Baade P D, et al. Cancer statistics in China, 2015[J]. CA Cancer J Clin, 2016, 66(2): 115-132.

[2] Frouws M A, Bastiaannet E, Langley R E, et al. Effect of low-dose aspirin use on survival of patients with gastrointestinal malignancies: An observational study[J]. Br J Cancer, 2017, 116(3): 405-413.

[3] Imperiale T F, Ransohoff D F, Itzkowitz S H, et al. Multitarget stool DNA testing for

colorectal-cancer screening［J］. N Eng J Med, 2014, 370(14): 1287–1297.

［4］ Liao X, Lochhead P, Nishihara R, et al. Aspirin use, tumor PIK3CA mutation, and colorectal-cancer survival［J］. N Engl J Med, 2012, 367(17): 1596–1606.

［5］ Meyerhardt J A, Niedzwiecki D, Hollis D, et al. Association of dietary patterns with cancer recurrence and survival in patients with stage Ⅲ colon cancer［J］. JAMA, 2007, 298(7): 754–764.

［6］ Niu F, Wen J, Fu X, et al. Stool DNA test of methylated syndecan–2 for the early detection of colorectal neoplasia［J］. Cancer Epidemiol Biomarkers Prev, 2017, 26(9): 1411–1419.

［7］ Ratto C, Flamini G, Sofo L, et al. Detection of oncogene mutation from neoplastic colonic cells exfoliated in feces［J］. Dis Colon Rectum, 1996, 39(11): 1238–1244.

［8］ Schmid D, Leitzmann M F. Association between physical activity and mortality among breast cancer and colorectal cancer survivors: a systematic review and meta-analysis［J］. Ann Oncol, 2014, 25(7): 1293–1311.

［9］ Siegel R L, Miller K D, Fedewa S A, et al. Colorectal cancer statistics, 2017［J］. CA Cancer J Clin, 2017, 67(3): 177–193.

［10］ US Preventive Services Task Force. Screening for colorectal cancer US preventive services task force recommendation statement［J］. JAMA, 2016, 315(23): 2564–2575.

［11］ Wattchow D A, Weller D P, Esterman A, et al. General practice vs surgical-based follow-up for patients with colon cancer: randomised controlled trial［J］. Br J Cancer, 2006, 94(8): 1116–1121.

［12］ 郑莹, 龚杨明, 顾凯, 等. 上海社区居民大肠癌筛查项目［J］. 上海预防医学, 2016, 28 （10）: 739–742.

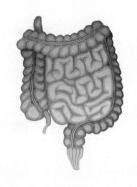

第二十六章

大肠癌临床试验方法及成功案例

黎健霞　邓艳红

2015年中国癌症统计数据显示,我国大肠癌患者的发病率和病死率在全部恶性肿瘤中均位居第五,其中新发病例37.6万,死亡病例19.1万。城市地区发病率远高于农村,大部分患者在就诊时已是晚期,因此,目前大肠癌的防治形势仍然十分严峻。一直以来,临床研究在医学的发展中具有不可撼动的地位,尤其是现代循证医学模式形成后,临床医师的医疗决策将极大地依赖于基于循证理念制定的各种临床指南,而临床指南所依据的则是高水平临床试验所取得的"最佳证据"。基础科研的创新要落实到具体的患者受益,也必须通过临床试验。纵观大肠癌治疗的发展历程,也正是各种临床试验在不断推动临床诊疗的发展,完善治疗指南,给患者带来生存期延长和生活质量的提高,甚至是治愈的方法。本章将阐述大肠癌的临床试验开展方法并对相关成功案例进行分析解读。

[通信作者]　邓艳红,Email: littleqicat@163.com

第一节　临床试验概述及抗肿瘤新药临床试验特点

　　临床试验是为了了解某种临床操作方法、药物或仪器在人体(患者或健康志愿者)进行的系统性研究。药物临床试验主要是研究试验药物的在人体的吸收、分布、代谢和排泄等动力学过程,或证实或揭示试验药物的作用、疗效与安全性。抗肿瘤新药的临床研究过程通常可为 I ～ IV 期及扩大获得项目(expanded access program,EAP)临床试验。

一、临床试验概述

1. I 期临床试验

　　I 期临床试验也称临床药理和毒理作用试验期,是对新药进行初步的临床药理学及人体安全性的评价试验。I 期临床试验包括人体耐受性试验和人体药物代谢动力学测定,其目的是为新药 II 期临床研究确定合适的剂量,为用药间隔和疗程方案提供依据。与其他非肿瘤治疗药物临床试验不同,由于细胞毒类抗肿瘤药物毒性较大,初次进入人体的 I 期研究一般选择肿瘤患者进行而非健康受试者。出于伦理学的要求,新的抗肿瘤药首先应在对标准治疗无效或失败的患者中进行,在获得对三线或二线治疗的肯定疗效后,再逐步向一线治疗推进。如果根据药物作用机制,某些药物预期与一线标准治疗联合可能获得协同效果,则可能进行与一线标准治疗联合方案的临床试验,此时可选择初治患者进行。

2. II 期临床试验

　　II 期临床试验也称临床治疗效果的初步探索试验。即在较小总体中选定适应证的患者,主要对药物的疗效和安全性进行临床研究,同时也可对给药剂量、方案、治疗有效性等进行探索,重点将观察新药的治疗效果和不良反应。II 期临床试验的主要目的是为 III 期临床试验做准备,以确定初步的临床适应证和治疗方案。

3. III 期临床试验

　　III 期临床试验也称为治疗的全面评价临床试验,通常将已经通过 II 期临床试验确定疗效的新药与现有已知的药物或安慰剂进行对照试验。其目的是进一步验证药物对目标适应证患者的治疗作用和安全性,最终为药物注册申请的审查提供充分依据。

4. Ⅳ期临床试验

Ⅳ期临床试验也称药物推出后的临床监察期。即药物上市后,通过大量调查观察药物对患者的临床效果及情况,监视新药的疗效以及不良反应发生率和程度等。若疗效不理想,或出现严重的不良反应且发生率较高,管制部门则会将新药召回和退市。

5. EAP临床试验

EAP临床试验是指制药企业为了让患有严重疾病且不适合参加对照试验的患者,在特定的条件下,能够获得到正处于临床试验阶段的新药的治疗而开展的一类临床试验。新药临床试验中,有些潜在获益患者由于自身健康状况、年龄等原因不符合这些临床试验的纳入标准。为了使这一类患者也能受益,美国FDA允许这类药物的生产企业向那些患者提供在特定条件下获得新药治疗的机会,称之为"扩展的途径"。

结合相应的临床试验及统计参数做样本量的估计,我国《药品注册管理办法》规定Ⅰ期临床试验受试者为10～80名患者;Ⅱ期临床试验受试者不少于100名患者;Ⅲ期临床试验应采用3:1设计,试验组不少于300例,对照组不少于100例;Ⅳ期临床试验受试者则需要2 000例左右。按照国家要求规定,如果经过统计学计算样本量少于《药品注册管理办法》的规定,一般取较大值作为样本估计量。一个高质量、高水平的临床试验是经过申办方、研究者、合同研究组织各方的慎重思考及研究讨论之后形成,是具有科研性、经济性、统计学方面严谨性的研究过程。其中,基本的流程包括研究主线设计、样本量确定、患者纳入及排除、结局指标的选择及结果分析等。

二、抗肿瘤新药临床试验特点

随着肿瘤生物学研究的发展,传统的细胞毒类药物已不能满足抗肿瘤治疗的需求,一些新的抗肿瘤机制及作用靶点不断涌现。因此,现今肿瘤新药研发的目的已不单纯追求肿瘤缩小,而是力求个体化地为每一名患者选择最正确的治疗方案,延长患者的生存期,提高生存质量。在抗肿瘤药物的风险效益评估中,医护人员和患者可能愿意承受相对较大的安全性风险,所以抗肿瘤药物的临床研究除遵循一般药物临床研究原则外,还应考虑其特殊性。首先,对于细胞毒类药物而言,在毒性可耐受的情况下应尽量提高给药的剂量以达到最佳疗效。其次,由于肿瘤单药治疗容易产生耐药,因此在早期临床试验时即应注意对联合用药方案的探索。通过联合应用毒性或耐药机制不完全重叠的化合物，以达到在可接受的毒性范围内尽可能地增加抗肿瘤活性的目的。另外，对新型的分子靶向治疗药物给药方案的探索可能不同于传统的细胞毒药物的方法，在早期临床研究中考虑联合用药方案的探索也是必要的，尤其是在药物早期研究中未能显示出充足的单药活性时。

第二节 大肠癌领域的新药临床试验发展及案例

目前，全球范围内获批上市的大肠癌治疗药物主要包括以氟尿嘧啶类、伊立替康、奥沙利铂为主的化疗药物，以靶向血管内皮生长因子（VEGF）及表皮生长因子受体（EGFR）为代表的靶向药物，以及近几年兴起的免疫治疗药物。尽管靶向药联合化疗能给晚期大肠癌患者带来显著的生存获益，但大多数患者最终仍然会出现肿瘤的耐药和进展，而且大肠癌二线标准治疗失败后，三线及后续治疗方案十分匮乏。因此，大肠癌的药物研发工作依然任重而道远。

随着全球医药企业对新药研发的重视及药物作用靶点研究的进一步阐明，相关的临床试验数量也在不断增加。截至2020年2月2日，在美国临床试验数据库（Clinical.gov）共登记注册了711项大肠癌药物临床试验研究，纳入统计范围的包括正在招募、招募完成和已发布招募通知的试验，没有包括已经完成、终止、未知、撤回和暂停的试验。这些研究主要为Ⅰ及Ⅱ期研究，其中Ⅰ期315项试验（包括Ⅰ/Ⅱ期桥接试验132项），Ⅱ期298项试验（包括Ⅱ/Ⅲ期桥接试验21项），Ⅲ期81项试验，Ⅳ期17项试验。大肠癌临床试验数量也呈逐年递增趋势，2016—2019年分别新增76、124、163、169项。以下就呋喹替尼新药临床试验及抗PD-1/PD-L1免疫治疗临床试验进行概述。

一、呋喹替尼

呋喹替尼（fruquintinib）作为一种高选择性靶向血管内皮生长因子受体（VEGFR-1、VEGFR-2、VEGFR-3）的酪氨酸激酶抑制剂，它的出现给晚期大肠癌患者的生存期延长带来了新的希望。呋喹替尼也是首款国内自主研发的抗癌新药。临床前期研究显示，呋喹替尼具有良好的抗肿瘤效果及安全性。该药在Ⅰ期临床试验中招募40例标准治疗失败的晚期大肠癌患者，首次在人体中评估最大耐受性、药代动力学和初步抗肿瘤活性。药物代谢动力学试验结果显示，该药的平均半衰期约为42 h，且在人体中具有良好的吸收和代谢。推荐使用剂量为4 mg/d×4周，或5 mg/d×3周+停药1周。在34例可评价肿瘤患者中，部分反应14例，病情稳定14例。最常见的3/4级不良反应是手足、皮肤反应，以及高血压和血小板数量减少。紧接着Ⅰb期及Ⅱ期临床试验也顺利开展，对比安慰剂和呋喹替尼在晚期大肠癌三线治疗中的疗效和安全性，主要终点是PFS。在Ⅰb期研究中，42名患者服用呋喹替尼采用5 mg/d×3周+停药1周方案，结果显示中位PFS为5.80个月，中位总生存期（OS）为8.88个月。在Ⅱ期研究中，71名晚期末线治疗大肠癌患者被随机分入呋喹替尼组（$n=47$）及安慰剂组（$n=24$），结果显示呋喹替尼组可显著延长PFS（4.73个月 *vs* 0.99个月；$HR=0.30$，$95\%CI$：0.15 ～ 0.59，$P<0.001$）；常见的3 ～ 4级不良反应为高血压和手足、皮肤反应。该研究显示呋喹替尼在治疗难治性晚期大肠癌患者中具有显著的PFS获益，且安全性良好。因此，进一步Ⅲ期研究（FRESCO研究）将决定该药是否能作为晚期大肠癌末线治疗的标准之一。FRESCO研究是迄今为止中国最大规模的针对晚期大肠癌的临床研究。这是一项随机、双盲、安慰剂对照的多中心Ⅲ期临床试验，全国共有28家医院参与，共纳入519名18 ～ 75岁、二线或以上标准化疗失败的转移性大肠癌患者，最终416名患者根据既往病程状态进行分层，并按2∶1随机分配到呋喹替尼组或安慰剂对照组。该项研究的初步结果在2017年公布，成功达到了所有主要与次要研究终点。与对照组相比，呋喹替尼组患者OS（9.3个月 *vs* 6.6个月，$P<0.001$）及PFS（3.7个月 *vs* 1.8个月，$P<0.001$）显著延长，且未出现新的或超出预期的不良反应。因此，呋喹替尼已于2018年在国内被批准上市，用于治疗曾经接受过基础化疗（包括氟尿嘧啶类、奥沙利铂和伊利替康），以及接受过或不适合接受抗VEGF和抗EGFR治疗（*RAS*野生型）的转移大肠癌患者。呋喹替尼的上市是中国晚期大肠癌新药研发的一大进步。

二、抗程序性细胞死亡蛋白-1/程序性细胞死亡配体-1免疫治疗

近年来，免疫治疗在肿瘤治疗领域的研究热度持续上升，这得益于在过去20年中对免疫系统和癌症相互作用的研究方面取得的进展。迄今为止，包括肿瘤疫苗、细胞因子、自体细胞和检查点抑制等免疫疗法正在被不断探索。其中针对程序性细胞死亡蛋白-1（PD-1）、程序性细胞死亡配体-1（PD-L1）和细胞毒性T淋巴细胞抗原-4（CTLA-4）的检查点抑制剂疗法已经在大肠癌治疗领域中取得重大突破。目前上市的靶向PD-1抗体有纳武单抗和派姆单抗，靶向PD-

L1抗体有阿特珠单抗和度伐利尤单抗。其中纳武单抗和派姆单抗均在2017年被美国FDA获批用于治疗标准治疗失败后的dMMR/MSI-H晚期大肠癌患者。

1. 派姆单抗

最早开始抗PD-1治疗的临床研究是在多个瘤种进行的，在晚期难治性非小细胞肺癌、肾癌、黑色素瘤等具有不错的效果，且安全性良好。2012年的一项Ⅱ期临床研究显示，PD-1抗体（派姆单抗）治疗在晚期难治性非小细胞肺癌、黑色素瘤及肾癌的客观反应率（ORR）分别为18%、28%和27%，但该研究纳入的19例大肠癌患者中，肿瘤ORR却为0。后续研究发现，抗PD-1治疗的ORR与肿瘤突变负荷直接相关，而大肠癌除了DNA错配修复缺陷（dMMR）的患者外，肿瘤突变负荷一般不高。因此，为了验证是否具有高突变负荷的dMMR大肠癌才能从免疫治疗获益，研究者开展了一项Ⅱ期临床研究，纳入了11例dMMR转移性大肠癌患者、21例pMMR转移性大肠癌患者以及9例dMMR非大肠癌患者，评估派姆单抗的治疗效果，主要研究终点是治疗20周后的免疫相关客观反应率（irORR）和免疫相关无疾病进展生存期（irPFS）。2015年该研究结果显示，三组患者的20周irORR分别为40%、0和71%；20周irPFS分别为78%、11%和67%；两组dMMR肿瘤患者的中位PFS和OS均尚未达到，而pMMR大肠癌组的PFS和OS则分别为2.2个月（$HR=0.103$, $P < 0.001$）和5.0个月（$HR=0.216$, P=0.02）。该研究后续还在继续扩大样本，dMMR大肠癌组样本数从11例扩大到28例后，ORR达57%，中位PFS和OS均未达到。该研究第一次通过 *MMR* 基因状态筛选富集了对PD-1免疫治疗有效的晚期大肠癌。另一项专门针对dMMR/MSI-H晚期大肠癌患者的Ⅱ期临床研究（KEYNOTE-164）评估了派姆单抗的抗肿瘤活性。患者采用200 mg/3周派姆单抗治疗，直至疾病进展或毒性不可接受。这项开放性Ⅱ期临床研究涉及全球128个中心，纳入年龄≥18岁的转移性dMMR/MSI-H大肠癌患者，共61例接受过2种或2种以上标准治疗方案的患者（队列A），及63例接受过1种或1种以上既往治疗方法的患者（队列B）。研究的主要终点是ORR，次要终点是反应持续时间、PFS、OS、安全性和耐受性。结果显示无论是队列A还是队列B均未达到中位反应持续时间；两组的ORR均为33%，中位PFS分别为2.3个月和4.1个月，中位OS分别为31.4个月和未达到，3级或4级不良反应发生率分别为16%和13%。因此，该临床试验结果提示派姆单抗用于治疗dMMR/MSI-H晚期大肠癌患者是安全有效的。2017年5月23日，美国FDA批准派姆单抗治疗dMMR/MSI-H的晚期实体瘤患者，瘤种覆盖大肠癌、小细胞肺癌、宫颈癌等15个不同部位的恶性肿瘤。派姆单抗的Ⅲ期临床研究（KEYNOTE-177）也正在进行中，将对比单纯派姆单抗和标准治疗（化疗联合靶

向治疗）对dMMR/MSI-H晚期大肠癌患者的疗效,研究结果将有助于为该类患者选择一线治疗的最佳方案。

2. 纳武单抗

纳武单抗免疫治疗在大肠癌领域的里程碑式研究是一项旨在探索晚期dMMR/MSI-H肿瘤的抗PD-1治疗价值的Ⅱ期临床研究（CheckMate-142)。该研究纳入了74例既往标准姑息治疗失败的晚期dMMR/MSI-H大肠癌患者,每2周给予抗PD-1(纳武单抗)3 mg/kg,直至疾病进展、死亡、出现不可耐受的不良反应或退出研究,主要研究终点是ORR。结果显示中位反应持续时间尚未达到,曾接受过氟尿嘧啶、奥沙利铂和伊立替康治疗的53例患者对纳武单抗的ORR为28%,完全缓解率为1.9%。在上述对纳武单抗治疗有效的患者中,应答持续时间中位数未达到终点设定数值。所有入组患者中,对纳武单抗的ORR为31.1%;68.9%的患者疾病控制持续时间≥12周。这项研究使纳武单抗在2017年被美国FDA加速获批,用于治疗氟尿嘧啶、奥沙利铂、伊立替康治疗失败后的dMMR/MSI-H转移性大肠癌患者,也是大肠癌成为继黑色素瘤、肺癌、头颈癌、肾细胞癌、经典型霍奇金淋巴瘤后的第6个获批瘤种。后续持续的批准要基于未来确证性研究对于临床获益的验证,期待CheckMate-142 Ⅲ期临床研究结果的公布。

由于dMMR/MSI-H的大肠癌患者从传统化疗获益的可能性不大,所以该类患者治疗的挑战性非常高。在免疫治疗中,临床研究的成功无疑是该领域的一大突破。尽管dMMR/MSI-H的大肠癌免疫治疗取得了突破性进展,然而,dMMR/MSI-H肿瘤的比例是极少的,在晚期大肠癌中仅占5% ~ 8%,对于占绝大多数比例的pMMR患者,如何提高疗效、寻找相关疗效预测标志物,仍然是一项艰巨的任务。事实上,免疫系统涉及多种分子调控,细胞本身和微环境的因素均能影响最终的抗肿瘤效果。因此,设计个体化的联合治疗可能是未来发展所需要的。目前,许多新的检查点抑制治疗也在不断进入早期研究,如TIM-3、LAG-3、OX40、GITR、4-1BB、CD40和CD70等。

第三节　大肠癌领域研究者发起研究的发展及案例

新药临床研究固然很大程度上推动了临床医学的发展,但是这些研究一般是由制药企业所主导,所关注的点通常比较狭窄。还有更多的临床问题只有一线工作的临床医务人员才能发现，而解决这些临床问题往往不一定能有制药企业的支持，这种情况下就需要临床研究者自行发起问题，通过设计良好的临床试验得出结果，试图解决问题或者给临床问题一个答案，这种类型的研究就称为是研究者发起的研究（investigator-initiated clinical trial，IIT）。这种研究往往更加重要，能解决更多的临床问题。肿瘤学领域特别需要这种研究，国外有相应的政府部门和基金专门来支持IIT，而中国在这个领域的支持相对比较滞后。

一、研究者发起的研究概述

IIT患者纳入和排除标准：所有纳入的患者，必须为组织学或细胞学确诊的肿瘤患者。试验设计阶段，患者的纳入和排除标准应该被确切定义及写入设计方案，并在最后结果发表时也需要明确说明。通过这样的方式，能够提高临床试验的透明度和结果的可靠性。为了使临床试验结果具有科学性，临床试验一般遵循随机、对照、盲法等原则。盲法与随机化是不能分割的整体，都是为了保证试验的科学严谨，避免研究结果产生偏倚。随机化的作用就是将患者间可能存在的混杂因素平衡在各个组中，从而避免干预措施对研究结果的判断。不同的随机化方法有不同的应用环境，在设计前应参考相关书籍或文献选择最适合的方法。对照试验是临床研究普遍采用的设计类型。一般以传统方法或安慰剂作为对照，来证明新的方法或新药更优。对照组也可以选择不接受干预措施（空白对照），出于伦理学考虑，在确定研究方案时必须给出合理理由的结局指标。一般来说，主要结局指标只有一个，其他指标均为次要结局指标。目前常用的抗肿瘤疗效观察指标包括OS、DFS、PFS、TTP、治疗失败时间（time to treatment failure，TTF）、ORR、患者自评结果（patient reported outcomes，PRO）和健康相关的生活质量（health-related quality of life，HRQoL）等。不同指标具有自身的优点和缺点，申请人应根据所研究的药物类别、肿瘤类型、当前临床治疗状况以及开发目标等来综合考虑，选择合适的主要和次要疗效观察指标。在早期临床试验（Ⅰ/Ⅱ期）中，目的主要是评价安全性及确定药物的生物活性，因此结局指标如肿瘤的ORR会比较重要，而Ⅲ期临床研究则主要评价药物是否能带来临床受益，如生存期改善、患者生活质量提高、体力状况或肿瘤相关症状减轻等。OS定义为按意向治疗人群计算的从随机化开始到各种原因导致患者死亡之间的时间，选择该指标在评估时较不会出现偏倚，是迄今为止评价抗肿瘤药物最可靠的临床试验终点，通常作为首选终点。

二、研究者发起的大肠癌研究

　　最初大肠癌治疗手段里没有化疗,单纯手术治疗并没有给患者带来最大的生存获益,尤其在就诊时已经是晚期的患者。对晚期大肠癌化疗的研究是从20世纪50年代对5-FU单药研究开始,即使发展到后来有LV作为增敏的5FU/LV方案,晚期患者的生存仍然很差,后来随着伊立替康和奥沙利铂的应用,才给晚期大肠癌患者的化疗效果带来关键性发展。N9742研究评估了FOLFOX用于治疗晚期大肠癌的疗效和安全性,奠定了FOLFOX方案作为晚期大肠癌标准治疗方案的基础。而在大肠癌辅助治疗的发展中,不得不提的是1995年的IMPACT研究,该研究报道了5FU/LV辅助化疗对比无辅助化疗的疗效和安全性。该研究由三项研究组成,包括意大利的跨学科肿瘤干预协会(Gruppo Interdisciplinare Valutazione Interventi Oncologia, GIVIO)、美国国立癌症研究所加拿大临床试验组(National Cancer Institute Canada Clinical Trials Group, NCIC-CTG)、法国消化道肿瘤研究协会(Fondation Française de Cancerologie Digestive, FFCD)研究。每项研究均为多中心随机对照试验,且使用的5-FU/LV治疗方案(连续5 d氟尿嘧啶370 ~ 400 mg/m^2+LV 200 mg/m^2, 28 d为1个周期,共进行6周期治疗)是相同的。研究最后纳入1 493合格患者,其中治疗组736例,使用6个月的5-FU/LV辅助化疗;对照组757例。结果显示辅助5-FU/LV能显著降低22%的病死率($P = 0.029$);3年无病生存率从62%上升至71%,总生存率从78%上升至83%;且治疗依从性和安全性良好。正是这项研究奠定了5FU/LV作为大肠癌标准的辅助化疗方案的基础。2009年,法国的MOSAIC研究纳入了2 246例Ⅱ/Ⅲ期结肠癌根治术后患者,对比了5FU/LV或FOLFOX辅助化疗的疗效,结果显示FOLFOX作为辅助化疗,尤其在Ⅲ期患者中,能明显提高DFS和OS,且不良反应尚可,也正是该研究使FOLFOX作为Ⅲ期CRC辅助化疗的标准方案(1级证据)。直肠癌的新辅助治疗也经过了漫长的临床研究及指南修正发展,对于局部晚期直肠癌患者,从最初的无新辅助化疗,到单纯放疗控制局部复发,到如今的以5-FU联合放疗的标准方法。但是,如今的标准治疗虽然能给患者带来生存获益,但也不是完美的,比如患者生存获益不明显、放疗的不良反应长期存在等。因此,不少研究对新辅助治疗能否增加奥沙利铂及取代放疗进行了研究,近年备受关注的大型研究包括我国的FOWARC研究、意大利的STAR-01研究、法国的ACCORD12研究、美国的NSABP-R04研究等均给出了答案。

　　下面以笔者所参与的FOWARC研究对IIT实施过程进行简述。IIT最关键的一步在于选题，确定需要解决什么样的临床问题，确定使用什么样的研究方法、统计学方法，按照科学设计、严谨执行的策略完成临床研究，科学客观地分析最终结果，并得出结论。FOWARC研究是一项多中心、随机、开放的Ⅲ期研究，对比FOLFOX联合或者不联合放疗能否提高局部进展期直肠癌的疗效。进行这样的设计源于当时的临床现状：自德国CAO/ARO/AIO 94研究证明术前以氟尿嘧啶单药增敏放疗的治疗模式，与术后相同治疗相比，能降低局部复发率，减少放疗的不良反应，奠定了术前放疗、手术、术后化疗三种手段综合治疗局部进展期直肠癌的标准模式。然而，在临床应用上我们看到这种治疗模式下仍然存在几个明显的缺点。首先，这种治疗模式并没有降低远处转移率，因此，这些患者的DFS和OS在过去的10余年均未得到显著改善，潜在原因在于直肠癌患者从诊断到接受系统化疗的时间往往超过4个月，导致尽管局部复发的控制比较好而远处转移率仍然较高；其次，由于盆腔解剖部位的特殊性，大多数接受了盆腔放疗的患者术后肛门功能差，体现在大便失禁、需要使用护垫、排脓血便、腹痛等，同时围手术期并发症发生率也显著上升；再次，放疗资源在中国紧缺，很多三级甲等医院均未配备设备，难以大范围达到标准治疗。根据以上临床问题，我们提出了假设：将术后化疗的一部分提前到术前进行，让患者尽早接受全身化疗，是否有可能降低远处转移率？这种方式至少有四大好处：① 及时消除微小病灶，避免放疗过程中远处微小病灶发展成明显病灶；② 缩小肿瘤，以利于手术进行；③ 体内敏感度测定，指导后续药物；④ 提高患者的依从性。另一方面，随着药物有效率的提高，对化疗有效的患者是否可以避免放疗？提出科学假设后，我们将符合入组标准的患者随机分为三组，第一组为对照组（氟尿嘧啶单药联合放疗），第二组为研究组（FOLFOX联合放疗），第三组为研究组（单纯FOLFOX）。主要研究终点比较三组之间的DFS，次要终点包括病理完全缓解率（pCR）、肿瘤降期率和手术并发症等。该研究最终纳入475例可评价的cT3-4（淋巴结阳性或阴性）直肠癌患者，将这些患者分为三组：氟氖嘧啶联合放疗组（$n=155$）、FOLFOX联合放疗组（$n=157$）和单纯FOLFOX化疗组（$n=163$），结果显示三组的pCR分别为14%、27.5%和6.6%，其中FOLFOX联合放疗组pCR较其他两组显著提高，单纯FOLFOX化疗组的pCR最低。2018年，该研究公布了研究终点3年的DFS，结果显示三组的DFS没有统计学差异。尽管整体研究结果为阴性，并未达到研究最初设计的目标，但是有几个亮点有可能改变临床实践。首先，尽管研究并没有设计非劣效的比较，但是我们看到单纯化疗组的DFS与氟尿嘧啶放化疗组的DFS数值上非常接近，生存曲线几乎完全重合，局部复发没有增加，有理由相信单纯化疗并没有牺牲生存和局部复发，患者的生存质量显著提高,而手术相关并发症尤其是感染(7.2% *vs* 16.3%)和吻合口瘘(7.9% *vs* 19.8%)的比例显著低,同时降低了治疗费用,尤其为有生育需求或其他原因不能接受放疗的患者提供了一个有效的后备选择和强大的数据支持;其次,尽管联合化疗或放疗最终也没有改善DFS,但是可以看到pCR明显提高,这对于追求pCR的保肛患者或者追求等待观察策略的患者可以作为首选,FOWARC研究同样为这种联合治疗策略提供了高等级的循证医学证据。

　　临床研究一直推动着大肠癌诊疗的向前发展,在大肠癌的新药研发领域,目前抗肿瘤药物发展趋势是在继续深入发展细胞毒性药物的基础上同时逐渐引入分子靶向性药物的开发,迄今为止很多靶向药已经在临床获得极其重要甚至是奇迹般的作用,同时免疫治疗领域也正在兴起。随着国家和临床科研人员的重视和觉醒,研究者发起的研究将在未来发挥越来越重要的作用,未来大肠癌的诊疗推动离不开这两种类型临床研究的推动。

参 考 文 献

[1] Chen W, Zheng R, Baade P D, et al. Cancer statistics in China, 2015[J]. CA Cancer J Clin, 2016, 66(2): 115-132.

[2] Cao J, Zhang J, Peng W, et al. A Phase Ⅰ study of safety and pharmacokinetics of fruquintinib, a novel selective inhibitor of vascular endothelial growth factor receptor-1, -2, and -3 tyrosine kinases in Chinese patients with advanced solid tumors[J]. Cancer Chemother Pharmacol, 2016, 78(2): 259-269.

[3] Li J, Qin S, Xu R H, et al. Effect of fruquintinib *vs* placebo on overall survival in patients with previously treated metastatic colorectal cancer: The FRESCO Randomized Clinical Trial[J]. JAMA, 2018, 319(24): 2486-2496.

[4] Sun Q, Zhou J, Zhang Z, et al. Discovery of fruquintinib, a potent and highly selective small molecule inhibitor of VEGFR 1, 2, 3 tyrosine kinases for cancer therapy[J]. Cancer Biol Ther, 2014, 15(12): 1635-1645.

[5] Xu R H, Li J, Bai Y, et al. Safety and effifficacy of fruquintinib in patients with previously treated metastatic colorectal cancer: a phase Ib study and a randomized double-blind phase II study[J]. J Hematol Oncol, 2017, 10(1): 22.

[6] Lynch D, Murphy A. The emerging role of immunotherapy in colorectal cancer[J]. Ann Transl Med, 2016, 4(16): 305.

[7] Topalian S L, Hodi F S, Brahmer J R, et al. Safety, activity, and immune correlates of anti-PD-1 antibody in cancer[J]. N Engl J Med, 2012,366(26):2443-2454.

[8] Le D T, Kim T W, Cutsem E V, et al. Phase Ⅱ open-label study of pembrolizumab in treatment-refractory, microsatellite instability-high/mismatch repair-deficient metastatic

colorectal cancer: KEYNOTE−164［J］. J Clin Oncol, 2020, 38(1):11−19.

［9］ Le D T, Uram J N, Wang H, et al. PD−1 blockade in tumors with mismatch-repair deficiency［J］. N Engl J Med, 2015, 372(26):2509−2520.

［10］ Overman M J, Mcdermott R, Leach J L, et al. Nivolumab in patients with metastatic DNA mismatch repair-deficient or microsatellite instability-high colorectal cancer (CheckMate 142): an open-label, multicentre, phase 2 study［J］. Lancet Oncol, 2017, 18(9): 1182−1191.

［11］ Gang W, Wang J J, Guan R, et al. Strategy to targeting the immune resistance and novel therapy in colorectal cancer［J］. Cancer Med, 2018, 7(5): 1578−1603.

［12］ Goldberg R M, Sargent D J, Morton R F, et al. A randomized controlled trial of flfluorouracil plus leucovorin, irinotecan, and oxaliplatin combinations in patients with previously untreated metastatic colorectal cancer［J］. J Clin Oncol, 2004, 22(1): 23−30.

［13］ International Multicentre Pooled Analysis of Colon Cancer Trials (IMPACT) investigators. Efficacy of adjuvant fluorouracil and folinic acid in colon cancer［J］. Lancet, 1995, 345(8955): 939−944.

［14］ Andre T, Boni C, Navarro M, et al. Improved overall survival with oxaliplatin, flfluorouracil, and leucovorin as adjuvant treatment in stage Ⅱ or Ⅲ colon cancer in the MOSAIC trial［J］. J Clin Oncol, 2009, 27(19): 3109−3116.

［15］ Aschele C, Cionini L, Lonardi S, et al. Primary tumor response to preoperative chemoradiation with or without oxaliplatin in locally advanced rectal cancer: pathologic results of the STAR−01 randomized phase Ⅲ trial［J］. J Clin Oncol, 2011, 29(20): 2773−2780.

［16］ Azria D, Doyen J, Jarlier M, et al. Late toxicities and clinical outcome at 5 years of the ACCORD 12/0405—PRODIGE 02 trial comparing two neoadjuvant chemoradiotherapy regimens for intermediate-risk rectal cancer［J］. Ann Oncol, 2017, 28(10): 2436−2442.

［17］ Deng Y, Chi P, Lan P, et al. Modified FOLFOX6 with or without radiation versus fluorouracil and leucovorin with radiation in neoadjuvant treatment of locally advanced rectal cancer: Initial results of the Chinese FOWARC multicenter, open-label, randomized three-arm phase Ⅲ trial［J］. J Clin Oncol, 2016, 34(27): 3300−3307.

［18］ Rodel C, Graeven U, Fietkau R, et al. Oxaliplatin added to flfluorouracil-based preoperative chemoradiotherapy and postoperative chemotherapy of locally advanced rectal cancer (the German CAO/ARO/AIO—04 study): final results of the multicentre, open-label, randomised, phase 3 trial［J］. Lancet Oncol, 2015, 16(8): 979−989.

［19］ O'connell M J, Colangelo L H, Beart R W, et al. Capecitabine and oxaliplatin in the preoperative multimodality treatment of rectal cancer: surgical end points from National Surgical Adjuvant Breast and Bowel Project trial R−04［J］. J Clin Oncol, 2014, 32(18): 1927−1934.

［20］ 方积乾, 胡良平, 赵耐青, 等. 生物医学研究的统计方法［M］. 北京: 高等教育出版社, 2007:237−249.

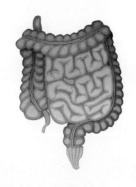

第二十七章

临床试验中的统计学
原理及策略

贺 佳 陈 琪

　　临床试验（clinical trial）是针对"人体"进行的有"干预"的医学研究，其目的是观察"干预"的作用。由于临床试验以人为研究对象，以干预为试验因素，以疗效指标为试验效应，需要满足临床试验设计的基本原则，并采用合适的统计方法对疗效和安全指标进行分析。因此，临床试验的设计与分析具有其特殊性。本章主要以大肠癌药物临床试验为例，介绍临床研究的设计及统计分析策略。

［通信作者］ 贺佳，Email: hejia63@yeah.net

第一节 临床试验概述

一、临床试验概念

由于疾病病理生理过程的复杂性及个体差异，要验证一种新的治疗方法是否有效，或比较哪种疗法更有效，需进行科学、严格的临床试验。国家食品药品监督管理总局（CFDA）2003年颁布的《药物临床试验质量管理规范》指出，临床试验指任何在人体（患者或健康志愿者）进行的药物系统性研究，以证实或揭示试验药物的作用、不良反应和（或）试验药物的吸收、分布、代谢和排泄，目的是确定试验药物的疗效与安全性。

无论是化学药品、生物制剂还是中药，临床试验均分为Ⅰ～Ⅳ期。Ⅰ期临床试验为初步的临床药理学及人体安全性评价试验；Ⅱ期临床试验为治疗作用初步评价阶段；Ⅲ期临床试验为治疗作用确证阶段，多采用大样本多中心随机盲法对照试验；Ⅳ期临床试验为新药上市后应用研究阶段。

二、临床试验目的

进行一项临床试验首先需要明确的是试验目的，试验目的一般是研究某种新药（或其他新的医疗措施）的疗效和安全性；对于参加试验的受试者应为符合特定要求的患者，应确切地规定受试者的入选标准和排除标准；并根据研究目的明确研究指标。评价指标分为主要评价指标和次要评价指标。主要指标一般为一个或两个，不宜太多；次要评价指标可有多个，包括其他疗效指标及安全性指标。疗效以及安全性评价指标需要明确的评价标准，下面举例说明。

案例

血管内皮生长因子（VEGF）是目前所知道最强的直接作用于血管内皮细胞的促血管形成因子。贝伐珠单抗（商品名Avastin）是世界上第一个被批准的针对VEGF的用于抑制血管生长的靶向单克隆抗体药物，目前已开展了许多临床试验以评估其对于多种肿瘤的治疗效果。Hurwitz等研究了贝伐珠单抗对转移性大肠癌的疗效和安全性。

主要疗效指标为总生存期，次要指标有PFS、有效率、有效期、安全性及生活质量。

试验受试者入组标准：经病理诊断证实的转移性大肠癌患者；肿瘤可以进行二维测量；年龄>18岁；ECOG评分为0分或1分；预期寿命>3个月；签署知情同意书；有一定的肝和肾功能（包括每天通过尿液排泄的蛋白≤500 mg）。排除标准：使用化疗或生物疗法治疗转移性癌症（入组前12个月以外在辅助化疗或放疗时使用氟尿嘧啶联合或未联合亚叶酸/左旋咪唑的患者不予排除）；在开始研究前14 d内接受放疗；在开始研究前28 d内接受大型手术；有严重的心血管疾病；处于妊娠或哺乳期；使用阿司匹林（>325 mg/d）或其他NSAID；有出血倾向、凝血障碍或者需要进行全剂量抗凝治疗；存在中枢神经系统转移。

三、临床试验实施

临床试验可以分为单中心及多中心临床试验。单中心临床试验指由单个研究单位完成的临床试验；而多中心临床试验指的是由一个单位的主要研究者总负责，多个单位的研究者合作，按同一个试验方案同时进行的临床试验。多中心临床试验收集病例快、病例多、试验规模大、完成临床试验的时间短。由于涉及多个中心的医务人员和患者，所获结论就有比较广泛的意义，结果的适用面广、可信度大。临床试验的团队由申办者、研究者、监测者、数据管理人员和生物统计学专家等组成。

整个试验过程严格按照研究方案（study protocol）进行。研究方案是整个临床试验的指导性文件，它指导和协调整个临床试验的进行，试验期间所有的质量检查、督促都以它为蓝本。临床试验的研究方案应包括研究的背景、目的、入选患者的标准与排除患者的标准、用药方案、患者的评价方法、患者的知情同意等。

第二节　临床试验设计的基本类型

临床试验中，试验设计类型的选择至关重要，因为它决定了样本量的大小、统计分析方法、研究过程及其质量控制等。研究者应根据研究目的和条件的不同，选择不同的设计方法。本节主要介绍平行组设计、交叉设计、析因设计、动态设计等临床试验设计类型。

一、平行设计

平行设计指将受试者随机地分配到各试验组，各组同时进行、平行推进。平行设计可为试验药设置一个或多个对照组，也可设置多个剂量组。对照组可分为阳性或阴性对照。阳性对照一般选用针对所选适应证的当前公认的有效治疗药物；阴性对照一般采用安慰剂，但必须符合伦理学要求。

二、交叉设计

交叉设计是一种特殊的自身对照设计，是将自身比较和组间比较设计思路综合应用的一种设计方法，使每个受试者随机地在两个或多个不同试验阶段分别接受指定的处理（试验药或对照药）。最简单的交叉设计是2×2交叉设计，将每个受试者随机分配到两种不同的试验顺序组中，如AB或BA两种治疗顺序，其中AB顺序组的受试者在第一阶段接受A处理，在第二阶段接受B处理；而BA顺序组与AB顺序组恰好相反，受试者在第一阶段接受B处理，在第二阶段接受A处理。交叉设计既能节约样本量，又能有效控制时间因素和个体差异对处理因素的影响。

三、析因设计

析因设计是一种多因素的交叉分组试验设计，通过不同的组合，对两个或多个处理同时进行评价。它不仅可检验每个因素各水平间的差异，而且可以检验各因素间的交互作用。最简单的析因设计是2×2析因设计，有因素A和因素B两个处理因素，每个处理因素设为"有"和"无"两个水平，此时两因素各水平组合后即有四组：只有A，只有B，既有A又有B，既无A又无B。析因分析临床试验中可将受试者随机分配到这四组。在很多情况下，该设计主要检验A和B的交互作用，或用于探索两种药物不同剂量的适当组合，以评估由两种药物组合成的复方药的治疗效果。

四、动态设计

动态设计是与传统设计对应的一系列统计设计方法。所谓动态设计，是指在一个正在进行的临床试验中,根据不断累积的数据进行期中观察,然后根据期中分析的结果,在试验过程中对试验的设计、运作和分析进行完善,包括判断是否提前结束试验、样本量再估计等,且所有调整都需要在设计之初考虑好并在试验方案中规定。

动态设计是一种全新的设计思想。在临床试验开始后,根据试验内部和(或)外部累积的信息,动态地调整试验设计的某些方面,而不破坏试验的有效性、科学性和完整性。在临床试验执行过程中,这种调整可以及时发现并更正试验设计初期某些不合理的假设,更客观、准确地估计下一步试验的诸多参数,最大限度地纠正设计初期估计的偏倚。尽可能多地将受试者分配给治疗效果好的处理组,既能使受试者最大程度获益,又可缩短研究周期,使有效药物尽早扩大应用,及早淘汰无效或者疗效较差的药物。

案例

采用国际多中心、两阶段随机对照试验设计。第一试验阶段包含3个试验组,第二阶段试验则只包含2个试验组。

在第一阶段,入选患者以1:1:1的比例划分为3个治疗组。第一组患者接受伊立替康、氟尿嘧啶、亚叶酸(IFL疗法)加安慰剂治疗,第二组患者接受伊立替康、氟尿嘧啶、亚叶酸(IFL疗法)加贝伐珠单抗治疗,第三组患者接受氟尿嘧啶、亚叶酸加贝伐珠单抗治疗。在入组300名患者后,独立监测委员将利用已知数据对IFL疗法联合贝伐珠单抗的安全性进行评估;若没有直接的证据可以证实贝伐珠单抗联合IFL疗法的安全性存在问题,那么在第二阶段中患者将以1:1的比例分配给IFL疗法加安慰剂治疗或IFL疗法加贝伐珠单抗治疗;若有直接的证据可以证实贝伐珠单抗联合IFL疗法的安全性不可接受,那么第二阶段中患者将以1:1的比例分配给IFL疗法加安慰剂治疗或氟尿嘧啶、亚叶酸加贝伐珠单抗治疗。三个治疗组的给药方案如表27-2-1所示。

表27-2-1　临床试验中各治疗组给药方案

组别	治疗方式	起始剂量	给药方案
第一组	伊立替康	125 mg/m² (体表面积)	前4周每周给药,之后在每6周给药
	氟尿嘧啶	500 mg/m² (体表面积)	
	亚叶酸	20 mg/m² (体表面积)	
	安慰剂		每2周给药

组别	治疗方式	起始剂量	给药方案
第二组	伊立替康	125 mg/m^2（体表面积）	前4周每周给药，之后在每6周给药
	氟尿嘧啶	500 mg/m^2（体表面积）	
	亚叶酸	20 mg/m^2（体表面积）	
	贝伐珠单抗	5 mg/kg（体重）	每2周给药
第三组	氟尿嘧啶	500 mg/m^2（体表面积）	前6周每周给药，之后在每8周给药
	亚叶酸	500 mg/m^2（体表面积）	
	贝伐珠单抗	5 mg/kg（体重）	每2周给药

第三节　临床试验设计的原则

临床试验设计必须遵循随机化（randomization）、对照（control）、盲法（blinding）和重复（replication）等基本原则，它们是保证组间均衡、减少偏倚的重要手段。本节主要针对临床试验设计原则进行介绍。

一、随机化

随机化方法有简单随机化、区组随机化、动态随机化等。① 简单随机化：也称为完全随机化，指除了为获得期望的统计学把握度而对患者的数量及组间分配比例有所要求外，对随机化序列不强加任何限制的随机化过程。② 区组随机化：先把患者划分成相同或不同的若干区组，同一区组内患者的性质相同或接近，然后对每个区组内的患者进行随机分配。③ 动态随机化：指在临床试验的过程中患者随机分组的概率根据一定的条件而变化的方法，它能有效地保证各试验组间例数和某些重要的预后因素在组间的分布接近一致。在跨地域多中心的临床试验中，各中心在受试者招募、随机入组、药物消耗等方面的进度会不尽相同，从而导致临床试验超期、药物浪费等一系列问题，为了解决这些问题，一些公司开发了多中心临床试验的中央随机系统。中央随机化系统是指在多中心临床试验中，各协作医院的随机化分配和药物配给集中由一个独立的机构或组织来安排和实施，各个协作医院通过基于电话或者计算机网络的系统进行联系和操作。

二、对照

临床试验中设立具有可比性的对照组，是评价药物或治疗方法是否安全、有效的关键。由于临床试验的研究对象是人，如何设立对照必须慎重考虑，不能违背伦理，不允许所设立的对照对受试者的健康构成危害。临床试验中常用的对照形式有安慰剂对照、阳性对照、剂量反应对照和多组间对照。

安慰剂是一种伪药物（dummy medication），其外观如剂型、大小、颜色、重量、气味、口味等都与试验药尽可能保持一致，但不含有试验药物的有效成分。安慰剂对照常常用于双盲试验。当使用安慰剂对照不会延误病情治疗、不会有严重或不可逆伤害的危险时，安慰剂才是合适的对照选择。

阳性对照是指以公认有效的药物或现有的标准方法、常规方法作为对照。试验药与阳性药物对照之间的比较需要在相同条件下进行，阳性对照药物使用的剂量、给药方案必须是该药最优剂量和最优方案，否则会导致错误的结论。

将试验药物设计成几个剂量，而受试者随机地分入其中一个剂量组中，随后观察结果，这样的对照形式称为剂量-反应对照。剂量-反应对照主要用于研究剂量与疗效/不良反应的关系，或者仅用于说明疗效。

同一个临床试验也可以采用多个类型的对照组形式，即多组间对照。例如，在一个阳性药物的临床试验中增加一个安慰剂对照组，就形成试验药物同时与安慰剂和阳性药物进行对照的试验。

三、盲法

在临床试验中，无论是研究人员或是受试者，如果知晓正在使用的是试验药或对照药，就可能有意无意地给试验结果带来偏倚。而盲法是药物临床试验中除随机化外避免上述偏倚的有效方法。简单来说，就是使研究者和（或）受试者不清楚接受的是何种处理。根据设盲程度，临床试验分为双盲、单盲和开放（open-label）试验。开放试验不设盲，所有参与试验相关的人，包括受试者、研究者、医务人员、监察员、数据管理人员和统计分析人员都知道受试者接受的是何种处理，主观因素引起的偏倚较大。单盲试验只有受试者本人不知道治疗分组的试验，而参与试验的人员都知道受试者接受的是何种处理。双盲试验是指受试者和所有与试验相关的人都不知道受试者的分组情况。与单盲试验相比，双盲试验偏倚较小，但编盲过程较为复杂。

药物编盲是指由不参与临床试验的人员根据已产生的随机分配表对试验药物进行分配编码的过程。随机数、产生随机数的参数及试验药物编码统称为临床试验的盲底。编盲过程应有相应的监督措施和详细的编盲记录。盲底一式两份，密封后分别由申办者和主要研究者所在的药物临床试验机构保存。为了保证受试者的安全,在双盲临床试验中,申办者需为每个受试者准备一份应急信件,其内容为该编号的受试者所分入的组别及用药情况。非必要时不得拆阅,一旦被拆阅;该编号病例将中止试验,按脱落处理。若受试者出现严重不良事件,需知道该受试者的分组情况,以便于抢救时拆开应急信件。

对于生物统计学专家,双盲临床试验通常采用二次揭盲的方法。当所有受试者病例报告表中的数据全部录入计算机,并经过盲态审核后,数据将被锁定。此时进行第一次揭盲,将各病例号所隶属的组别(如A组与B组)的盲底告知生物统计学专家,以便对数据进行统计分析;但仅仅知道各受试对象所处的不同分组,而不知道哪个为试验组,哪个为对照组。当分析结束,总结报告完成时,在临床试验总结会上再进行第二次揭盲,以明确A、B两组中哪一个为试验组,哪一个为对照组。当双盲试验的设计不是1:1时,如试验组与对照组为2:1设计,通常只进行一次揭盲;或者第一次揭盲时分为A、B、C三组,获得(A+B):C、(A+C):B、(B+C):A三套方案的主要疗效结果;第二次揭盲时宣布哪套方案为试验组:对照组。

四、重复

重复(replication)原则是指接受相同处理的受试对象不止一个,即每个处理组都要有一定的样本含量。试验设计中所需样本含量可以用统计学方法进行估计,在开始计算前,要考虑以下几个关键问题。① 试验的主要目的:研究目的的不同,所用的统计分析方法也不同,样本量估计方法也不相同。② 主要指标及其统计分析方法:样本量应当根据主要观察指标进行估计。③ 检验水准α:一般取检验水准$\alpha=0.05$。④ 总体参数的估计值。⑤ 处理组间的差别δ。⑥ 把握度$1-\beta$。一般要求有80%的把握得出有统计学意义的结果,也就是确定了第 II 类错误概率β为20%。用一定的公式估算出所需的样本量后,实际工作中还要考虑患者来源、脱落、物资和道德等问题加以调整。

案例
采用的随机化方法为动态随机化方法,在分层因素上主要纳入以下几个因素:试验中心、基础ECOG分(0分或1分)、原发部位(结肠或直肠)和转移部位

（1个或多个）。

采用的对照方法为安慰剂对照，以及加载设计。加载设计是将新药或安慰剂加入标准治疗中，比较新药与标准治疗联合和安慰剂与标准治疗联合的安全性和有效性的一种方法。这类设计中所有患者接受标准的有效治疗，因此，不存在伦理学问题，被普遍接受。

计算样本量过程中，设定 $\alpha=0.05$，$\beta=0.8$，采用 Log-rank 检验，死亡风险（HR）设定为 0.75（贝伐珠单抗联合 IFL 疗法与对照组比较），入组模式设定为匀速入组，入组时间为 21 个月，随访时间为 24 个月（96 周），检验方式为双侧检验，经计算每组需要 385 例病例。

第四节　统计分析策略

统计分析是临床试验中必不可少的一部分。在进行统计分析之前应明确如何确定分析集，并拟定详细的统计分析计划；针对不同的基线、疗效、安全性等指标，采用合适的统计方法进行分析。

一、分析集的定义

在临床试验的统计分析中，哪些受试者应当包括在内，哪些受试者不应当包括在内，这是分析试验结果时首先要考虑的问题，这就是"分析集"问题。意向性分析（intention to treat, ITT）是指主要分析应当包括所有随机化的受试者，按其所分到的组别进行随访、评价和分析，而不论其是否完全依从研究计划。

分析集可以分为全分析集（full analysis set, FAS）、符合方案集（per protocol set, PPS）以及安全集（safety set, SS）。全分析集是尽可能按意向性分析原则，在所有随机化的受试者中，以合理的方法尽可能少地排除受试者，尽可能完整地包括随机化的受试者，一般包括没有重大方案违背，至少接受一次治疗，并至少有一次观测数据的受试者。符合方案集是指全分析集中符合方案的受试者子集。受试者入选、排除全分析集的情况应写入方案；实施中，应根据特定的考察，排除不符合方案的受试者，并在破盲之前完全确定，以书面形式说明。安全集应包括所有随机化后至少接受过一次治疗的受试者，主要用于安全性分析。

二、一般统计学方法

临床试验中数据分析所采用的统计方法和软件应是国内外公认的；统计分析应建立在正确、完整的数据基础上；采用的统计模型应根据研究目的、试验方案和观察指标选择。数据分析大致可概括为以下几个方面。

1. 描述性统计分析

一般多用于人口学资料、基线资料和安全性资料，包括对主要指标和次要指标的统计描述。

2. 参数估计、置信区间和假设检验

参数估计、置信区间和假设检验是对主要指标及次要指标进行评价和估计必不可少的手段。试验方案以及统计分析计划中，应当说明检验假设、待估计的处理效应、统计分析方法以及所涉及的统计模型。若考虑应用统计模型控制基线以提高估计精度，或利用可能有差异的基线对估计值进行校正（如采用协方差分析方法），均需在试验方案或统计分析计划中事先说明。假设检验应说明所采用的是单侧还是双侧检验，如果采用单侧检验，应说明理由。主要指标效应分析采用固定效应模型还是随机效应模型，应在试验方案或统计分析计划中事先规定。统计分析方法的选择要注意考虑指标的性质及数据分布的特性。无论采用参数方法或非参数方法，处理效应的估计应同时给出效应大小、置信区间和假设检验结果。除主要指标和次要指标外，其他指标的汇总和报告也应在试验方案或统计分析计划中简要说明，如在整个试验过程中对安全性数据分析所采用的方法等。特别强调：在确证性试验中，只有方案或统计分析计划中事先规定的统计分析才可以作为确证性证据的依据，而其他的分析只能视作探索性研究。

3. 协变量分析

评价药物有效性的主要指标除药物作用以外，常常还有其他因素的影响，如受试者的基线情况、不同治疗中心受试者之间的差异等因素，这些因素在统计学中可作为协变量处理。在试验前应认真考虑可能对主要指标有重要影响的协变量以及采用的可以提高估计精度的方法，补偿处理组间由于协变量不均衡所产生的影响。对于确证性分析，应事先在方案中规定在统计模型中校正哪些协变量，以及校正的依据。当采用分层随机时，分层因素应作为协变量进行校正。对于随机后测量的协变量，通常不应进行校正。对于事先没有规定校正的协变量，通常不应进行校正，或做敏感度分析，将校正后的结果作为参考，而不应该取代事先规定的分析模型。

4. 交互作用检验

交互作用是指一个因素的水平改变时，另一个或几个因素的效应也相应有所改变。当交互作用存在时，表示各因素不是相互独立的；反之，如果不存在交互作用，则表示各因素相互独立。

在多中心临床试验中，对主要指标进行统计分析时，除了需要分析各中心的效应外，还需检验中心与组别的交互作用，用于分析中心间结果的同质性，一般有以下两种可能性。① 如果中心与处理间不存在交互作用，可认为各中心的研究结果一致，则在模型中包含交互作用项将会降低主效应检验的效能。如果不存在交互作用，说明各因素的作用效果相互独立，逐一分析各因素的主效应即可（主效应是指某一因素各水平间的平均差别）。因此，对主要指标分析如采用考虑中心间差异的统计模型来分析处理主效应时，不应包含中心与处理的交互作用项。② 如果中心和处理之间存在交互作用，则说明各中心研究结果有差异，各因素的作用效果相互间是不独立的，需根据各中心疗效结果具体分析差异来源，找出原因。由于交互作用的存在，对处理效应的解释也将很复杂，而且会影响药物真实疗效和安全性结果的判定。对于交互作用的分析应该事先在试验方案或统计分析计划中说明。

5. 亚组分析

临床试验中的亚组分析是指对整体中根据某种因素分层所获得的部分数据进行分析。治疗效果在不同亚组中可能有所不同，而且这种差异往往具有特殊的临床意义。然而，除非在方案设计时考虑到了确证性亚组分析，并且在样本量计算和多重比较等方面事先予以考虑，亚组分析的结果才能够被接受。本质上讲，亚组分析都是一些探索性分析，亚组分析的结果会出现以下几种情况。① 整体人群的总体疗效有统计学意义，各个亚组分析的疗效结果和总体疗效结果也是一致的，此时亚组分析的结果可以对总体疗效起到支持作用，还可以探索哪个亚组的疗效更好。② 整体人群的总体疗效有统计学意义，但各个亚组之间的疗效不一致，甚至某个亚组发现不利的治疗效果，如果这种现象无法解释，或者其他的信息也证实这种情况的存在，那么在药物批准时这个亚组人群就有可能被排除在外。③ 整体人群的总体疗效无统计学意义，亚组分析疗效也无统计学意义。④ 整体人群的总体疗效无统计学意义，但某个亚组分析的疗效有统计学意义，这种情况下仅仅依靠基于探索性的某个亚组分析的疗效结果，不会批准该药在这个亚组人群中使用，只能为下一步研究提供检验假设，即设计一项研究，仅研究该药在这个亚组人群中的疗效。

三、主要指标的统计分析

临床试验统计分析最重要的作用是比较主要疗效。一般统计检验的零假设是两组（或多组）总体参数间没有差别，而对立假设为两组（或多组）总体参数间有差别。但这种检验不能评价差别的大小，难以满足临床试验评价疗效差别的要求。临床试验中还有与优效性、等效性和非劣效性试验相对应的假设检验，简要介绍如下。

1. 非劣效性试验

检验一种药物是否不劣于另一种药物的试验，称为非劣效性试验。其零假设为试验药总体疗效比对照药的总体疗效要差，且两药总体疗效之差≥非劣效界值Δ；而对立假设为试验药总体疗效比对照药的总体疗效要好，或者试验药总体疗效虽然比对照药差，但两药总体疗效之差<Δ。拒绝了零假设便可得出试验药非劣于对照药的结论。

Δ的确定一般采用两步法，先估计出阳性对照（以安慰剂为对照）的绝对疗效M_1，再根据M_1确定出M_2即Δ。Δ是由主要研究者和统计学专家根据既往研究或循证医学证据共同确定的，最终由主要研究者确认。M_1的确定采用综合分析法，其中最常用的是荟萃分析法；计算出阳性对照与安慰剂效应之差的95%双侧置信区间下限。这个下限必须大于0，否则不能视其为阳性对照。考虑到疗效一致性的问题或者历史数据的质量，一般取M_1小于阳性对照与安慰剂效应之差的95%双侧置信区间下限。获得M_1后，非劣效界值一般取Δ=M_2=$f \times M_1$。建议非劣效设计中取f=0.5。f值越接近0时，如果仍能得出非劣效的结论，说明试验药疗效与阳性对照药疗效越相近。不过f值取得太小会使得试验所需样本量大到试验无法进行。如果没有历史资料可供借鉴，也可采用目标值法确定Δ，此时Δ一般取阳性对照药疗效的10%～15%。阳性对照药的疗效可根据文献报道或有目的的医学调查所得。

2. 等效性试验

检验一种药物是否与另一种药物的疗效"相等"（实际为两药物的疗效相差不超过一个指定的界值Δ）在实践中十分多见。如以一种仿制药品与原药进行比较，如果其疗效被判为"相等"，则仿制药可被接受。此外，如研究能否用小剂量代替大剂量以减少药物的不良反应和节约费用；用不良反应小的药代替不良反应大的药；用疗程短的药代替疗程长的药以及用口服药代替注射药等。这种检验称为"等效性检验"，Δ为等效性界值。等效性试验的零假设为总体参数间差别超过或等于一个研究者规定的等效性界值 Δ，而对立假设为总体参数间差别小于研究者规定的 Δ。为了说明"等效"，需要同时进行两次非劣效性检验分别推断，仅当既说明试验药非劣于对照药，又说明对照药非劣于试验药时，才可得出两药为"等效"的结论。

等效性界值 D 是一个有临床意义的值，应由临床专家来确定。若 D 选大了，可能会将疗效达不到要求的药物推向市场；若 D 选小了，则可能会埋没一些本可推广使用的药物。两个频率比较，D 一般取10%左右或取阳性对照药有效率的10%。两个均数比较，D 可酌情取 0.2 ～ 0.5 倍标准差或对照组均数的1/10 ～ 1/5，也可以根据既往经验确定。

3. 优效性试验

检验一种药物是否优于另一种药物的试验，称为优效性试验。以安慰剂为对照的试验尤其应当作优效性试验。优效性试验的零假设为试验药总体疗效≤对照药的总体疗效，而对立假设为试验药总体疗效比对照药好。拒绝了零假设即可得出试验药比对照药优效的结论。

案例：研究贝伐珠单抗对转移性大肠癌的疗效和安全性。期中分析证实IFL疗法加贝伐珠单抗治疗的安全性可以接受，最终 IFL 疗法加安慰剂组纳入411人，IFL疗法加贝伐珠单抗组纳入402人。基线及安全性指标采用描述性统计分析；主要疗效指标为总生存期，采用Kaplan-Meier法估计生存率，绘制生存曲线。

（1）一般情况：IFL疗法加安慰剂治疗组的中位治疗时间为27.6周，而IFL疗法加贝伐珠单抗治疗组的中位治疗时间为40.4周。最终的意向性治疗（ITT）分析集中813个病例的一般情况见表27-4-1。

表27-4-1　两项临床试验中ITT分析集中病例一般情况

项　　目	IFN疗法＋安慰剂（$n=411$）	IFN疗法＋贝伐珠单抗（$n=402$）
性别（%）		
男性	60	59
性女	40	41
平均年龄（岁）	59.2	59.5
种族（%）		

（续表）

项　　目	IFN疗法＋安慰剂（n=411）	IFN疗法＋贝伐珠单抗（n=402）
白种人	80	79
黑种人	11	12
其他种族	9	9
来源中心（%）		
美国	99	99
澳大利亚或新西兰	<1	<1
ECOG评分（%）		
0分	55	58
1分	44	41
2分	<1	<1
肿瘤类型（%）		
结肠	81	77
直肠	19	23
转移灶数量（%）		
1个	39	37
＞1个	61	63
既往治疗方式（%）		
辅助化疗	28	24
放疗	14	15
转移性疾病持续时间（月）	4	4

（2）疗效情况：IFL疗法加贝伐珠单抗治疗组的中位生存期明显长于IFL疗法加安慰剂治疗组（20.3个月 *vs* 15.6个月，*HR*=0.66，*P* < 0.001）。IFL疗法加贝伐珠单抗治疗组的1年存活率为74.3%，而IFL疗法加安慰剂治疗组的1年存活

率为63.4%（$P < 0.001$）。

　　IFL疗法加贝伐珠单抗治疗组的中位PFS明显长于IFL疗法加安慰剂治疗组（10.6个月 *vs* 6.2个月，$HR=0.54$，$P < 0.001$）。IFL疗法加贝伐珠单抗治疗组的有效率明显高于IFL疗法加安慰剂治疗组（44.8% *vs* 34.8%，$P=0.004$）。IFL疗法加贝伐珠单抗治疗组的有效期明显长于IFL疗法加安慰剂治疗组（10.4个月 *vs* 7.1个月，$HR=0.62$，$P=0.001$）。

　　（3）安全性分析：不良事件等级的划分主要依据《美国国家癌症研究中心常见毒性标准（第2版）》进行，3、4级不良事件为严重甚至威胁生命的不良事件。IFL疗法加贝伐珠单抗治疗组中3级或4级不良事件的发生率比IFL疗法加安慰剂治疗组高近10%（$P < 0.01$），主要原因在于IFL疗法加贝伐珠单抗治疗组中3级高血压不良事件发生率明显高于对照组（$P < 0.01$）；此外，3级或4级的白细胞减少症、腹泻的发生率也略高于对照组。两组间住院不良事件、终止试验不良事件、60 d内死亡不良事件发生率比较，差异均无统计学意义（$P>0.01$）。

------------------------------ 参 考 文 献 ------------------------------

［ 1 ］ Hurwitz H, Fehrenbacher L, Novotny W, et al. Bevacizumab plus irinotecan, fluorouracil, and leucovorin for metastatic colorectal cancer［J］. N Engl J Med, 2004, 350(23): 2335-2342.

［ 2 ］ 邓伟, 贺佳.临床试验设计与统计分析［M］.北京：人民卫生出版社, 2012.

［ 3 ］ 孙颖浩, 贺佳.临床研究设计与实践［M］.北京：人民卫生出版社, 2017.

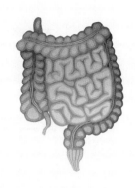

第二十八章

大肠癌的药物研发

谢 华 瞿 戎 王亚楠

　　大肠癌是世界范围内的高发肿瘤,但其治疗药物尚十分有限。随着结肠癌分子分型的不断深入,新型靶向药物研发,尤其是新靶点药物研发,对结肠癌的治疗具有重要意义。目前,进入大肠癌临床研究的分子靶向药物已有数十种以上,包括已经上市用于其他肿瘤治疗的药物,也包括新研发的化合物,种类涵盖生物治疗药物(如抗体类药物、适应性T细胞疗法及疫苗等)和小分子抑制剂等。本章重点介绍临床在研的几类药物,包括抗体类药物(包括抗体偶联药物)、小分子激酶抑制剂、表观遗传抑制剂以及免疫调节剂等。

[通信作者] 谢华,Email: hxie@simm.ac.cn

第一节　临床在研的大肠癌抗体类药物

氟嘧啶（fluoropyrimidines）、奥沙利铂（oxaliplatin）和伊立替康（irinotecan）等药物是转移性大肠癌的主要化疗手段，中位生存期达到18 ～ 20个月；分子靶向治疗手段的加入及其与化疗的联合使用，使得中位生存期延长至30个月。目前美国FDA已批准用于晚期大肠癌的分子靶向药物主要包括两大类，一是靶向血管内皮生长因子（VEGF）及其受体（VEGFR）药物，包括单克隆抗体贝伐珠单抗、雷莫卢单抗（商品名Cyramza）、重组融合蛋白阿柏西普（aflibercept）以及多靶点酪氨酸激酶小分子抑制剂瑞格菲尼；另一种是靶向表皮生长因子受体（EGFR）的抗体，包括西妥昔单抗（cetuximab，商品名爱必妥）和帕尼单抗。目前，仅有贝伐珠单抗、瑞格菲尼及西妥昔单抗在中国上市，而雷莫卢单抗、阿柏西普、帕尼单抗均尚未进入中国市场。此外，日本大鹏制药的抗癌药lonsurf（TAS-102，三氟尿苷/嘧啶二酮盐酸盐）亦被美国FDA批准用于转移性大肠癌的治疗。以上四种药物有望于近年进入中国市场，并有可能占据重要的市场份额。

尽管上市药物的应用显著改善了大肠癌患者的临床治疗现状，但是大肠癌治疗药物尚十分有限。随着结肠癌分子分型的不断深入，新型靶向药物研发，尤其是新靶点药物研发，对结肠癌的治疗无疑具有重要意义。除了批准药物之外，目前进入大肠癌临床研究的分子靶向药物已有数十种以上，既包括已经上市用于其他肿瘤治疗的药物，也包括新研发的化合物，种类涵盖生物治疗药物（如抗体类药物、适应性T细胞疗法及疫苗等）和小分子抑制剂等。本章内容重点介绍临床在研的几类药物，包括抗体类药物（包括抗体偶联药物）、小分子激酶抑制剂、表观遗传抑制剂以及免疫调节剂等。

临床在研的大肠癌治疗抗体类药物主要有靶向PD-1/PD-L1、CTLA-4的免疫检查点抑制剂，靶向EGF/EGFR、VEGF/VEGFR的抗体，以及靶向IL-1a抗体等，分别处于大肠癌Ⅱ～Ⅲ期临床研究，以下介绍代表性药物的临床试验研究进展。此外，有多个靶向CD47、CD27或CD51等蛋白的抗体亦进入大肠癌临床试验阶段，受篇幅所限不做介绍。

一、免疫检查点抑制剂

免疫检查点是指免疫系统中存在的一些抑制性信号通路,通过调节外周组织中免疫反应的持续性和强度避免组织损伤,并参与维持对于自身抗原的耐受。利用免疫检查点的抑制性信号通路抑制T细胞活性,是肿瘤逃避免疫杀伤的重要机制,也是恶性肿瘤十大特征性标志之一。PD-1和CTLA-4为肿瘤激活的两个主要免疫检查点分子。靶向这些免疫抑制通路的药物,能重新激活肿瘤抑制T细胞的活性,从而阻止肿瘤的免疫逃逸。

目前已有多个免疫检查点抑制剂上市用于肿瘤治疗,但尚未批准用于大肠癌的治疗。美国百时美施贵宝(BMS)公司开发的伊匹木单抗(商品名Yervoy)是第一个免疫检查点抑制剂,为全人源化的CTLA-4单抗,2011年,美国FDA批准其用于黑色素瘤的治疗。随后其他免疫检查点抑制剂相继开发上市,包括靶向PD-1的抗体nivolumab(Opdivo,纳武单抗,BMS公司产品)和pembrolizumab(Keytruda,派姆单抗,Merck公司产品),以及靶向PD-L1的抗体阿特珠单抗(Tecentriq,Roche/Genentech产品)和度伐单抗(durvalumab)(Imfinzi,阿斯利康公司产品)。其中nivolumab被批准用于黑色素瘤、肺癌、肾癌等的治疗,pembrolizumab用于黑色素瘤的治疗,阿特珠单抗则用于PD-L1阳性的晚期膀胱癌及转移性非小细胞肺癌等的治疗;度伐单抗于2017年被美国FDA批准上市,用于治疗晚期膀胱癌。目前,这些药物单用或联用治疗多种肿瘤的临床研究正在广泛开展,治疗转移性大肠癌的临床研究数据尚有限。另有靶向CTLA-4的抗体曲美木单抗亦处于大肠癌临床试验阶段。

1. pembrolizumab

大肠癌为高度异质性肿瘤,发现并确定免疫检查点抑制剂的预测性生物标志物,对增加治疗获益至关重要,近年来开展了大量研究工作。针对pembrolizumab开展的一项Ⅱ期临床研究发现,存在DNA错配修复缺陷(dMMR)的大肠癌患者更加获益。该研究中,pembrolizumab治疗的11例dMMR的大肠癌患者的客观缓解率(ORR)和免疫相关6个月PFS分别为40%和78%;而在21例错配修复完整(pMMR)的大肠癌患者中,两项指标则分别为0和11%。由此提示,MMR状态或可指征免疫疗法的药效。该工作推动pembrolizumab的Ⅲ期临床研究(KEYNOTE-177),考察单用pembrolizumab或者联用疗法对具有高度微卫星不稳定(MSI-H)或dMMR的转移性大肠癌患者的疗效,主要临床终点为PFS。作为一线单独治疗方案用于Ⅳ期大肠癌患者的治疗效果评估,数据有望在2019年中公布(NCT02563002)。

2. 阿特珠单抗

目前,针对阿特珠单抗正在开展多项大肠癌Ⅲ期临床试验。其中一项研究采用阿特珠单抗单用或与MEK抑制剂康奈非尼联用治疗大肠癌,并与瑞戈非尼单用进行比较(NCT02788279),该设计源于康奈非尼可以上调PD-L1,并在Ⅰb临床研究中发现其可增强PD-L1靶向治疗的效果。此外,阿特珠单抗和化疗联合使用作为存在dMMR的大肠癌患者一线治疗的Ⅲ期临床研究(NCT02997228),以及存在dMMR和MSI的Ⅲ期大肠癌患者中,化疗和阿特珠单抗联用与单用化疗进行比较(NCT02912559)等多项Ⅲ期临床试验也在进行中。

3. 纳武单抗

纳武单抗治疗转移性大肠癌的Ⅱ期临床研究(CheckMate-142)考察纳武单抗单用或与伊匹木单抗联用对大肠癌的治疗效果,结果显示单用和联用组6个月PFS分别为45.9%和66.6%,6个月总生存率分别为75%和85.1%。另有多项纳武单抗Ⅱ期临床研究正在开展,如纳武单抗、伊匹木单抗和放疗联用治疗微卫星稳定(MSS)和高度微卫星不稳定(MSI-H)的大肠癌和胰腺癌的Ⅱ期临床研究(NCT03104439)。

4. 度伐单抗

度伐单抗单用或联用治疗大肠癌的临床试验正在开展。在一项度伐单抗的Ⅰ期剂量递增临床研究(NCT01693562)中,入组病例包含黑素瘤、大肠癌和肾细胞癌患者。27名晚期实体瘤患者中,多个剂量水平早在治疗6周后即观察到肿瘤负荷减少。19%的患者达到部分缓解,39%的患者疾病得到控制。药物相关严重不良事件的发生率低,且没有观察到剂量限制性毒性。2014年8月,一项旨在评价度伐单抗治疗晚期大肠癌疗效的Ⅱ期临床试验(NCT02227667;n=48)在美国开展,并于2018年结束。

5. 曲美木单抗

曲美木单抗是一种选择性的人IgG2型CTLA-4单克隆抗体,通过增强T细胞活性而不是去除肿瘤诱导的调节性T细胞发挥作用,最初由辉瑞公司开发。临床前研究表明,PD-L1和CTLA-4抗体联用比两者单用具有更强的抗肿瘤活性,提示两条通路并非冗余。度伐单抗与曲美木单抗联合用于大肠癌治疗的临床试验也正在开展。2016年8月,一项随机、开放标签的Ⅱ期临床试验(NCT02870920;n=180)在加拿大进行,对象为标准疗法后复发的转移性大肠癌患者,旨在比较度伐单抗和曲美木单抗联用,同时进行最佳支持治疗与最佳支持治疗单用之间的差异。2017年4月,一项Ⅱ期临床试验(NCT03122509)在美国开展,旨在评价度伐单抗、曲美木单抗与放疗联用在转移性大肠癌患者中的疗效。

二、靶向EGFR抗体药物

EGFR单克隆抗体cetuximab和帕尼单抗已上市用于治疗RAS野生型的转移性大肠癌,并取得较好的疗效。目前有多个EGFR靶点的小分子或抗体药物处于大肠癌治疗的临床研究中。

1. 尼妥珠单抗(nimotuzumab)

尼妥珠单抗(商品名:泰欣生)为我国正式上市的第一个EGFR人源化单克隆抗体,于2008年由CFDA批准上市用于头颈癌的治疗。在加拿大开展的多中心单臂Ⅱ期临床试验(NCT00493857)中,转移性大肠癌患者接受伊立替康与尼妥珠单抗联合治疗,入组的58例患者响应率(RR)为3.4%,DCR为50%,27例患者病情稳定,2例患者表现出部分缓解。中位PFS为12周,总生存期为9.3个月,没有出现剂量限制性毒性。另一项Ⅱ期临床研究显示,尼妥珠单抗与放疗及卡培他滨联用治疗转移性大肠癌患者,4例患者(19%)达到病理完全缓解,71%达到中等程度以上肿瘤缩小,主要不良反应为皮炎、恶心呕吐、白细胞计数减少、腹泻及直肠炎等。3级腹泻和白细胞计数减少分别见于9.5%和4.8%的患者。该研究提示尼妥珠单抗与放疗及卡培他滨联用治疗进展期大肠癌疾病控制及安全性可行,值得进一步研究。

2. Sym004

Sym004是首个靶标为非重叠EGFR抗原的两个抗体1:1混合物,最初由丹麦Symphogen公司开发,后与德国默克公司达成合作意向。对于cetuximab耐药的细胞株和裸小鼠移植瘤模型,Sym004均具有显著抑制活性,引起EGFR内化和降解。Ⅰ期临床试验中,观察到3级皮肤毒性和低镁血症。该试验募集转移性大肠癌和西妥昔单抗联合帕尼单抗治疗后获得性耐药的大肠癌患者入组,39例患者中的17例(44%)肿瘤治愈,5例患者(13%)部分缓解(PR),该活性与Sym004诱导EGFR下调有关;含cetuximab耐药的*EGFR*(*S492R*)突变的1例患者表现PR。Sym004在不同剂量治疗转移性大肠癌患者和EGFR抗体治疗耐药的大肠癌患者的Ⅱ期临床试验(NCT02083653)正在进行中。

三、靶向白介素1抗体MABp-1

白介素1(IL-1)又名淋巴细胞刺激因子,是趋化因子家族的一种细胞因子,在传递信息,激活与调节免疫细胞,介导T、B细胞活化、增殖与分化,以及在炎症反应中起重要作用。IL-1家族包含IL-1a、IL-1b和白介素受体拮抗剂（IL-1Ra），其中IL-1a是人体或肿瘤细胞产生的最为强效的炎性分子之一。肿瘤中的IL-1a促进血管生成，有助于提供肿瘤生长所需的至关重要的血液供应；也能够让体内的代谢失去控制，从而导致肌肉中的能量燃烧，减轻体重。

MABp1（Xilonix）是由XBiotech公司开发的特异性针对IL-1a的人源化单克隆抗体。Ⅰ期临床试验显示MABp1耐受性良好，没有剂量限制性毒性或免疫原性，常见不良反应包括蛋白尿、恶心、疲劳（n=7；13%），1～2级为主。30例可评价的患者从基线到第8周平均净体重增加了1.02 kg（P=0.02）。所有癌症患者中，大肠癌患者的总生存期为8.7个月，比以往数据（4.6～5个月）有所延长。在一项针对333名欧洲转移性大肠癌患者的随机、双盲、安慰剂对照Ⅲ期临床试验中，主要临床终点（primary endpoint）是与基线值相比，第8周的净体重稳定或增加以及癌症患者生命质量测定量表（EORTC QLQ-C30）中的3个症状指标（疲劳、疼痛和厌食）中的2个稳定或者改善。结果显示，接受MABp1的患者中达到主要临床终点的人数比例（n=68；33%）显著高于安慰剂组（n=19；19%）（P=0.004 5）。MABp1组的平均生存期是6.1个月，高于安慰剂治疗组的2.4个月。这些数据显示MABp1对转移性大肠癌患者有重要的临床获益。目前，美国XBiotech公司正在申请MABp1在欧洲的上市许可，同时正在美国开展MABp1针对转移性大肠癌患者的Ⅲ期临床试验。

四、抗体药物偶联物

抗体药物偶联物（antibody-drug conjugate，ADC）是药物研发的重要方向之一。该类药物通过一个化学链接将具有生物活性的小分子药物连接到单抗上，单抗作为载体将小分子药物靶向运输到目标细胞中。ADC药物可提高肿瘤治疗的选择性，降低化疗中常见的药物非特异性全身毒性。Labetuzumab govitecan（IMMU-130）为美国Immunomedics公司开发的ADC药物，由人源化CEACAM5抗体通过公司专利的链接分子与SN-38连接而成。SN-38为拓扑异构酶Ⅰ抑制剂伊立替康的活性形式，CEACAM5是在大多数肿瘤中均高表达的肿瘤抗原，因此常作为放射性同位素或小分子药物偶联药物的靶点。当IMMU-130与大肠癌细胞的CEACAM5结合后，SN-38开始释放并进入肿瘤细胞。针对Labetuzumab govitecan开展了多项临床试验，2016年4月在AACR会议上展示了Ⅰ/Ⅱ期临床试验（NCT01605318）数据，对85例复发的转移性大肠癌患者，

Labetuzumab govitecan表现出一定疗效并呈现剂量相关性。另有大肠癌Ⅱ期临床研究（NCT01915472）正在开展。

第二节　临床在研的大肠癌小分子激酶抑制剂

小分子抑制剂相对于抗体类药物具有给药方便、生物利用度较高、生产成本低、易于运输保存等优点，因此是目前抗肿瘤治疗的主力军。多种小分子抗肿瘤药正在开展大肠癌临床试验，包括激酶抑制剂、表观遗传药物及免疫调节剂等。

激酶是肿瘤治疗的成功靶点，已有数十种激酶抑制剂上市用于肿瘤的治疗。其中治疗大肠癌的小分子激酶抑制剂有限，仅有瑞格菲尼批准上市。临床在研的小分子抑制剂较多，包括近年来国内企业开发的多个新型抑制剂在大肠癌治疗中取得了进展。VEGFR和EGFR是最常见的激酶靶点，而MEK、BRAF V600E和AKT等靶标也逐渐在大肠癌治疗中受到关注。

一、VEGFR抑制剂

VEGF是促进肿瘤血管新生最重要的生长因子之一，伴随肿瘤发生和发展的全过程，通过促进肿瘤血管新生为肿瘤提供更丰富的养分，促进肿瘤生长和转移。VEGFR小分子抑制剂成为肿瘤治疗的重要策略，VEGFR也是上市激酶抑制剂作用最多的靶点。目前，上市或在研的VEGFR TKI大部分为广谱抑制剂，不仅抑制VEGFR家族激酶，对PDGFR、FGFR、c-Kit等多种激酶亦具有强效抑制活性。多靶点抑制剂具有作用途径广泛、效果显著的优点，同时也存在脱靶效应引发毒性反应的缺陷，并且限制其与其他种类药物的联用。随着VEGFR相对选择性抑制剂［如阿西替尼（axitinib）、阿帕替尼（apatinib）］的研发，以及VEGFR-2靶向抗体雷莫卢单抗的上市，人们对VEGFR选择性抑制剂的疗效有了更充分的肯定，由此VEGFR相对选择性药物的研发引起更多关注。

目前临床在研的VEGFR TKI种类较多，包括广谱性抑制剂和相对选择性抑制剂。其中进展较快的有呋喹替尼（fruquintinib）、法米替尼（famitinib）、阿帕替尼、尼达尼布、西地尼布、替沃扎尼（tivozanib）、凡德他尼（vandetanib）等。以下将概括介绍呋喹替尼、法米替尼、阿帕替尼的大肠癌临床研究进展。

1. 呋喹替尼

呋喹替尼由和记黄埔医药及其合作伙伴礼来公司在中国共同合作开发。为VEGFRs选择性抑制剂，显著抑制VEGFR-1、-2、-3激酶活性，IC$_{50}$分别为33、35、0.5 nmol/L。Ⅰ期临床研究显示其安全性可接受，并初步观察到对实体瘤的治疗效果。2014年美国圣地亚哥国际会议报道的Ⅰ期临床研究数据显示，35例可评价大肠癌患者中，呋喹替尼连续治疗3周的RR和DCR分别为76.2%和83.3%。2014年启动的Ⅱ期临床研究（NCT02196688）结果显示，呋喹替尼治疗组和对照组的DCR分别为88.1%和20.8%。呋喹替尼Ⅲ期关键注册临床试验"FRESCO"，是随机双盲安慰剂对照的多中心临床试验（NCT02314819），针对局部晚期或转移性大肠癌患者开展。共有416例至少经过两轮化疗失败的转移性大肠癌患者入组，与安慰剂组相比，呋喹替尼明显改善患者的总生存期，呋喹替尼组和安慰剂组的中位总生存期分别为9.30个月和6.57个月，次要终点如PFS、ORR和DCR也是呋喹替尼组明显优于安慰剂组。最常见的3级以上不良反应包括高血压（21.6%）、手足皮肤反应（10.8%）、蛋白尿（3.2%）和腹泻（3.2%）。和记黄埔医药已于2017年6月向中国国家食品药品监督管理总局（China Food and Drug Administration，CFDA）提交呋喹替尼治疗转移性大肠癌的申请。

2. 法米替尼和阿帕替尼

法米替尼和阿帕替尼（又名YN968D1或艾坦）均由江苏恒瑞医药公司自主研发。法米替尼为多靶点激酶抑制剂，可有效抑制VEGFR-1、VEGFR-2、VEGFR-3、c-Kit、PDGFR和Flt3等多种激酶活性。2015年，法米替尼治疗转移性大肠癌的多中心随机双盲安慰剂对照的Ⅱ期临床研究取得成功，可使PFS改善1.3个月，ORR为2.2%，DCR为59.8%；不良反应可控、可耐受。Ⅲ期临床研究正在进行中。

阿帕替尼为选择性抑制VEGFR家族激酶，其中对VEGFR-2活性抑制最为显著（IC$_{50}$为1 nmol/L），对VEGFR-1和VEGFR-3活性抑制较弱（IC$_{50}$分别为70.1 nmol/L和64.9 nmol/L），对RET激酶等有一定的活性抑制作用（IC$_{50}$为13 nmol/L）。该药于2014年10月获得CFDA批准用于治疗晚期胃癌或胃食管结合部腺癌。目前，阿帕替尼联合XELOX方案一线治疗转移性大肠癌患者的Ⅱ期临床研究（NCT02829385）正在进行中。

3. 尼达尼布（nintedanib）

尼达尼布为勃林格殷格翰（Boehringer Ingelheim）公司开发的多靶点激酶

抑制剂,可抑制VEGFR、PDGFR、FGFR等多种激酶,通过多种途径抑制肿瘤血管新生。2014年获得首个美国FDA临床批准适应证,用于特发性肺纤维化(idiopathic pulmonary fibrosis, IPF)的治疗;随后批准用于非小细胞肺癌的治疗。其在一项转移性大肠癌的Ⅰ/Ⅱ期临床研究结果显示,尼达尼布联用mFOLFOX6作为转移性大肠癌的一线治疗,显示出药效并且安全可控。目前,其针对复发性转移性大肠癌的名为"LUME-Colon 1"的Ⅲ期临床研究(NCT02149108)正在进行中。

4. 西地尼布 (cediranib)

西地尼布(AZD2171)由阿斯利康公司开发,是一种泛VEGFR抑制剂,对VEGFR-1、-2、-3抑制活性IC_{50}分别为5、0.5、3 nmol/L。此外,还可显著抑制c-Kit(IC_{50}=2 nmol/L)和PDGFRb(IC_{50}=5 nmol/L)激酶活性。西地尼布可通过作用于多个靶点发挥抗血管生成作用,抑制肿瘤的生长和扩散。目前已开展了多项单用或联用治疗大肠癌的临床试验。大肠癌的Ⅱ期临床研究显示,西地尼布联用mFOLFOX6组较安慰剂与mFOLFOX6联用组显著延长患者的PFS。在一项转移性大肠癌Ⅱ期临床研究中(HORIZON Ⅱ),共800例患者入组,西地尼布联用FOLFOX/CAPOX与安慰剂联用FOLFOX/CAPOX相比,中等程度延长患者的PFS,但对总生存期没有显著影响。在另一项转移性大肠癌Ⅲ期临床研究中(HORIZON Ⅲ),西地尼布+mFOLFOX6组与贝伐珠单抗+mFOLFOX6组比较,结果显示两组患者的PFS、总生存期、ORR均相当,但西地尼布+mFOLFOX6组的不良反应发生率更高。

二、EGFR 选择性抑制剂

EGFR小分子抑制剂是非小细胞肺癌个性化治疗的典范,已有三代EGFR抑制剂相继上市。第一代EGFR抑制剂厄洛替尼(erlotinib)、吉非替尼(gefitinb)和第二代EGFR抑制剂阿法替尼(afatinib),在含有*EGFR*敏感突变的非小细胞肺癌患者中取得良好的治疗效果;拉帕替尼同时抑制EGFR家族激酶EGFR和HER2,用于HER2阳性的乳腺癌的治疗。第三代EGFR抑制剂奥西替尼(osimertinib),又名AZD9291,选择性抑制*EGFR T790M*耐药突变,对野生型EGFR抑制活性弱,于2015年11月经FDA批准在美国上市,并于2017年3月经CFDA批准在中国上市。

尽管靶向EGFR抗体已用于大肠癌的治疗,但是EGFR小分子抑制剂的多项大肠癌临床研究效果欠佳,如gefitinib治疗多项大肠癌的临床研究终止。阿法替尼和抗血管新生药物BIBF-1120联用开展了Ⅱ期临床研究，但效果并不显著，且不良反应发生率高。仅有厄洛替尼单用或者联用治疗大肠癌的临床研究较多，取得了一定进展。

一项厄洛替尼相关的转移性大肠癌的Ⅱ期临床研究中，82例患者分别接受卡培他滨（capecitabine）单用治疗或卡培他滨联用厄洛替尼治疗。结果显示厄洛替尼和卡培他滨联用组较单用组延长KRAS野生型大肠癌患者的中位进展时间（TTP）为3.2个月；但对*KRAS*突变的大肠癌患者，联用组TTP更短。此外，联用治疗组中，左侧结肠原发肿瘤较右侧原发肿瘤的总生存期更长（16.0个月 *vs* 12.1个月）。该研究是首个将KRAS状态考虑在内的厄洛替尼治疗大肠癌的随机临床研究，为厄洛替尼及其他小分子靶向药物与化疗药联用治疗大肠癌提供了依据，同时也提示*KRAS*野生型和左侧结肠大肠癌患者可能获益更多。但值得一提的是，在另一项将KRAS状态考虑在内的厄洛替尼联用治疗转移性大肠癌的Ⅱ期临床研究中，将厄洛替尼作为贝伐珠单抗的联用药物，与贝伐珠单抗单用组比较，并未延长*KRAS*野生型转移性大肠癌患者的PFS或总生存期，但是毒性有所增加。因此，KRAS状态是否可作为厄洛替尼临床治疗的标志物，有待进一步开展更大规模的临床研究进行分析和确证。此外，厄洛替尼亦开展了开放、随机、多中心的大肠癌Ⅲ期临床研究，比较厄洛替尼和贝伐珠单抗联用与贝伐珠单抗单用的治疗效果。700名转移性大肠癌患者入组，结果显示联用组中位总生存期较单用组延长（24.9个月 *vs* 22.1个月，*P*<0.05）。该研究综合分析认为贝伐珠单抗和厄洛替尼联用可以作为无法手术的转移性大肠癌患者的维持治疗手段。

三、MEK抑制剂

大肠癌的发生与*KRAS*和*NRAS*突变有较高相关性。丝裂原活化的细胞外信号调节激酶（MEK）是RAS-RAF-MEK-ERK通路中的重要成分，参与该通路调节细胞分化、细胞增殖、细胞凋亡和细胞周期等多个重要过程，在整个通路中起着重要作用，因此对于携带*RAS*或*RAF*突变的大肠癌患者，MEK无疑是一个关键治疗靶标。目前，尚无MEK抑制剂上市用于大肠癌的治疗，有多个药物处于临床研究或临床前开发阶段。除了本章在抗体类药物阿特珠单抗部分提到的MEK抑制剂考比替尼，正在开展与阿特珠单抗联合应用于大肠癌Ⅲ期临床研究之外，还有几个MEK小分子抑制剂处于临床研究阶段，均为ATP非竞争性抑制剂，如比美替尼、司美替尼和曲美替尼。

1. 比美替尼（binimetinib）

比美替尼（又名 ARRY-438162、MEK162）是由 ArrayBioPharma 公司研发的 MEK1/2 抑制剂，IC_{50} 为 12 nmol/L。在一项 I 期临床试验中，93 例晚期肿瘤（53 例结肠癌，其余为胆管癌、胰腺癌及其他肿瘤）患者接受比美替尼口服治疗。结果显示比美替尼有良好的耐受性；3 例胆管癌患者获得客观缓解（其中 1 例完全缓解，2 例部分缓解）；不良反应包括皮疹、恶心呕吐、腹泻、外周水肿及疲劳等，多为 1～2 级。ArrayBioPharma 公司在 2015 年完成了针对转移性大肠癌的 I b 和 II 期临床试验，但数据未公开。该公司还开发了 BRAF 抑制剂康奈非尼（encorafenib），目前比美替尼、康奈非尼和 cetuximab，正在对接受过一线治疗方案的携带有 *BRAF* 突变的大肠癌患者开展代号为 BEACON-CRC 的 III 期临床研究（NCT02928224）。

2. 司美替尼（selumetinib）

司美替尼又名 AZD6244，是由阿斯利康公司开发的 MEK1/2 抑制剂。司美替尼在体外可以有效抑制 *BRAF* 或 *RAS* 突变的细胞增殖（$IC_{50}<1$ μmol/L）。动物实验显示司美替尼以 25 mg/kg 的浓度 2 次/d 可以完全抑制 Colo-205 移植瘤生长。在一项入组了 57 例转移性大肠癌患者的 I 期临床试验中，9 例患者有 5 个月以上的疾病稳定期。常见不良反应为皮疹等，多为 1～2 级。在一项针对 32 名携带 *KRAS* 突变的大肠癌的 II 期临床试验中，司美替尼联合伊立替康作为二线治疗方案，结果显示 PR 为 9.7%（3 例），16 例（51.6%）患者病情稳定超过 4 周，其中 3 例超过 1 年。司美替尼联合应用伊立替康治疗转移性大肠癌患者的 PFS 是 3.5 个月，高于单用伊立替康治疗组的 2.5 个月。该研究提示 MEK 抑制剂和其他通路抑制剂联合治疗的可能，目前司美替尼联合应用 EGFR 抑制剂阿法替尼治疗转移性大肠癌的 II 期临床试验正在进行。

3. 曲美替尼（trametinib）

曲美替尼（JTP-74057, GSK1120212）是由葛兰素史克（GSK）公司开发的药物，已经被美国 FDA 批准治疗携带 *BRAF V600E* 或 *V600K* 突变的不可切除或转移恶性黑色素瘤治疗。在一项实体瘤 I 期实验中，206 例晚期实体瘤患者（包括黑色素瘤、非小细胞肺癌、大肠癌、胰腺癌、葡萄膜黑色素瘤等）接受曲美替尼规范化治疗。全部患者的 ORR 为 10%，其中携带 *BRAF* 突变黑色素瘤的曲美替尼最敏感。大肠癌患者中有 8 例病情稳定，但在 28 例大肠癌患者中没有检测到客观响应。最常见的不良反应是皮疹或皮炎、腹泻和疲劳（68 例，占 33%），多为 1～2 级。曲美替尼联合达拉非尼（dabrafenib）针对大肠癌的 II 期临床试验正在开展中。

第三节　临床在研的大肠癌表观遗传抑制剂

表观遗传修饰异常涉及多种疾病，包括肿瘤、代谢性疾病、自身免疫病等。在肿瘤中，异常的表观遗传改变导致参与细胞正常生长的关键基因失活，从而促进肿瘤的发生和发展。近年来，肿瘤表观遗传学治疗取得显著进展，其中最经典的两类药物为DNA甲基转移酶抑制剂和组蛋白去乙酰化酶抑制剂。

一、DNA甲基转移酶抑制剂

DNA甲基化在整个基因组中非常重要。在肿瘤细胞中，异常DNA甲基化是很常见的现象，如导致抑癌基因沉默区域启动子高甲基化。DNA甲基化酶（DNA methyltransferase，DNMT）抑制剂（DNMTi）的研发成为肿瘤治疗的热点之一。阿扎胞苷（azacitidine，Vidaza）和地西他滨（decitabine）是两种DNA去甲基化药物，为胞嘧啶核苷类似物，可掺入正在复制的DNA链中，与DNMT活性中心共价结合，抑制其与DNA结合发挥转甲基活性，诱导DNA去甲基化。两者已被美国FDA批准用于多种血液系统肿瘤的治疗，如阿扎胞苷于2004年被批准用于骨髓增生异常综合征（myelodysplastic syndromes，MDS）、急性粒细胞白血病（acute myeloblastic leukemia，AML）和慢性粒单核细胞性白血病（chronic myelomonocytic leukemia，CMML）的治疗，地西他滨在2006年被批准用于MDS和AML。但是该类抑制剂对于实体瘤治疗效果欠佳。

阿扎胞苷由诺华公司开发，一项针对启动子CpG岛甲基化表型（CIMP）的26例大肠癌患者的Ⅰ/Ⅱ期试验中，患者皮下注射阿扎胞苷75 mg/(m² · d)以及每3周服用卡培他滨和奥沙利铂。结果显示没有观察到剂量限制毒性，启动子区CpG岛高甲基化的患者出现疾病稳定的比例更高，该项研究并未观察到客观响应。地西他滨是天然核苷2-脱氧胞苷类似物，由美国SuperGen公司研制的药物，后来该公司将全球研究、生产销售开发权转让给MGI药品公司。在一项Ⅰ/Ⅱ期转移性大肠癌临床研究中，20例KRAS野生型患者入组给予地西他滨和帕尼单抗联合治疗，2例患者（之前均采用过cetuximab单抗治疗）部分缓解，10例患者疾病稳定（其中3例超过16周）。该研究未证实外周血黑色素瘤抗原

（melanoma antigen，*MAGE*）基因启动子甲基化水平下降。不良反应为皮疹和低镁血症，多为1～2级，3例（16%）出现3～4级中性粒细胞减少症。

由于阿扎胞苷和地西他滨化学稳定性较差，特异度相对较低，且不良反应明显，目前已有多种非核苷化合物陆续出现，如吲哚类衍生物、杂芳基化合物、喹唑啉类化合物等，值得关注。

二、组蛋白去乙酰化酶抑制剂

组蛋白乙酰化修饰具有重要的病理生理意义，组蛋白乙酰转移酶介导组蛋白乙酰化改变，引起染色质空间构象变得松散、开放，便于基因转录表达。相反，组蛋白去乙酰化酶（HDAC）可引起蛋白质紧缩，导致基因沉默。HDAC在肿瘤发生和发展的多个环节中扮演着非常重要的角色，如抑癌基因沉默、细胞分化、血管生成、细胞迁移、信号转导等。HDAC抑制剂（HDACi）通过靶向HDAC调控组蛋白的乙酰化发挥抗肿瘤作用。已有多个HDACi被批准用于临床，其中伏立诺他（vorinostat）是表观遗传学进入临床的里程碑。HDACi在血液系统肿瘤中显示出良好疗效，但对实体瘤的治疗策略有待进一步确证。其他上市HDACi〔如罗米地辛（romidepsi）、贝利司他（belinostat）、西达本胺（chidamine）和帕比司他（panobinostat）等〕相继被批准用于T细胞淋巴瘤或多发性骨髓瘤的治疗，但这些药物针对大肠癌治疗相关研究非常有限。目前，尚无HDACi批准用于大肠癌的治疗，恩替诺特（entinostat）、Resminostat等HDACi正在开展大肠癌临床研究。

恩替诺特是Syndax公司开发的口服小分子HDACi。恩替诺特和其他几种不同药物的联合用药对多种肿瘤的临床试验正在进行。一项针对恩替诺特联合索拉菲尼（sorafenib）的 I 期临床试验显示，恶性肿瘤患者对治疗的耐受良好；在另一项 II 期临床试验中，恩替诺特联合阿扎胞苷未显示出对转移性大肠癌患者的显著治疗效果。目前，HDACi和DNMTi联合传统化疗药或者免疫药物治疗大肠癌的 II 期临床试验正在进行中。

resminostat（4SC201、RAS2410）是德国4SC公司开发的口服HDACi，选择性抑制HDAC6蛋白。一项针对患有恶性实体瘤（霍奇金淋巴瘤、大肠癌和非小细胞肺癌）的11例日本患者的 I 期临床试验中，结果显示resminostat耐受性良好，最常见的不良反应是淋巴细胞减少（33.3%）、血小板减少（25.0%）、中性粒细胞减少（16.7%）、白细胞减少（16.7%）。4SC公司完成了一项针对恶性大肠癌的 I / II 期临床试验，但未公开数据。

第四节　临床在研的大肠癌免疫调节剂

免疫调节剂（immunoregulative preparation）是一类能增强、促进或调节免疫功能的非特异性生物制品，它对治疗恶性肿瘤、免疫能力低下和某些继发性免疫缺陷症具有一定作用，但对免疫正常人群没有显著影响。其主要通过非特异性增强T细胞、B细胞反应性，或是促进巨噬细胞活性，以及激活补体或诱导干扰素产生，从而发挥药效。

一、TLR9激动剂lefitolimod

Toll样受体（TLRs）家族为组蛋白识别受体，能识别微生物成分并引起对抗微生物入侵的免疫应答。TLRs广泛表达于肿瘤，其诱导的信号转导通路在肿瘤形成过程中具有重要作用。TLR4和TLR9被认为是与肿瘤发病最为密切的TLR家族成员，与大肠癌的分化程度、转移及分期密切相关。lefitolimod（MGN1703）是一种TLR9激活剂，为Mologen公司产品。实体瘤Ⅰ期临床研究显示其耐受性好，无剂量限制性毒性，并能有效激活免疫系统发挥抗肿瘤活性。在一项Ⅱ期临床研究中，59例一线治疗失败的转移性大肠癌患者入组，与安慰剂组相比，lefitolimod治疗显著改善PFS，分析发现低肿瘤负荷的患者更加获益。lefitolimod治疗组发生不良反应的概率高于对照组，但多为1～2级不良反应。该药物目前处于Ⅲ期临床研究阶段，作为一种潜在的转移性大肠癌一线治疗方案或维持治疗措施（IMPALA，NCT02077868）开展临床研究。

二、免疫调节剂imprime PGG

imprime PGG是一种新型天然免疫细胞调节因子，是Biothera制药公司开发的新型免疫疗法药物，可以通过补体受体3（CR-3）依赖性机制激活中性粒细胞、单核巨噬细胞对抗补体调理肿瘤细胞，从而发挥抗肿瘤作用。一项针对Ⅳ期*KRAS*突变大肠癌的Ⅱ期临床研究显示imprime PGG和cetuximab联用具有一定疗效，值得关注。

第五节　问题与展望

由上可知,除了靶向 VEGF/VEGFR 和 EGF/EGFR 上市治疗大肠癌的药物之外,靶向多种不同靶点的抗体、小分子抑制剂、免疫调节剂等陆续被开发出来,处于不同临床或临床前研究阶段,以上药物有望在不久的将来得到进一步开发或者成功上市,将为大肠癌治疗揭开新的篇章。

无论上市或在研的大肠癌药物中,靶向 VEGF/VEGFR 药物是最受关注的种类之一。但是,尽管 VEGFR 抑制剂在多种肿瘤的治疗中取得显著进展和应用,不容忽视的是,在临床使用过程中 VEGFR 抑制剂存在疗效不持久的问题。导致此现象发生的原因多样,肿瘤微环境(tumor microenvironment)是导致该现象的重要因素之一。比如肿瘤组织可以募集肿瘤相关巨噬细胞(tumor-associated macrophage, TAM)进入肿瘤微环境,并可以促进 VEGF、基质金属蛋白酶(MMP)等分泌增加,从而降低抗新生血管生成药物的药效、促进肿瘤的进展和转移。近年来,随着对肿瘤微环境认识的逐步深入,靶向肿瘤微环境中关键细胞或机制的药物研发不断开拓了肿瘤治疗的视野和思路。基于 VEGFR 抑制剂的研发现状,将 VEGFR 抑制剂与其他药物联合使用成为重要的治疗策略(如与化疗药、其他靶向治疗药物以及靶向肿瘤微环境药物联用等),此外,开发既能靶向 VEGFR 抑制肿瘤血管新生,又能抑制肿瘤微环境延缓药物耐受的双靶点抑制剂,将是该类药物重要研究方向之一。目前,仍缺乏 VEGFR 抑制剂相关标志物以指导药物选择,有待于在今后的研究中继续探索。

除了本章所展开介绍的激酶抑制剂之外,还有多种靶向其他激酶的药物处于大肠癌临床研究阶段。例如,由于 *BRAF* 突变在大肠癌中发生率高达 2%～25%,多个 *BRAF V600E* 突变抑制剂[如维罗非尼(vemurafenib)、达拉菲尼和 encorafenib)]开展了大肠癌临床研究。但这些抑制剂单药治疗具有 *BRAF* 突变的大肠癌缓解率仅为 5%～16.7%,与 EGFR 抗体联用的治疗效果缓解率有一定提升,目前的数据显示 BRAF 抑制剂与 EGFR 抗体联用治疗(如维罗非尼＋西妥昔单抗＋伊立替康),缓解率提高,PFS 延长。另外,*BRAF* 突变型大肠癌患者微卫星不稳定(MSI)发生率高,与免疫药物 PD-1 抑制剂联合用药也有一定前景。此外,JAK2/FLT3 抑制剂 pacritinib、AKT/PI3K 抑制剂 perifosine、CDK4 抑制剂 MM-D37K、BTK 抑制剂 ibrutinib,以及 Pan-TRK、ROS1 和 ALK 抑制剂恩曲替尼（entrectinib）等，这些药物分别处于大肠癌的不同临床试验阶段，单用或联用治疗大肠癌表现出一定效果，有望丰富大肠癌治疗药物，值得进一步关注。

除了激酶类抑制剂，涉及大肠癌治疗的其他潜在靶点也并不限于本章所提及的范围，多个其他靶点亦受到广泛关注。例如，多聚ADP-核糖聚合酶（PARP）为比较受关注之一，PARP是碱基切除修复通路中的重要蛋白，主要负责修复DNA单链断裂。PARP抑制剂奥拉帕尼（olaparib）和维利帕尼（veliparib）能使肿瘤细胞对放疗及造成DNA损伤的细胞毒类药物敏感，且可能逆转其耐药性。临床研究结果初步显示与其放疗、化疗联用对大肠癌有一定疗效，与免疫检查点分子PD-L1抗体联用（NCT02484404）的抗大肠癌作用值得期待。此外，谷氨酰胺酶抑制剂（如CB-839、GlutaDON）、Ras GTPase调节剂（如TG-01、TG-02）以及微管抑制剂（如CKD-516）等，均在大肠癌临床研究中崭露头角。由于篇幅有限，在此未能进行介绍。

近年来，随着对肿瘤研究的全方位进展，人们对大肠癌的认识和治疗手段随之不断提高。随着对大肠癌组学技术研究和分子分型的深入，将有助于发现更多有价值的潜在治疗靶标，对大肠癌分子靶向药物的研发具有重要意义。同时，随着人们对左右半结肠在分型、发病及治疗中差异的不断深入探讨，也将对大肠癌的精准治疗提供有价值的指导。此外，随着对肠道微生物与大肠癌相关性研究的不断深入、肿瘤微环境研究和潜在治疗靶标的发现、大肠癌动物模型的不断完善、检测方法的不断优化（如ctDNA检测等），以及新技术的涌现（如CRISPR/胱天蛋白酶9基因编辑技术及其在大肠癌研究中的应用），均将对大肠癌的药物研发和治疗手段产生深远影响。

----------------------------- 参 考 文 献 -----------------------------

[1] Adjei A A, Cohen R B, Franklin W, et al. Phase Ⅰ pharmacokinetic and pharmacodynamic study of the oral, small-molecule mitogen-activated protein kinase kinase 1/2 inhibitor AZD6244 (ARRY-142886) in patients with advanced cancers[J]. J Clin Oncol, 2008, 26(13): 2139–2146.

[2] Antonia S, Goldberg S B, Balmanoukian A, et al. Safety and antitumour activity of durvalumab plus tremelimumab in non-small cell lung cancer: a multicentre, phase 1b study [J]. The Lancet Oncology, 2016, 17(3): 299–308.

[3] Azad N S, El-Khoueiry A, Yin J, et al. Combination epigenetic therapy in metastatic colorectal cancer (mCRC) with subcutaneous 5-azacitidine and entinostat: a phase 2 consortium/stand up 2 cancer study[J]. Oncotarget, 2017, 8(21): 35326–35338.

[4] Bendell J C, Javle M, Bekaii-Saab T S, et al. A phase 1 dose-escalation and expansion study of binimetinib (MEK162), a potent and selective oral MEK1/2 inhibitor[J]. Br J Cancer, 2017, 116(5): 575−583.

[5] Bendell J C, Kim T W, Goh B C, et al: Clinical activity and safety of cobimetinib (cobi) and atezolizumab in colorectal cancer (CRC)[J]. J Clin Oncol, 2016, 34(15 Suppl): 3502.

[6] Cao J, Zhang J, Peng W, et al. A Phase Ⅰ study of safety and pharmacokinetics of fruquintinib, a novel selective inhibitor of vascular endothelial growth factor receptor−1, −2, and −3 tyrosine kinases in Chinese patients with advanced solid tumors[J]. Cancer Chemother Pharmacol, 2016, 78(2): 259−269.

[7] Chen E X, Jonker D J, Siu L L, et al. A Phase Ⅰ study of olaparib and irinotecan in patients with colorectal cancer: Canadian Cancer Trials Group IND 187[J]. Invest New Drugs, 2016, 34(4): 450−457.

[8] Cremolini C, Schirripa M, Antoniotti C, et al. First-line chemotherapy for mCRC — a review and evidence-based algorithm[J]. Nat Rev Clin Oncol, 2015, 12(10): 607−619.

[9] Czito B G, Deming D A, Jameson G S, et al. Safety and tolerability of veliparib combined with capecitabine plus radiotherapy in patients with locally advanced rectal cancer: a phase 1b study[J]. Lancet Gastroenterol Hepatol, 2017, 2(6): 418−426.

[10] Dienstmann R, Patnaik A, Garcia-Carbonero R, et al. Safety and activity of the first-in-class sym004 anti-EGFR antibody mixture in patients with refractory colorectal cancer[J]. Cancer Discov, 2015, 5(6): 598−609.

[11] Garrido-Laguna I, McGregor K A, Wade M, et al. A phase Ⅰ/Ⅱ study of decitabine in combination with panitumumab in patients with wild-type (wt) KRAS metastatic colorectal cancer[J]. Invest New Drugs, 2013, 31(5): 1257−1264.

[12] Govindan S V, Cardillo T M, Moon S J, et al. CEACAM5−targeted therapy of human colonic and pancreatic cancer xenografts with potent labetuzumab−SN−38 immunoconjugates[J]. Clin Cancer Res, 2009, 15(19): 6052−6061.

[13] Govindan S V, Cardillo T M, Rossi E A, et al. Improving the therapeutic index in cancer therapy by using antibody-drug conjugates designed with a moderately cytotoxic drug[J]. Mol Pharm, 2015, 12(6): 1836−1847.

[14] Hagman H, Frodin J E, Berglund A, et al. A randomized study of KRAS-guided maintenance therapy with bevacizumab, erlotinib or metronomic capecitabine after first-line induction treatment of metastatic colorectal cancer: the Nordic ACT2 trial[J]. Ann Oncol, 2016, 27(1): 140−147.

[15] Hickish T, Andre T, Wyrwicz L, et al. MABp1 as a novel antibody treatment for advanced colorectal cancer: a randomised, double-blind, placebo-controlled, phase 3 study[J]. Lancet Oncol, 2017, 18(2): 192−201.

[16] Hochster H S, Uboha N, Messersmith W, et al. Phase Ⅱ study of selumetinib (AZD6244, ARRY−142886) plus irinotecan as second-line therapy in patients with K−RAS mutated colorectal cancer[J]. Cancer Chemother Pharmacol, 2015, 75(1): 17−23.

[17] Hoff P M, Hochhaus A, Pestalozzi B C, et al. Cediranib plus FOLFOX/CAPOX versus placebo plus FOLFOX/CAPOX in patients with previously untreated metastatic colorectal

cancer: a randomized, double-blind, phase Ⅲ study (HORIZON Ⅱ)[J]. J Clin Oncol, 2012, 30(29): 3596-3603.

[18] Hong D S, Hui D, Bruera E, et al. MABp1, a first-in-class true human antibody targeting interleukin-1alpha in refractory cancers: an open-label, phase 1 dose-escalation and expansion study[J]. Lancet Oncol, 2014, 15(6): 656-666.

[19] Infante J R, Fecher L A, Falchook G S, et al. Safety, pharmacokinetic, pharmacodynamic, and efficacy data for the oral MEK inhibitor trametinib: a phase 1 dose-escalation trial[J]. Lancet Oncol, 2012, 3(8): 773-781.

[20] Jin T, Zhu Y, Luo J L, et al. Prospective phase Ⅱ trial of nimotuzumab in combination with radiotherapy and concurrent capecitabine in locally advanced rectal cancer[J]. Int J Colorectal Dis, 2015, 30(3): 337-345.

[21] Kapp K, Schneider J, Schneider L, et al. Distinct immunological activation profiles of dSLIM(R) and ProMune(R) depend on their different structural context[J]. Immun Inflamm Dis, 2016, 4(4): 446-462.

[22] Kato T, Muro K, Yamaguchi K, et al. Cediranib in combination with mFOLFOX6 in Japanese patients with metastatic colorectal cancer: results from the randomised phase Ⅱ part of a phase Ⅰ / Ⅱ study[J]. Ann Oncol, 2012, 23(4): 933-941.

[23] Kitazono S, Fujiwara Y, Nakamichi S, et al. A phase Ⅰ study of resminostat in Japanese patients with advanced solid tumors[J]. Cancer Chemother Pharmacol, 2015, 75(6): 1155-1161.

[24] Le D T, Uram J N, Wang H, et al. PD-1 blockade in tumors with mismatch-repair deficiency[J]. N Engl J Med, 2015, 372(26): 2509-2520.

[25] Lutzky J, Antonia S J, Blake-Haskins A, et al. A phase 1 study of MEDI4736, an anti-PD-L1 antibody, in patients with advanced solid tumors[J]. J Clin Oncol, 2014, 32(15 Suppl): 3001.

[26] Michael J, Overman S K, Raymond S, et al. Nivolumab ± ipilimumab in treatment (tx) of patients (pts) with metastatic colorectal cancer (mCRC) with and without high microsatellite instability (MSI-H): CheckMate-142 interim results[J]. J Clin Oncol, 2016, 34(15 Suppl): 3501.

[27] Overman M J, Morris V, Monica H, et al. Phase Ⅰ / Ⅱ study of azacitidine and capecitabine/oxaliplatin (CAPOX) in refractory CIMP-high metastatic colorectal cancer: evaluation of circulating methylated vimentin[J]. Oncotarget, 2016, 7(41): 67495-6506.

[28] Sanchez-Martin F J, Bellosillo B, Gelabert-Baldrich M, et al. The first-in-class anti-EGFR antibody mixture sym004 overcomes cetuximab resistance mediated by EGFR extracellular domain mutations in colorectal cancer[J]. Clin Cancer Res, 2016, 22(13): 3260-3267.

[29] Schmoll H J, Cunningham D, Sobrero A, et al. Cediranib with mFOLFOX6 versus bevacizumab with mFOLFOX6 as first-line treatment for patients with advanced colorectal cancer: a double-blind, randomized phase Ⅲ study (HORIZON Ⅲ)[J]. J Clin Oncol, 2012, 30(29): 3588-3595.

[30] Schmoll H J, Wittig B, Arnold D, et al. Maintenance treatment with the immunomodulator MGN1703, a Toll-like receptor 9 (TLR9) agonist, in patients with metastatic colorectal

carcinoma and disease control after chemotherapy: a randomised, double-blind, placebo-controlled trial[J]. J Cancer Res Clin Oncol, 2014, 140(9): 1615−1624.

[31] Segal N H, Gada P, Senzer N, et al. A phase Ⅱ efficacy and safety, open-label, multicenter study of imprime PGG injection in combination with cetuximab in patients with stage Ⅳ KRAS-mutant colorectal cancer[J]. Clin Colorectal Cancer, 2016, 15(3): 222−227.

[32] Sun Q, Zhou J, Zhang Z, et al. Discovery of fruquintinib, a potent and highly selective small molecule inhibitor of VEGFR 1, 2, 3 tyrosine kinases for cancer therapy[J]. Cancer Biol Ther, 2014, 15(12): 1635−1645.

[33] van Cutsem E, Prenen H, D'Haens G, et al. A phase Ⅰ/Ⅱ, open-label, randomised study of nintedanib plus mFOLFOX6 versus bevacizumab plus mFOLFOX6 in first-line metastatic colorectal cancer patients[J]. Ann Oncol, 2015, 26(10): 2085−2091.

[34] van Cutsem E, Yoshino T, Hocke J, et al. Rationale and design for the LUME-Colon 1 Study: A randomized, double-blind, placebo-controlled phase Ⅲ trial of nintedanib plus best supportive care versus placebo plus best supportive care in patients with advanced colorectal cancer refractory to standard treatment[J]. Clin Colorectal Cancer, 2016, 15(1): 91−94.

[35] Vincent M D, Breadner D, Soulieres D, et al. Phase Ⅱ trial of capecitabine plus erlotinib versus capecitabine alone in patients with advanced colorectal cancer[J]. Future Oncol, 2017, 13(9): 777−786.

[36] Weihrauch M R, Richly H, von Bergwelt-Baildon M S, et al. Phase Ⅰ clinical study of the toll-like receptor 9 agonist MGN1703 in patients with metastatic solid tumours[J]. Eur J Cancer, 2015, 51(2): 146−156.

[37] Wittig B, Schmidt M, Scheithauer W, et al. MGN1703, an immunomodulator and toll-like receptor 9 (TLR-9) agonist: from bench to bedside[J]. Crit Rev Oncol Hematol, 2015, 94(1): 31−44.

[38] Wu P, Nielsen T E, Clausen M H. FDA-approved small-molecule kinase inhibitors[J]. Trends Pharmacol Sci, 2015, 36(7): 422−439.

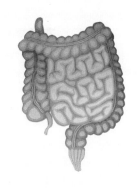

第二十九章

攻克大肠癌：面临的诸多问题以及可能的解决方案

张 弢 赵 任

攻克癌症一直是人类最伟大的梦想之一，人类为此从未停止探索的脚步。目前，预防和治疗癌症的策略和手段较20世纪有了很大改善。作为近年来发病率上升速度最快的恶性肿瘤之一，大肠癌的治疗仍然是一个复杂而具有挑战性的临床和社会问题。要解决诸多现有矛盾和问题、攻克大肠癌，不仅要从具象微观的角度进行研究，还要着手于宏观医疗模式的微调。

[通信作者] 张弢，Email: woodyhom@yahoo.com

第一节　精　准　医　疗

医学模式是对人类健康与疾病的特点和本质的哲学概括,是在不同社会经济发展时期和医学科学发展阶段认识和解决医学问题的思考。医学模式的核心是医学观,主要研究医学的属性、职能、结构和发展规律。现代医学以生物—心理—社会为模式,主要以流行病学和形态病理学为基础,以疾病为研究对象,从而发展建立的预防诊治标准,强调的是其科学性、规范性和强制性。然而,由于疾病的不同阶段、不同状态以及患者自身均存在显著异质性,导致临床上大量患者应用相同药物或是相同治疗手段却效果悬殊的现象,抑或是由于不同地域、文化、经济发展水平不均衡,造成同样疾病的患者无法得到相同的预防和治疗从而得不到相同的效果;以及在不同时期,由于研究进展的深度不同,对于疾病本身的发生、发展演进过程的认识不同而造成不同阶段患者的治疗效果有差异。

一、"精准医学"的提出和现状

早在2011年,美国科学院、美国工程院、美国国立卫生研究院及美国科学委员会首次共同发出"迈向精准医学"的倡议。但真正引起人们广泛关注精准医学的是2015年时任美国总统的奥巴马在国情咨文演讲中提出的"精准医学计划",该计划建议政府增加医学研究经费,推动个体化基因组学研究,依据个人基因信息为癌症及其他疾病患者制定个体医疗方案。精准医学是以个体化医疗为基础,应用现代遗传技术、分子影像技术、生物信息技术,实现肿瘤的精准分类及诊断,制定个性化肿瘤预防、诊断以及治疗方案。精准医学是集合传统医学方法与现代科技手段,科学认知人体机能和疾病本质,以最有效、安全、经济的医疗服务获取个体和社会健康效益最大化的新型医学范畴。根据每位患者的个人特征量体裁衣式地制定个性化治疗方案是精准医学临床应用的愿景。

就精准医疗的现状而言,尚且停留在"个性化医疗"联合最新的遗传检测技术,其预防、诊断、治疗均参考个体的遗传学信息,主要包含了单碱基突变、基因扩增、DNA缺失、基因重组以及表观遗传学改变五个方面的遗传学变异。

此外，遗传检测并不仅仅只是基因检测，其范围更广，是对受检者与相关微生物的遗传物质（包括DNA、RNA、染色体）及其产物（如蛋白质、代谢物及小分子）进行检测，为疾病诊疗、健康管理提供信息与线索。所以，精准医学可以被理解为在当前的生物—心理—社会医学模式基础上整合了个体遗传信息；是对现有医学模式的有益补充和完善，从而使当前医学的发展进入一个崭新的时代。

在大肠癌的治疗方面，由于大肠癌分子机制相对明晰，基因组、蛋白质组等研究数据充足，快速、精准分析个体肿瘤基因组下一代测序（NGS）技术的出现和计算工具的进步，使其成为实施精准医学模式最有希望的病种。精准医学使患者从以下三方面获益：① 进一步提高治疗的有效性；② 进一步减少无效药物的使用，从而降低不必要的药物不良反应；③ 进一步节约医疗的费用。目前，美国国立癌症研究所（NCI）开展了一项治疗选择分子分型临床试验，这是一项通过检测患者肿瘤基因变异指导靶向药物研发与应用的 II 期临床研究。此外，NCI已在2016年启动针对儿童肿瘤的精准医学临床试验，是由全美2 400家医疗机构共同参与的国家级临床试验。2010年，德州大学MD安德森癌症中心启动了针对大肠癌靶向治疗的筛查评估研究，旨在为氟尿嘧啶耐药的转移性大肠癌寻找适应证外用药。澳大利亚维多利亚州5家医疗机构联合发起一项名为"癌症2015"的前瞻性队列研究，旨在通过基因特征检测寻求潜在治疗靶点。

二、精准医疗面临的挑战

当然，精准治疗仍然面临诸多挑战，如发现新的理想靶标、基因异常的阐释、有效靶向药物和抗体的设计、药物耐药、联合治疗以及复杂临床试验的实施等。这种靶向驱动基因的抑制剂虽然有效但很快耐药，要解决耐药需要解决如何阻截代偿通路的建立，如何使靶蛋白不发生改变从而不发生肿瘤逃脱，需要证实多个抑制剂的联合应用能否获得期望的治疗效果。基于生物网络的数学模型和肿瘤细胞分子通路的高通量数据库可能会提高未来肿瘤精准治疗的效果。另外，信号通路之间的相互作用影响了基因型药物的疗效，全面理解肿瘤细胞中一些信号通路的反馈环路可能推动肿瘤精准治疗的实现。

NGS研究充分证明肿瘤是符合达尔文进化论的疾病，现在临床仍然根据最初诊断肿瘤时的特征决定治疗，往往忽视肿瘤的进化，即使肿瘤已发生转移。2017年《自然》（Nature）杂志刊出 *Integrative Clinical Genomics of Metastatic Cancer*（《转移癌的综合临床基因组学》）一文，也证实原发部位肿瘤与转移灶肿瘤的基因型并不相同。循环肿瘤细胞和循环肿瘤DNA的检测和特征分析可能实现肿瘤进化的实时监测，从而实现肿瘤的精准治疗。新药的研究也面临巨大的经济挑战，因为针对某一靶标的新靶向药物仅适合一小部分患者群。期望未来发展的分子筛选平台不仅能使患者受益，也能节约更多的社会资源。精确靶标、多靶向联合和实时监控可能推动靶向治疗的实现。

第二节　人　工　智　能

　　人工智能是在计算机科学、控制论、信息论、神经心理学、哲学、语言学等多种学科研究的基础上发展起来的一门综合性很强的交叉学科，是集新思想、新观念、新理论、新技术于一体的新兴学科以及正在发展的前沿学科。随着科学技术的发展，人工智能技术的三大主要分支——专家系统、人工神经网络和数据深度挖掘，在医疗领域所起到的作用越来越大。在第二次人工智能高潮时期，充分利用知识的专家系统被不断开发、完善和利用。专家系统通过引入某个专业领域的知识，再经过推理便能像该领域专家一样出色地开展工作。而医学专家系统则是将医学诊断知识大批量导入计算机，然后模拟医学专家的临床诊疗思路，最终根据病情从知识库中提取并综合有价值的诊断线索，进而给出治疗方案。其中一个著名的医学专家系统是20世纪70年代初由美国斯坦福大学开发的MYCIN系统，能对感染性疾病患者进行诊断，开出抗生素处方。在其内部共有500条规则，只要按顺序依次回答其提问，系统就能自动判断出患者所感染细菌的类别，为其开出相应处方。而纪念斯隆-凯特琳癌症中心引入IBM公司的"沃森"技术，由有经验的医师向"沃森"传输大量的临床相关数据，通过分析数据找出隐藏的模式和相关性。

　　可是，人是如何适应社会的？哲学至今没有得出结论，主观结果还是客观结果，是否是目的论的产物？人类是如何获得知识、认识世界的？各种知识论、认识论并未得出一致的结果。心理学、社会学和生命科学的研究也未取得突破，真正要达到人工智能并非在计算机科学技术和理论上进步就能达到的。

　　在三大主义的提出中，人们对人工智能有了不断深入的了解，但我们认为三大主义并不必然三足鼎立代表目前三种取得片面人工智能的方法。在科学的不断发展中，医学人工智能的实现是一种逻辑-联结-行为三个阶段不断前进的过程。虽然目前行为主义难以实现从知识到智慧质的飞跃，如何适应没有解决,现今人工智能最多处于能否正确判断这一命题上;相信未来人们在清楚了解人类智能后,必然能创造出人工智能,医学人工智能不再是人工智能在医学领域上的一种辅助运用,而将成为真正适应人类社会和医疗发展的技术。

第三节 肿瘤的生物治疗

一、溶瘤病毒和细胞自噬

溶瘤病毒是一类具有选择性感染和杀伤肿瘤细胞特性的病毒。目前研究的主要有腺病毒、单纯性疱疹病毒、水泡性口炎病毒、麻疹病毒、新城疫病毒(new castle disease virus, NDV)。自噬是细胞内存在的一种自我降解过程,以清除损伤的蛋白质、细胞器等,维持细胞代谢平衡和生存。然而一个不完整的自噬,即自噬泡和溶酶体融合过程缺陷,则会导致细胞内损伤线粒体和自噬囊泡的堆积,造成细胞毒性,促进细胞死亡。各种途径诱导肿瘤细胞自噬或是凋亡都可视为肿瘤治疗的方法和技术。

研究发现在非小细胞肺癌中, MV-Edm(attenuated measles virus Edmonston strain, MV-Edm)通过选择性自噬来减轻DDX58/RIG-I样受体介导的固有免疫应答。MV-Edm能够触发SQSTM1/p62介导的线粒体自噬,导致线粒体抗病毒信号蛋白的降解,进而减弱抗病毒固有免疫应答。MV-Edm诱导的细胞自噬和SQSTM1介导的线粒体自噬使细胞色素C的释放减少,进而阻断了非小细胞肺癌中促凋亡的级联反应。线粒体自噬所诱导的细胞凋亡减少促进了病毒的复制。持续的病毒复制导致细胞内ATP耗竭,最终导致细胞坏死。当非小细胞肺癌中的自噬遭到破坏,尽管细胞凋亡增强,但MV-Edm诱导的细胞死亡仍显著减少。

细胞凋亡能够促进NDV抗肿瘤的作用,研究表明自噬是细胞应激包括病毒感染下的一种保护性反应。自噬对NDV溶瘤作用的机制尚不清楚。研究发现在非小细胞肺癌中, NDV诱导的自噬能够通过阻断胱天蛋白酶依赖的细胞凋亡来促进病毒的复制。此外, NDV可招募SQSTM1诱导的线粒体自噬来控制细胞色素C的释放,进而阻断内在的促凋亡信号,用NDV和自噬抑制剂联合治疗是一种合理的肿瘤系统疗法。

同样的技术和概念可以运用在大肠癌的治疗中,或与现有治疗方法相结合,以起到提高大肠癌疗效的结果。

二、小干扰RNA（small interfering RNA，siRNA）

研究发现TGF-β_1信号的失调能促进胰腺癌的生长、侵袭和转移以及激活免疫抑制网络。破坏促癌路径的策略之一是通过siRNA来沉默TGF-β_1。通过在siRNA的5′端引入三磷酸基团（ppp-siRNA），联合基因沉默与经由细胞质解旋酶RIG-Ⅰ的免疫激活。胰腺癌细胞中RIG-Ⅰ的激活能诱导IRF-3的磷酸化、IFN-Ⅰ、趋化因子CXCL10的产生，以及胱天蛋白酶9介导的肿瘤细胞凋亡，从而验证RIG-Ⅰ可作为治疗靶点。

细胞死亡的抑制、新陈代谢的重组以及肿瘤的免疫逃逸是癌症的基本特点。通过设计这三方面的肿瘤靶向药物就能够使肿瘤的治疗效果得到极大的改善。ppp-siRNA是模式识别受体视黄酸诱导基因Ⅰ的一个特定的配体，已被证实能够引发恶性细胞的固有细胞凋亡，并且能够通过IFN-Ⅰ激活抗肿瘤免疫应答。有研究设计了三磷酸修饰的siRNA来特异性地沉默谷氨酰胺酶（ppp-GLS），因为对许多癌细胞而言，谷氨酰胺酶是谷氨酰胺降解必不可少的，ppp-GLS能够诱导更为显著的抗肿瘤应答、诱导细胞凋亡和自噬降解。

研究表明，siRNA能够靶向血管生成因子，进而抑制肿瘤血管生成，但这种疗法必须与其他的治疗方法（如化疗）相结合才能达到良好的抗肿瘤作用。

三、纳米材料在抗肿瘤药物中的应用

肿瘤细胞的多重耐药性是一个多因素复杂的过程。很多证据表明，抗癌药物被胞质器隔离而远离药物作用靶点部位能显著导致多重耐药现象。大部分抗癌药物是以DNA或细胞核内酶作为作用靶点，囊泡隔离作用不仅会造成药物核内蓄积不足，还会增加抗癌药物的胞外分泌，两方面共同促成抗药性的产生。目前，虽然一些致力于减少胞质隔离的方法显示出了一定的潜力，但至今无一种策略能靶向破坏肿瘤细胞内对抗癌药物的区室化隔离作用，同时保护正常组织不受损伤。使用单臂纳米碳管在近红外脉冲激光器照射下能够产生微爆破的现象，将经叶酸修饰的单臂纳米碳管递送进入癌细胞的酸性囊泡中，利用近红外激光照射，使微爆破产生的冲击波局部破坏胞内酸性囊泡，使被囊泡隔离的化疗药物被释放，从细胞质重新进入其作用靶点区域——细胞核。这种重分布使得抗肿瘤药物在肿瘤细胞中的半最大效应浓度大大降低，增强了低剂量抗肿瘤药物在荷瘤小鼠体内的抗瘤作用。

　　攻克大肠癌是一项漫长艰难却充满希望的工程，本章所提及的内容只是冰山的一角，本书其他章节的内容涵盖了我们为攻克大肠癌所做工作的方方面面，从大肠癌的发生、发展到其分子分型、基因型、表型的研究，从大肠癌的预防筛查、风险评估建模到手术治疗、放射治疗、药物治疗、分子靶向治疗以及其他生物治疗，从大肠癌的临床试验、病理分析、生物样本库到大肠癌患者的各病程生存管理，无不体现各领域医学科学工作者的用心。

　　"合抱之木，生于毫末；九层之台，起于累土；千里之行，始于足下"，全人类的健康是靠科学医学领域的专家学者工作人员奋斗出来的，加快研究成果从实验室到病床转化的速度，加强产学研深度融合，是我们每一个相关工作人员不可懈怠的责任。

------------------------- 参 考 文 献 -------------------------

［1］　Abrams J, Conley B, Mooney M, et al. National Cancer Institute's Precision Medicine Initiatives for the new National Clinical Trials Network［J］. Am Soc Clin Oncol Educ Book, 2014: 71-76.

［2］　Collins F S, Varmus H. A new initiative on precision medicine［J］. N Engl J Med, 2015, 372(9): 793-795.

［3］　Das S, Roy C S, Saha H. Accuracy enhancement in a fuzzy expert decision making system through appropriate determination of membership functions and its application in a medical dagnostic decision making system［J］. J Med Syst, 2012, 36(3): 1607-1620.

［4］　Ellermeier J, Wei J, Duewell P, et al. Therapeutic efficacy of bifunctional siRNA combining TGF-β_1 silencing with RIG-I activation in pancreatic cancer［J］. Cancer Res, 2013, 73(6): 1709-1720.

［5］　Ensmenger N. Is chess the drosophila of artificial intelligence? A social history of an algorithm［J］. Soc Stud Sci, 2012, 42(1): 5-30.

［6］　Hanahan D, Weinberg R A. Hallmarks of cancer: the next generation［J］. Cell, 2011, 144(5): 646-674.

［7］　Hawkins L K, Lemoine N R, Kirn D. Oncolytic biotherapy: a novel therapeutic platform［J］. Lancet Oncol, 2002, 3(1): 17-26.

［8］　Jameson J L, Longo D L. Precision medicine — personalized, problematic, and promising［J］. N Engl J Med, 2015, 372(23): 2229-2234.

［9］　Juengst E, McGowan M L, Fishman J R, et al. From "personalized" to "precision" medicine: the ethical and social implications of rhetorical reform in genomic medicine［J］. Hastings Cent Rep, 2016, 46(5): 21-33.

［10］　Lawrence D R, Palacios-Gonzalez C, Harris J. Artificial Intelligence［J］. Camb Q Healthe

Ethics, 2016, 25(2): 250–261.

[11] Meng G, Xia M, Xu C, et al. Multifunctional antitumor molecule 5′ –triphosphate siRNA combining glutaminase silencing and RIG–Ⅰ activation[J]. Int J Cancer, 2014, 134(8): 1958–1971.

[12] Mirnezami R, Nicholson J, Darzi. A preparing for precision medicine[J]. N Engl J Med, 2012, 366(6): 489–491.

[13] Parisot J P, Thorne H, Fellowes A, et al. "Cancer 2015": A prospective, population-based cancer cohort-phase 1: feasibility of genomics-guided precision medicine in the clinic[J]. J Pers Med, 2015, 5(4): 354–369.

[14] Porche D J. Precison medicine initiative[J]. Am J Mens Health, 2015, 9(3): 177.

[15] 孔祥溢, 王任直. 人工智能及在医疗领域的应用[J]. 医学信息学杂志, 2016, 37(11): 2–5.

[16] 王锡山. 精准医学模式下大肠癌研究现状及展望[J]. 中华医学杂志, 2017, 97(24): 1841–1843.

中英文对照索引